Heidelberger Taschenbücher Band 200

Basistext Medizin

Beate Herwig
Mai '89

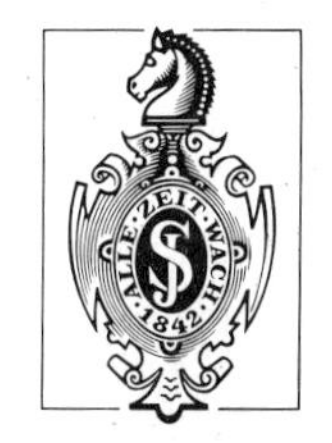

J. C. Adams

Orthopädie

Eine Einführung für Studierende der Medizin

Übersetzt und bearbeitet von

F. Brussatis und H. Blümlein

Mit 354 Abbildungen

Springer-Verlag
Berlin Heidelberg New York 1982

John Crawford Adams, M.D. (Lond.), M.S. (Lond.), F.R.C.S. (England)
Consultant Orthopaedic Surgeon
St Mary's Hospital London, England

Übersetzer und Bearbeiter der deutschen Ausgabe:

Professor Dr. med. Friedrich Brussatis
Direktor der Orthopädischen Klinik der
Johannes-Gutenberg-Universität
Langenbeckstr. 1, D-6500 Mainz

Professor Dr. med. Helmut Blümlein
Oberarzt der Orthopädischen Klinik der
Johannes-Gutenberg-Universität
Langenbeckstr. 1, D-6500 Mainz

Titel der englischen Originalausgabe
J. Crawford Adams, Outline of Orthopaedics, 9th edition
Churchill Livingstone 1981

ISBN 3-540-09336-2 Springer-Verlag Berlin Heidelberg New York
ISBN 0-387-09336-2 Springer-Verlag New York Heidelberg Berlin

CIP-Kurztitelaufnahme der Deutschen Bibliothek
Adams, John C.:
Orthopädie : e. Einf. für Studierende d. Medizin / J.C.Adams. Übers. u. überarb. von F.Brussatis u. H.Blümlein. – Berlin ; Heidelberg ; New York : Springer, 1982.
(Heidelberger Taschenbücher ; Bd. 200: Basistext Medizin)
Einheitssacht.: Outline of orthopaedics ⟨dt.⟩
ISBN 3-540-09336-2 (Berlin, Heidelberg, New York)
ISBN 0-387-09336-2 (New York, Heidelberg, Berlin)
NE: Brussatis, Friedrich [Bearb.]; GT

Satz- und Bindearbeiten: Appl, Wemding. Druck: aprinta, Wemding.
2124/3140-543210

Vorwort

Das in England von J. Crawford Adams geschriebene Lehrbuch „Outline of Orthopaedics" wendet sich hauptsächlich an den Studenten und an den angehenden Arzt. Es will weniger eine Enzyklopädie der orthopädischen Krankheitsbilder sein, als vielmehr Wege beschreiben, wie man abwägend Diagnosen bei Erkrankung des Haltungs- und Bewegungsapparates stellt. Besonderer Wert wurde dabei auf die Darstellung der Untersuchungstechniken gelegt. Es fließen eine Reihe von praxisnahen Ratschlägen ein, die auf einer langjährigen Erfahrung beruhen und die persönliche Note des Autors tragen.

Die therapeutischen Möglichkeiten werden entsprechend den einzelnen Krankheitsbildern besprochen.

Die Bearbeiter hätten in bestimmten Kapiteln gerne einige Ergänzungen und Umstellungen vorgenommen. Dies hätte jedoch zu einer Ausweitung des Stoffes geführt, die zu Gunsten einer straffen Gliederung und Begrenzung vermieden werden sollte.

Für den interessierten Studenten und angehenden Arzt bietet das Literaturverzeichnis eine Menge von Quellenangaben aus dem englischen Sprachgebiet. Es ist somit die Möglichkeit geboten, durch Studium der entsprechenden Basisarbeiten aus der angelsächsischen Literatur bereits vorhandene Kenntnisse zu erweitern.

Beigefügt ist ein Schlüssel zum Gegenstandskatalog, der dem Studierenden eine rasche Information über den für die ärztliche Prüfung geforderten Stoff des Fachgebietes Orthopädie ermöglicht.

Besonderen Dank schulden wir Herrn Dr. Heinz Götze vom Springer-Verlag, der auf den Vorschlag, ein derartiges Lehrbuch ins Deutsche zu übersetzen, sofort und bereitwillig einging und für die hervorragende Ausstattung sorgte, welche die Werke des Springer-Verlages kennzeichnet.

Mainz, im Frühjahr 1982 F. Brussatis H. Blümlein

Vorwort zur neunten englischen Auflage

Für diese neue Ausgabe, die 25 Jahre nach der ersten Auflage erscheint, wurde das Buch völlig neu gestaltet, der gesamte Text neu gesetzt und alle Abbildungen von verbesserten und in vielen Fällen von neuen Originalen hergestellt. Dies war eine Gelegenheit, das Buch intensiv zu überarbeiten, was in Anbetracht der grundlegenden Fortschritte in der Orthopädie der letzten Jahre in der Tat notwendig war. Diese Fortschritte sind vor allem auf dem Gebiet der diagnostischen Darstellungsverfahren von Bedeutung, wo die Szintigraphie, die Ultraschalluntersuchung und die Computertomographie eine fortgeschrittene Entwicklung erreicht haben; Weiterentwicklungen hat es auch auf dem Gebiet der operativen Behandlung gegeben, wo der prothetische Gelenkersatz eine Ausweitung erfahren hat und die Transplantation lebender Gewebe – Haut, Muskel, Knochen und Nerv – zusammen mit versorgenden Gefäßen durch mikrochirurgische Techniken weiterentwickelt wurde. Diese und andere Fortschritte wurden dem Stil des Buches entsprechend oft kurz, aber in angemessener Weise erwähnt und gleichzeitig Veraltetes weggelassen.
Das Buch ist in erster Linie für den Medizinstudenten gedacht; es hat sich jedoch auch als wertvoll erwiesen für in Ausbildung befindliche Ärzte, Allgemeinärzte, Krankengymnastinnen und Schwestern, die im orthopädischen Bereich tätig sind. Besonders für den Studenten sind ausführliche Abschnitte über klinische Untersuchungsmethoden der verschiedenen Gelenke und der benachbarten Körperregionen enthalten. Für Ärzte in Ausbildung wurden im Vergleich zu vorangegangenen Auflagen zusätzliche Details eingearbeitet, die kleiner gedruckt sind, da sie für das Examen nicht so wichtig sind und es dem Studenten frei steht, diese Zusatzinformation zu lesen. Überdies ermöglicht eine erweiterte Literaturangabe eine Vertiefung des Wissensstoffes. Wie in früheren Auflagen werden Frakturen nicht besprochen, da diese gesondert in dem Buch „Outline of Fractures“ behandelt werden.
Wiederum gilt mein Dank den Mitarbeitern des Churchill Livingstone Verlages für deren bereitwillige Hilfe und enge Zusammenarbeit.
London, 1981 J. C. Adams

Inhalt

Einführung

Der Begriff Orthopädie läßt sich von den griechischen Wörtern *ορϑός* (gerade) und *παίς* (Kind) ableiten. Dieser Ausdruck war ursprünglich von dem französischen Arzt Nicolas Andry, für die Kunst der Korrektur von Deformitäten verwendet worden. Dieser publizierte 1741 ein Buch mit dem Titel „Orthopaedia", in welchem über „Die Kunst der Korrektur und Vermeidung von Deformitäten bei Kindern durch Maßnahmen, wie sie leicht von Eltern selbst und all denen, die mit der Erziehung von Kindern beschäftigt sind, durchgeführt werden können" berichtet wird.

Zu Zeiten Andrys gab es das Fachgebiet Orthopädie in der heute bekannten Form nicht. Die Chirurgie war noch einfach. Man kann davon ausgehen, daß abgesehen von einzelnen Versuchen erfinderischer Persönlichkeiten wenig echte Fortschritte seit den Tagen von Hippokrates erzielt worden waren.

Das heißt nicht, daß die Chirurgen nicht intelligent oder nicht zu sorgfältigem Studium und zur Forschung fähig waren. Frühe Veröffentlichungen beweisen, daß viele von ihnen scharfe Beobachter waren (z.B. John Hunter, 1728–93). Als Beispiel seien die Worte von Sir Astley Cooper (1768–1848) aus seiner „Behandlung bei Luxationen und Brüchen von Gelenken" angeführt: „Nichts ist in unserem Beruf durch die Vermutung offenbar geworden; und ich glaube nicht, daß vom Anbeginn der medizinischen Wissenschaft bis heute allein durch Vermutung eine einzige richtige Idee entstanden ist. Es ist daher richtig, daß diejenigen, die diesen Beruf erlernen, beachten sollten, daß es keinen kurzen Weg zum Wissen gibt; daß Beobachtungen am erkrankten Menschen, Untersuchungen an der Leiche und Experimente am lebenden Tier die einzigen Quellen zur wirklichen Erkenntnis sind; und daß Schlüsse daraus die einzige Basis einer gültigen Theorie darstellen."

Begeisterung und Auffassungsgabe zum Studium waren vorhanden. Das echte Hindernis zum Fortschritt war der Mangel an wesentlichen Erleichterungen, die wir heute als selbstverständlich betrachten – Anästhesie, Asepsis, leistungsstarke Mikroskope und Röntgenstrahlen. Jeder chirurgische Eingriff, der nicht innerhalb von wenigen Minuten durchgeführt werden konnte, war unmöglich, da die Bewußtseinslage des Patienten nur durch einen Rausch oder durch einen Aderlaß herabgesetzt werden konnte. Da jede größere Operation zwangsläufig von einer folgenschweren Eiterung begleitet war, ist es kein Wunder, daß selten zu Operationen geraten wurde, außer wenn es um die Rettung des Lebens ging.

So war die orthopädische Chirurgie bis in eine relativ späte Zeit hauptsächlich auf die Korrektur von Deformitäten mit ziemlich rohen apparativen Methoden,

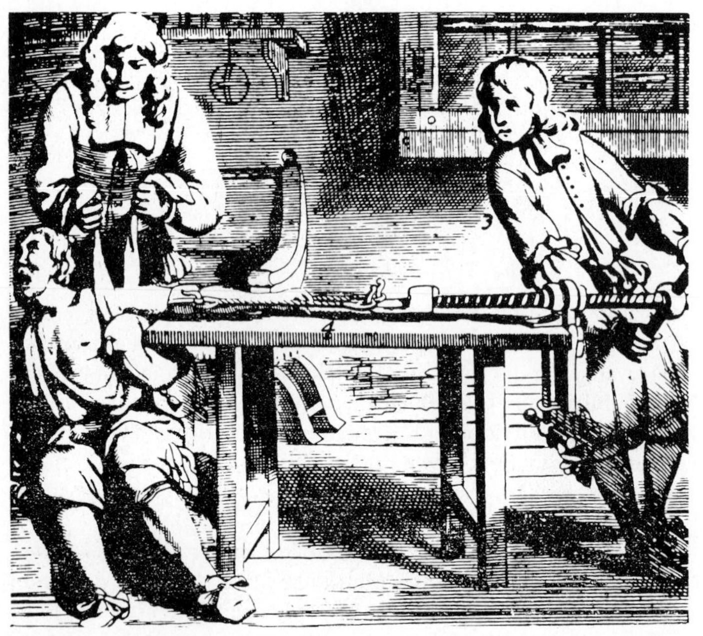

Abb. 1. Eine in früheren Zeiten angewandte Methode zur Reposition einer Schulterluxation. (Von Scultetus: *Armamentarium Chirurgicum,* 1693)

auf die Einrichtung von Frakturen und Verrenkungen mittels kräftiger Zugvorrichtungen (Abb. 1) und auf die Amputation von Gliedmaßen (Abb. 2) beschränkt.

Marksteine der Chirugie im 19. Jahrhundert

Grundlegende Fortschritte in der Chirurgie waren abhängig von der Entwicklung anderer Wissenschaftszweige und von der Industrie, die z. B. stark vergrößernde Mikroskope und die Röntgenröhre hervorbrachte. Es ist daher nach Jahrhunderten der Stagnation nicht verwunderlich, daß die fehlenden Möglichkeiten innerhalb eines Lebensalters, zur Zeit der industriellen Revolution, zur Verfügung gestellt wurden.

Der erste epochemachende Fortschritt war die Einführung der Anästhesie. Dies war das Verdienst von Crawford Long aus Athen in Georgia, der als erster im Jahre 1842 Äther anwendete, aber die Publikation seiner Beobachtungen um 7 Jahre verschob, und von W. T. G. Morton aus Boston, Massachusetts, über dessen Anwendung der Äther-Anästhesie im Jahre 1846 berichtet wurde. Wenige Jahre später veröffentlichte Louis Pasteur (1822–95), der in Paris mit einem leistungsstarken Mikroskop arbeitete, seine grundlegenden Forschungen über die Bakterien als Krankheitsursache. Im Jahre 1867 führte Joseph Lister (1827–1912) aus Glasgow,

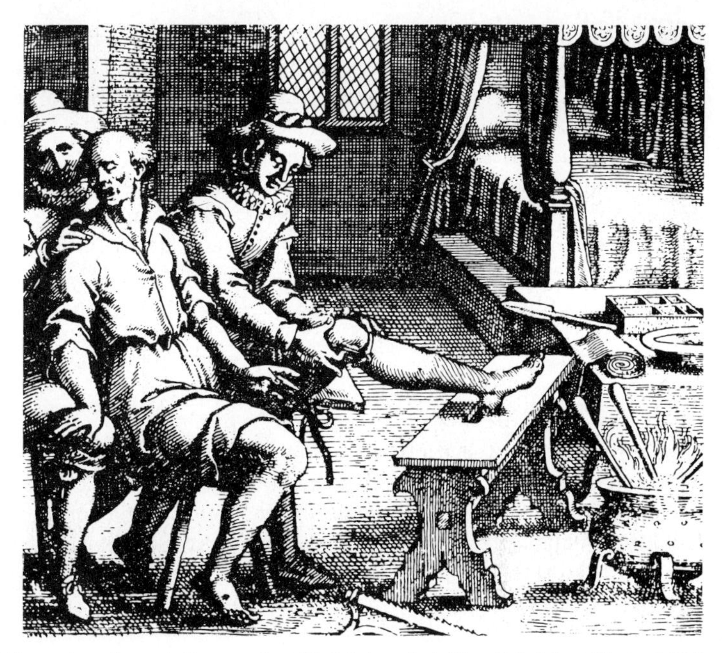

Abb. 2. Darstellung einer Amputation aus dem 17. Jahrhundert. (Von Fabricius: *Opera*, 1646)

Schottland, auf der Basis der Pasteurschen Arbeiten seine antiseptische chirurgische Technik ein, die dem Chirurgen zum erstenmal eine primäre Wundheilung ermöglichte. 1895 kam schließlich die Veröffentlichung Röntgens aus Würzburg über seine Entdeckung der Röntgenstrahlen, die innerhalb kurzer Zeit für die chirurgische Diagnostik Eingang in die Praxis fand.

Die Notwendigkeit der Orthopädie als eigenes Fachgebiet

So war zu Beginn des 20. Jahrhunderts der Zeitpunkt für die überaus schnelle Entwicklung der Chirurgie gekommen, die viele noch heute lebende Ärzte miterlebt haben. Mit der konsequenten Ausweitung der Anwendung der chirurgischen Methoden begann sich die zuerst vom Allgemeinchirurgen praktizierte orthopädische Chirurgie als eine besondere Wissenschaft und Spezialität abzuspalten. Als eigene Fachrichtung war sie jedoch erst nach dem 1. Weltkrieg weithin anerkannt.

In England wurden viele der grundlegenden Prinzipien der Orthopädie kurz vor Beginn des 20. Jahrhunderts von Hugh Owen Thomas[1] (1834–91) aus Liverpool be-

[1] An den Namen von Thomas erinnert die weitverbreitete Thomas-Schiene und der Test nach Thomas bei der fixierten Beugestellung der Hüfte.

gründet. Mit der operativen Chirurgie jedoch beschäftigte sich Thomas nicht in erster Linie. Es war seinem Neffen Sir Robert Jones (1857–1933) überlassen, die orthopädische Chirurgie auf ein solides Fundament zu stellen. Während und nach dem 1. Weltkrieg bildete Robert Jones viele Chirurgen aus, die zu den ersten gehörten, die ihr ganzes Berufsleben der Orthopädie widmeten.

Heute hat sich das Tempo des Fortschritts nach der ersten großen Welle der Entdeckungen unvermeidlich verlangsamt. Noch immer verbleiben eine große Zahl von Problemen, die gelöst werden müssen. In dieser Herausforderung liegt die besondere Faszination, die die orthopädische Chirurgie auf die, die sich mit ihr beschäftigen, ausübt.

Der heutige Umfang der Orthopädie

Der Orthopäde befaßt sich mit Erkrankungen und Verletzungen des Haltungs- und Bewegungsapparates. Sein Gebiet ist nicht beschränkt auf die Knochen und Gelenke; es umfaßt zusätzlich Muskeln, Sehnen, Bänder, Schleimbeutel, Nerven und Gefäße. Er befaßt sich nicht mit Verletzungen des Schädels, welche in das Gebiet der Neurochirurgie gehören oder mit Kieferverletzungen, die in den Bereich der Kieferchirurgie fallen.

Kapitel 1

Klinische Methoden

In diesem Kapitel soll der richtige Zugang zu einem orthopädischen Problem mit besonderer Berücksichtigung von Diagnose und Behandlung aufgezeigt werden.

Wie in allen Zweigen der Medizin und der Orthopädie kann eine Fertigkeit in der Diagnosestellung nur durch lange Erfahrung erworben werden. Der Weg zur Vertrautheit mit den objektiven Befunden oder zur Sachkenntnis in der Interpretation des Röntgenbildes ist nicht einfach. Trotzdem wird der unerfahrene Orthopäde, der das Problem methodisch Schritt für Schritt angeht, sich oft besser zurechtfinden als ein erfahrener Kollege, der eine Blitzdiagnose nach einer nur oberflächlichen Untersuchung stellt.

In der Wahl der Behandlung ist eine korrekte Beurteilung auch weitgehend eine Frage der Erfahrung. Man braucht jedoch mehr als dies. Andere wesentliche Qualitäten sind gesunder Menschenverstand und ein mitfühlendes Verständnis für menschliche Probleme. Es gibt Orthopäden, die trotz langer Ausbildung niemals ein gutes Urteilsvermögen erlangen. Andere scheinen eine natürliche Geschicklichkeit zu besitzen, die unter richtiger Führung und Übung schnell reift.

Diagnose von orthopädischen Erkrankungen

Die Diagnose hängt zuerst einmal von der genauen Darlegung sämtlicher Besonderheiten ab: 1) Anamnese, 2) klinische Untersuchung, 3) röntgenologische Untersuchung, und 4) spezielle Untersuchungen. Zweitens muß eine richtige Interpretation der Befunde erfolgen.

Anamnese

Bei der Diagnose orthopädischer Erkrankungen ist die Anamnese oft von größter Wichtigkeit. Im Falle eines gerissenen Meniskus am Kniegelenk z. B. hängt die Diagnose manchmal allein von der Anamnese ab. Außer bei ganz klaren Krankheitsbildern ist eine detaillierte Anamnese immer erforderlich.

Zuerst muß genau die Art der Beschwerden des Patienten festgehalten werden. Dann muß man die Entwicklung der Symptome Schritt für Schritt von ihrem frühesten Beginn bis zum Zeitpunkt der Konsultation zurückverfolgen. Die Ansicht des

Patienten über die Ursache seiner Beschwerden ist immer wert gehört zu werden. Oft erweist sie sich als richtig. Zu fragen ist nach Aktivitäten, die die Symptome gebessert oder verschlechtert haben, und nach dem Erfolg einer früheren Behandlung. Einen wichtigen Einfluß haben oft das Alter, die derzeitige Tätigkeit des Patienten, seine früheren Beschäftigungen, seine Hobbies und frühere Verletzungen.

Wenn man eine ausführliche Anamnese der lokalen Beschwerden erhoben hat, darf man nicht vergessen zu fragen, ob auch Symptome in anderen Körperbereichen bestehen und ob der Allgemeinzustand beeinflußt ist. Fragen nach früheren Erkrankungen sind unerläßlich.

In Fällen schließlich, die uns trivial erscheinen, kann ein taktvolles Befragen, warum sich der Patient entschlossen hat, Rat zu suchen, und in welchem Maße er durch seine Krankheit beeinträchtigt ist, oft einen Schlüssel für das zugrundeliegende Problem geben. Man sollte daran denken, daß ein Patient sehr oft Rat sucht, nicht weil er durch seine Beschwerden, die oft unbedeutend sind, behindert ist, sondern eher weil er eine ernste Erkrankung, wie Krebs, eine Lähmung oder eine fortschreitende Verkrüppelung fürchtet.

Klinische Untersuchung

Der Beschwerden verursachende Körperteil wird nach einem festgelegten Schema untersucht, das möglichst nicht geändert werden sollte. Die Vertrautheit mit der Routine wird dann dafür sorgen, daß kein Schritt bei der Untersuchung vergessen wird. Die Sorgfalt bei der Beobachtung ist wesentlich: Man erlangt sie nur durch viel Praxis und besondere Beachtung des Details.

Die Untersuchung des erkrankten Körperteils bedeutet nicht die Beendigung der klinischen Untersuchung. Es kommt manchmal vor, daß Symptome, die in einem bestimmten Körperteil empfunden werden, ihren Ursprung in einer anderen Region haben. Schmerzen im Bein können z. B. oft durch eine Erkrankung der Wirbelsäule und Schmerzen im Kniegelenk durch eine Erkrankung der Hüfte verursacht sein. Auf die Möglichkeit eines entfernten Sitzes der Erkankung ist deshalb zu achten, und eine Untersuchung sollte in jeder verdächtigen Region durchgeführt werden.

Schließlich können lokale Beschwerden die ersten oder einzigen Manifestationen einer generalisierten oder ausgedehnten Erkrankung sein. Daher nimmt man im Hinblick auf diese Möglichkeit noch eine kurze Untersuchung des übrigen Körpers vor.

Somit kann die klinische Untersuchung unter drei Gesichtspunkten gesehen werden: 1) Untersuchung des Körperteils, der Beschwerden macht, 2) Untersuchung der möglichen Ursachen für fortgeleitete Schmerzen und 3) allgemeine Untersuchung des gesamten Körpers.

Untersuchung des Körperteils, der Beschwerden macht

Die folgende Beschreibung der verschiednen Schritte der klinischen Untersuchung ist nur als Anleitung gedacht. Die Technik der Untersuchung ändert sich nach den individuellen Besonderheiten. Trotzdem ist es möglich nach einem bestimmten Plan vorzugehen, denn die Vertrautheit mit diesem Schema stellt sicher, daß kein Schritt der Untersuchung vergessen wird.

Freimachen zur Untersuchung
Es ist wichtig, daß der zu untersuchende Körperteil freigemacht und bei guter Beleuchtung betrachtet wird. Man macht viele Fehler, wenn man nicht darauf besteht, daß sich der Patient ausreichend entkleidet, was die Voraussetzung für eine richtige Untersuchung ist. Wenn eine erkrankte Gliedmaße untersucht wird, sollte die gesunde Gliedmaße immer zum Vergleich freigemacht werden.

Betrachtung
Die Inspektion sollte systematisch unter Berücksichtigung von vier Punkten erfolgen: 1) **Die Knochen:** Beobachte die Achse und Lage der Körperteile, um irgendeine Deformität, eine Verkürzung oder eine ungewöhnliche Haltung festzustellen. 2) **Die Weichteile:** Beobachte die Weichteilkonturen im Seitenvergleich. Beachte jede allgemeine oder lokale Schwellung und jeden Muskelschwund. 3) **Farbe und Beschaffenheit der Haut:** Achte auf Rötung, Zyanose, Pigmentierung, Glanz oder andere Veränderungen. 4) **Narben oder Fisteln:** Wenn eine Narbe vorliegt, bestimme aus dem Aussehen, ob sie durch eine Operation (gerade Narbe mit Nahteinstichen), eine Verletzung (unregelmäßige Narbe) oder eine Eiterung (breite, adhärente, gefältelte Narbe) verursacht ist.

Palpation
Wiederum sind vier Punkte zu beachten. 1) **Die Hauttemperatur:** Beurteile durch sorgfältigen Vergleich beider Seiten, ob ein Gebiet von vermehrter Wärme oder ungewöhnlicher Kälte vorhanden ist. Eine Erhöhung der lokalen Hauttemperatur weist auf eine vermehrte Durchblutung hin. Gewöhnlich ist die Ursache eine Entzündung; jedoch sollte man daran denken, daß ein schnell wachsender Tumor auch eine ausgeprägte lokale Hyperämie verursachen kann. 2) **Die Knochen:** Die allgemeine Form und die Konturen der Knochen werden untersucht. Fühle im besonderen nach Verdickungen, abnormen Vorwölbungen oder veränderter Beziehung der normalen Markierungspunkte. 3) **Die Weichteile:** Beachte besonders die Muskeln (Spastik?, Atrophie?), die Gewebe in Gelenken (Verdickung der Synovialmembran oder Gelenkschwellung durch Erguß?) und eine lokale Schwellung (Zyste?, Tumor?) oder eine generelle Schwellung des betroffenen Körperteils. 4) **Die lokale Empfindlichkeit:** Die genaue Lokalisation einer umschriebenen Empfindlichkeit sollte erfaßt und in Beziehung zu einer einzelnen Struktur gesetzt werden.

Feststellung der Ursache einer Gelenkschwellung
Oft stellt sich die Frage nach der Ursache einer Gelenkschwellung. Die Antwort kann man nach einer sorgfältigen Palpation geben. Praktisch kann eine Gelenkschwellung nur drei Ursachen haben: 1) Verdickung des knöchernen Gelenkanteils, 2) Flüssigkeit innerhalb des Gelenkes und 3) Verdickung der Synovialmembran. In manchen Fällen können zwei oder drei Ursachen kombiniert sein. Sie können aber immer durch Palpation unterschieden werden. Eine knöcherne Verdickung stellt man mittels einer tiefen Palpation durch die Weichteile hindurch fest. Die Knochenkonturen werden auf beiden Seiten verglichen. Ein Erguß vermittelt im allgemeinen das Gefühl der Fluktuation zwischen beiden Händen des Untersuchers. Eine synoviale Verdickung gibt ein charakteristisches weiches Gefühl, etwa so als ob ein weicher Gummischwamm zwischen Haut

und Knochen interponiert sei. Sie ist beinahe immer von einer ausgeprägten lokalen Überwärmung begleitet, denn die Synovialis ist eine sehr gefäßreiche Membran.

Messungen

Die Messung der Gliedmaßenlänge ist oft notwendig, vor allem an der unteren Extremität, wo die Seitendifferenz wichtig ist. Die Umfangmaße der Gliedmaßensegmente beider Seiten ergeben ein Maß für die Muskelatrophie, für Weichteilschwellungen oder knöcherne Verdickungen. Einzelheiten werden in den die betreffende Region behandelnden Abschnitten angegeben.

Beurteilung einer Kontraktur

Diese besteht, wenn ein Gelenk nicht in die Neutralposition (anatomische Position) gebracht werden kann. Ihre Ursachen werden auf S. 39 beschrieben. Das Ausmaß der Kontraktur an einem Gelenk wird bestimmt, indem man das Gelenk so nahe wie möglich an die neutrale Position heranbringt und dann den fehlenden Winkel mißt.

Bewegungen

Bei der Untersuchung von Gelenkbewegungen muß man sich über folgende Punkte informieren: 1) Wie groß ist das Ausmaß der aktiven Bewegung? 2) Ist die passive Bewegung größer als die aktive? 3) Ist die Bewegung schmerzhaft? 4) Ist die Bewegung von Krepiationen begleitet?

Bei der Bewegungsmessung ist die Kenntnis des normalen Bewegungsausmaßes wichtig. Bei einigen Gelenken variiert dieses von Patient zu Patient beträchtlich. Somit ist es ratsam, die gesunde Extremität immer als Vergleich zu nehmen. Eine Bewegungseinschränkung in allen Richtungen läßt an eine Gelenkerkrankung denken, wogegen eine umschriebene Bewegungseinschränkung in einer Richtung mit freier Bewegung in den anderen Richtungen mehr an eine mechanische Beeinträchtigung denken läßt. Das Ausmaß der passiven Bewegung wird gewöhnlich gleich groß sein wie das der aktiven Bewegung. Die passive Beweglichkeit übertrifft die aktive nur unter folgenden Bedingungen: 1) Wenn die für die Bewegung verantwortlichen Muskeln gelähmt sind und 2) Wenn die Muskeln oder ihre Sehnen gerissen, verletzt oder übermäßig schlaff sind.

Kraft

Die für jede Gelenkbewegung verantwortliche Muskelkraft wird bestimmt, indem man den Patienten anweist, das Gelenk gegen den Widerstand des Untersuchers zu bewegen. Bei sorgfältigem Vergleich beider Seiten ist es möglich, grobe Kraftbeeinträchtigungen zu erkennen. Nach allgemeiner Übereinkunft wird die Muskelkraft nach den Richtlinien des Medical Research Council gemessen:

0 ≙ keine Kontraktion; 1 ≙ eine Kontraktion in Form einer Muskelzuckung; 2 ≙ leichte Kraft, ausreichend um das Gelenk unter Ausschaltung der Schwerkraft zu bewegen; 3 ≙ ausreichende Kraft um das Gelenk gegen die Schwerkraft zu bewegen; 4 ≙ Kraft, um das Gelenk gegen die Schwerkraft und zusätzlichen Widerstand zu bewegen; 5 ≙ normale Kraft.

Ist eine präzisere Information erforderlich, kann die Muskelkraft mit Gewichten, Federwaagen oder anderen Apparaten gemessen werden.

Stabilität

Die Stabilität eines Gelenks hängt sowohl von der Unversehrtheit der Gelenkflächen als auch des Bandapparates ab. Wenn ein Gelenk instabil ist, besteht eine abnorme Beweglichkeit, z. B. eine seitliche Beweglichkeit in einem Scharniergelenk. Bei Prüfung der abnormen Gelenkbeweglichkeit ist die Entspannung der Muskulatur notwendig; denn ein sich stark kontrahierender Muskel kann oft eine ligamentäre Instabilität verbergen.

Periphere Durchblutung

Beschwerden in einer Extremität können von einer arteriellen Durchblutungsstörung begleitet sein. Man sollte sich daher die Zeit nehmen, die Durchblutung durch Überprüfung der Farbe und Temperatur der Haut, der Beschaffenheit von Haut und Nägeln sowie der arteriellen Pulse zu beurteilen. Diese Untersuchung ist besonders im Fall der unteren Extremität wichtig. Weitere Einzelheiten werden auf S. 390 beschrieben.

Funktionstests

Im weiteren ist es notwendig, die Funktion des untersuchten Körperteils zu prüfen. Wie weit besteht eine Beeinträchtigung der täglichen Aktivität? Die Testmethoden variieren je nach erkranktem Körperteil. Bei der unteren Extremität z. B. ist der beste Funktionstest die Beobachtung des Patienten beim Stehen, Gehen, Laufen und Springen. Spezielle Tests sind erforderlich, um bestimmte Funktionen zu prüfen, zum Beispiel der Test nach Trendelenburg für die Prüfung der Hüftabduktoren (s. S. 307).

Untersuchung möglicher Ursachen von fortgeleiteten Symptomen

Wenn die Ursache von Beschwerden trotz sorgfältiger Untersuchung des erkrankten Körperteils noch unklar ist, muß die Aufmerksamkeit auf mögliche entferntere Störungen mit fortgeleiteter Symptomatik gerichtet werden. Diese bezieht die Untersuchung von anderen Körperregionen ein. Es kann z. B. in Fällen von Schulterschmerzen notwendig sein, den Hals im Hinblick auf eine den Plexus brachialis betreffende Läsion und den Thorax und das Abdomen hinsichtlich einer Zwerchfellirritation zu untersuchen, weil jede dieser Störungen die Ursache von Schulterschmerzen sein kann. Bei Oberschenkelschmerzen wiederum wird die Untersuchung oft die Wirbelsäule mit einschließen, ferner das Abdomen, das Becken und den Urogenitaltrakt, ebenso wie die lokale Untersuchung der Hüfte und des Oberschenkels.

Allgemeine Untersuchung

Manchmal wird der Fehler gemacht, die Aufmerksamkeit nur auf die momentanen Beschwerden des Patienten zu richten, wobei versäumt wird, den Patienten als Ganzes zu sehen. Es sollte für den Untersucher in jedem Fall zur Regel werden, egal wie trivial dies erscheinen mag, sich ein Urteil nicht nur über den allgemeinen physischen Zustand des Patienten, sondern auch über seinen psychologischen Hintergrund zu bilden. In unkomplizierten Fällen mag dieser allgemeine Überblick kurz und rasch sein, aber er sollte nie vergessen werden.

Diagnostische Maßnahmen

Bis vor kurzem war das Röntgen die einzige Methode, mit der Knochen und andere relativ dichte Gewebe sichtbar gemacht werden konnten und zwar als Kontrast zu benachbarten weniger dichten Geweben. Dies hat sich insofern geändert als tech-

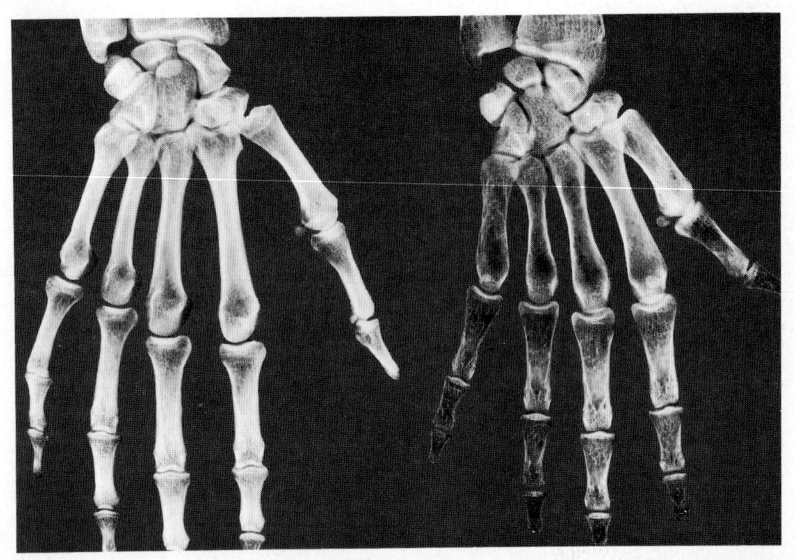

Abb. 3. Gezeigt wird die Bedeutung der Beurteilung der Knochendichte bei Betrachtung der Röntgenbilder. Beide Hände wurden gleichzeitig auf dem selben Film geröntgt. Links, die Hand einer Normalperson. Rechts, die Hand eines Patienten mit Osteomalazie bei idiopathischer Steatorrhö. Beachte die ausgeprägte Rarifikation der Knochen

nische Weiterentwicklungen zu Alternativmethoden der Darstellung geführt haben: 1) Radioisotopenszintigraphie; 2) Ultraschalldarstellung; 3) Computertomographie.

Röntgenologische Untersuchung

Einfache Röntgenaufnahmen

Die korrekte Interpretation von Röntgenbildern wird leichter, wenn man die Bilder methodisch in einem standardisierten Ablauf sieht. So werden Besonderheiten weit weniger oft übersehen, als wenn man sich einer oberflächlichen Betrachtung hingibt. Folgende Routinemaßnahmen werden vorgeschlagen: 1) Aufhängen der Bilder in anatomischer Position. Das einfache Halten der Röntgenbilder gegen eine Lichtquelle führt zu Fehlern. 2) Beachten Sie, um welchen Körperteil es sich handelt und in welcher Projektion die Bilder aufgenommen wurden. 3) Treten Sie von der Röntgentafel zurück, um die *allgemeine Knochendichte* abzuschätzen (Abb. 3): Urteilen Sie aus Erfahrung, ob die Dichte normal erscheint, oder ob sie vermindert (Rarifikation[1]) oder vermehrt (Sklerose) ist. 4) Schauen Sie genau nach

[1] Der Ausdruck Rarifikation schließt hier sowohl die Osteoporose als auch die Osteomalazie ein. Pathologisch bedeutet Osteoporose eine Zunahme der Porose des Knochens durch

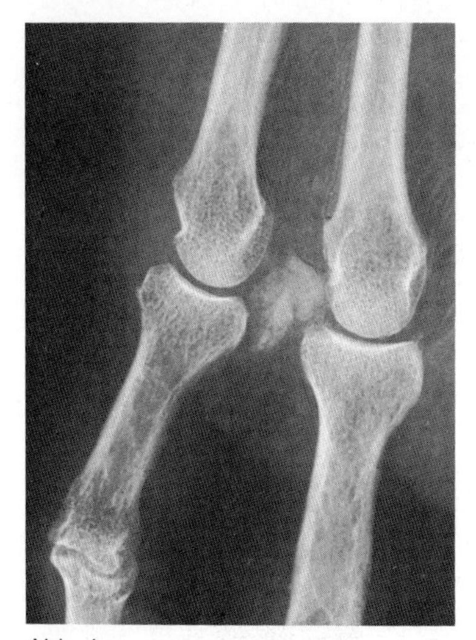

Abb. 4

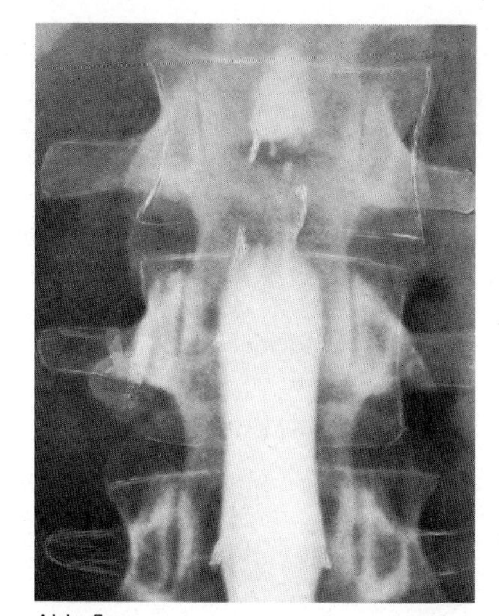

Abb. 5

Abb. 4. Es ist wichtig, die Weichteile ebenso wie die Knochen zu betrachten. Die Verschattung zwischen den Metakarpalköpfchen entspricht einem Kalkdepot. Im ersten Moment kann es mit einem verlagerten Knochenfragment verwechselt werden. Im Unterschied zum Knochen stellt sich das Kalkdepot homogen dar und die Trabekelstruktur fehlt

Abb. 5. Die Myelographie ist eine wichtige Hilfe bei der Suche nach bestimmten Wirbelsäulenerkrankungen, besonders Bandscheibenvorfällen und Tumoren. Dieses Beispiel zeigt einen Füllungsdefekt als Folge eines intraduralen Tumors

lokalen Veränderungen der Knochendichte. 5) Betrachten Sie die *Kortikalis* jedes Knochens: Fahren Sie mit den Augen die Konturen des Knochens ab. Achten Sie auf Kontinuititätsunterbrechungen der Kortikalis und auf Unregelmäßigkeiten oder Bezirke mit Knochenschwund. Überprüfen Sie die Kortikalissubstanz nach Verdickung, Verdünnung, Veränderung der Struktur oder Knochenneubildung. 6) Prüfen Sie die *Markhöhle* jedes Knochens: Achten Sie auf Veränderungen der Struktur und auf Bezirke mit Destruktion oder Sklerose. 7) Untersuchen Sie die *Gelenke:* Achten Sie auf Verschmälerungen des sog. Gelenkspaltes (genauer gesagt des Knorpelraumes), auf Osteolysen, Unregelmäßigkeiten oder Aufrauhungen der Gelenkflächen, auf periphere Knochenneubildung (Osteophyten) und auf freie Körper. 8) Überprüfen Sie die *Weichteile,* soweit sie sich darstellen: Achten Sie auf verknöcherte oder verkalkte Areale (Abb. 4), auf relativ dichte Schatten, die einen

---

Verschmälerung der Trabekel: Es besteht sowohl ein Mangel an Substanz als auch an Kalksalzen. Bei der Osteomalazie bleibt die Grundsubstanz erhalten, aber die Mineralisation ist ungenügend. Die Trabekel setzen sich weithin aus Osteoidgewebe zusammen. Röntgenologisch läßt sich die Osteoporose von der Osteomalazie nicht unterscheiden: In beiden Fällen erscheint der Knochen „dünn". Für dieses röntgenologische Bild ist der umfassende Ausdruck Rarifikation passend.

Abszeß oder andere Flüssigkeitsansammlungen andeuten können, oder auf solide Gewebsmassen und auf Gebiete von relativer Durchlässigkeit, die das Vorliegen von Luft oder Fett andeuten können.

Nach Entdeckung einer Besonderheit wird oft der Fehler gemacht, das übrige Bild nicht mehr zu beachten. Man sollte nie vergessen, daß zwei oder mehr von einander unabhängige Besonderheiten auf einem Bild vorhanden sein können. Die Routinemethode der Betrachtung sollte immer zu Ende geführt werden, egal ob schon eine Läsion entdeckt wurde. Es sollte viel Zeit für das Ansehen der Röntgenbilder aufgewendet werden, um vorschnelle Schlüsse vor Abschluß der Betrachtung zu vermeiden.

Spezielle radiologische Techniken

Bei der Routineröntgenuntersuchung der meisten Körperteile sind lediglich a.p. und seitliche Aufnahmen erforderlich. In schwierigen Fällen werden spezielle Techniken eine größere Information geben als die einfachen Aufnahmen.

Tomographie. Durch das Bewegen des Films und der Röntgenröhre in entgegengesetzter Richtung während der Aufnahme werden die Strukturen in einer Ebene, die mit der Achse der Bewegung korrespondiert, scharf dargestellt, während die Strukturen, die außerhalb dieser Ebene liegen, durch die Bewegung verwischt werden. Durch diese Technik können einzelne Schichten in verschiedener Tiefe dargestellt werden. Die Tomographie ist in Regionen wie der Wirbelsäule besonders nützlich, wo auf der einfachen Aufnahme der zu untersuchende Körperteil oft durch Schattenüberlagerung verdeckt wird.

Die Computer-Tomographie wird gesondert auf S. 15 beschrieben.

Stereoskopische Bilder. Diese geben ein dreidimensionales Bild, das beim Untersuchen des Schädels, der Schulter, der Wirbelsäule und des Beckens hilfreich ist. Hierfür ist eine Spezialausrüstung erforderlich. Die Bildinterpretation ist nicht einfach. Die Methode wird selten benützt.

Kontrastmittel-Aufnahmen. Bei dieser Technik wird eine Kontrastflüssigkeit in Hohl- oder Gewebsräume vor Anfertigen der Röntgenaufnahme injiziert. Auf diese Weise werden die Grenzen und die Umrisse des Raumes klar dargestellt. Gebräuchliche Methoden sind: 1 *Die Myelographie:* Dabei wird der Duraschlauch mit einem öligen nicht resorbierbaren Kontrastmittel dargestellt (Abb. 5). Die Methode wurde verbessert durch die Möglichkeit wasserlösliche, resorbierbare Kontrastmitteln anzuwenden, wodurch die einzelnen Wurzelscheiden und der Duraraum dargestellt werden können. 2) *Die Arthrographie* zur Darstellung des Gelenkraumes. 3) *Die Arteriographie* zur Darstellung der arteriellen Gefäße (Abb. 6). 4) *Die Venographie,* um das Netzwerk der Venen zu zeigen. 5) *Die Lymphangiographie* zur Darstellung der Lymphgefäße. 6) *Die Fistelfüllung,* um einen Fistelgang mit Verzweigungen darzustellen. Bei einigen Techniken kann Luft anstelle oder gleichzeitig mit einer Kontrastflüssigkeit verwendet werden.

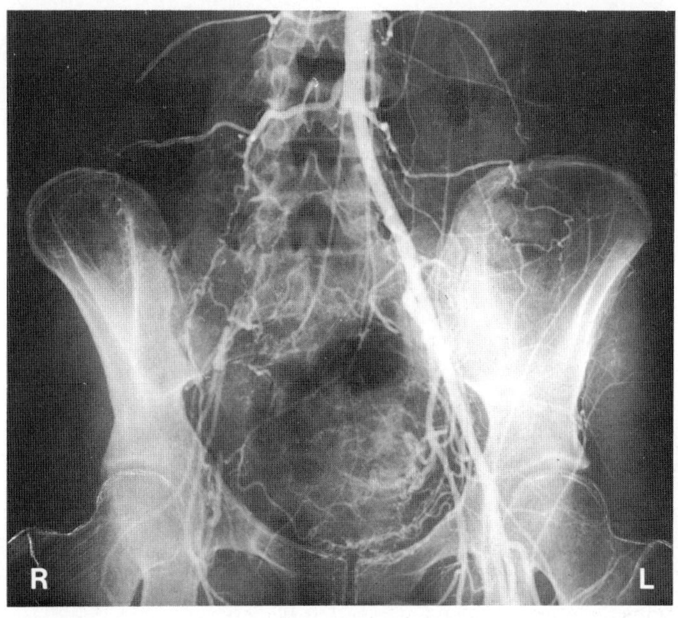

Abb. 6. Die Arteriographie vermittelt eine klare Übersicht über die Gefäßversorgung. Dieses Beispiel zeigt den Verschluß der rechten Arteria iliaca communis am Abgang von der Aorta

Cineradiographie. Durch Verbindung einer Filmkamera oder eines Video-Tape-Recorders mit dem Röntgenbildverstärker kann das Bewegungsbild eines Gelenkes aufgezeichnet und gespeichert werden. Diese Technik ist oft nützlich, um die Gelenkbewegung, besonders an der Wirbelsäule, darzustellen. Somit kann sie sinnvoller als jede andere Methode zeigen, ob ein spezielles Wirbelgelenk mobil oder immobil ist, z. B. nach einer durchgeführten Versteifungsoperation.

Ultraschalluntersuchung

Bei dieser Technik wird der zu untersuchende Körperteil Ultraschallwellen ausgesetzt und die Echos, die man erhält, werden analysiert und als Bild dargestellt. Die Herstellung eines klaren Bildes hängt ab von einem möglichst scharfen Kontrast der Dichte zwischen dem zu untersuchenden Körperteil und dem umgebenden Gewebe. Die Ultraschalluntersuchung war in der Gynäkologie zur Abklärung der Position der Plazenta und des fötalen Kopfes schon lange als wertvoll erachtet worden. Sie hat ihren festen Platz in der Diagnostik von Schildrüsenerkrankungen, Nierenerkrankungen und bestimmten Herz- und Perikardläsionen. Ihre Anwendung auf dem Gebiet der Orthopädie ist noch nicht klar definiert. Zum Beispiel wurde die Weite des Spinalkanals gemessen (Porter, Wicks und Ottewell, 1978). Zur Zeit untersucht man ihre mögliche Verwendung zur Darstellung der Position

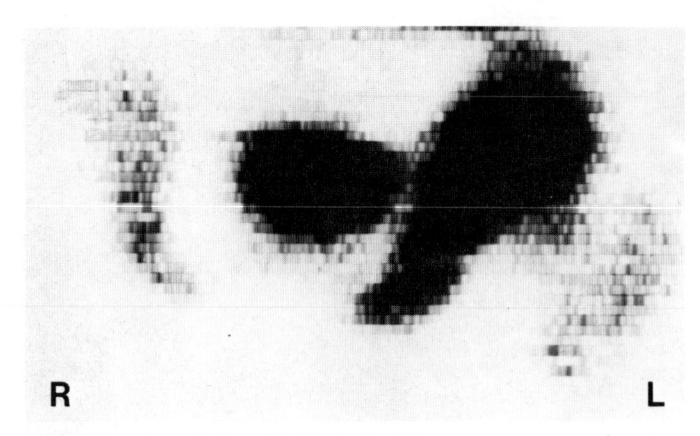

Abb. 7. Knochenszintigraphie. Starke Speicherung von Isotopen im Bereich der linken Hüfte (die anderen dunklen Bezirke entsprechen den Nieren und der Blase). Es handelt sich um eine eitrige Koxitis

des Femurkopfes bei Neugeborenen (Williams, 1980), ferner zur Erkennung größerer fötaler Anomalien in der ersten Hälfte der Schwangerschaft. Die Ultraschalluntersuchung hat auch einen festen Platz bei der Messung des peripheren Blutstroms nach dem Doppler-Prinzip. Ultraschalltechniken haben den großen Vorteil, daß sie für den Patienten harmlos sind. Auf der anderen Seite aber hängt die Zuverlässigkeit des Untersuchungsresultates sehr stark von der Erfahrung des Untersuchers ab.

Radioisotopenszintigraphie

Die Knochenszintigraphie wird heute in der orthopädischen Praxis in großem Umfang angewendet. Am häufigsten wird das sich im Knochen anreichernde Radioisotop 99m-Technetium mit Diphosphonat verwendet, welches intravenös verabreicht wird. Die Strahlung wird mit einer Gamma-Kamera oder mit einem Scanner aufgezeichnet. Man nimmt an, daß das Isotop direkt vom Blut aus in den Knochen diffundiert. Somit bedeutet eine vermehrte Konzentration des Isotops in einem bestimmten Teil des Skelets eine Hyperämie des Knochens. Die Szintigraphie ist wertvoll zur frühen Entdeckung von Skeletmetastasen, ebenso zur Diagnose von Knochen- oder Gelenkinfektionen (Abb. 7) sowie von primären Knochentumoren, Osteoidosteomen und anderen Läsionen.

Computer-Tomographie

Bei der Computer-Tomographie dient ein Strahler-Empfänger-System, bestehend aus einer Röntgenröhre und einer Vielzahl von Meßdetektoren, zur Abtastung des zu untersuchenden Körperteils. Die Röntgenröhre bewegt sich auf einer Kreisbahn um das Objekt herum. Außerhalb des Kreises stehen Detektoren, welche die

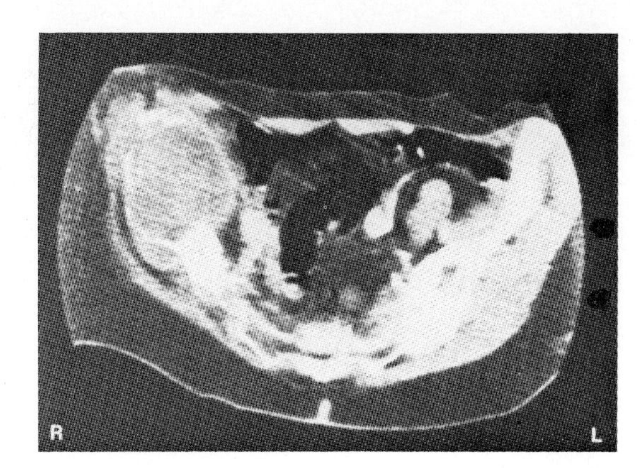

Abb. 8. Computer-Tomogramm durch das Becken, das als Querschnitt mit Blickrichtung von caudal nach cranial dargestellt ist. Die rechte Beckenschaufel ist ausgeweitet und zum Teil durch eine ausgedehnte Zyste ersetzt

durch das Körpergewebe bestimmte Strahlenschwächung registrieren. Mit einem Computer wird ein Querschnittsbild eines Stamm- oder Gliedmaßenabschnittes erzeugt und auf einem Oszilloskop dargestellt. Dabei zeigen sich Unterschiede der Gewebsdichte. Scharfe Bilder erhält man vor allem dann, wenn ein deutlicher Dichteunterschied zwischen dem zu untersuchenden Gewebe besteht. Diese Technik wird wahrscheinlich viele Anwendungsbereiche auf dem Gebiet der Orthopädie finden, besonders bei der Untersuchung der Wirbelsäule, des Wirbelkanals und des Beckens (Abb. 8). Diese Methode wird auch bei bestimmten Erkrankungen der Gliedmaßen eingesetzt (Abb. 9).

Wahl der Methode

Aufgrund der verschiedenen derzeit zur Verfügung stehenden Darstellungstechniken ist es nicht immer leicht zu entscheiden, welche der Methoden im Einzelfall die günstigste ist. Die breiteste Anwendung hat die normale Röntgenaufnahme, die routinemäßig eingesetzt wird, wenn es um Knochen oder Gelenke geht. Die Kontrastmitteldarstellung ist eine Fortentwicklung der Röntgentechnik, die wahrscheinlich nicht verdrängt werden wird. Die neueren oben beschriebenen Methoden sollten eher als Zusatztechniken zur normalen Röntgenaufnahme denn als Ersatz angesehen werden. Der Ultraschall hat zweifellos Vorzüge, da er dem Patienten nicht schadet und nicht so kostenintensiv ist. Bis heute aber haben sich für die Orthopädie weniger Anwendungsmöglichkeiten ergeben als für andere chirurgische Fächer, hauptsächlich weil Knochen eine Barriere für Ultraschallwellen darstellt. Der hauptsächliche Nutzen der Knochenszintigraphie besteht wahrscheinlich in der frühzeitigen Entdeckung von Knochenmetastasen und der Darstellung von entzündlichen Prozessen in Knochen oder Gelenken. Die Computertomographie ist teuer und steht derzeit noch nicht überall zur Verfügung. Diese Methode gibt jedoch oft Informationen, die man mit den anderen Techniken nicht gewinnen kann – z. B. bei der frühzeitigen Entdeckung von Lungenmetastasen oder bei der Beschreibung von Weichteilmassen im Stamm, Becken und in den Beinen.

Andere Untersuchungen

Oft kann die Diagnose ohne die Hilfe von Spezialuntersuchungen, deren Anzahl begrenzt sein sollte, gestellt werden. In Zweifelsfällen sollen geeignete Untersuchungen durchgeführt werden, um die mögliche Diagnose zu stützen oder in Frage zu stellen. Die am häufigsten verwendeten Untersuchungen in der orthopädischen Diagnostik können wie folgt zusammengefaßt werden:

Blutuntersuchungen. Diese schließen ein: Blutkörperchensenkungsgeschwindigkeit (BKS); Hämoglobinbestimmung; Zahl der roten Blutkörperchen; Untersuchung auf Sichelzellen; Leukozytenzahl (ingesamt und differenziert); Blutgerinnungszeit; Sternalmarkpunktion.

Biochemische Untersuchungen. Diese sind zahlreich. Die Hauptuntersuchungen sind: Urin; Liquor; Serumkalzium; anorganisches Serumphosphat; alkalische Phosphatase; saure Phosphatase; Harnsäure; Serumproteinelektrophorese.

Serologische und bakteriologische Untersuchungen. Wassermannsche Reaktion und Nelson-Test; Mantoux-Test; Agglutinationstest für Typhus und Paratyphuskeime und für Brucellosen; Latex-Fixations-Test; Waaler-Rose-Test; bakteriologische Untersuchungen von Punktaten und Gewebsproben.

Histologische Untersuchungen. Untersuchungen einer durch Saugbiopsie oder durch Operation entnommenen Gewebsprobe ist vor allem bei Tumorverdacht von Wichtigkeit.

Elektro-Diagnostik. Diese schließt die Nervenleitgeschwindigkeit, die Reizzeit-Spannungskurven und die Elektromyographie ein.

Erregbarkeitsprüfungen am Nerven werden angewandt, um festzustellen, ob ein Nerv in der Lage ist, einen elektrischen Impuls weiterzuleiten. Dabei wird eine Reizelektrode über dem Nerven distal der Läsion aufgesetzt, um zu beobachten, ob sich der von diesem Nerv versorgte Muskel als Antwort auf den Reiz kontrahiert oder nicht. Die Nerven der gesunden Gliedmaße werden zuerst untersucht, um den Schwellenstrom zu ermitteln, der erforderlich ist, um eine Muskelkontraktion hervorzurufen. Wenn in der erkrankten Gliedmaße ein Strom von mindestens der doppelten Größe des Schwellenwertes keine Muskelkontraktion verursacht, fehlt die Erregbarkeit des Nerven. Eine Erregbarkeitsprüfung des Nerven stellt eine einfache Methode dar, um festzustellen, ob eine Lähmung durch eine komplette Läsion des Nerven verursacht ist. Wenn die Erregbarkeit vorhanden ist, kann die Läsion nicht vollständig sein. Erregbarkeitsprüfungen können auch verwendet werden, um die Höhe einer inkompletten Läsion am Nerven zu ermitteln. Die Erregbarkeit ist dabei so lange normal, wie die stimulierende Elektrode distal der Läsion liegt. Sie wird stark vermindert sein (oder in den meisten Fällen fehlen), wenn die Elektrode proximal der Läsion angelegt ist. Die Geschwindigkeit, mit welcher die Impulse geleitet werden, ist von Bedeutung. Eine verlangsamte Leitung läßt eine Nervenschädigung annehmen.

Reizzeit-Spannungskurven geben Auskunft über die Reizbarkeit des Nerven und des Muskels. Oberflächenelektroden werden über dem Muskel befestigt. In einer graphischen Darstellung wird die für eine Muskelkontraktion notwendige Minimalspannung in Abhängigkeit von der Reizdauer in Millisekunden aufgetragen (Abb. 10). Diese Kur-

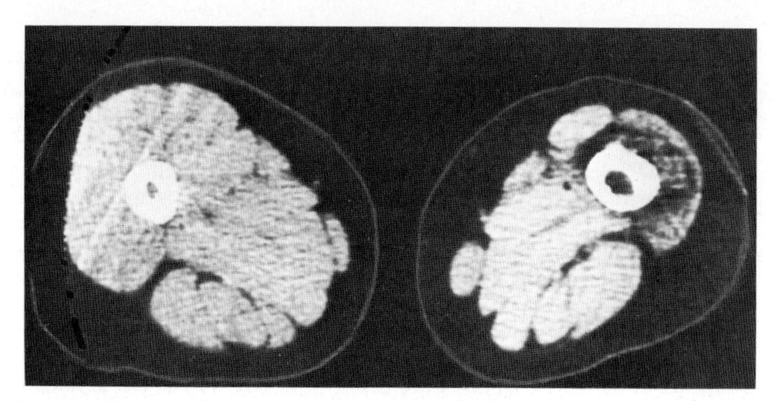

Abb. 9. Computer-Tomographie mit Querschnitten durch beide Oberschenkel. Auf der rechten Seite erheblich verminderte Dichte um das re. Femur. Dies entspricht einem Hämangiom im M. quadriceps. Diese Darstellung zeigt den Wert der Computer-Tomographie für die Beurteilung der Ausdehnung tiefgelegener Läsionen

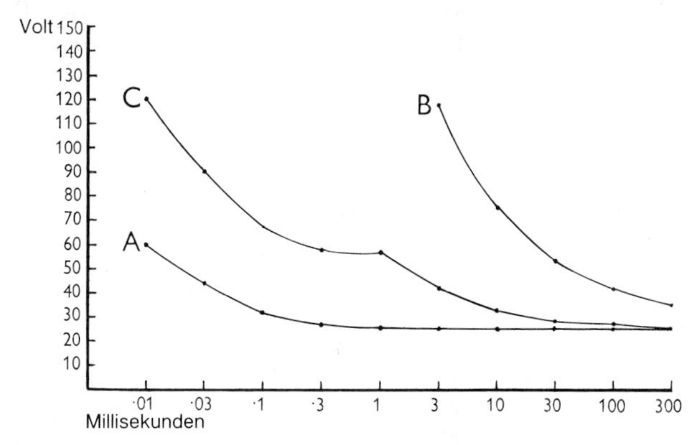

Abb. 10. Typische Reizzeit-Spannungskurve für normale, denervierte und teilweise denervierte Muskeln. Die Kurve A stellt die elektrische Reaktion eines normalen rechten M. tibialis anterior eines jungen Mannes dar. Beachte, daß der Muskel auf den Reiz schon bei 0,3 msec Dauer ohne Anstieg der Spannung reagiert. Die Kurve B zeigt den linken M. tibialis anterior des gleichen Patienten, der auf Grund einer Läsion des N. peroneus communis gelähmt ist. Diese Kurve ist typisch für die völlige Denervation: Der Muskel antwortet nur auf einen Reiz von langer Dauer, und mit abnehmender Reizdauer steigt die Spannung, die nötig ist, um eine Kontraktion auszulösen, steil an. Die Kurve C zeigt den M. deltoideus eines Patienten, der eine Schulterluxation mit Verletzungen des N. axillaris erlitten hat. In der Kurve kommt eine Teildenervation zum Ausdruck: die nach oben gerichtete Schleife ist ein charakteristisches Zeichen

ven lassen den Innervationszustand eines Muskels beurteilen, besonders im Hinblick auf die Zunahme der Denervation oder Reinnervation nach einer Verletzung oder einer Erkrankung. Die Reizantwort eines normalen Muskels liegt zwischen einer Dauer von 300 Millisekunden bis unter 1 Millisekunde – oft bis 0,3 oder 0,1 Millisekunden – ohne Zunahme der Spannung. Wenn die Reizdauer noch weiter herabgesetzt ist, ist eine weitere Erhöhung der Spannung erforderlich, um eine Kontraktion zu erreichen. Eine solche Kurve wird als Nervenkurve (bei indirekter Reizung über den Nerv) (A in Abb. 10) bezeichnet, weil die Muskelkontraktion durch Stimulation des den Muskel versorgenden motorischen Nerven hervorgerufen wird. Ein total denervierter Muskel antwortet auf einen Reiz mit niedriger Spannung nur, wenn die Reizdauer relativ lang ist, d.h. in der Größenordnung von 100 Millisekunden oder mehr. Bei Reizen, die kürzer als 100 Millisekunden dauern, muß die Spannung zunehmend erhöht werden, um eine Kontraktion hervorzurufen. Eine Antwort kann in keinem Falle mit Reizen, die kürzer als 1 Millisekunde sind, hervorgerufen werden. Die Kurven von einem solch denervierten Muskel (B in Abb. 10) wird Muskelkurve (bei direkter Reizung des Muskels) genannt, weil die Kontraktion direkt von der Stimulation der Muskelfasern abhängt und nicht eine Antwort auf eine Stimulation des motorischen Nerven ist. Die Kurve eines teilweise innervierten Muskels (z.B. eines der sich nach einer Nervenverletzung erholt hat, oder eines der durch Poliomyelitis gelähmt ist) liegt zwischen der normalen oder der Nervenkurve und der Denervationskurve. Sie ist durch eine nach oben gerichtete Schleife charakterisiert, die die Überlagerung der beiden Basiskurven (C in Abb. 10) anzeigt. Wenn eine zunehmende Erholung eintritt, zeigen serienmäßige Untersuchungen eine Abflachung der Kurve mit Verschiebung nach links. Im Gegensatz dazu verläuft die Kurve steiler und verlagert sich nach rechts, wenn die Denervation zunimmt. Reagiert ein Muskel auf einen Reiz mit hoher Spannung und langer Dauer überhaupt nicht, spricht dieses für eine Muskelfibrose (absolute Degeneration).

Bei der *Elektromyographie* werden die in einem Muskel auftretenden elektrischen Veränderungen von einer Nadelelektrode aufgenommen, entsprechend verstärkt und durch einen Lautsprecher oder in einer Aufzeichnung wiedergegeben. Der normale Muskel ist elektrisch im Ruhezustand „stumm", zeigt aber elektrische Entladung bei der Kontraktion. Ein teilweise denervierter oder total denervierter Muskel zeigt spontane Kontraktion von einzelnen Muskelfasern (Fibrillationspotentiale). Verschiedene Wellenformen und Töne sind charakateristisch bei verschiedenen Störungen des Nervensystems und des Muskels. Es ist mit der Elektromyographie möglich, sicher zu entscheiden, ob die Läsion in den Vorderhornzellen, im peripheren Nerven, oder im Muskel liegt.

Arthroskopie. In den letzten Jahren wurde die Technik der direkten Untersuchung des Gelenkraumes durch ein Arthroskop entwickelt. Derzeit ist diese Untersuchungsmethode nahezu auf das Kniegelenk beschränkt (s. S. 350). Ihre Anwendung wird sich aber ohne Zweifel in Zukunft ausdehnen.

Beurteilung der Befunde

Wenn die Untersuchung des Patienten abgeschlossen ist, sollten die pathologischen Befunde aus der Anamnese, der klinischen und der röntgenologischen Untersuchung sowie den Spezialuntersuchungen zusammengefaßt werden, um ein klinisches Gesamtbild zu bekommen. Dieses wird auf die erkrankte Region bezogen. Glücklicherweise ist die Anzahl der möglichen Erkrankungen einer bestimmten Region begrenzt. Theoretisch sollte die richtige Diagnose immer gestellt werden können, wenn alle Möglichkeiten aufgezählt und danach bestätigt oder verworfen worden sind.

In der Praxis ist die Diagnosestellung natürlich nicht so einfach. Trotzdem kann, wenn das Problem logisch Schritt für Schritt angegangen wird, in der Mehrheit der Fälle eine direkte Entscheidung getroffen werden. Wesentlich sind die exakte Befragung des Patienten mit Beachtung des Details, die genaue Beobachtung und die Kenntnis der besonderen Merkmale der häufigen Erkrankungen.

Psychogene oder streßbedingte Störungen

Zu dieser Überschrift ist noch ein warnendes Wort zu sagen. Wenn die Ursache von Beschwerden eines Patienten trotz einer sorgfältigen Untersuchung unklar bleibt, gibt es eine weitverbreitete Tendenz – sie wurde beinahe modern – die Echtheit der Beschwerden in Frage zu stellen und sie hysterischen, funktionellen oder psychogenen Faktoren, oder einfach dem Streß zuzuordnen. Dies ist ein gefährliches Verhalten, das bei zahllosen Gelegenheiten dazu geführt hat, daß eine ernste organische Erkrankung übersehen worden ist.

Gerade wenn wir nicht in der Lage sind, die Ursache einzelner Beschwerden zu deuten, folgt daraus keinesfalls, daß diese Symptome eingebildet oder psychogen sind. Es bedeutet nur, daß wir der besonderen Situation bei der Diagnosestellung nicht gewachsen sind. Zugegeben, es gibt in der orthopädischen Praxis echte hysterische Erkankungen, aber sie sind selten. Viel öfter führt ein lang anhaltender Schmerz zu einem Ausnahmezustand, der fälschlicherweise als eine hysterische Manifestation gedeutet wird. Es ist bei weitem weniger gefährlich, bei der Abklärung eines unklaren Krankheitsbildes einen psychogenen Faktor als eine organische Läsion zu übersehen.

Behandlung von orthopädischen Erkrankungen

Die orthopädische Behandlung unterteilt sich in 3 Kategorien: 1) Keine Behandlung, nur eine Beruhigung des Patienten oder ein Rat. 2) Nicht-operative Behandlung. 3) Operative Behandlung. In jedem Fall sollten diese drei Möglichkeiten der Behandlung eine nach der anderen in der gegebenen Reihenfolge in Betracht gezogen werden. Mindestens die Hälfte der Patienten, die eine orthopädische Klinik aufsuchen (mit Ausnahme der Frakturen), brauchen keine Behandlung. Alles was sie brauchen ist Beruhigung und Beratung. In vielen Fällen ist der einzige Grund für den Arztbesuch die Angst vor Krebs, Tuberkulose oder einer anderen ernsten Erkrankung. Wenn man den Patienten beruhigen kann, daß es keinen Anhalt für eine ernsthafte Erkrankung gibt, geht er befriedigt nach Hause und seine Beschwerden verlieren oft sofort an Intensität.

Wenn eine aktive Behandlung erforderlich zu sein scheint, ist es ein gutes allgemeines Prinzip, daß wenn immer es möglich ist, ein Versuch mit nicht-operativen

Maßnahmen unternommen werden sollte. Die meisten orthopädischen Operationen fallen eher in die Kategorie der Wahloperationen als in die der lebensrettenden Eingriffe. Aus diesem Grund sollte der Patient nur selten zur Operation überredet werden. Der Patient sollte die Operation selbst wünschen. Wenn man unentschieden ist, ob eine konservative oder eine operative Behandlung zu empfehlen ist, ist es immer ratsam, sich zunächst zum konservativen Vorgehen zu entscheiden und dabei eventuell einen Fehler in Kauf zu nehmen als umgekehrt.

Methoden der nicht-operativen Behandlung

Ruhe

Seit der Zeit von H. O. Thomas (s. S.3), der die Bedeutung der Ruhigstellung bei Erkrankungen der Wirbelsäule und der Gliedmaßen hervorhob, wurde sie eine der Hauptstützen der orthopädischen Behandlung. Eine komplette Ruhigstellung erfordert Bettruhe oder eine Immobilisierung des erkrankten Körperteils in einem Gips. Aber mit dem Wort Ruhe bezeichnet der Orthopäde nicht nur eine komplette Inaktivität oder Immobilisierung, sondern er meint oft nicht mehr als eine relative Ruhigstellung, die einfach eine Reduktion der gewohnten Aktivität und eine Vermeidung von Überanstrengungen darstellt.

Ruhigstellung

Ruhe und Ruhigstellung erfolgen oft zusammen. Es gibt aber auch Gelegenheiten, bei welcher eine Ruhigstellung, jedoch keine Ruhe notwendig ist, z. B. die Stabilisierung eines infolge Muskellähmung instabilen Gelenks oder die Verhinderung einer Deformitätsentwicklung. Wenn die Ruhigstellung zeitlich begrenzt sein soll, kann dies durch einen Gipsverband oder durch eine Schiene aus Plastikmaterial erreicht werden. Ist diese Behandlung für eine länger andauernde Zeit vorgesehen, ist eine individuell angefertigte Orthese erforderlich. Allgemeine Beispiele sind ein Hohmannsches Überbrückungsmieder, Wirbelsäulenkorsette, Halskrawatten, Handgelenksschienen, Gehapparate und Peroneusfedern.

Physiotherapie

Die Physiotherapie mit ihren vielfältigen Möglichkeiten nimmt einen wichtigen Platz in der nicht-operativen und in der postoperativen Behandlung von orthopädischen Erkrankungen ein. Die Physiotherapie wird oft mißbraucht, indem sie ohne Mühe für den behandelnden Arzt verschrieben wird. Häufig wird eine Behandlung durchgeführt, die außer einer möglichen psychologischen Wirkung keinen weiteren Nutzen hat. Gelegentlich kann auch ein ungeschulter Physiotherapeut durch übereifriges Dehnen oder forcierte Bewegungen die Wiederherstellung des Patienten eher verzögern, als sie zu fördern. Es ist aber nicht richtig, die Physiotherapie als nutzlos oder gefährlich zu verdammen, wie einige Ärzte das tun. Eine Verbesserung der Schulung hat dazu beigetragen, die Physiotherapeuten über die

Vor- und Nachteile ihrer Behandlung zu unterrichten. Bei vielen Erkrankungen wird auf die aktive Behandlung mehr Wert gelegt als auf die passive Behandlung; mit anderen Worten, soll dem Patienten geholfen werden, sich selbst zu helfen. Diese Einstellung ist besonders wertvoll bei der Rehabilitation von Patienten nach Verletzungen oder nach Operationen und bei Krankheiten wie der Poliomyelitis und der Zerebralparese.

Die Physiotherapie sollte, wenn sie angewendet wird, gründlich durchgeführt werden. Eine halbherzige Behandlung mit unregelmäßigen Intervallen ist reine Zeitverschwendung. Im Idealfall sollte sie täglich durchgeführt werden. Die wichtigsten Formen der Physiotherapie sind:

Aktive Übungen. Diese erfolgen aus drei Gründen: 1) um Gelenke zu *mobilisieren,* 2) um Muskeln zu *stärken,* 3) um die Koordination oder das *Gleichgewicht zu verbessern.* Bei mobilisierenden Übungen werden die aktiven Bemühungen des Patienten, sein Gelenk zu bewegen, durch leichten Druck mit der Hand des Physiotherapeuten unterstützt (aktiv geführte Bewegungsübungen). Bei den muskelkräftigenden Übungen wird der Patient aufgefordert, die geschwächten Muskeln gegen den Widerstand von Gewichten oder Federn anzuspannen. Der Widerstand soll bei zunehmender Muskelkraft gesteigert werden. Koordinationsübungen sind bei der Zerebralparese von besonderer Wichtigkeit.

Passive Gelenkbewegungen. Der Hauptnutzen der passiven Bewegungen liegt in der Erhaltung der vollen Beweglichkeit, wenn der Patient nicht fähig ist, das Gelenk aktiv zu bewegen, d.h. wenn die Muskeln gelähmt sind oder durchtrennt sind. Sie sind wichtig bei der Poliomyelitis und nach Nervenverletzungen – vor allem, um die Beweglichkeit der Hand zu erhalten. Bestimmte Bewegungen, die nicht vom Patienten selbst ausgeführt werden können, müssen passiv erfolgen – nämlich die Extension, die häufig z.B. bei der Behandlung eines zervikalen Bandscheibenvorfalles und bei gewissen anderen schmerzhaften Krankheitsbildern der Wirbelsäule angewandt wird (s. unter Manipulation auf S. 22).

Elektrische Stimulation der Muskeln. Wenn die Nervenversorgung eines Muskels intakt ist, ist die elektrische Stimulation zur Steigerung der Muskelkraft von relativ geringer Bedeutung: Aktive Übungen sind im allgemeinen viel wirkungsvoller. Trotzdem hat die Elektrotherapie ihren Platz, wenn sie in Verbindung mit Übungen erfolgt – z.B. zur Verbesserung der Funktion der kleinen Fußmuskeln, zur Wiederherstellung der Aktivität der Quadricepsmuskulatur nach einer Knieoperation oder zum Training nach einer Sehnenverlagerung. Da die Nervenversorgung intakt ist, kann der Muskel über seinen motorischen Nerv durch Faradisieren stimuliert werden (d.h. mit Schocks von kurzer Dauer durch An- und Ausstellen einer Induktionsspule oder durch einen elektronischen Stimulator).

Wenn der Muskel denerviert ist (z.B. nach einer peripheren Nervenverletzung), kann er in der Erholungsphase der Nervenfunktion elektrisch gereizt werden, um die Entwicklung der Fibrose zu verzögern, die nach etwa zwei Jahren in jedem denervierten Muskeln auftritt. Solch ein Muskel kann nur durch Galvanisieren stimuliert werden (d.h. durch Schocks von relativ langer Dauer, die die Muskelfasern direkt und nicht über ihre motorischen Nerven reizen). Es hat keinen Sinn diese Behandlung zu verschreiben, wenn nicht die Hoffnung besteht, daß sich der Nerv innerhalb von zwei Jahren erholt.

Lokale Wärme. Die Wärme hat möglicherweise durch Zunahme der Durchblutung oder auf andere Art und Weise lindernde Wirkung auf weichteilbedingte Schmerzen oder Tendinosen. Der Effekt ist sehr oft nur von kurzer Dauer. Oberflächliche Wärme wird durch eine *Infrarotlampe* oder einen *Lichtbogen* appliziert. Tiefe Wärme wird durch *Kurzwellen-Diathermie* zugeführt, wobei die Wärme zwischen zwei Elektroden entsteht. *Paraffinbäder* stellen eine einfache Methode zur Handerwärmung dar.

Ultraschall-Therapie. Ultraschallwellen (ca. 1 Million Hz), die als Strahl von einem Transducer ausgehen, dringen bis zu einer beachtlichen Tiefe ein. Wenn die Wellen auf Gewebe treffen, wandelt sich die Energie in Wärme um. Möglicherweise handelt es sich auch um den Effekt einer Mikromassage. Diese Behandlung wird bei schmerzhafter Arthrose, bei bestimmten Arten von Rückenschmerzen und bei einigen anderen schmerzhaften Zuständen angewandt.

Massage. Das Anwendungsgebiet der Massage ist begrenzt. Sie ist im allgemeinen weit weniger effektiv als eine aktive Übungsbehandlung zur Verbesserung der Zirkulation bei einem statischen Ödem. Als Zusatzbehandlung kann sie in solchen Fällen nützlich sein. Sie kann auch zum Lösen subkutaner Narben von Wert sein.

Lokale Injektionen

Die Indikation für lokale Injektionen betrifft zwei Krankheitsgruppen: 1) Die Arthrose oder die chronische Polyarthritis, bei der die Substanz (gewöhnlich Hydrokortison mit oder ohne Lokalanästhetikum) unter strengsten aseptischen Bedingungen direkt in das erkrankte Gelenk injiziert wird; und 2) extraartikuläre Läsionen vom Typ der sogenannten chronischen Überlastung, wie z.B. beim Tennisellenbogen, einer Sehnenreizung im Schulterbereich und bestimmten Arten von Rückenschmerzen. Der Erfolg der Behandlung hängt von der Art der zugrundeliegenden Erkrankung ab. Eine dauernde Schmerzbefreiung wird bei extraarticulären Läsionen, wie beim Tennisellenbogen, oft erzielt. Bei einer Arthrose jedoch ist die Linderung nur von kurzer Dauer.

Medikamente

Der Anwendungsbereich von Medikamenten ist in der orthopädischen Praxis klein. Sie können in sechs Gruppen eingeteilt werden: 1) Antibiotika und andere antibakterielle Wirkstoffe; 2) Analgetika; 3) Sedativa; 4) Antiphlogistika; 5) hormonartige Medikamente; 6) spezielle Medikamente. Die *Antibiotika* sind bei infektiösen Erkrankungen vor allem bei der akuten Osteomyelitis und beim Empyem von immenser Wichtigkeit. Die Behandlung muß so schnell als möglich beginnen. Die Antibiotika sind auch bei bestimmten chronischen Infektionen, besonders bei der Tuberkulose, von großem Wert. *Sulfonamide* können in diese Gruppe einbezogen werden: Obwohl sie in gewissem Umfang von den Antibiotika ersetzt worden sind, haben sie ihren Wert zur Behandlung von Infektionen durch Keime, die auf Sulfonamide besonders sensibel sind, behalten. *Analgetika* sollten so selten wie möglich verwendet werden. Viele orthopädische Leiden dauern viele Wochen oder Monate, und es sollte nur das leichteste Analgetikum kontinuierlich über eine lange Zeitdauer verschrieben werden. Eine Ausnahme stellen nicht heilbare bösartige

Erkrankungen dar. *Sedativa* können zur Schlaferleichterung gegeben werden, aber wie auch bei den Analgetika sollte nur das Notwendigste verschrieben werden. *Antiphlogistika* bremsen die besonders bei der chronischen Polyarthritis oder ähnlichen Erkrankungen auftretende ausgeprägte entzündliche Reaktion. Am stärksten sind die Steroide Kortison, Prednison und deren Abkömmlinge. Diese sollten sehr vorsichtig verwandt und besser – wenn möglich – weggelassen werden, weil sie durch ihre erheblichen Nebeneffekte manchmal mehr schaden als helfen. Beispiele für weniger stark entzündungshemmende und nicht zu den Steroiden gehörende Mittel, die den Steroiden in der Regel vorgezogen werden sollten, sind das Aspirin, das Indometacin, das Iboprufen und das Phenylbutazon. Viele dieser Medikamente haben auch eine schmerzhemmende Wirkung. *Hormonartige Medikamente* beinhalten die Kortikosteroide – wie oben ausgeführt –, die Sexualhormone oder ähnliche, die zur Behandlung von bestimmten metastasierenden Tumoren verwendet werden. Hinzuweisen ist unter den letzteren auf das Stilboestrol für Prostatacarcinommetastasen. *Spezifische Medikamente* wirken gut bei bestimmten Erkrankungen. Beispiele sind das Vitamin C bei Skorbut, das Vitamin D bei Rachitis, Salicylate bei der Arthritis infolge rheumatischen Fiebers und gewisse zytotoxische Medikamente (Vincristin, Methotrexat, Cyclophosphamid, Melphalan) für einige Arten maligner Tumoren.

Manipulation

Diese Behandlung wird von Orthopäden und von anderen in verwandten Fachrichtungen tätigen Ärzten und Physiotherapeuten durchgeführt. Genau genommen handelt es sich um passive Bewegungen, die einen Teil der täglichen Arbeit einer physiotherapeutischen Abteilung darstellen, worüber schon oben berichtet wurde. Im wesentlichen handelt es sich um: 1) Manipulation zur Korrektur von Deformitäten (Reposition und Redression); 2) Manipulation zur Verbesserung des Bewegungsumfanges bei einer Gelenkeinsteifung (Mobilisation); 3) Manipulation zur Erleichterung von chronischen Schmerzen in einem Gelenk oder dessen Nachbarschaft (Manuelle Therapie).

Manipulation zur Korrektur von Deformitäten (Reposition und Redression). In dieser Gruppe findet die Manipulation ihre einleuchtendste Anwendung zur Einrichtung von Frakturen und Luxationen. Sie wird auch angewendet, um Deformierungen infolge Weichteilkontraktur zu beseitigen – wie z. B. beim angeborenen Klumpfuß.

Technik. Je nach der Art des zu behandelnden Krankheitsbildes kann eine Betäubung erforderlich sein. In vielen Fällen, wie bei der Einrichtung von Frakturen oder Luxationen, ist es das Ziel, in einer einzigen Sitzung die völlige Korrektur zu erreichen. Bei hartnäckigen Deformierungen, wie z. B. beim Klumpfuß, wird eine wiederholte Manipulation erforderlich sein. Diese sollte in Intervallen von etwa einer Woche stattfinden, wobei jedesmal ein kleiner Fortschritt erreicht wird.

Nachbehandlung. Nach Korrektur einer zum Rezidiv neigenden Deformität, wie es bei den meisten Fällen von dislozierten Frakturen und bei chronischen Gelenkdeformitäten der Fall ist, wird die Gliedmaße normalerweise in einer Korrekturschiene oder in einem Korrekturgips immobilisiert. In Fällen von hartnäckiger Deformierung ermöglicht ein graduelles Nachgeben des Bindegewebes eine Neuanpassung der Schiene in einer günstigeren Position nach jedem Schienenwechsel.

Manipulation bei Gelenkeinsteifung (Mobilisation). Am häufigsten handelt es sich um eine hochgradige Bewegungseinschränkung eines Gelenkes nach einer akuten Verletzung, gewöhnlich ein Bruch im Bereich der Gliedmaße. Die „frozen shoulder" (Periarthritis humero-scapularis) kann in ihrem nicht-aktiven Stadium auch unter diese Fälle eingereiht werden. In solchen Fällen wird die Gelenkeinsteifung durch Adhäsionen entweder innerhalb des Gelenkes selbst oder öfter in den Weichteilen um oder in der Nähe des Gelenkes verursacht. Eine kräftige Mobilisation durch den Orthopäden ist bei der Einsteifung dieses Typs oft nicht erforderlich, weil sie sich normalerweise allmählich durch aktive Übungsbehandlung in Kombination mit zunehmendem Gebrauch der Gliedmaße unter der Aufsicht eines Physiotherapeuten zurückbildet.

Technik. Die muskuläre Entspannung sollte durch eine Anästhesie, wenn notwendig durch ein relaxierendes Medikament sichergestellt werden. Es sollte keine große Kraft aufgewendet werden. Richtiger ist es, eine leichte Besserung durch mäßige Kraft zu erlangen, um dann diese Manipulation nach einem bestimmten Intervall zu wiederholen. Eine sehr starke Kraftanwendung kann den Knochen brechen oder eine frische Blutung in das Gelenk verursachen und damit die Einsteifung verschlimmern.

Nachbehandlung. Der Mobilisation bei Gelenkeinsteifung sollten immer intensive aktive Übungen folgen, um das erweiterte Bewegungsausmaß zu erhalten.

Manipulation zur Linderung chronischer Schmerzen (Manuelle Therapie). In dieser dritten Gruppe beruht die Behandlung durch Manipulation weitgehend auf Empirie, weil es in vielen Fällen nicht möglich ist, die genaue Art des zugrundeliegenden pathologischen Substrates zu definieren. Die Wirkungsweise dieser Behandlung liegt nur im Bereich von Vermutungen. In solchen Fällen wird die Manipulation einfach durchgeführt, weil vorausgegangene Erfahrungen gezeigt haben, daß sie oft erfolgreich ist.

Die schmerzhaften Erkrankungen, die am besten auf Manipulation ansprechen, sind chronische Überlastungen besonders der Fußwurzelgelenke, der Wirbelgelenke und der Iliosakralgelenke. Eine chronische Überlastung kann die Folge einer nicht vollständig ausgeheilten Verletzung oder einer lang anhaltenden mechanischen Überbeanspruchung sein. Man nimmt allgemein Adhäsionen an, die die volle Gelenkbewegung verhindern (obwohl eine Einschränkung der Bewegung klinisch nicht nachweisbar zu sein braucht). Diese Adhäsionen sind bei Streckung schmerzhaft. Der Effekt der Manipulation besteht darin, sie zu sprengen. Eine andere häufige Erklärung besagt, daß eine geringe Verschiebung der Gelenkfläche oder einer intraartikulären Struktur (wenn auch radiologisch nur selten darstellbar) vorliegt und daß der Effekt der Manipulation in der Reposition der Gelenkflächen zueinander besteht.

Technik. Bei der Manipulation zur Linderung von Schmerzen bei chronischer Überlastung wird das erkrankte Gelenk oder die Gelenke gewaltsam voll durchbewegt, gewöhnlich während der Patient entweder mit oder ohne Anästhesie relaxiert ist. Ein Längszug am Gelenk ist oft vor Durchführung der forcierten Bewegung zweckmäßig.

Nachbehandlung. Der Manipulation sollte immer eine physiotherapeutische Behandlung folgen, um die Funktion des Gelenkes zu erhalten. Sie kann nach einem Intervall wiederholt werden, wenn eine anfängliche Verbesserung nicht zur völligen Heilung geführt hat.

Gefahren und Sicherheitsmaßnahmen bei der Manipulationsbehandlung. Die Anwendung der Manipulation zur Beseitigung von Gelenkeinsteifungen kann bei Vorliegen einer entzündlichen Arthritis im aktiven Stadium, eines Tumors oder anderen destruktiven Erkrankungen in Gelenknähe Schaden anrichten. Dies unterstreicht nochmals die Wichtigkeit einer sorgfältigen klinischen und röntgenologischen Untersuchung, bevor die Behandlung begonnen wird. Andere Untersuchungen, wie diejenige der Blutkörperchensenkungsgeschwindigkeit, können zusätzlich von Nutzen sein. Es ist hervorzuheben, daß die Manipulation bei einer Einsteifung der Metakarpophalangeal- und der Interphalangealgelenke der Hand wertlos ist.

Während der Manipulation selbst muß Sorge dafür getragen werden, daß Komplikationen, wie ein Knochenbruch oder ein massiver Bandscheibenvorfall, verhindert werden. Es ist bekannt, daß eine Fraktur, vor allem der Kniescheibe oder des Humerus, leicht die Folge einer unvorsichtigen Manipulation sein kann. Das Risiko nimmt stark zu, wenn der Knochen schon durch eine Inaktivitätsosteoporose oder durch eine andere mit Knochenabbau einhergehende Erkrankung geschwächt ist.

Röntgenbestrahlung

Die Bestrahlung mit Röntgen- oder Gammastrahlen kann bei gutartigen und bösartigen Erkrankungen angewandt werden. Wegen der möglicherweise nachteiligen Effekte sollte sie bei gutartigen Erkrankungen nur mit Zurückhaltung empfohlen werden. Ihre Anwendung kann jedoch bei der Behandlung der Spondylarthritis ankylopoetica und der Riesenzelltumoren des Knochens, die für eine lokale Exzision nicht geeignet sind, gerechtfertigt sein. Bei einer malignen Erkrankung ist die Radiotherapie gewöhnlich eher palliativ als kurativ. Wenn wie bei bösartigen Knochentumoren eine Tumordosis von etwa 7000 R erreicht werden soll, dürfen nur Hochvoltelektronenstrahlen oder Gammastrahlen einer Kobaltquelle angewandt werden. Mit einer solchen Apparatur kann bei minimaler Hautbelastung eine hohe Dosis auf den Tumor gestrahlt werden.

Operative Behandlung

Wichtig ist der Grundsatz, daß es dem Patienten nach der Operation nicht schlechter gehen sollte als vorher. Dies ist so selbstverständlich, daß die Festellung beinahe absurd klingen mag. Eine orthopädische Operation kann manchmal mehr schaden als nützen. Deshalb ist die Auswahl der Fälle für die Operation, die Wahl des besten Operationsverfahrens, die technische Durchführung der Operation und die postoperative Behandlung von großer Wichtigkeit. Dies erfordert einen hohen Grad von Urteilsvermögen und Sorgfalt. Eine detailierte Aufzählung von Operationstechniken ist hier unnötig. Die wichtigsten Operationen sollen nur kurz erwähnt werden.

Osteotomie

Bei der Osteotomie wird der Knochen durchtrennt. Sie hat die Osteoklasie (gewaltsames Biegen oder inkomplettes Brechen eines Knochens), die früher oft angewandt wurde, um Deformitäten der Röhrenknochen bei rachitischen Kindern zu korrigieren, fast ersetzt.

Indikationen. Es gibt folgende Indikationen für die Osteotomie: 1) zur Korrektur einer übermäßigen Fehlstellung im Sinne einer Abknickung oder Rotation eines Röhrenknochens; 2) zur Umstellung des Knochens, um eine bessere Gelenkeinstellung zu erreichen; 3) zur Verlängerung oder Verkürzung eines Knochens an der unteren Extremität bei einer Beinlängendifferenz. Zusätzlich gibt es einige spezielle Indikationen für die Osteotomie am proximalen Femur: 4) zur Verbesserung der Stabilität der Hüfte durch Änderung der Belastungslinie (Abduktionsosteotomie, s. S. 319); 5) zur Schmerzlinderung bei einer Koxarthrose (Verschiebeosteotomie, s. S. 329); 6) als eine Erleichterung für die Hüftarthodese durch zeitweises Ausschalten des Femurhebelarmes und somit zur Sicherstellung der völligen Gelenkimmobilisierung in der Zeit des Durchbaus.

Technik. Wenn der Knochen relativ weich ist (wie bei Kindern), kann er einfach mit einem Meißel durchtrennt werden. Die kräftige Kortikalis der größeren Röhrenknochen beim Erwachsenen läßt sich nicht so leicht durchtrennen, weil sie splittert. Man kann vor Gebrauch des Meißels die Osteotomieflächen mit einigen Bohrlöchern vorbereiten, wenn nicht eine oszillierende Säge benützt wird. Wenn der Knochen durchtrennt und die notwendige Korrektur durchgeführt worden ist, ist es oft zweckmäßig, die Fragmente mit einer Platte oder einem Marknagel zu fixieren: Dadurch ist es möglich, ohne eine äußere Schiene auszukommen. Wenn keine Osteosynthese durchgeführt wird, müssen die Fragmente in richtiger Stellung durch eine passende Schiene oder einen Gips bis zum Durchbau fixiert werden.

Arthrodese

Die Arthrodese oder Gelenkversteifung hat einen weiten Anwendungsbereich. Die Beeinträchtigung durch ein einziges steifes Gelenk ist nur gering und die Patienten gewöhnen sich rasch daran. Sogar wenn zwei oder drei Gelenke versteift sind, kann die Funktion je nachdem, welche Gelenke betroffen sind, überraschend gut sein.

Indikationen. Die Arthrodese ist unter folgenden Bedingungen angezeigt: 1) fortgeschrittene Arthrose oder Gelenkdestruktion bei chronischer Polyarthritis mit störenden Schmerzen, besonders an einem einzelnen Gelenk; 2) ruhende tuberkulöse Gelenkerkrankungen mit Destruktion der Gelenkfläche, um das Risiko des Rezi-

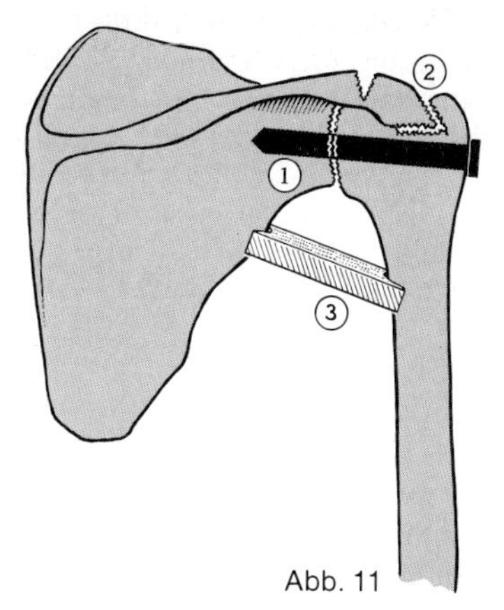

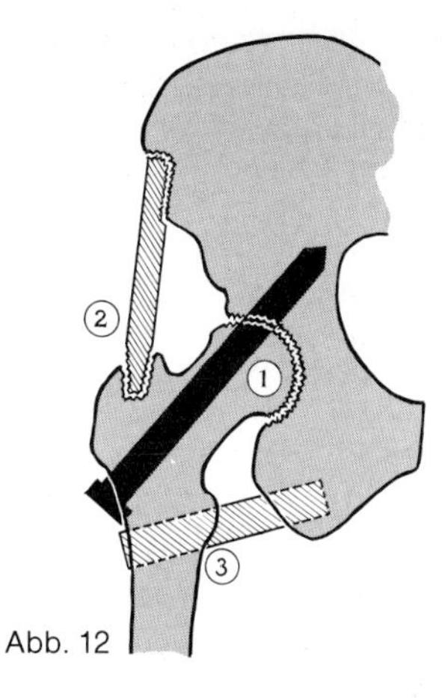

Abb. 11. Drei Methoden der Schultergelenksarthrodese.
1) Intraartikuläre Arthrodese mit Fixation durch einen Nagel. 2) Extraartikuläre Arthrodese: Das Akromion ist nach unten in eine Nut im Tuberculum majus gekippt. 3) Extraartikuläre Arthrodese: Ein stützender Span zwischen Humerus und Scapula

Abb. 12. Drei Methoden der Hüftgelenksarthrodese.
1) Intraartikuläre Arthrodese mit Fixation durch einen Nagel. 2) Extraartikuläre Arthrodese mit einem Span zwischen Becken und Femur. 3) Extraartikuläre Arthrodese mit einem Span zwischen Sitzbein und Femur

divs auszuschalten und einer Deformität vorzubeugen; 3) Instabilität eines Gelenkes durch Muskellähmung wie nach Poliomyelitis; 4) als dauerhafte Korrektur einer Deformität wie bei der Hammerzehe.

Methoden der Arthrodese. Die Arthrodese kann intra- oder extraartikulär vorgenommen werden, oder beides kann kombiniert werden. Bei der intraartikulären Arthrodese wird das Gelenk eröffnet und die Knochenenden freigelegt. Der Gelenkknorpel (oder was von ihm übrig geblieben ist) wird entfernt, so daß der offene Knochen zur Darstellung gelangt. Das Gelenk wird in die gewünschte Position gebracht und immobilisiert (gewöhnlich durch Osteosynthese oder Gipsverband), bis klinische Untersuchung und Röntgenbilder einen guten knöchernen Durchbau zeigen.

Bei der extraartikulären Arthrodese wird das Gelenk selbst nicht eröffnet, sondern es wird durch einen Knochenspan ober- oder unterhalb des Gelenkes überbrückt. Diese Methode ist vor allem an Wirbelsäule, Schulter und Hüfte anwendbar. Theoretisch hat die extraartikuläre Arthrodese den Vorzug, daß jedes Risiko einer Reaktivierung oder Streuung der Infektion durch die Gelenkeröffnung vermieden wird. Beispiele der Arthrodese für Schulter und Hüfte sind in Abb. 11 und 12 dargestellt.

Stellung der Arthrodese. Die günstigste Gelenkstellung für die Arthrodese sollte nicht starr festgelegt werden. Variationen können richtig und in individuellen Fällen wünschenswert sein, z. B. in Anpassung an die berufliche Tätigkeit des Patienten. Folgende Angaben sind nur als allgemeine Richtlinien anzusehen. *Schulter:* 30 Grad Abduktion und Flexion mit 40 Grad Innenrotation. *Ellenbogen:* Wenn nur ein Ellenbogengelenk betroffen ist, 75 Grad Beugung, gemessen aus der vollen Streckstellung (oder entsprechend den beruflichen Anforderungen). Wenn beide Ellenbogengelenke betroffen sind, kann die Beugestellung unterschiedlich fixiert werden. Wenn die Unterarmumwendbeweglichkeit aufgehoben ist, ist die sinnvollste Stellung des Unterarmes in 10 Grad Pronation. *Handgelenk:* Extension von 20 Grad. *Metakarpo-phalangealgelenke:* Beugung von 35 Grad. *Interphalangealgelenke:* Halbe Beugung. *Hüfte:* Beugung von etwa 15 Grad ohne Abduktion oder Adduktion. *Kniegelenk:* Beugung von etwa 20 Grad. *Sprunggelenk:* Bei Männern im rechten Winkel; bei Frauen etwa 20 Grad Plantarflexion entsprechend der gewohnten Absatzhöhe. *Großzehengrundgelenk:* Leichte Extension, abhängig von der gewohnten Absatzhöhe.

Arthroplastik

Bei der Arthroplastik wird ein neues bewegliches Gelenk geschaffen. Sie ist nicht für jedes Gelenk anwendbar. Praktisch ist ihre Anwendung auf das Ellenbogengelenk, die Hüfte, das Knie, bestimmte Gelenke der Hand und die Zehengrundgelenke beschränkt.

Indikationen. Die Indikationen für die Arthroplastik sind nicht genau festgelegt, denn es bestehen erhebliche Meinungsunterschiede. Im großen und ganzen bestehen folgende Indikationen: 1) fortgeschrittene Arthrose oder Gelenkdestruktion bei chronischer Polyarthritis mit störenden Schmerzen vor allem im Ellenbogen-, Hüft-, Knie- und Handgelenk sowie in den Zehengrundgelenken; 2) zur Korrektur von bestimmten Deformitäten (vor allem Hallux valgus); 3) ruhende tuberkulöse Arthritis des Ellenbogengelenks mit Zerstörung der Gelenkflächen; 4) bestimmte Formen der Schenkelhalspseudarthrosen. Man sollte sich vergegenwärtigen, daß bei einigen dieser Fälle die Arthroplastik eine Alternative zur Arthrodese darstellt.

Methoden der Arthroplastik. Drei Methoden sind allgemein gebräuchlich: 1) Resektionsarthroplastik; 2) Arthroplastik durch Teilprothese; und 3) Arthroplastik durch Totalprothese. Jede Methode hat ihre Vor- und Nachteile und besonderen Anwendungsmöglichkeiten.

Resektionsarthroplastik. Bei dieser Methode werden ein oder beide knöcherne Gelenkanteile reseziert, so daß eine Lücke zwischen ihnen entsteht (Abb. 13). Der Spalt füllt sich mit Bindegewebe oder ein Muskelstück bzw. ein anderes Weichteilkissen wird zwischen die Knochenenden interponiert. Das interponierte Gewebe erlaubt aufgrund seiner Nachgiebigkeit einen ausreichenden Bewegungsumfang. Dem Gelenk mangelt es jedoch an Stabilität. Diese Methode ist an allen Gelenken anwendbar, mit Ausnahme des Knie- und des Sprunggelenkes. Meistens wird diese Methode am Großzehengrundgelenk zur Behandlung des Hallux valgus und des Hallux rigidus angewandt. An der Hüfte kann die Resektionsarthroplastik als Rückzugsoperation nach fehlgeschlagener Gelenkimplantation durchgeführt werden.

Arthroplastik durch Teilprothese. Bei der Teilprothesenarthroplastik wird nur eine der artikulierenden Gelenkflächen entfernt und durch eine Prothese von gleicher Form ersetzt. Die Prothese besteht gewöhnlich aus Metall (wie beim Ersatz des Hüftkopfes). Gelegentlich besteht sie auch aus Silikon-Kautschuk (wie beim Ersatz eines Handwurzelknochens). In den meisten Fällen wird die Prothese mit Knochenzement befestigt. Die korrespondierende Gelenkfläche wird nicht verändert. Diese Technik findet ihre Hauptanwendung an der Hüfte, wo der Gelenkersatz von Kopf und Schenkelhals im Fall von Schenkelhalsfraktur bei älteren Patienten angewandt wird (Abb. 14). Sonst er-

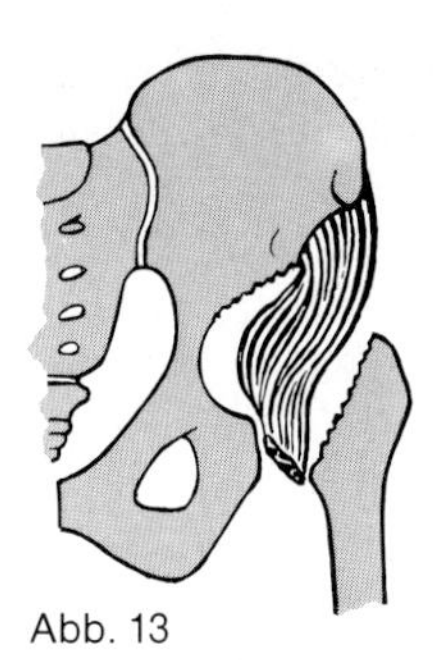

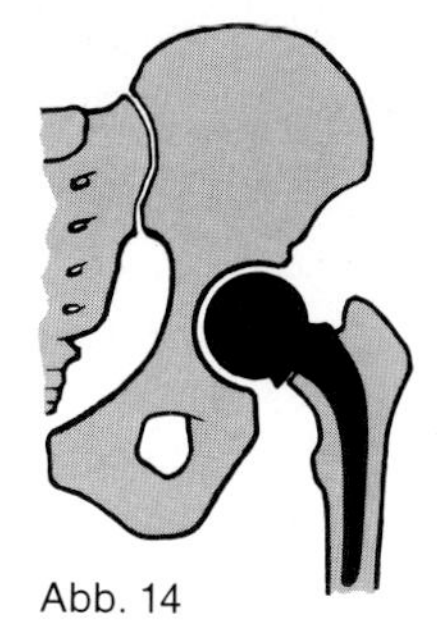

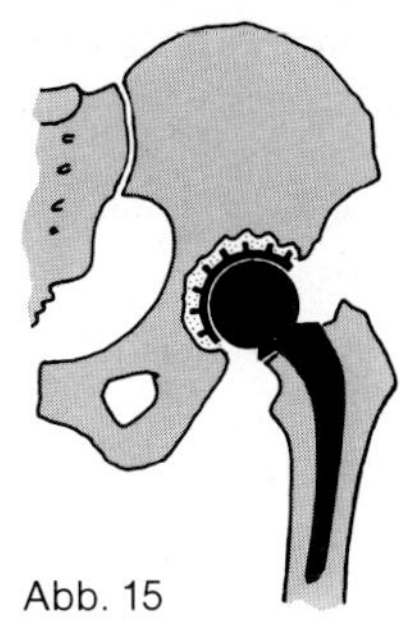

Abb. 13–15. Drei Methoden der Arthroplastik am Beispiel der Hüfte. **Abb. 13.** Resektions-Arthroplastik mit interponiertem Gewebe. **Abb. 14.** Arthroplastik durch Teilprothese: der Hüftkopf wird durch eine Metallprothese ersetzt. **Abb. 15.** Arthroplastik durch Totalprothese. Der Hüftkopf wird durch eine Metallprothese und das Acetabulum durch eine Plastikpfanne ersetzt. Beide werden im Knochen mit Knochenzement fixiert

folgt der Ersatz eher zurückhaltend, z. B. bei der Kienböckschen Erkrankung, bei der gelegentlich das Os lunatum durch eine Silikonkautschuk („Silastik")-Prothese ersetzt wird.

Arthroplastik durch Totalprothese. Bei dieser Technik werden beide Gelenkflächen reseziert und durch Prothesenteile ersetzt (Abb. 15). Bei größeren Gelenken ist eine der Komponenten normalerweise aus Metall und die andere aus Polyäthylen. Üblicherweise werden beide Elemente durch Knochenzement fixiert. Bei kleinen Gelenken, wie beim Metakarpophalangealgelenk, kann eine flexible einteilige Prothese aus Silikon-Kautschuk verwendet werden. Der totale Gelenkersatz hat sich an der Hüfte und zum Teil auch am Kniegelenk als sehr erfolgreich erwiesen. Mit nur beschränktem Erfolg wurde der totale Gelenkersatz auch an anderen Gelenken, wie Schulter, Ellenbogen, Sprunggelenk, Metakarpophalangeal- und Metatarsophalangealgelenken durchgeführt. Ein Nachteil, der auch den Teilersatz betrifft, besteht darin, daß nach einer gewissen Zeit eine Tendenz zur Prothesenlockerung besteht. Ein gut sitzendes Gelenk kann jedoch für viele Jahre gute Dienste leisten. Dies trifft vor allem für die Situation an der Hüfte zu.

Knochentransplantationen

Knochentransplantate werden gewöhnlich von einem anderen Körperteil des Patienten entnommen (autologe Transplantate). Ist eine Knochenentnahme aus dem eigenen Körper des Patienten nicht durchführbar oder unerwünscht, können Transplantate von anderen Menschen verwendet werden (homologe Transplantate). Sie werden im allgemeinen eingefroren unter aseptischen Bedingungen bis zu ihrem Gebrauch gelagert. Manchmal werden durch Bestrahlung sterilisierte Leichenknochen verwendet. Knochenspäne von Tieren (heterologe Transplantate) können verwendet werden, wenn sie zwecks Eliminierung ihrer antigenen Eigenschaften besonders vorbehandelt worden sind. In einigen Zentren werden bereits in sterilen Packungen handelsmäßig präparierte Knochen (hauptsächlich vom

Rind) in begrenztem Umfang eingesetzt. Es hat sich aber gezeigt, daß diese den autologen Transplantaten unterlegen sind und sich nicht zuverlässig genug einbauen.

Knochen, der als ein freies autologes Transplantat von einer Stelle an die andere übertragen wird, überlebt nicht in seiner Gesamtheit. Der größte Teil der Knochenzellen geht zugrunde, wenn auch einige an der Oberfläche gelegenen Zellen besonders des spongösen Knochens überleben können. Der Zweck des alloplastischen oder heteroplastischen Spanes liegt hauptsächlich in der Funktion eines Gerüstes oder einer vorübergehenden Brücke, auf der neuer Knochen abgelagert werden kann. So wird möglicherweise der gesamte Span durch neuen Knochen ersetzt. Dieser Prozeß hängt von einer ausreichenden Revaskularisierung des Spanes ab. Somit wird ein Span, der in einem stark vaskularisierten Bett liegt, eher eingebaut als einer, der von relativ ischämischem Gewebe umgeben ist.

Durch die verfeinerte Technik der Mikrogefäßchirurgie ist es heute möglich, Knochen mit seiner Weichteildeckung an einem Gefäßstiel zu einer entfernten Stelle zu transplantieren, wobei sofort eine Anastomose zwischen den ernährenden Gefäßen des Transplantats und denjenigen der neuen Umgebung hergestellt werden muß. Solche lebenden Transplantate werden rasch angenommen. Dieser Fortschritt in der Transplantationstechnik ist sehr wertvoll für große rekonstruierende Operationen nach ausgedehnter Zerstörung von Knochen und Weichteilen.

Indikationen. Knochentransplantationen werden im wesentlichen durchgeführt: 1) bei Pseudarthrosen, um den knöchernen Durchbau zu fördern; 2) bei intra- und extraartikulären Arthrodesen; 3) bei Defekten oder Höhlen im Knochen, um diese aufzufüllen.

Technik. Knochentransplantate können als ein solider kortikospongiöser Span oder in Form größerer oder kleiner Chips entnommen werden.

Span-Transplantate. Ein Spantransplantat wird aus einem kräftigen kortikalen Knochen entnommen, gewöhnlich aus der unter der Haut liegenden Tibia. Das Transplantat wird am Empfängerknochen entweder durch Schrauben oder durch Versenken fixiert. Ein derartiger Span dient sowohl als innere Schiene als auch als Gerüst für das Wachstum des neuen Knochens (Abb. 16).

Größere Chips. Knochen-Transplantate in Form größerer Chips werden im allgemeinen aus spongiösen Knochen, besonders aus der Crista iliaca, entnommen. Sie werden hauptsächlich bei Pseudarthrosen verwendet. Man legt sie unter das Periost über die Pseudarthrose und fixiert sie mit einer Weichteilnaht.

Kleinere Chips. Diese werden ebenfalls bevorzugt aus spongiösen Knochen entnommen. Sie werden auf oder um den Empfängerknochen gelagert und durch Naht der darüberliegenden Weichteile fixiert (Abb. 16).

Sehnenverlagernde Operationen

Bei Operationen mit Sehnenverlagerung wird der Ansatz eines gesunden, funktionierenden Muskels an eine neue Stelle so verlagert, daß der Muskel von nun an eine Änderung seiner Wirkungsweise erfährt. Auf diesem Wege kann die Funktion

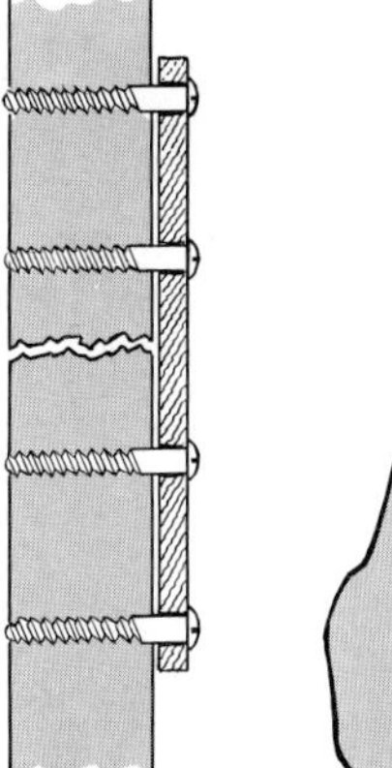
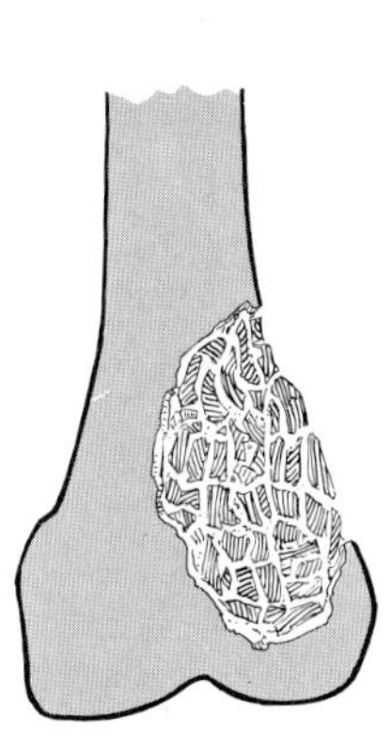

Abb. 16. Beispiele für Techniken der Knochentransplantation.
Links: Ein Kortikalisspan, mit vier Schrauben fixiert, zur Überbrückung einer nicht geheilten Fraktur.
Rechts: Spongiosaspäne zur Auffüllung einer Knochenhöhle

eines gelähmten oder durchtrennten Muskels von einem intakten Muskel übernommen werden. In richtig ausgewählten Fällen braucht ein nennenswerter Kraftverlust in dem ehemaligen Aktionsbereich des transplantierten Muskels nicht aufzutreten, weil oft eine beachtliche Verdoppelung oder Überlappung in der Funktion von einzelnen Muskeln besteht. Somit kann eine Sehne des M. flexor digitorum superficialis ohne nennenswerte Beeinträchtigung der Kraft der Fingerbeugung verlagert werden. Die Fingerbeugung wird ausreichend vom M. flexor profundus übernommen. Ähnlich kann der M. extensor indicis proprius für eine neue Funktion eingesetzt werden, ohne daß die Extensorenkraft des Zeigefingers ernstlich beeinträchtigt wird.

Indikationen. Sehnenverlagerungen haben 3 Hauptanwendungsgebiete: 1) bei einer Muskellähmung, um durch eine Verlagerung eines gesunden Muskels an die Stelle des gelähmten die aktive Gelenkkontrolle wieder herzustellen oder zu verbessern; 2) bei Deformierungen infolge eines Muskelungleichgewichtes soll der transplantierte Muskel das Muskelgleichgewicht wieder herstellen; 3) wenn bei rupturierten oder durchschnittenen Sehnen die direkte Naht nicht durchführbar ist.

Technik. Die zu verpflanzende Sehne wird an einem geeigneten Punkt durchtrennt, in die neue Aktionsrichtung geführt und an der neuen Insertionsstelle befestigt. Wenn sie am Knochen befestigt werden soll, muß sie durch ein Bohrloch gezogen und durch eine Rückstichnaht auf sich selbst befestigt werden. Wenn sie mit einem Sehnenstumpf vernäht werden soll, muß die Vereinigung durch eine End-zu-End-Naht oder besser durch eine Verflechtung der Sehnen miteinander, mit Fixierung durch eine Matratzennaht, erfolgen.

Beispiele. 1) Bei einer Radialislähmung mit Verlust der aktiven Streckung des Handgelenks, der Finger und des Daumens kann die Funktion durch folgende Sehnenverlagerungen wieder hergestellt werden: der M. pronator teres auf den M. extensor carpi radialis brevis; der M. flexor carpi ulnaris auf den M. extensor digitorum und den M. ex-

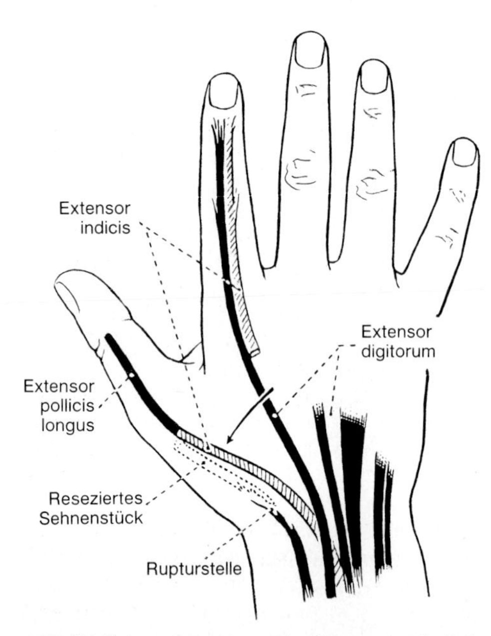

Abb. 17. Sehnenverlagerung des M. extensor indicis proprius als Ersatz für die gerissene Sehne des M. extensor pollicis longus. Diese Verlagerung wird der direkten Naht vorgezogen, wenn die Sehnenstümpfe aufgefasert sind

tensor pollicis longus; der M. palmaris longus auf den M. abductor pollicis longus. 2) Beim angeborenen Klumpfuß (s. S. 395) hilft die Verlagerung der Sehne des M. tibialis anterior oder des M. tibialis posterior auf die Fußaußenseite, um Rezidive der Fehlstellung zu verhindern. 3) Im Falle der Ruptur des M. extensor pollicis longus mit ausgedehnter Auffaserung der Sehne kann eine direkte Wiederherstellung unmöglich sein. Die Funktion kann durch die Verlagerung des M. extensor indicis auf den M. extensor pollicis longus wieder hergestellt werden (Abb. 17).

Sehnentransplantationen

Bei der Sehnentransplantation wird ein Stück freier Sehne verwendet, um den Raum zwischen den durchtrennten Sehnenenden zu überbrücken.

Indikationen. Hauptsächlich werden freie Sehnentransplantate zur Wiederherstellung von Beugesehnen der Hand nach Verletzungen innerhalb der Sehnenscheiden der Finger verwendet (s. S. 289).

Technik. Das freie Sehnentransplantat wird gewöhnlich vom M. palmaris longus oder von einem der Zehenextensoren am Fußrücken entnommen. Proximal wird das freie Transplantat mit der Empfängersehne durch Nähte aus rostfreiem Stahldraht verbunden. Es kann distal am Stumpf der Empfängersehne oder direkt am Knochen durch ein Bohrloch befestigt werden.

Ausgleich der Beinlänge

Wenn eine Beinlängendifferenz vorliegt, wie bei angeborenen Anomalien, vorausgegangener Poliomyelitis oder Epiphysenschäden, kann die Differenz durch eine Operation verringert oder beseitigt werden. Zur Verfügung stehen: 1) Beinverlängerung; 2) Beinverkürzung; 3) Bremsung des Epiphysenwachstums.

Die *Beinverlängerung* ist vor allem bei Kindern geeignet. Man durchtrennt den entsprechenden Knochen (gewöhnlich die Tibia oder das Femur) und verlängert danach den Knochen mit einem speziellen Schraubendistraktionsapparat um etwa 2 mm pro Tag. Es wird dabei eine maximale Verlängerung von 5 cm erreicht. Diese Methode ist zeitraubend und für den Patienten unangenehm. Sie sollte deshalb nur in sorgfältig ausgewählten Fällen erfolgen, bei denen die Beinlängendifferenz ausgeprägt ist.

Die *Beinverkürzung* durch Entfernen eines entsprechenden Knochenstückes aus dem Schaft des längeren Femur oder der längeren Tibia ist weniger gefährlich, sollte aber trotzdem nicht leichtfertig durchgeführt werden, da sie ein zuvor normales Bein gefährdet. Bei Patienten, die ziemlich groß sind, und vor allem bei Erwachsenen, ist sie der Methode der Beinverlängerung vorzuziehen.

Die *Bremsung des Epiphysenwachstums* (auf der längeren Seite) sollte nur bei Kindern mit noch zu erwartenden stärkeren Längenwachstum durchgeführt werden. Dabei wird die Fuge der distalen Femur- oder proximalen Tibiaepiphyse- oder beide Fugen gemeinsam – ausgeräummt oder durch Knochentransplantate oder Metallklammern verschlossen. Die zu erwartende Korrektur hängt von dem altersentsprechenden noch ausstehenden Wachstum der korrespondierenden Epiphyse auf der (kürzeren) Gegenseite ab.

Kapitel 2

Allgemeiner Überblick über die orthopädischen Erkrankungen

Dieses Kapitel soll vorausgehend eine Übersicht über das Gebiet der Orthopädie geben. Die wichtigsten Krankheitsgruppen werden ohne detailliertes Eingehen auf ihre lokalen Manifestationen beschrieben.

Klassifikation

Die meisten orthopädischen Erkrankungen lassen sich in folgende Gruppen gliedern:

Verletzungen

Deformitäten
- Kongenitale Deformitäten
- Erworbene Deformitäten

Gelenkerkrankungen
- Arthritis und Arthrose
- Luxationen und Subluxationen
- Schädigungen innerhalb des Gelenkes

Knochenerkrankungen
- Infektionen des Knochens
- Tumoren des Knochens
- Andere lokale Knochenerkrankungen
- Allgemeine Erkrankungen des Skeletts

Weichteilerkrankungen
- Weichteilentzündungen
- Weichteiltumoren

Neurologische Erkrankungen
- Poliomyelitis
- Zerebralparese
- Myelomeningozele
- Periphere Nervenläsionen

Verletzungen

Frische Verletzungen der Gliedmaßen und der Wirbelsäule werden in speziellen Lehrbüchern über Frakturen abgehandelt. Die Verletzungen werden hier nur insoweit berücksichtigt, als sie zu bleibenden oder rezidivierenden Störungen führen.

Kongenitale Deformitäten

Angeborene Deformitäten oder Mißbildungen werden definitionsgemäß durch eine Entwicklungsstörung hervorgerufen und sind bereits von Geburt an vorhanden, obwohl sie u. U. erst später erkannt werden. Sie variieren von schweren, mit dem Leben nicht zu vereinbarenden Mißbildungen bei totgeborenen Kindern bis zur kleinsten Anomalie ohne praktische Bedeutung. Die Häufigkeit kongenitaler Deformitäten ist nach Ländern und Rassen unterschiedlich. Wahrscheinlich werden 2–3% aller Kinder mit einer Entwicklungsmißbildung geboren, aber nur die Hälfte davon betrifft den Bewegungsapparat. Einige der bekannteren Anomalien sind in Tabelle 1 aufgeführt.

Ursachen

Eine Entwicklungsmißbildung kann verursacht sein durch 1) eine genetische Störung, 2) eine umweltbedingte Störung und 3) eine kombinierte genetische und umweltbedingte Störung. Studien an Familien und Zwillingen haben den Genetikern geholfen, den Einfluß der genetischen und der umweltbedingten Faktoren allein und kombiniert auf die Verursachung von bekannten Mißbildungen zu erforschen.

Genetische Ursachen betreffen die Mutation eines ganzen Chromosoms wie beim Mongolismus (Down-Syndrom) und die Mutation eines kleinen Teils eines Chromosoms oder eines einzelnen Gens wie bei der Achondroplasie. Der Defekt muß nicht unbedingt von einem erkrankten Elternteil vererbt werden, denn er kann auch durch eine frische Mutation in der Keimzelle entstehen.

Umweltbedingte Ursachen sind noch nicht völlig geklärt. Experimente an Tieren haben gezeigt, daß viele verschiedene Arten von Umwelteinflüssen – ernährungsbedingt, hormonell, chemisch, physikalisch oder infektiös – eine Entwicklungsstörung verursachen können und daß es vom Zeitpunkt des umweltbedingten „Insultes" abhängt, welches Körpersystem hauptsächlich betroffen wird. Es gibt nur einige wenige spezifische Stoffe, die, wenn sie früh in der Schwangerschaft einwirken, Ursachen für eine Fehlbildung beim Menschen darstellen. Die spezifischen Stoffe, deren Einfluß beim Menschen gut bekannt ist, sind Röntgenstrahlen, der Rötelvirus und bestimmte Medikamente (vor allem Amethopterin und Thalidomid).

Die *Kombination von genetischen und umweltbedingten Faktoren* scheint aufgrund der Erkenntnisse der Zwillings- und Familienforschung die häufigste Ursache für die bekannteren kongenitalen Mißbildungen beim Menschen zu sein. Es ist wahrscheinlich, daß sich entwickelnde Embryos unterschiedlich auf umweltbedingte Einflüsse reagie-

Tabelle 1. Einige der bekannteren kongenitalen Deformitäten oder Anomalien von orthopädischem Interesse mit ihren besonderen klinischen Merkmalen
(Wenn eine ausführlichere Beschreibung an anderer Stelle in diesem Buch erscheint, ist die entsprechende Seitenzahl angegeben. Hier nicht aufgeführte Erkrankungen sind entweder so selten oder von so geringer Bedeutung für den Studenten, daß auf eine ausführliche Beschreibung verzichtet wurde)

Name der Deformität oder Anomalie	Klinische oder pathologische Merkmale
Generalisiert	
Osteogenesis imperfecta (Fragilitas osseum hereditaria) (S. 102)	Brüchige, weiche Knochen, brechen oder deformieren leicht. Blaue Skleren. Lockere Gelenke. Innenohrschwerhörigkeit.
Multiple osteokartilaginäre Exostosen (Exostosenkrankheit) (S. 103)	Mit Knorpel überzogene knöcherne Auswüchse an den Metaphysen. Fehlerhafte Knochenentwicklung. Zurückgebliebenes Wachstum.
Multiple Enchondrome (Olliersche Erkrankung) (S. 104)	Massen von Knorpel in den Röhrenknochenmetaphysen. Gestörtes Wachstum. Deformität. Oft einseitig.
Achondroplasie (Chondrodystrophia fötalis) (S. 101)	Zwergwuchs mit kurzen Extremitäten infolge Wachstumsstörungen der Röhrenknochen. „Dreizack“-Hand. Großer Kopf.
Marmorknochenkrankheit (Osteosklerose; Albers-Schönbergsche Erkrankung)	Harte dichte Knochen, jedoch mit erhöhter Neigung zu Frakturen. Anämie durch Verödung der Markhöhle.
Gargoylismus (Pfaundler-Hurlersche Krankheit)	Zwergwuchs. Kyphose durch Deformierung der Wirbel. Hornhauttrübung. Leber- und Milzvergrößerung. Schwachsinn.
Dysostosis cleidocranialis	Gestörte Ossifikation des Schädels. Fehlende Schlüsselbeine. Oft Fehlen der Symphyse.
Arthrogryposis multiplex congenita	Steife und deformierte Extremitätengelenke durch mangelhafte Entwicklung der Muskeln, gewöhnlich als Folge einer Nervenzellstörung, wobei jedoch ein Typ auf eine primäre Muskeldysplasie zurückgeführt wird, Hüften oft luxiert. Klumpfüße.
Dystrophia musculorum progressiva	Genetische Übertragung auf Knaben durch weibliche Träger. Zunehmende Muskelschwäche, die im Alter von 3–6 Jahren auftritt. Vermehrung der Kreatin-Phosphokinase im Urin (Träger werden so erkannt).
Myositis ossificans progressiva (S. 109)	Ektopische Ossifikation mit Beginn am Rumpf und spätere Ausdehnung auf die Extremitäten. Kurze Großzehe.
Vitamin-D-resistente Rachitis (S. 115)	Rachitische Knochenveränderungen, die nur durch massive Vitamin D-Dosen behoben werden können. Hypophosphatämie, die auf Vitamin D nicht anspricht.
Fanconi-Syndrom (renale tubuläre Rachitis) (S. 116)	Durch Rachitis verdünnte Knochen mit nachfolgender Deformierung. Hypophosphatämie. Glukosurie; Amino-Acidurie.

Tabelle 1. (Fortsetzung)

Name der Deformität oder Anomalie	Klinische und pathologische Merkmale
Neurofibromatose (Recklinghausensche Erkrankung) (S. 108)	Café-au-lait-Flecken. Hautfibrome. Neurofibrome an Hirn und peripheren Nerven, oft Skoliose.
Hämophilie (S. 61)	Verlängerte Blutgerinnungszeit. Blutung in die Gelenke und Weichteile.
Morbus Gaucher (S. 110)	Ablagerung von Kerasin in den Reticulumzellen mit zystenartigem Aussehen des Knochens sowie Leber- und Milzvergrößerung.
Rumpf und Wirbelsäule	
Klippel-Feil-Syndrom (S. 149)	Kurzer, steifer Hals mit niedriger Haargrenze. Blockwirbel oder Wirbeldeformierung im Zervikalbereich.
Angeborener Schulterblatthochstand (Sprengelsche Schulter) (S. 149)	Scapulahochstand, gewöhnlich nur auf einer Seite. Schulterblattbewegung gestört.
Halsrippe (S. 159)	Oft ohne Beschwerden. Vaskuläre Symptome (partielle Ischämie) oder nervale Symptome (Parästhesie, Parese des unteren Anteiles des Plexus brachialis)
Halbwirbel (kongenitale Skoliose) (S. 174)	Gestörte Entwicklung der Wirbel (und benachbarter Strukturen) auf einer Seite. Skoliose.
Myelomeningozele (S. 174)	Spina bifida occulta, Meningocele oder Myelocele. Oft Beindeformierungen durch Lähmungen oder Störung des Muskelgleichgewichtes. Oft Inkontinenz und zusätzlich Hydrozephalus.
Extremitäten	
Angeborene arterio-venöse Fisteln	Hypertrophie und Beinverlängerung. Geräusch.
Kongenitale Amputation	Teilweises oder gänzliches Fehlen von einer oder mehreren Gliedmaßen.
Phokomelie	Aplasie des proximalen Gliedmaßenanteiles bei Erhaltensein des distalen Gliedmaßenanteiles („Robben-Gliedmaße").
Schnürringe	Gliedmaßen oder Finger wie von einem festen Band eingeschnürt. Kann mit Syndaktylie kombiniert sein.
Fehlen des Radius (radiale Klumphand)	Die Hand weicht infolge Fehlens der normalen Unterstützung durch den Radius nach radial ab. Der Daumen fehlt oft.
Fehlen des Daumens	Der Daumen kann alleine fehlen, andere Deformitäten können dazukommen.
Fehlen der proximalen Armmuskeln	M. trapezius, M. deltoideus, M. sternocleidomastoideus oder M. pectoralis major fehlen.

Tabelle 1. (Fortsetzung)

Name der Deformität oder Anomalie	Klinische oder pathologische Merkmale
Radioulnare Synostose	Die Unterarmknochen sind an den proximalen Enden zusammengewachsen, die Unterarmdrehbeweglichkeit ist aufgehoben.
Madelungsche Deformität (S. 265)	Dorsaldislokation des Ulnaköpfchens gegenüber dem distalen Radiusende. Der Radius ist gebogen.
Syndactylie	Schwimmhautfalte zwischen zwei oder mehr Fingern.
Polydactylie	Mehr als fünf Finger.
Spalthand	Hummerscherenartiges Aussehen der Hand mit Zangengriff.
Angeborene Hüftluxation (S. 310)	Bei Neugeborenen: Diagnostisch Schnapp-Phänomen. Später: Beinverkürzung; Abduktionseinschränkung. Radiologische Diagnostik.
Coxa vara congenita (S. 341)	Gestörte Verknöcherung des Hüftkopfes mit verkleinertem Schenkelhalswinkel.
Kongenitale Femurverkürzung	Defekte oder rudimentäre Ausbildung des proximalen Femurendes. Kurzer Oberschenkel.
Fibula-Aplasie	Bein auf der Lateralseite unterentwickelt. Fuß klein und nach außen gekippt; die lateralen zwei oder drei Zehenstrahlen können fehlen.
Angeborener Klumpfuß (S. 395)	Fuß einwärts und plantarwärts gebeugt (Pes equinovarus et adductus).
Angeborener Hackenfuß (S. 399)	Vermehrte Dorsalextension und meist Valgusstellung des Rückfußes (Pes calcaneus).
Kongenitale Zehenabweichung (S. 421)	Lateralabweichung von einer oder mehr Zehen. Der Zeh kann über oder unter der Nachbarzehe liegen.

ren. Einige haben eine natürliche Abwehrkraft, wogegen andere anfällig sind. Eine Mißbildung entsteht wahrscheinlich dann, wenn ein umweltbedingter „Insult“ auf Zellen einwirkt, die einen genetisch bedingten Resistenzmangel haben.

Praktische Bedeutung

Viele der bekannten Anomalien des Bewegungsapparates haben nur geringe praktische Bedeutung, entweder weil sie sehr selten sind oder weil sehr wenig dagegen getan werden kann. Sie werden deshalb in diesem Buch nicht weiter besprochen. Es gibt jedoch andere, die größere Probleme für den Orthopäden darstellen und eine eingehende Behandlung erfordern. Dies sind die kongenitale Hüftluxation (S. 310), der angeborene Klumpfuß (S. 395), die Spina bifida (S. 174), die kongenitale Skoliose (S. 178), die Osteogenesis imperfecta (S. 102) und die Halsrippe (S. 159).

Angeborene Prädisposition für Erkrankungen im Erwachsenenalter

Man weiß, daß – ganz abgesehen von den erkennbaren angeborenen Anomalien – bei einigen Patienten auch eine genetisch bedingte Prädisposition für Anomalien im fortgeschrittenen Alter vorhanden ist. Beispiele von orthopädischen Krankheitsbildern, für die eine gewisse Anfälligkeit besteht, sind bestimmte Typen der Arthrose (vor allem der Hüften), die Spondylarthritis ankylopoetica, die Gichtarthritis, das rheumatische Fieber, die idiopathische Skoliose, die Osteochondrosis dissecans und die Dupuytrensche Kontraktur.

Erworbene Deformitäten

Erworbene Deformitäten können in zwei Gruppen eingeteilt werden: Solche, bei denen die Deformität vom Gelenk und solche, bei denen die Deformität vom Knochen ausgeht.

Deformitäten, die vom Gelenk ausgehen

Man sagt, daß eine Deformität an einem Gelenk vorliegt, wenn das Gelenk nicht in die neutrale anatomische Position gebracht werden kann.

Ursachen

Die Ursachen für die vom Gelenk ausgehenden Deformitäten können wie folgt zusammengefaßt werden (Abb. 18):

Luxation oder Subluxation. Sie werden meist durch eine Verletzung verursacht. Sie können aber auch durch eine kongenitale Deformität oder als Folge einer Gelenkerkrankung entstehen.

Störung des Muskelgleichgewichtes. Diese Störung hält das Gelenk ständig in einem bestimmten Bewegungsbereich. Mit der Zeit treten sekundäre Kontrakturen in den Muskeln oder in anderen Weichteilen auf und verhindern, daß das Gelenk in Neutralstellung zurückkehren kann (Abb. 18.2). Die beiden grundlegenden Ursachen für eine Störung des Muskelgleichgewichtes sind: 1) Schwäche oder Lähmung der Muskeln und 2) Spastizität der Muskeln. So ist die Spitzfußdeformität eine Folge der Lähmung der Dorsalextensoren (z. B. bei der Poliomyelitis), weil die Aktion der Plantarflexoren und die Schwerkraft nicht ausgeglichen werden können. Eine ähnliche Deformität kann durch eine Spastizität der Wadenmuskeln verursacht werden, deren Kraft stärker ist als die der Antagonisten. Dies ist bei der Zerebralparese häufig der Fall (S. 134).

Adhäsionen oder Kontrakturen von Muskeln und Sehnen. Veränderungen an Muskeln oder Sehnen, die den normalen Gleitvorgang bzw. die Verlängerung oder Ver-

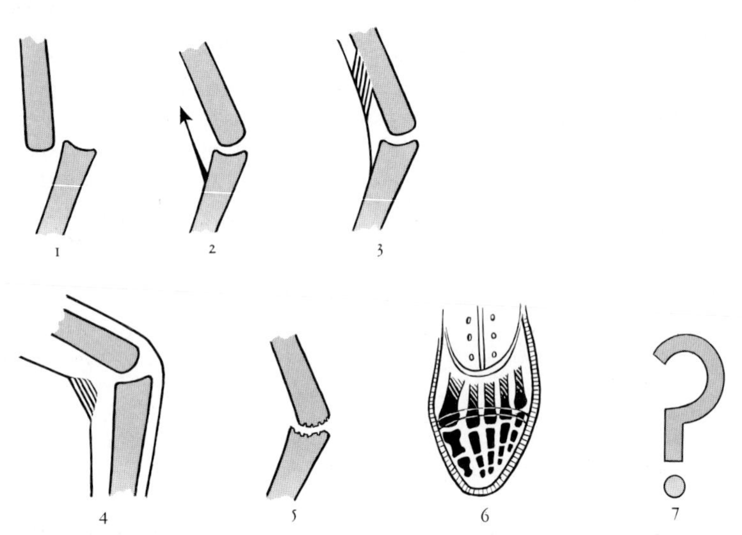

Abb. 18. Sieben Ursachen für Gelenkdeformitäten: 1) Luxation, 2) Muskelungleichgewicht, 3) Adhäsion eines Muskels oder einer Sehne, 4) Weichteilkontraktur, 5) Arthritis und Arthrose, 6) Fehlhaltung, 7) unbekannte Ursachen

kürzung verhindern, können das Gelenk in eine Fehlstellung bringen. So kann ein Muskel oder eine Sehne mit dem umgebenden Gewebe als Folge einer lokalen Infektion oder Verletzung verkleben (Abb. 18.3). Ein Beispiel ist die Verklebung einer Fingerbeugesehne innerhalb ihrer Sehnenscheide als Folge einer eitrigen Sehnenscheidenentzündung mit Beugefehlstellung in den Interphalangealgelenken. Ein weiteres Beispiel ist ein Muskel, der seine Elastizität und Kontraktionskraft durch eine Störung der Blutversorgung verlieren kann. Wichtig ist in diesem Zusammenhang die Volkmannsche ischämische Kontraktur der Unterarmbeugemuskeln (S. 261) durch Verschluß der Arteria brachialis mit nachfolgender Beugekontraktur des Handgelenkes und der Finger.

Weichteilkontraktur. Abgesehen von jeder Muskelstörung kann eine Weichteilkontraktur alleine zu einer Gelenkdeformität führen. Ein Beispiel ist die Dupuytrensche Kontraktur (S. 287), bei der die verdickte und kontrakte Palmaraponeurose das Metakarpophalangeal- und das proximale Interphalangealgelenk eines oder mehrerer Finger in Beugung hält. Eine ähnliche Beugedeformität des Kniegelenkes oder des Ellenbogengelenkes kann durch eine Kontraktur der vernarbten Haut nach Verbrennung über der Beugeseite der Gliedmaße auftreten (Abb. 18.4).

Arthritis und Arthrose. Die verschiedenen Typen werden in einem späteren Abschnitt des Kapitels behandelt. Jede Art dieser Gelenkerkrankungen kann zu einer Gelenkdeformität führen. In manchen Fällen ist das Gelenk in einer Fehlstellung durch knöcherne oder fibröse Ankylose fixiert. In anderen Fällen behält das Gelenk eine Restbeweglichkeit, kann aber nicht in die Neutralstellung gebracht wer-

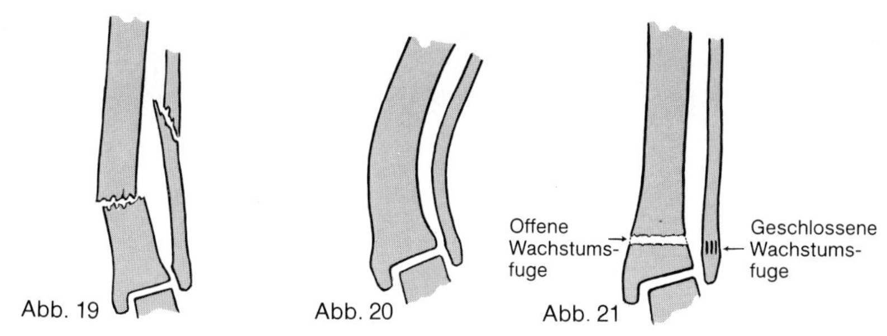

Abb. 19 – 21. Drei Ursachen für knöcherne Deformitäten.
Abb. 19. Fraktur. **Abb. 20.** Verbiegung eines erweichten Knochens. **Abb. 21.** Ungleiches Epiphysenwachstum

den. So findet man häufig eine Beuge- und Adduktionsfehlstellung bei der Koxarthrose, eine Beugefehlstellung bei der Gonarthrose und eine Ulnardeviation der Finger im Metakarpophalangealgelenk bei der chronischen Polyarthritis (Abb. 196, S. 268).

Fehlhaltung. Eine gewohnheitsmäßig eingenommene Gelenkfehlstellung führt mit der Zeit oft zu einer bleibenden Fehlstellung. Ein bekanntes Beispiel ist die Seitabweichung der Großzehe im Metatarsophalangealgelenk – Hallux valgus – bei Frauen, die ihre Füße in schmale, spitze Schuhe zwängen (Abb. 18.6). Eine andere immer noch vorkommende Fehlstellung ist die fixierte Beugekontraktur der Kniegelenke bei lange Zeit bettlägerigen Patienten als Folge einer Kissenunterlage unter den gebeugten Kniegelenken.

Unbekannte Ursachen. In manchen Fällen liegt eine Gelenkfehlstellung ohne ersichtlichen Grund vor. So entwickeln viele Kinder im Alter zwischen 3 und 5 Jahren ein X-Bein ohne erkennbare Ursache. Dies ist im allgemeinen unwichtig, da sich die Fehlstellung meistens selbst korrigiert. Eine Deformität, welche gleichermaßen nicht erklärbar ist, stellt die idiopathische Skoliose im Adoleszentenalter (S. 175) dar.

Vom Knochen ausgehende Deformitäten

Eine Deformität am Knochen besteht, wenn eine Abweichung von der normalen anatomischen Achse vorliegt.

Ursachen

Es gibt drei Gründe für vom Knochen ausgehende Deformitäten: 1) Die Fraktur, 2) die Verbiegung und 3) ein ungleiches Epiphysenwachstum (Abb. 19–21).

Fraktur. Sie ist bei weitem die häufigste Ursache. Wenn eine Fraktur nicht exakt reponiert worden ist, entsteht eine Deformität. Beispiele sind das Genu valgum (X-Bein), das oft die Folge einer Kompressionsfraktur der lateralen Tibiakonsole ist, der Cubitus valgus, Folge einer dislozierten Fraktur des lateralen Kondylus am Humerus, und die häufige „Bajonett-Fehlstellung", Folge einer nichtreponierten Fraktur des distalen Radiusendes.

Verbiegung bei Knochenerweichung. Viele Erkrankungen können eine Knochenerweichung mit Neigung zum Verbiegen und nachfolgender Deformität verursachen. Es sind meist generalisierte Erkrankungen, bei denen einige oder alle Knochen betroffen sind. Beispiele sind: *Stoffwechselerkrankungen:* Rachitis, Osteomalazie. *Endokrine Störungen:* Osteodystrophia fibrosa generalisata (Nebenschilddrüsenadenom), Cushing-Syndrom. *Erkrankungen unbekannter Ursache:* Ostitis deformans (Morbus Paget), fibröse Knochendysplasie, senile Osteoporose. Die Hauptmerkmale dieser Erkrankungen werden in diesem Kapitel später beschrieben.

Ungleiches Knochenwachstum. Bei Kindern kann jede Störung der epiphysären Wachstumsfuge zu unregelmäßigem Wachstum mit nachfolgender Deformität führen. Der übliche Störeffekt an der wachsenden Epiphyse ist die Wachstumsverzögerung und gelegentlich auch die Beschleunigung. Zu einer Deformität kommt es nur, wenn der wachsende Epiphysenknorpel nur teilweise befallen ist oder wenn die Wachstumsstörung nur einen Knochen bei paariger Anlage wie am Unterarm oder am Unterschenkel betrifft (Abb. 21). Die häufigsten Ursachen für ein verzögertes Epiphysenwachstum sind: 1) Trümmerfraktur mit Beteiligung der epiphysären Wachstumsfuge, 2) Infektion der Epiphysenfugen, meist von einer benachbarten Osteomyelitis oder einer Gelenkinfektion ausgehend und 3) Enchondrom (gutartiger Tumor) in Nähe der Wachstumsfuge. In den relativ seltenen Fällen, bei denen das Epiphysenwachstum beschleunigt wird, ist die Ursache in der Regel eine lokale Hyperämie, die durch einen benachbarten Infektionsherd oder durch einen Gefäßtumor, wie das Hämangiom, verursacht wird.

Behandlung von Deformitäten

Jede Deformität muß als ein individuelles Problem gesehen werden. Viele erfordern keine Behandlung oder sind einer solchen nicht zugängig. In anderen Fällen kann man einen Versuch zur Korrektur oder zur Besserung der Deformität machen. Eine oder mehrere der folgenden Maßnahmen sind möglich: 1) Manuelle Korrektur und Fixation in einem Gips oder in einer Schiene, 2) allmähliche Korrektur durch Dauerzug, 3) Durchtrennung oder Exzision von kontrakten oder verklebten Weichteilen, 4) Osteotomie oder Osteoklasie, 5) Arthrodese und 6) selektive Bremsung des Epiphysenwachstums (bei Kindern).

Gelenkerkrankungen

Der im Englischen gebrauchte Ausdruck Arthritis schließt sowohl entzündliche als auch degenerative Erkrankungen eines Gelenkes ein[1]. Die Erkrankung befällt das ganze Gelenk. Nicht gemeint sind lokalisierte mechanische Störungen, wie freie Körper oder Risse der Menisken des Kniegelenkes, die besser als eine Schädigung innerhalb des Gelenkes bezeichnet werden sollten. Ebenfalls handelt es sich nicht um akute Verletzungen der Gelenke.

Klinisch ist die Arthritis und die Arthrose allgemein durch spontan auftretenden Schmerz und Einschränkung der Beweglichkeit charakterisiert. Bei oberflächlichen Gelenken können diese Zeichen von einer deutlichen Schwellung oder Verdickung des Gelenks begleitet sein. Ist ein Gelenk nicht geschwollen und schmerzfrei in vollem Umfange beweglich, so ist eine Arthritis oder eine Arthrose sehr unwahrscheinlich.

Arten der Gelenkerkrankungen

Wenn man seltene Variationen wegläßt, gibt es neun Arten, die beschrieben werden sollten: 1) eitrige Arthritis, 2) chronische Polyarthritis, 3) tuberkulöse Arthritis, 4) Arthrose, 5) Gicht-Arthritis, 6) Gelenkerkrankung bei Hämophilie, 7) neuropathische Gelenkerkrankung (Charcotsche Osteoarthropathie), 8) Arthritis bei rheumatischem Fieber und 9) Spondylarthritis ankylopoetica. Von all diesen ist die Arthrose und danach die chronische Polyarthritis die häufigste Form.

Eitrige Arthritis

(Infektiöse Arthritis; septische Arthritis)

Bei dieser Form der Arthritis wird ein Gelenk durch Eitererreger infiziert. Es handelt sich um eine akute Gelenkinfektion mit raschem Verlauf. Die Infektion kann auch subakut oder chronisch verlaufen.

---

[1] Der Ausdruck *Arthrose* wird manchmal gebraucht, um eine degenerative Gelenkläsion zu charakterisieren, die aber keine gesicherte ethymologische Grundlage hat. Seit jeher bedeutet der griechische Ausdruck „Arthritis" die Erkrankung eines Gelenkes. Im Griechischen ist der Ausdruck auf das Gelenk bezogen, wobei eine Erkrankung zugrunde gelegt wird. Das Suffix „-itis" wird gleichzeitig anderen Teilen des Körpers zugeordnet, um damit deren Erkrankung zu bezeichnen. Erst in jüngerer Zeit wurde „-itis" fälschlicherweise für die Bezeichnung einer entzündlichen Erkrankung herangezogen. Es ist deshalb richtig, das Wort Arthritis als einen allgemeinen Ausdruck für jede Art von Gelenkerkrankungen einschließlich der degenerativen Erkrankungen zu verwenden. Die Endung „-ose" auch aus dem Griechischen abgeleitet, hatte zunächst mit einer Krankheit nichts zu tun, denn sie soll einen Vorgang oder eine Aktivität bezeichnen wie bei *Hypnose* oder *Metamorphose*. Die Anwendung für degenerative Erkrankungen hat erst kürzlich eine Ausdehnung erfahren, die ethymologisch nicht gerechtfertigt ist.

Im Deutschen Sprachgebrauch versteht man unter der Arthrose eine degenerative Schädigung und unter Arthritis eine entzündliche Schädigung des Gelenkes.

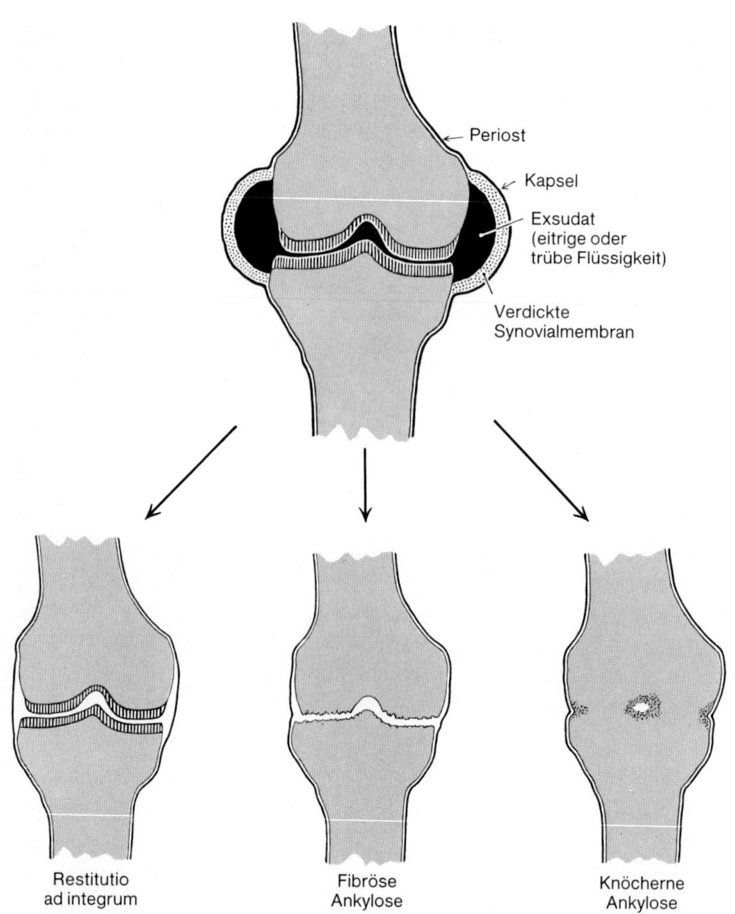

Abb. 22. Eitrige Arthritis mit den möglichen Ausheilungszuständen. In der aktiven Phase ist das Gelenk durch eine Ansammlung von Eiter oder trüber Flüssigkeit angeschwollen. Die Synovialmembran ist entzündet und mäßig verdickt. Der Endzustand hängt von der Intensität der Infektion und vom Ansprechen auf die Behandlung ab. Möglich ist: 1) die Restitutio ad integrum, 2) die fibröse Ankylose und 3) die knöcherne Ankylose

Ursache. Gewöhnlich findet man Staphylokokken, Streptokokken oder Pneumokokken, gelegentlich auch Gonokokken oder andere Keime.

Pathologie. Die Keime können das Gelenk auf drei Wegen erreichen: 1) durch die Blutbahn (hämotogene Infektion), 2) durch eine penetrierende Wunde und 3) durch Ausbreitung eines benachbarten Osteomyelitisherdes, besonders wenn die infizierte Metaphyse ganz oder teilweise innerhalb der Gelenkhöhle liegt (wie dies bei der proximalen Humerusmetaphyse, den Ellenbogenmetaphysen und der oberen und unteren Femurmetaphyse der Fall ist (Abb. 41, S. 70).

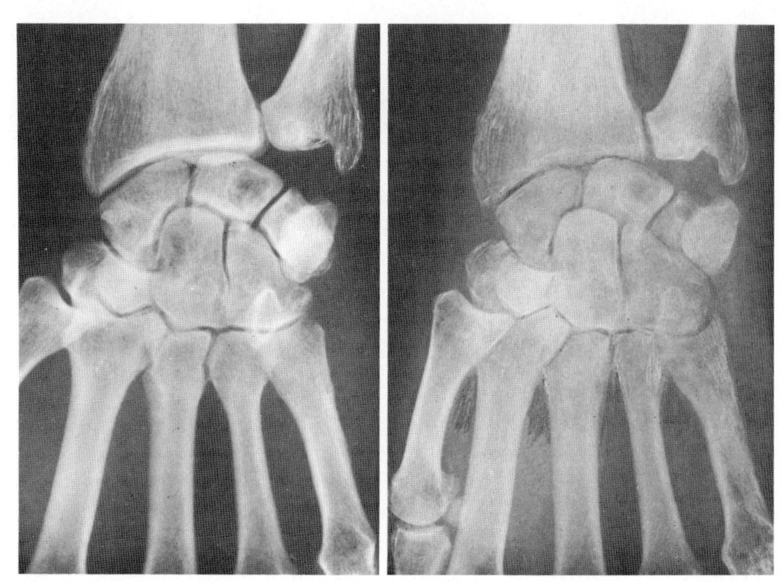

Abb. 23 u. 24. Eitrige Entzündung des Handgelenks. **Abb. 23.** Das anfängliche Röntgenbild ohne erkennbare pathologische Veränderungen. **Abb. 24.** Vier Wochen nach Beginn der Erkrankung. Die Rarifizierung und die leichte, aber deutliche Verschmälerung des Gelenkspaltes, die eine Zerstörung des Gelenksknorpels anzeigt, ist zu beachten (s. auch Abb. 41, S. 70)

Die Infektion verursacht eine akute oder subakute Entzündung in den Gelenkgeweben. Die im Gelenk gebildete Flüssigkeit ist je nach Schwere der Infektion trübe oder deutlich purulent. Das Ausheilungsergebnis variiert von kompletter Wiederherstellung mit normaler Funktion bis zu einer totalen Gelenkzerstörung und fibröser oder knöcherner Ankylose (Abb. 22).

Klinik. Der Beginn ist akut oder subakut mit Schmerz und Gelenkschwellung. Es besteht ein gestörtes Allgemeinbefinden und Fieber. Die *Untersuchung* zeigt eine Gelenkschwellung, die zum Teil durch Flüssigkeitsabsonderungen und zum Teil durch eine synoviale Verdickung hervorgerufen ist. Wenn das betroffene Gelenk oberflächlich liegt, ist die darüberliegende Haut überwärmt und oft gerötet. Die Beweglichkeit ist eingeschränkt. In schweren Fällen ist sie durch eine schützende Muskelanspannung ganz aufgehoben. Beim Bewegungsversuch nimmt der Schmerz zu. Im Körper finden sich oft ein Abszeß oder andere primäre Infektionsherde. Im Frühstadium zeigen die *Röntgenbilder* keine pathologischen Veränderungen (Abb. 23). Später, wenn die Infektion bestehenbleibt, können eine diffuse Minderung der Knochendichte, eine Verschmälerung des Knorpelraumes (Gelenkspalt) und möglicherweise eine Destruktion des Knochen vorliegen (Abb. 24). *Untersuchungen:* Es findet sich eine polymorphkernige Leukozytose. Die Blutkörperchensenkungsgeschwindigkeit ist beschleunigt. Die bakteriologischen Untersuchungen des Gelenkpunktates geben Auskunft über die Art des Keimes.

Diagnose. Differentialdiagnostisch sind andere Formen der Gelenkerkrankungen (vor allem die tuberkulöse Arthritis, die Gicht-Arthritis und die Gelenkveränderungen bei Hämophilie) und gelenknahe Infektionen (vor allem die akute Osteomyelitis) auszuschließen. Der rasche Beginn des hohen Fiebers, die Leukozytose und die Art der punktierten Gelenkflüssigkeit sind wichtige diagnostische Kennzeichen.

Prognose. Diese hängt weitgehend ab von der Schwere der Infektion, der Art des Keimes und dem Zeitpunkt des Behandlungsbeginns. Viele Gelenke können gerettet werden; viele jedoch werden mehr oder weniger zerstört und eine fibröse oder knöcherne Ankylose bleibt zurück (Abb. 22).

Behandlung. Die sofortige Behandlung ist im Hinblick auf die Erhaltung der normalen Gelenkfunktion ausgesprochen wichtig.

Allgemeine Behandlung: Diese besteht in Bettruhe und Gabe von entsprechenden Antibiotika. Wenn immer möglich, sollten der Keim und seine Sensibilität in einem Antibiogramm festgestellt werden, so daß das wirksamste Medikament gegeben werden kann. Bis das Ergebnis vorliegt, sollte die Behandlung mit Breitspektrum-Antibiotika begonnen werden.

Lokalbehandlung: Das Gelenk wird gewöhnlich in einer Gipsschiene ruhiggestellt. Bei Beteiligung der Hüfte und des Knies kann eine Extensionsbehandlung die Muskelanspannung und die Schmerzen lindern. Das oft eitrige Exsudat wird durch Punktion oder wenn notwendig durch Inzision entfernt. Gleichzeitig sollte eine Lösung vom entsprechendem Antibiotikum in das Gelenk injiziert werden. Das Absaugen der Gelenkflüssigkeit und die Instillation von Antibiotikalösungen wird so lange durchgeführt, bis sich kein Erguß mehr bildet. Besonders bewährt hat sich die kontinuierliche Spülung des Gelenks durch eine Spül-Saug-Drainage. Die Ruhigstellung ist zum Abklingen der Infektion erforderlich, was am Rückgang des Fiebers und der Rückbildung der Lokalzeichen zu erkennen ist. Danach werden aktive Bewegungen eingeleitet, um die bestmögliche Gelenkfunktion wieder herzustellen.

Chronische Polyarthritis

(Rheumatoide Arthritis)

Die chronische Polyarthritis ist eine chronische, nicht-bakterielle Gelenkentzündung, die oft von einer leichten Störung des Allgemeinbefindens begleitet ist. Sie befällt beinahe immer verschiedene Gelenke zur gleichen Zeit (Polyarthritis). Gelenkveränderungen ähnlicher Art treten bei einer Anzahl anderer Krankheitsbilder, wie der juvenilen chronischen Polyarthritis (Stillsche Krankheit), der Reiterschen Krankheit, der Arthritis psoriatica, dem Lupus erythematodes und bei anderen Bindegewebs- oder Kollagenerkrankungen auf.

Ursache. Die Ursache ist unbekannt. Gegenwärtig werden vor allem zwei Möglichkeiten diskutiert: 1) daß die Erkrankung Ausdruck einer Autoimmunisierung ist

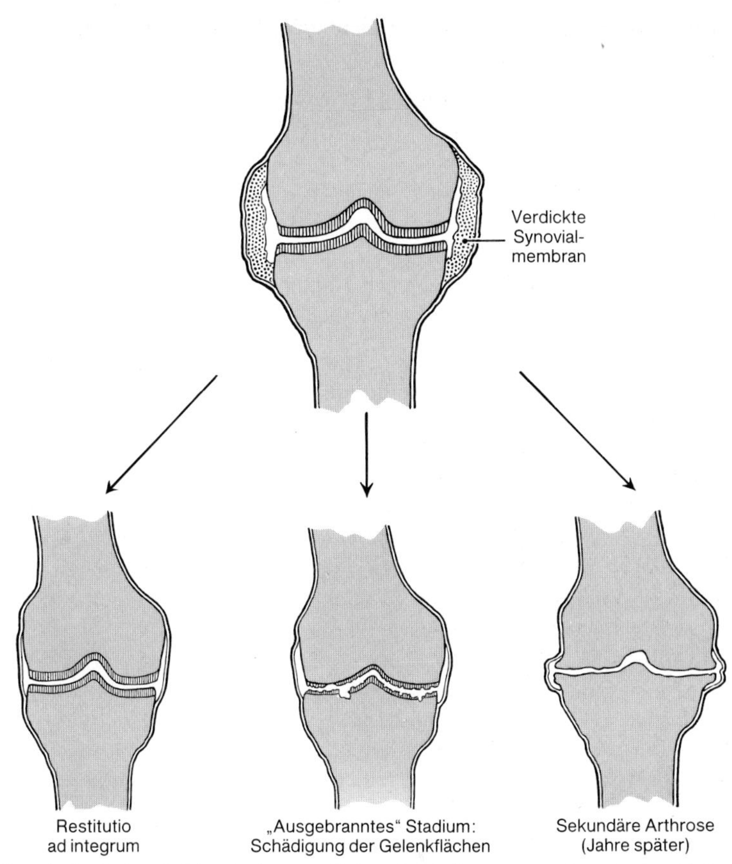

Abb. 25. Chronische Polyarthritis mit den möglichen Ausheilungszuständen. In der Aktivphase findet man eine ausgeprägte Verdickung der Synovialmembran. Später ist der Gelenkknorpel oft angefressen, und in schweren Fällen kann es zur Knochendestruktion kommen. Mögliche Endzustände sind: 1) Restitutio ad integrum (nur bei leichtem Krankheitsverlauf und kurzer Dauer); 2) die „ausgebrannte“ Erkrankung mit bleibend geschädigten Gelenkflächen und eingeschränkter Beweglichkeit und 3) sekundäre Arthrose durch Degeneration der geschädigten Gelenkflächen

und 2) daß sie durch eine Infektion verursacht wird. Die Hypothese der Autoimmunisierung beruht hauptsächlich auf der Beobachtung, daß das Serum von vielen Patienten mit chronischer Polyarthritis einen als rheumatischen Faktor bekannten Antikörper enthält, der mit dem körpereigenen Protein Gammaglobulin reagiert: wenn der Antikörper vorhanden ist, wird die Erkrankung als seropositiv bezeichnet. Die Herkunft des Antigens und viele andere Detailmechanismen, welche zur Bildung des rheumatischen Faktors führen, sind unbekannt.

Die Infektionshypothese ist ebenso ohne sichere Grundlage. Die Infektion durch einen Virus ist möglich, aber nicht bewiesen. Die Keime der Mykoplasmagruppe werden angeschuldigt, aber vorläufige Beobachtungen konnten dies nicht bestätigen. Dasselbe gilt für bestimmte diphtheroide Keime.

Pathologie. Die Synovialmembran ist durch chronisch entzündliche Veränderungen (Abb. 25) verdickt. Viel später erweicht der Gelenkknorpel und zeigt Defekte. In länger andauernden Fällen kann auch der subchondrale Knochen angegriffen werden. Die synoviale Auskleidung der Sehnenscheiden kann ähnlich entzündet und verdickt sein sowohl an den Händen als auch an den Füßen. Die betroffenen Sehnen können erweichen, wodurch sich eine bereits bestehende Deformität verschlimmert. Entzündliche Knötchen können sich in den Weichteilen bilden. Monate oder Jahre später brennt die Krankheit unter Zurücklassung eines irreparabel geschädigten Gelenkes aus.

Klinik. Der Patient befindet sich gewöhnlich im jugendlichen oder mittleren Lebensalter und häufiger sind Frauen als Männer betroffen. Jedes Gelenk kann davon befallen sein. Die peripheren Gelenke, wie die Finger-, die Hand-, die Fuß-, die Knie- und die Ellenbogengelenke, sind häufiger befallen als die Gelenke der Wirbelsäule, der Schulter und der Hüfte. Die Erkrankung beginnt allmählich mit zunehmenden Schmerzen und Gelenkschwellungen. Nach kurzer Zeit ist eine ganze Zahl von Gelenken in ähnlicher Weise in Mitleidenschaft gezogen. Der Schmerz und die Einsteifung sind oft am schlimmsten, wenn die Aktivität nach einer Ruhepause wieder aufgenommen wird. Oft bestehen Allgemeinstörungen mit Müdigkeit und Anämie. *Bei der Untersuchung* zeigen sich die betroffenen Gelenke durch eine Verdickung der Synovialis geschwollen. Die darüberliegende Haut ist wärmer als normal. Der Bewegungsumfang ist vermindert und die Bewegung ist, besonders endgradig, schmerzhaft. Dieses klinische Bild ist bei seropositiver Erkrankung häufig stärker ausgeprägt als in Fällen, bei denen der Rheumafaktor im Serum nicht nachweisbar ist. *Röntgenologische Untersuchung:* Zunächst zeigt sich keine Veränderung. Später findet man eine Aufhellung im Gelenkbereich. Eine mögliche Zerstörung des Gelenkknorpels kann zu einer Verschmälerung des Gelenkspaltes (Abb. 26) und in schweren Fällen zu einer lokalisierten Erosion der Knochenenden (Abb. 27) führen. *Laboruntersuchungen:* Die Blutkörperchensenkungsgeschwindigkeit ist während der aktiven Phase beschleunigt. Man führt den Latex-Fixationstest und wenn nötig den Waaler-Rose-Test durch, um zu bestimmen, ob der Rheumafaktor im Serum positiv ist.

Diagnose. Der Schlüssel zur Diagnose ist das gleichzeitige Befallensein von verschiedenen Gelenken und eine erhöhte Blutkörperchensenkungsgeschwindigkeit. Das Vorhandensein des Rheumafaktors im Blut ist sehr verdächtig auf eine chronische Polyarthritis, obwohl diese Tests nicht spezifisch sind. Der Rheumafaktor kann bei deutlich manifester chronischer Polyarthritis fehlen. Immer sollte nach bestimmten mit rheumatoiden Gelenkerkrankungen einhergehenden Begleiterscheinungen gesucht werden. Zu diesen gehören: 1) Psoriasis; 2) Reitersche Krankheit (Urethritis, Arthritis, Konjunctivitis und Hyperkeratose der Haut); 3) Lupus erythematodes (schuppiges Erythem des Gesichts oder anderer Körperteile); 4) Sklerodermie.

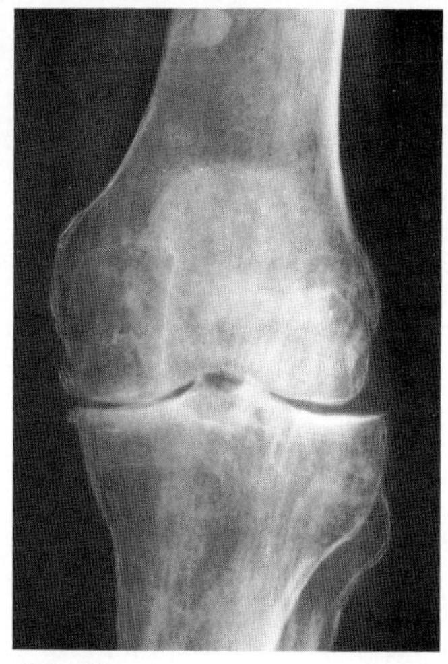

Abb. 26

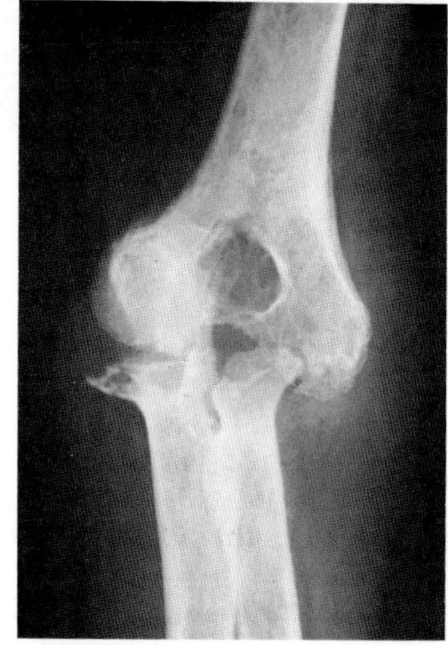

Abb. 27

Abb. 26. Lange bestehende chronische Polyarthritis des Kniegelenks. Die Rarifizierung des Knochens und die Aufhebung des Gelenkspaltes (Knorpelraum) sind zu beachten
Abb. 27. Zerstörung des Ellenbogengelenks bei schwerer langdauernder chronischer Polyarthritis

Verlauf. Nach einem aktiven Stadium von Monaten oder Jahren verläuft die Erkrankung oft ruhig. In den meisten Fällen kommt es zur bleibenden Beeinträchtigung der Gelenkfunktion. In bestimmten Gelenken, vor allem dem Knie, folgt dem ausgebrannten Zustand eine Arthrose, die zur zunehmenden schweren Störung führt, obwohl die ursprüngliche chronische Polyarthritis nicht mehr aktiv ist.

Behandlung. Die Behandlung der chronischen Polyarthritis ist unbefriedigend. Eine spezifische Behandlung gibt es nicht. Zahllose Medikamente wurden ausprobiert, und viele sind in Gebrauch. Es ist jedoch keineswegs sicher – die Meinungen hierüber gehen auseinander –, daß eines dieser Medikamente einen Einfluß auf die Krankheitsdauer oder den möglichen Ausgang hat. Zweifellos können einige Medikamente die Symptome lindern, wenn auch nur durch einen analgesierenden Effekt. Dies ist möglicherweise der einzige Vorteil.

Die Behandlungsmethoden können folgendermaßen unterteilt werden: 1) Ruhe und allgemeine Behandlung; 2) Medikamente; 3) intrartikuläre Injektionen; 4) Physiotherapie; 5) Beschäftigungstherapie; und 6) Operation.

Ruhe und Allgemeinbehandlung. Ruhe wird als vorteilhaft angesehen, besonders in den frühen Stadien der Erkrankung und während eines Schubes. An vielen Zentren werden Patienten am Anfang ein bis zwei Monate stationär aufgenommen. Manchmal hat diese zeitweise Entfernung aus der häuslichen Umgebung mit besonderer Ernährung, regelmäßigem Essen und gutem Schlaf einen beachtlich guten Effekt auf den allgemeinen Gesundheitszustand, der in diesen Fällen oft beeinträchtigt ist. Eine Ruhebehandlung auch einzelner Gelenke ist während der anfänglichen aktiven Entzündungsphase hilfreich, vorausgesetzt, daß sie nicht zu lange andauert. Passende, leichte Schienen können für diesen Zweck aus Kunststoff oder Gips hergestellt werden. Eine Schienung ist selten länger als 2 Monate erforderlich. Hinterher sollte eine abgestufte Übungsbehandlung unter Aufsicht einer Physiotherapeutin durchgeführt werden.

Medikamente. Die bei der chronischen Polyarthritis verwendeten Medikamente sind Analgetika, leicht entzündungshemmende Mittel und besonders stark entzündungshemmende Medikamente im Rahmen der Kortikosteroide. Es ist vernünftig, Aspirin oder ein verwandtes Salizylat am Anfang einzusetzen und bei unbefriedigendem Ergebnis ein anderes Medikament zu geben. Aspirin hat beide Wirkungen, eine analgetische und eine leichte entzündungshemmende Eigenschaft, es muß jedoch in ziemlich hohen Dosen gegeben werden, um wirksam zu sein. Die nach Aspirin an zweiter Stelle zu nennenden Medikamente sollten aus der Gruppe der nichtsteroiden, antientzündlich wirkenden Medikamente wie Indometacin, Ibopurfen, Naproxen, Flufenaminsäure und Phenylbutazon gewählt werden. Besonders zu beachten sind die Nebenwirkungen, vor allem beim Phenylbutazon, das in seltenen Fällen eine Agranulozytose oder eine aplastische Anämie verursachen kann. Eine andere möglicherweise toxische Gruppe von Antirheumatika enthält Gold und sollte mit Vorsicht angewandt werden. Ihre Anwendung ist bei besonders schweren Fällen nach Versagen der Medikamente der ersten und zweiten Gruppe gerechtfertigt. Ein weiteres Medikament, das in diese dritte Kategorie gehört, ist Penicillamin. Sein Effekt ist wahrscheinlich vergleichbar mit dem der Goldtherapie. Es ist gleichfalls potentiell toxisch und muß mit Vorsicht angewandt werden.

Über die Anwendung von Kortikosteroiden bei der chronischen Polyarthritis sind die Meinungen immer noch geteilt. Es besteht jedoch kein Zweifel, daß sie wegen ihrer ernsten Nebenwirkungen bei der Mehrzahl der Patienten nicht eingesetzt werden sollten. Das Risiko ist groß, daß die Schädigung durch diese Medikamente schwerwiegender ist als durch die Erkrankung selbst. Man sagt, daß der Gebrauch von Kortikosteroiden bei etwa 20% der Patienten gerechtfertigt sei, bei denen sich die Erkrankung ständig verschlechtert und durch einfache Maßnahmen nicht zu bremsen ist. Aber selbst dieser Prozentsatz ist wahrscheinlich viel zu hoch gegriffen. Nur bei sehr wenigen Patienten scheinen in der Tat die Vorteile die Nachteile der Behandlung aufzuwiegen. Immunsuppressiva werden in einigen Zentren versuchsweise verwendet. Sie haben jedoch noch keinen festen Platz in der Therapie.

Intraartikuläre Injektionen. Kortison-Injektionen (gewöhnlich Hydrokortison) in ein erkranktes Gelenk können eine erhebliche Erleichterung bringen. Ihre Nachteile jedoch lassen eine Anwendung in größerem Ausmaß nicht angezeigt erscheinen. Die Hauptnachteile sind: 1) Infektionsrisiko, vor allem bei wiederholten Injektionen; 2) Risiko der Beschleunigung degenerativer Reaktionen (der zugrundeliegende Mechanismus ist noch nicht bekannt); 3 kurze Dauer der Schmerzerleichterung und 4) das Befallensein verschiedener Gelenke, was wiederholte Injektionen an verschiedenen Stellen notwendig macht. Dies kann für den Patienten so lästig werden, daß er darauf verzichtet.

Physiotherapie. Die Physiotherapie wird in großem Umfang durchgeführt und ist in der Regel vorteilhaft, wenn auch ein Teil ihrer Wirkung mehr auf Suggestion oder Placeboeffekt als auf direkter Beeinflussung des Krankheitsprozesses beruht. Allgemein wird Wärme in Form von Infrarotbestrahlung, Kurzwellendiathermie oder Paraffinwachsarmbädern angewandt. Der wichtigste Beitrag der Physiotherapie sind aber wahrscheinlich aktive Übungen, um die Gelenke beweglich zu halten und die beteiligten Muskeln zu kräftigen.

Beschäftigungstherapie. Die Beschäftigungstherapie ist vor allem nützlich, um schwerbehinderten Patienten Wege zu zeigen, wie sie leichter die verschiedenen Aktivitäten des täglichen Lebens meistern können – Körperpflege, Ankleiden, Kochen, Essen, Benutzung öffentlicher Verkehrsmittel und vieles andere. Viele sinnvolle Hilfen stehen für Behinderte zu Verfügung und sollten dem Patient zugänglich gemacht werden.

Operationen. Die Operation hat einen wichtigen Platz in der Behandlung. Jede Operation muß aber als eine Komponente im Gesamtplan der Behandlung und nicht als ein Ersatz für andere Maßnahmen angesehen werden. Die Operation kann im Frühstadium der Erkrankung oder später zur Rettung eines sonst dauernd geschädigten und schmerzhaften Gelenkes durchgeführt werden. In frühen Stadien ist die am häufigsten durchgeführte Operation die Synovektomie, d.h. die Exzision von verdickter und entzündeter Synovialmembran von Gelenk und Sehnenscheide. Gleichzeitig mit der Schmerzlinderung besteht die Möglichkeit den Entzündungsprozeß zu verlangsamen und so den Gelenkknorpel im befallenen Gelenk zu erhalten. Dieser Eingriff wird hauptsächlich am Knie- und Handgelenk sowie an den kleineren Gelenken und Sehnenscheiden der Hand durchgeführt.

Eine Operation an der Hand kann auch zur Wiederherstellung oder zum Ersatz von rupturierten Sehnen oder zur Korrektur von Fingerdeformitäten erforderlich sein. Bei Schmerzen im Ellenbogengelenk ist oft die Resektion des Radiusköpfchens indiziert. Am Handgelenk kann die Resektion des Ulnaköpfchens in ausgewählten Fällen zu einer den Eingriff lohnenden Schmerzlinderung führen.

Die in späteren Stadien durchgeführten Operationen sind meist die Arthroplastik und die Arthrodese. Die Arthroplastik ist besonders an der Hüfte, aber auch am Knie, am Ellenbogen und an den Fingern sowie an der Großzehe anwendbar. Die Arthrodes wird gewöhnlich durchgeführt an den Wirbelgelenken, dem Schulter-, dem Hand-, dem Sprunggelenk und oft am Ellenbogen- und Kniegelenk.

Juvenile chronische Polyarthritis

(Stillsche Krankheit)

Die Bezeichnung „Morbus Still" wird oft als Oberbegriff für alle Manifestationen der juvenilen chronischen Polyarthritis verwendet. Ziemlich sicher aber stellt diese Erkrankung keine Einheit dar. Vielmehr umfaßt sie eine Reihe von Krankheitsbildern, die mehr oder weniger von einander abweichen, obwohl gemeinsame Merkmale aller Formen Schmerz, Schwellung und Gelenksteifigkeit sind. Bekannte Formen sind: 1) seropositive Polyarthritis (Erwachsenentyp); 2) klassischer Morbus Still a) mit systemischer Manifestation, b) mit Polyarthritis und c) mit Befall nur einzelner Gelenke; 3) seronegative Polyarthritis mit Sacroiliitis; 4) Arthritis in Verbindung mit Psoriasis, Colitis ulcerosa oder Morbus Crohn. Diese Untergruppen variieren bezüglich des Erkrankungsalters, der Verteilung auf die Geschlechter, des Verlaufs, der Komplikationen und der Prognose.

Die seropositive juvenile chronische Polyarthritis ist in allen Punkten der im Erwachsenenalter ähnlich. Sie neigt zu spätem Beginn in der Kindheit und befällt häufiger Mädchen als Jungen. Der klassische Morbus Still beginnt in der frühen Kindheit. Beim systemischen Typ findet sich wechselndes Fieber mit Vergrößerung von Lymphknoten und Milz und gleichzeitiger oder späterer Gelenkbeteiligung. Die Prognose ist günstig, wie auch bei dem seronegativen Typ mit Beteiligung vieler oder nur einzelner Gelenke. Die juvenile chronische Polyarthritis mit Beteiligung nur einzelner Gelenke ist jedoch später relativ häufig von einer Iridozyclitis begleitet, die oft eine lokale oder systemische

Steroidtherapie notwendig macht. Die seronegative Form mit einer Sacroiliitis kommt bei Jungen häufiger vor als bei Mädchen. Sie neigt dazu, erst in der späten Kindheit zu beginnen und zu einer ankylosierenden Spondylitis im frühen Erwachsenenalter zu führen. Die meisten dieser Patienten zeigen einen positiven Test auf das HLA-B27-Antigen. Oft findet sich klinisch eine Überlappung zwischen diesen Patienten und Angehörigen mit einer ankylosierenden Spondylitis, Reiterschen Krankheit, Colitis ulcerosa oder Morbus Crohn. Es ist somit wahrscheinlich, daß ein erblicher Faktor ursächlich beteiligt ist.

Behandlung. Sie ist ähnlich wie im Erwachsenenalter mit Betonung auf Aspirin in den Frühstadien und einer späteren Gabe von nicht-steroiden entzündungshemmenden Medikamenten und der Goldtherapie oder Penicillamin bei der floriden seropositiven Form. Die Kortisontherapie sollte vermieden werden, außer bei Patienten mit einer Iritis oder Iridozyclitis. Die allgemeine Behandlung umfaßt ausreichende Ruhe, zeitweilige Schienung des entzündeten Gelenkes, allmählich zunehmende Übungen mit der Physiotherapeutin und in einigen Fällen die Operation – z. B. zur Korrektur einer fixierten Deformität.

Tuberkulöse Arthritis

Das Auftreten der tuberkulösen Arthritis hat in den letzten Jahren erheblich nachgelassen – wahrscheinlich aufgrund der allgemeinen Verbesserung des Lebensstandards. Die Pasteurisierung der Milch und die Eliminierung von infiziertem Viehbestand haben die durch das Rind übertragene Infektion praktisch beseitigt. In den meisten Krankheitsfällen bei Jugendlichen findet man in der Anamnese einen Kontakt mit offener Tuberkulose, oft bei einem Elternteil. In bestimmten asiatischen und afrikanischen Ländern ist die Tuberkulose noch häufig.

Seit dem 2. Weltkrieg hat es wichtige Entwicklungen in der Therapie gegeben – hauptsächlich durch Anwendung des Streptomycins und anderer Antibiotika. Während früher ein an Tuberkulose erkranktes Gelenk nahezu immer zerstört wurde, besteht heute in einer großen Zahl der Fälle die Hoffnung auf volle Wiederherstellung.

Ursache. Eine Gelenkinfektion wird durch den humanen oder sehr selten durch den vom Rind stammenden Tuberkelbazillus verursacht.

Pathologie. Kein Gelenk ist immun, aber die am häufigsten befallenen Gelenke sind die gelenkigen Verbindungen der Brust- und Lendenwirbelsäule sowie das Hüft- und das Kniegelenk. Von einem Herd erreichen die Keime das Gelenk auf dem Weg über die Blutbahn. Die Synovialmembran ist stark verdickt (Abb. 28) durch die tuberkulöse Entzündungsreaktion, welche oft durch Rundzellinfiltrate und Riesenzellansammlungen charakterisiert ist. Wenn die Krankheit nicht schnell zum Stillstand kommt, wird der Gelenkknorpel zerstört und der darunterliegende Knochen arrodiert. Manchmal beginnt die Infektion eher am Knochen, der in der Nachbarschaft des Gelenkes liegt, als in dem Gelenk selbst: Von dort breitet sie sich kontinuierlich in das Gelenk aus. Die langsame Bildung eines Abszesses – „kalter" Abszeß – ist ein häufiges Bild. Der Abszeß bahnt sich oft seinen Weg zur Hautoberfläche und kann eventuell durchbrechen, indem er eine chronisch tuberkulöse Fistel bildet. Dies kann den Weg für eine sekundäre Infektion darstellen.

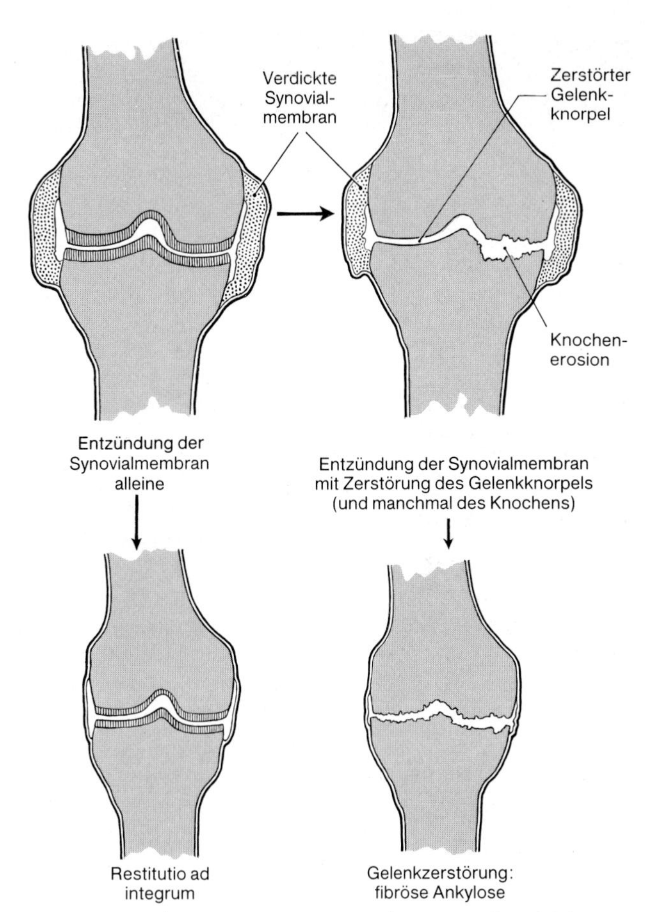

Abb. 28. Tuberkulöse Arthritis mit möglichen Ausheilungszuständen. Wenn die Infektion nur die Synovialmembran betrifft, findet sich eine ausgeprägte Verdickung der synovialen Kapsel, aber der Gelenkknorpel bleibt intakt (beachte die Ähnlichkeit zur chronischen Polyarthritis im Frühstadium). Wenn eine wirkungsvolle Behandlung zu diesem Zeitpunkt einsetzt, ist die Restitutio ad integrum möglich. Oft aber schreitet die Erkrankung fort und befällt den Gelenkknorpel und den Knochen: das Gelenk ist zerstört und eine fibröse Ankylose ist in der Regel die Folge

Die Heilung erfolgt durch Vernarbung. Wenn sie auftritt, bevor der Gelenkknorpel und der Knochen beschädigt wurden, kann die Funktion des Gelenken weitgehend wiederhergestellt werden. Wenn aber der Knorpel und der Knochen vor der Ausheilung geschädigt sind, ist eine dauernde Verschlechterung in Form eines zunehmend vollständigen Funktionverlustes unvermeidlich (Abb. 29).

Klinik. Kinder und Jugendliche sind am häufigsten betroffen. Oft findet sich in der Anamnese ein Kontakt mit einem an offener Lungentuberkulose leidenden Patien-

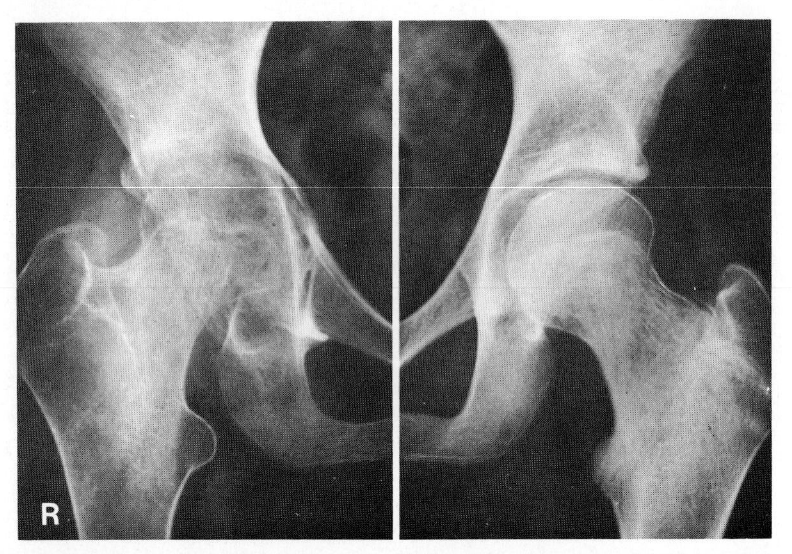

Abb. 29. Tuberkulöse Arthritis der rechten Hüfte. Zu beachten ist die Rarifizierung des Knochens, die Aufhebung des Gelenkspaltes (Verlust des Gelenkknorpels) und die Erosion der knöchernen Oberflächen. Zum Vergleich ist die gesunde Seite abgebildet

ten. Generell sind die Hauptsymptome Schmerz, Schwellung und Beeinträchtigung der Gelenkfunktion. Hinzu kommt in der Regel eine Verschlechterung des Allgemeinbefindens. Bei der Untersuchung sind die charakteristischen Merkmale die Hautüberwärmung, die Schwellung durch synoviale Verdickung und die Einschränkung der Beweglichkeit in allen Richtungen. Die forcierte Bewegung verursacht starke Schmerzen und führt zu einer reflektorischen Muskelanspannung. Die das Gelenk kontrollierenden Muskeln sind meist atrophisch. Häufig findet sich ein Abszeß oder eine Fistel. Ein tuberkulöser Herd kann anderswo im Körper vorliegen.

Röntgenuntersuchung: Die früheste Veränderung bei der tuberkulösen Arthritis ist eine diffuse Kalksalzverminderung in einem größeren das Gelenk umgebenden Knochenbezirk. Wenn die Erkrankung früh zum Stillstand kommt, braucht keine weitere Veränderung zu entstehen. Wenn aber die Infektion fortschreitet, verschmälert sich der Knorpelraum (Gelenkspalt) und der darunterliegende Knochen wird arrodiert (Abb. 29). Wenn die Erkrankung heilt, härtet sich der Knochen wieder, d.h. die Kalksalzminderung wird allmählich weniger bis eine normale Knochendichte wieder erreicht ist.

Untersuchungen: Die Blutkörperchensenkungsgeschwindigkeit ist im aktiven Stadium beschleunigt. Ihre allmähliche Abnahme ist ein Indikator für die Heilung. Der Tine-Test ist positiv. Das Gelenkpunktat kann etwas trübe Flüssigkeit enthalten, in der Keime selten nachweisbar sind. Die Kultur aber oder der Tierversuch können die Tuberkulose beweisen. Die Untersuchung des Abszeßeiters zeigt oft

Tuberkelbakterien. Die Biopsie der verdickten Synovialmembran zeigt die typischen histologischen Merkmale der Tuberkulose.

Komplikationen. Diese sind: 1) Fistelbildung, 2) Sekundärinfektion durch den Fistelgang und 3) Ausbreitung der Erkrankung auf einen anderen Körperteil. Andere Komplikationen sind besonders auf spezielle Gebiete beschränkt, z. B. Rückenmarkskompression durch einen Abszeß bei Tuberkulose der Wirbelsäule.

Verlauf. Dieser hängt vor allem vom Zustand des Patienten und von der Schnelligkeit und Wirksamkeit der Behandlung ab. Unter günstigen Bedingungen bewirkt eine frühe Behandlung in der Regel die allmähliche Heilung mit Erhaltung eines brauchbaren oder normalen Gelenkes. Wenn aber die Bedingungen schlecht sind und die Krankheit floride verläuft, kann das Gelenk weitgehend oder total zerstört werden.

Behandlung. Die Prinzipien der Behandlung sind dieselben, ganz gleich welches Gelenk erkrankt ist. Unterschiede im Detail werden in den die jeweiligen Gelenke betreffenden Abschnitten diskutiert.

Die Chemotherapie stellt einen Hauptpfeiler der Behandlung dar. Heute gibt es die Wahl unter verschiedenen Antibiotika und Chemotherapeutika. Wenn jedoch nicht besondere Umstände eine andere Behandlung erfordern, ist die Kombination von Streptomycin (SM), Paraaminosailylsäure (PAS) und Isoniazid (INH) noch immer empfehlenswert. Das Streptomycin wird über einen Zeitraum von 3–6 Monaten gegeben, sofern keine toxische Reaktion auftritt. Danach kann die Behandlung mit PAS und INH ohne SM für weitere 6–12 Monate fortgesetzt werden. Wenn es Gründe gibt, das Streptomycin abzusetzen (z. B. toxische Reaktion, bakterielle Resistenz oder Unverträglichkeit), stellen Rifampicin, Ethambutol und Isoniazid eine alternative Kombination dar, die für zwölf Monate oder länger fortgesetzt werden kann, wobei auf eine Optikusatrophie als Folge der Ethambutol-Therapie zu achten ist.

Die *lokale Behandlung* variiert je nach dem, welches Gelenk erkrankt ist. Die Tuberkulose eines großen Gelenkes, wie der Hüfte oder des Knies verlangt eine Zeitlang Bettruhe (auf jeden Fall im Frühstadium) während sich ein Patient mit Erkrankung eines kleineren Gelenkes, vor allem der oberen Gliedmaße, während der Behandlungszeit frei bewegen kann. Die Immobilisierung eines befallenen Gelenkes in einem Gips oder in einer Schiene ist gewöhnlich im Frühstadium zur Schmerzlinderung und zur Schaffung von günstigen Heilungsbedingungen ratsam. Generell sollte eine Schiene für 3–6 Monate abhängig von der Schwere der Erkrankung angelegt werden. Dazwischen sollten Abszesse punktiert oder ausgeräumt werden. Die darauffolgende Behandlung hängt vom Zustand des Gelenks und von dem Ansprechen auf die Behandlung ab, was am Ende der ersten 6 Monate beurteilt werden kann. Wenn während dieser Zeit der Gelenkknorpel und der Knochen intakt geblieben sind, der Allgemeinzustand gut ist, die lokalen Zeichen abgenommen haben und die Blutkörperchensenkungsgeschwindigkeit sich laufend bessert, besteht hinreichend Hoffnung, daß die Krankheit überstanden ist. In diesem Fall werden aktive Gelenkbewegungen befürwortet und allmählich gesteigert bis die volle Funktion wieder hergestellt ist.

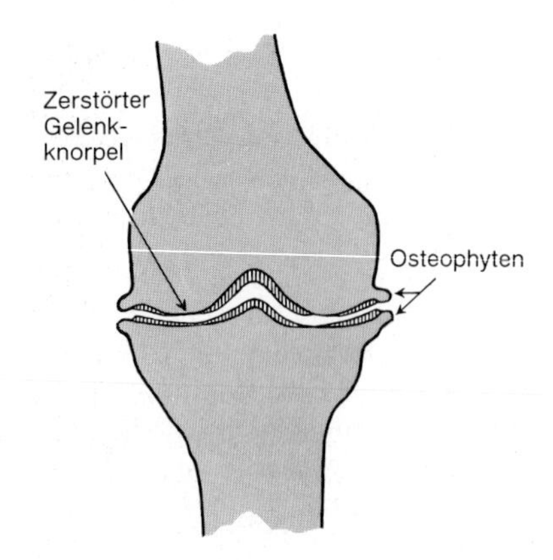

Abb. 30. Arthrose. Die hauptsächlichen Veränderungen finden sich im Gelenkknorpel und dem darunterliegenden Knochen. Der Knorpel wird allmählich aufgebraucht und verschwindet als erstes an den Stellen, die am meisten durch Druck belastet sind. Der subchondrale Knochen wird sklerotisch und hypertrophiert mit Bildung von Osteophyten

Wenn andererseits nach 6monatiger Behandlung Gelenkknorpel und Knochen zerstört sind, stellt das Gelenk keine funktionelle Einheit mehr dar, und in den meisten Fällen ist dann eine Arthrodese anzustreben.

Arthrose
(Arthrosis deformans; Osteoarthrose)

Die Arthrose ist ein degenerativer Abnutzungsprozeß in Gelenken, die durch kongenitale Defekte, Alter, Durchblutungsstörung, vorausgegangene Erkrankungen oder Verletzungen geschädigt sind. Sie ist bei weitem die häufigste Form der Gelenkerkrankungen.

Ursache. Sie wird durch Abnutzung verursacht. Würde ein Gelenk niemals unter Belastung stehen, würde es niemals zur Arthrose kommen. Daher sind die relativ leicht beanspruchten Gelenke der oberen Gliedmaße im allgemeinen weniger anfällig für arthrotische Veränderungen als die unter starker Belastung stehenden Gelenke der unteren Gliedmaße. Beinahe immer jedoch gibt es einen prädisponierenden Faktor, der den Abnutzungsprozeß beschleunigt. Fast jede Gelenkanomalie kann indirekt für die Entwicklung einer Arthrose oft viele Jahre später verantwortlich sein. Die wichtigsten prädisponierenden Faktoren sind: 1) kongenitale Fehlentwicklung, 2) Stufenbildung in der Gelenkfläche durch frühere Frakturen, 3) intartikuläre Erkrankungen, wie freie Körper oder gerissene Menisci, 4) frühere mit Knorpelschädigung einhergehende Erkrankungen, z. B. die chronische Polyarthritis oder die Hämophilie, 5) Achsenabweichung des Gelenkes jeder Ursache, z. B. O-Bein, 6) Übergewicht und Fettsucht sowie 7) das Alter im Sinne einer verminderten Regenerationsfähigkeit.

Pathologie. Jedes Gelenk kann betroffen sein. Die Gelenke der unteren Extremität sind häufiger als die der oberen Extremität erkrankt. Der Gelenkknorpel wird langsam abgenützt bis der darunterliegende Knochen freiliegt (Abb. 30). Dieser subchondrale Knochen wird hart und glänzend (Eburnisation). Mittlerweile hypertro-

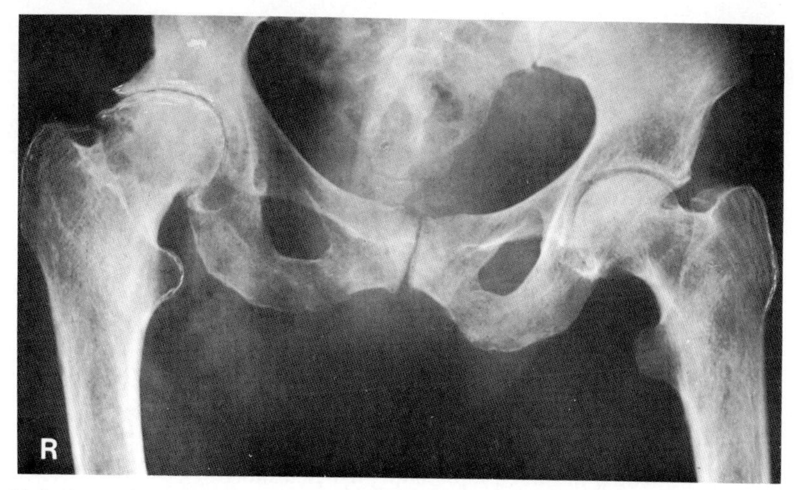

Abb. 31. Arthrose der rechten Hüfte mit gesunder Hüfte zum Vergleich. Zu beachten ist die Verschmälerung des Gelenkspaltes, die subchondrale Sklerose und die Osteophyten an den Gelenkrändern. Außerdem besteht eine Adduktionsfehlstellung – ein häufiges Merkmal dieser Erkrankung

phiert der Knochen an den Gelenkrändern zu vorspringenden Randwülsten – bekannt als Osteophyten. Es finden keine primären Veränderungen in der Kapsel oder der Synovialmembran statt, aber die häufige Belastung, denen ein arthrotisches Gelenk ausgesetzt ist, führt oft zu einer leichten Verdickung und Fibrose.

Klinik. Die meisten Patienten mit Arthrose befinden sich in der zweiten Lebenshälfte. Bei jüngeren Patienten bestehen gewöhnlich prädisponierende Ursachen, wie frühere Verletzungen oder Gelenkerkrankungen. Der Beginn ist langsam mit fast unbemerkt zunehmenden Schmerzen über Monate und Jahre. Die Gelenkbeweglichkeit nimmt allmählich ab. In einigen Gelenken (vor allem in der Hüfte) ist die Fehlstellung ein häufiges Merkmal in späteren Stadien. Bei der Palpation ist oft eine leichte Verdickung spürbar. Häufig handelt es sich dabei um eine knöcherne Verdickung als Folge der Randosteophyten. Es findet sich keine Überwärmung. Die Beweglichkeit ist je nach Grad der Arthrose geringfügig oder deutlich eingeschränkt.

Bei den meisten Gelenken ist die Bewegung von palpabler oder hörbarer Krepitation begleitet. Eine fixierte Fehlstellung (d.h. Unfähigkeit des Gelenkes die neutrale anatomische Position einzunehmen) findet man oft an der Hüfte und manchmal an anderen Gelenken.

Röntgenologische Untersuchung: Die charakteristischen Merkmale der Arthrose sind: 1) Verschmälerung des Gelenkspaltes, 2) subchondrale Sklerose und 3) Randwulstbildungen in Form von Osteophyten (Abb. 31).

Diagnose. Diese wird in der Regel anhand der Anamnese, der klinischen Befunde und der Röntgenbilder gestellt. Die Arthrose ist mit den entzündlichen Gelenkerkrankungen kaum zu verwechseln, weil es keine synoviale Verdickung, keine lokale Überwärmung und keine muskuläre Abwehrspannung gibt. Die Röntgenbilder zeigen eher eine Sklerose als eine Kalksalzminderung, und die Blutkörperchensenkungsgeschwindigkeit ist nicht erhöht.

Verlauf. Die Arthrose verstärkt sich gewöhnlich langsam von Jahr zu Jahr. In vielen Fällen erreicht die Erkrankung nie das Stadium in welchem eine Behandlung nötig wird. In anderen Fällen verlangen zunehmender Schmerz, Bewegungseinschränkung oder Fehlstellung Maßnahmen zur Behandlung.

Behandlung. Bei der Behandlung der Arthrose gibt es drei Möglichkeiten, welche bei jedem orthopädischen Problem in Betracht gezogen werden sollten – nämlich: 1) keine Behandlung, 2) konservative Behandlung und 3) operative Behandlung (S.25).

In vielen Fällen ist keine Behandlung notwendig. Der Patient sucht ärztlichen Rat nur aus Angst, daß eine schwere Erkrankung vorliegt. Die Beruhigung des Patienten zusammen mit der Empfehlung, die Belastung des erkrankten Gelenkes einzuschränken, ist oft alles, was erforderlich ist.

Wenn eine aktivere Behandlung nötig wird, sollten konservative Maßnahmen zuerst versucht werden. Die verfügbaren Methoden sind: Physiotherapie (oft durch lokale Wärme und muskelkräftigende Übungen), schmerzlindernde Medikamente wie Phenylbutazon oder Indometacin, lokale Injektionen mit Hydrokortison und stützende Bandagen oder Apparate. Zusätzlich sollte die Belastung, die auf das betroffene Gelenk ausgeübt wird, reduziert werden, z. B. bei den Gelenken der unteren Extremitäten durch Verringerung der Gehstrecke oder durch Zuhilfenahme einer Gehstütze.

Wenn eine schwere Störung durch konservative Maßnahmen nicht gebessert werden kann, ist eine Operation gerechtfertigt. Innerhalb der operativen Möglichkeiten stehen arthroplastische Maßnahmen (Schaffung eines neuen Gelenkes) (s.S.27) und die Arthrodese (Versteifung des Gelenkes) (s.S.25) an erster Stelle. Die Arthroplastik ist nur bei bestimmten Gelenken, hauptsächlich an der Hüfte, dem Knie, der Schulter, dem Ellenbogen, bestimmten Gelenken der Hand und an den Metatarsophalangealgelenken angezeigt, und dann auch nur bei günstigen Voraussetzungen. Für die meisten anderen Gelenke ist die Arthrodese die Operation der Wahl. Weitere Einzelheiten werden in den Abschnitten über die einzelnen Gelenke besprochen.

Gichtarthritis

(Arthritis urica)

Die Gicht ist die klinische Manifestation eines gestörten Purinstoffwechsels. Sie ist charakterisiert durch Ablagerung von Harnsäuresalzen – besonders Natrium-Biurat – im Bindegewebe, im Knorpel (der Gelenke oder des Ohres), in den Schleimbeutelwänden und in den Bändern.

Ursachen. Die genaue Ursache der Stoffwechselstörung ist unbekannt. Es gibt eine angeborene Prädisposition für diese Krankheit. Bei anfälligen Personen kann ein

Anfall durch exzessiven Genuß von Bier oder starkem Wein, durch eine frische Verletzung oder durch eine Operation ausgelöst werden.

Pathologie. Die primäre Störung ist eine verminderte Ausscheidung von Harnsäure durch die Nieren. Entsprechend steigt der Harnsäurespiegel im Serum an. (Die obere Normgrenze für Harnsäure im Serum bei enzymatischer Bestimmung unter normalen Ernährungsbedingungen und ohne Einfluß von Medikamenten: Frauen 6,4 mg/100 ml, Männer 6,7 mg/100 ml). Im Blut befindet sich die Harnsäure in Lösung und in einer losen Kombination mit Eiweißen. Sie fällt schnell in Form von Natrium-Biurat aus, um in Form von Kristallen in bestimmten Geweben abgelagert zu werden, besonders in solchen, die verletzt sind oder die eine geringere Durchblutung haben, wie der Knorpel der Fußgelenke. Die abgelagerten Kristalle führen zu einer Entzündungsreaktion. Bei der akuten Gicht ist die Ablagerung hinsichtlich der Menge mikroskopisch klein und wird bald unter Wiederherstellung des Gewebes resorbiert. Bei der chronischen Gicht indessen führen weitverbreitete Ablagerungen von Natrium-Biurat im Gelenkknorpel, in den Bändern und den Gelenkenden der Knochen zu einer erheblichen Störung des Gelenks.

Die Gichtablagerungen, bekannt als Tophi, finden sich allgemein auch an anderen Körperstellen, z. B. in der Bursa olecrani und im Ohrknorpel.

Klinik. Die Patienten sind fast immer über 40 Jahre alt und Männer sind häufiger betroffen als Frauen. Die hauptsächlichen klinischen Manifestationen sind die Arthritis und die Bursitis. *Arthritis:* Die Gicht befällt hauptsächlich periphere Gelenke, wie die Gelenke der Zehen, des Mittelfußes und die Sprunggelenke, sowie die kleinen Gelenke der Hand. Sie tritt in rezidivierenden Schüben auf. Der erste Schub befällt gewöhnlich die Großzehen, während spätere Schübe auch andere Gelenke betreffen können. Bei einem akuten Anfall ist der Beginn plötzlich – oft während der Nacht. Das befallene Gelenk ist geschwollen, rot, glänzend und sehr schmerzhaft. Die Beweglichkeit ist wegen der Schmerzen weitgehend eingeschränkt. Der Schub verschwindet nach wenigen Tagen, und das Gelenk ist zwischen den Schüben normal. Bei chronischer Gicht sind verschiedene Gelenke zusammen befallen. Diese sind verdickt, weisen kleine Knoten auf und sind bei Bewegung schmerzhaft. *Bursitis:* Die am häufigsten befallene Bursa ist die Bursa olecrani. Sie füllt sich mit Flüssigkeit und innerhalb der Bursa können Depots mit Harnsäurekristallen tastbar sein. *Andere Manifestationen:* Ablagerung von Harnsäuresalzen (Tophi) finden sich häufig im Ohrknorpel. Sie können jedoch auch an anderer Stelle auftreten.

Radiologische Untersuchung: In akuten Fällen zeigen die Gelenke keine radiologischen Veränderungen. Bei chronischer Gicht stellen sich die Harnsäuredepots in den Knochenenden als klar ausgestanzte Erosionen in der Nähe des Gelenkes dar, denn die Harnsäuredepots sind strahlendurchlässig.

Untersuchungen: Es findet sich manchmal eine leichte Leukozytose, und die Blutkörperchensenkungsgeschwindigkeit kann beschleunigt sein. Der Harnsäuregehalt im Serum ist erhöht. Die Punktion geschwollener Gelenke kann eine etwas trübe Flüssigkeit ohne Keime erbringen. Im polarisierten Licht zeigt die Untersuchung der Synovialflüssigkeit doppelbrechende Kristalle.

Diagnose. Die akute Gicht ist zu unterscheiden von an deren Formen der Arthritis mit plötzlichem Beginn, besonders von der akuten eitrigen Arthritis sowie von einer Gelenkbeteiligung bei Hämophilie und bei rheumatischem Fieber. Hinweise auf die Gicht sind: eine Anamnese von vorausgegangenen Schüben mit symptomfreien Intervallen; ein erhöhter Serumharnsäurespiegel; die Anwesenheit von Tophi an den Ohren oder anderen Stellen; die Entdeckung von Kristallen in der Synovialflüssigkeit und ein erfolgreiches Ansprechen auf die Behandlung. Die mehrere Gelenke betreffende chronische Gicht kann eine chronische Polyarthritis vortäuschen.

Verlauf. Die Gicht verläuft gewöhnlich in rezidivierenden Schüben. Frühe Schübe verschwinden in wenigen Tagen und hinterlassen ein klinisch normales Gelenk. Bei der chronischen Gicht werden die befallenen Gelenke allmählich geschädigt und eine bleibende Störung ist unausweichlich.

Behandlung. Bei akuten Anfällen stellt Phenylbutazon ein verläßliches Medikament dar. In den ersten Tagen wird es in hohen Dosen und dann reduziert gegeben. Colchizin ist ebenfalls wirksam. Das befallene Gelenk sollte geschont werden bis der Anfall abgeklungen ist. Bei Patienten mit häufigen Anfällen oder chronischer Gicht, besonders wenn der Harnsäurespiegel im Plasma sehr hoch ist, muß eine Dauerbehandlung durchgeführt werden, um den Harnsäurespiegel zu senken. Die beiden verfügbaren Medikamente sind 1) Probenecid, das die tubuläre Rückresorption von Uraten in der Niere unterbindet und so deren Ausscheidung im Urin steigert, und 2) Allopurinol, das die Bildung von Harnsäuren durch Hemmung des Enzyms Xanthinoxydase reduziert. Vorausgesetzt, daß ein längerer Gebrauch dieses Mittels nicht mit toxischen Reaktionen einhergeht, sollte Allopurinol vorgezogen werden, weil es den Uratgehalt des Urins mit der entsprechenden Gefahr der Steinbildung nicht erhöht.

Andere Formen von kristalliner Synovitis

Nachdem allgemein anerkannt ist, daß Gelenkmanifestationen bei der Gicht durch die Anwesenheit von Uratkristallen hervorgerufen werden, ist man sich darüber einig, daß ähnliche Manifestationen auch unter der Einwirkung von Kristallen anderer Salze ausgelöst werden können. In den meisten Fällen bestehen die Kristalle aus Calciumpyrophosphat, und charakteristische Kalzifikationen des Gelenkknorpels oder der Menisci sind im Röntgenbild sichtbar. Die Gelenkerkrankungen dieses Typs, die durch andere Kristalle als durch Uratkristalle hervorgerufen werden, bezeichnet man als „Pseudo-Gicht". Es erscheint sinnvoller, diese Erkrankungen unter dem allgemeinen Begriff „kristalline Synovitis" einzuordnen, der auch die Gelenkmanifestationen der klassischen Gicht einschließt. Die Behandlung besteht in Ruhe, Gelenkpunktion und Gabe von Phenylbutazon.

Blutergelenk

Gelenkmanifestationen sind bei der Hämophilie häufig. Man sieht solche Fälle jedoch nicht oft, da die Hämophilie selbst eine seltene Krankheit ist.

Pathologie. Unter dem Begriff „Hämophilie" wird eine Gruppe verschiedener Arten von Gerinnungsstörungen des Blutes zusammengefaßt. Die klassische Hämophilie – die häufigste dieser Gruppe – kommt nur bei Männern vor und wird durch Frauen übertragen. Es liegt ein Mangel an einem Gerinnungsfaktor vor, der als antihämophiler Faktor (Faktor VIII) bekannt ist. Entsprechend ist die Gerinnungszeit des Blutes verlängert, und es besteht eine übermäßige Neigung zu ausgeprägten Blutungen, auch wenn nur kleine Gefäße angeschnitten oder gerissen sind. Gelenkmanifestationen werden durch eine Blutung in das Gelenk hervorgerufen, wobei die Blutung nach unerheblicher Belastung, ja ohne erkennbare Verletzung auftreten kann. Die am häufigsten befallenen Gelenke sind die am meisten belasteten Gelenke – besonders das Knie-, das Ellenbogen- und das Sprunggelenk. Die Gelenkhöhle ist mit Blut gefüllt (Hämarthros), das später – nach der Ruhigstellung des Gelenkes – langsam resorbiert wird. Sich wiederholende Gelenkblutungen führen zu degenerativen Veränderungen des Gelenkknorpels und zu einer Fibrose der Synovialmembran.

Klinik. Einem unter Hämophilie leidenden Jungen ist dieses Phänomen gut bekannt, denn er kann sich an vorangegangene Episoden von Blutungen erinnern. Er findet plötzlich, daß ein Gelenk schmerzhaft geschwollen ist. Bei der Untersuchung variiert der Befund entsprechend der Phase und der Dauer der Gelenkaffektion. Ohne spezielle Behandlung bleibt das Gelenk für einige Wochen nach dem akuten Beginn geschwollen – teils durch einen Bluterguß und teils durch eine Verdickung der Synovialmembran, die durch eine interstitielle Blutung verursacht wird. Die darüberliegende Haut ist überwärmt. Die Gelenkbewegungen sind eingeschränkt und sehr schmerzhaft. In der Ruhepause zwischen den Blutungen besteht eine leichte Verdickung des Gelenkes als Folge der synovialen Fibrose. Die Beweglichkeit ist leicht eingeschränkt und oft finden sich Anzeichen einer fixierten Deformität, z. B. eine Beugekontraktur im Kniegelenk.

Diagnose. Aufgrund der synovialen Verdickung, der vermehrten Hautwärme und der Einschränkung der Gelenkbewegungen wird das Blutergelenk leicht für eine akute oder chronisch entzündliche Arthritis gehalten. Die Anamnese früherer Blutungsepisoden, der plötzliche Beginn und die rezidivierende Art der Anfälle sind wichtige diagnostische Merkmale. Die verlängerte Blutungszeit hat bestätigende Beweiskraft.

Behandlung. Wenn die notwendigen Gegebenheiten zur Verfügung stehen, besteht die korrekte Behandlung eines akuten Zustandes in der Steigerung der Gerinnungsfähigkeit des Blutes durch die Gabe von antihämophilem Faktor in Form von Kryopräzipitat oder stabileren Konzentraten und danach in der Behandlung des Gelenkes wie bei einem gewöhnlichen traumatischen Hämarthros durch Punktion und feste Bandagierung. Eine Frühbehandlung nach diesen Richtlinien soll das Auftreten einer irreversiblen Fibrose der Synovialmembran verhindern, die später die Ursache für eine ernste und dauernde Schädigung ist. Falls nicht genügend antihämophiler Faktor vorhanden ist, muß von einer festen Bandagierung und einer verlängerten Schienung Gebrauch gemacht werden. In der chronisch-degenerativen Phase, die einem wiederholten Hämarthros folgt, ist es oft wichtig, eine dauernde Unterstützung des Gelenkes durch eine Plastikschiene oder ein anderes Hilfsmittel zu geben. Eine Operation muß nach Möglichkeit vermieden werden. Sollte sie dennoch nötig sein, kann sie unter einem entsprechenden Schutz mit antihämophilem Faktor ohne Risiko erfolgen.

Neuropathische Gelenkleiden

(Charcotsche Osteoarthropathie)

Bei einem neuropathischen Gelenkleiden wird das Gelenk durch wiederholte kleinere Verletzungen geschädigt, weil es schmerzunempfindlich ist.

Ursache. Die zugrundeliegende Ursache ist eine neurologische Störung mit Beeinträchtigung der tiefen Schmerzempfindung. Bei Patienten mit Beteiligung der Gelenke der unteren Gliedmaße sind die häufigsten Ursachen Tabes dorsalis, diabetische Neuropathie, Läsion der Cauda equina und in manchen Ländern Lepra. Bei Befall, der oberen Gliedmaßen, ist die Syringomyelie die häufigste Ursache.

Pathologie. Jedes der großen Gelenke, einschließlich der Gelenke der Wirbelsäule, kann betroffen sein. An der unteren Extremität sind das Knie-, das obere und das untere Sprunggelenk am häufigsten betroffen, während an der oberen Extremität das Ellenbogengelenk am häufigsten befallen ist. Bei einem normalen Gelenk werden schmerzhafte Überanstrengungen durch einen Schutzreflex verhindert, indem durch den einsetzenden Schmerz eine Muskelkontraktion hervorgerufen wird. Wenn die Gelenksensibilität gestört ist, geht diese Schutzfunktion verloren. Die Überanstrengungen werden nicht beachtet und gehäuft führen sie zu einer schweren Degeneration des Gelenkes. Die Veränderungen können als eine übermäßige ausgeprägte Form der Arthrose angesehen werden. Der Gelenkknorpel ist abgenutzt, und es kommt gleichzeitig zu einer massiven Hypertrophie des Knochens an den Gelenkrändern. Die Bänder werden locker und das Gelenk ist unstabil. Es ist oft subluxiert oder sogar luxiert.

Klinik. Der Patient befindet sich in der Regel im Erwachsenenalter. Die Hauptsymptome sind Schwellung und Instabilität des betroffenen Gelenkes. Weil das Gelenk nicht mehr sensibel ist, empfindet der Patient nur einen leichten oder gar keinen Schmerz. Bei der Untersuchung ist das Gelenk meist durch unregelmäßige Hypertrophie der Knochenenden verdickt. Der Bewegungsumfang ist mäßig eingeschränkt, und es findet sich eine deutliche seitliche Instabilität. In extremen Fällen kann das Gelenk luxiert sein. Die weitere Untersuchung wird zur Erkennung der zugrundeliegenden neurologischen Ursache führen. Die Röntgenbilder zeigen eine schwere Schädigung des Gelenkes. Im Grunde sind die Veränderungen denen der Arthrose sehr ähnlich, nur wesentlich stärker. Es finden sich eine Verschmälerung des Gelenkspaltes und eine gewisse Resorption der Knochenenden, oft mit beachtlicher Hypertrophie des Knochens an den Gelenkrändern (Abb. 181, S. 248 und Abb. 286, S. 362).

Behandlung. In den meisten Fällen besteht die günstigste Behandlung darin, das Gelenk durch einen entsprechende Apparat zu entlasten. Manchmal kann eine gelenkversteifende Operation zu guten Ergebnissen führen. Die primäre neurologische Störung erfordert eine angemessene Behandlung.

Arthritis bei rheumatischem Fieber

Bei heranwachsenden Kindern und Jugendlichen sind arthritische Manifestationen ein Hauptsymptom des rheumatischen Fiebers. Dieses ist heute in westlichen Ländern eine seltene Erkrankung geworden, sodaß auch Gelenkmanifestationen selten sind.

Ursache. Das rheumatische Fieber wird einer Überempfindlichkeitsreaktion in Verbindung mit einer Infektion durch hämolytische Streptokokken zugeschrieben. Es kann eine vererbte Prädisposition für diese Erkrankung vorliegen.

Pathologie. Jedes Gelenk kann betroffen sein. Die Synovialmembran ist akut entzündet, zeigt aber keine Eiterbildung. Klare Flüssigkeit wird in das Gelenk abgesondert.

Klinik. Der Patient ist gewöhnlich ein Kind über 10 Jahren oder ein junger Erwachsener. Es besteht eine Beeinträchtigung des Allgemeinbefindens mit Fieber. Ein Gelenk wird schmerzhaft, schwillt an, und danach werden bald andere Gelenke auf ähnliche Weise befallen. Bei der *Untersuchung* ist das erkrankte Gelenk geschwollen, teils durch die darin enthaltene Flüssigkeit, teils durch die synoviale Verdickung. Die darüberliegende Haut ist wärmer als normal. Die Bewegungen sind deutlich eingeschränkt und schmerzhaft, wenn sie forciert werden. Andere Bilder des rheumatischen Fiebers, wie Herzmuskelentzündung und Chorea sollten beachtet werden. Die *Röntgenbilder* zeigen keinen pathologischen Befund. *Untersuchungen:* Es besteht eine leichte Leukozytose. Die Blutkörperchensenkungsgeschwindigkeit ist beschleunigt.

Diagnose. Die Arthritis vom Typ des rheumatischen Fiebers ist von anderen Gelenkerkrankungen – vor allem der akuten eitrigen Arthritis, der chronischen Polyarthritis, der Gicht und der Hämophilie – sowie von der akuten Osteomyelitis zu unterscheiden. Merkmale, die an rheumatisches Fieber denken lassen, sind: Beginn in der Jugend; eine Beteiligung von mehreren Gelenken zusammen oder nacheinander; schwere Schmerzen mit Zeichen einer akuten Entzündung aber ohne Eiterung; eher eine leichte als eine ausgeprägte Leukozytose und ein rasches günstiges Ansprechen auf Salicylate.

Behandlung. Bei Gelenkbeteiligung allein sind Salicylate ausreichend. Prednison oder ein verwandtes Steroid kann erfolgreich sein, wenn das Herz betroffen ist. Eine Behandlung mit Penicillin sollte durchgeführt werden, um die Streptokokken zu eliminieren. Danach sollte die Behandlung mit oralem Penicillin zweimal täglich bis ins Erwachsenenalter fortgeführt werden, um das Risiko eines Rezidivs zu mindern.

Spondylarthritis ankylopoetica

(Spondylitis ankylosans; ankylosierende Spondylitis; Morbus Strümpell-Pierre-Marie; Morbus Bechterew)

Wie der Name sagt, ist die Spondylarthritis ankylopoetica primär eine Erkrankung der Wirbelsäule, obwohl in wenigen Fällen die arthritischen Veränderungen auch die proximalen Gelenke der Gliedmaßen – vor allem die Hüfte – betreffen. Kurz, es ist eine chronisch-entzündliche Affektion der Gelenke und der Bänder der Wirbelsäule, die in den Iliosakralfugen beginnt. Sie verläuft langsam progredient. Die Veränderungen befallen allmählich die Wirbelsäule, aufsteigend von unten nach oben. Das Endstadium ist die knöcherne Ankylose der betroffenen Gelenke. Die Krankheit kann jedoch in jedem Stadium zum Stillstand kommen.

Typischerweise befällt die ankylosierende Spondylarthritis Männer in jungen Jahren. Nach einem aktiven Stadium über mehrere Jahre brennt sie aus, wobei immer ein gewisses Maß an dauernder Versteifung der Wirbelsäule zurückbleibt. Eine ausführliche Beschreibung wird im Kapitel 4 (S. 188) gegeben.

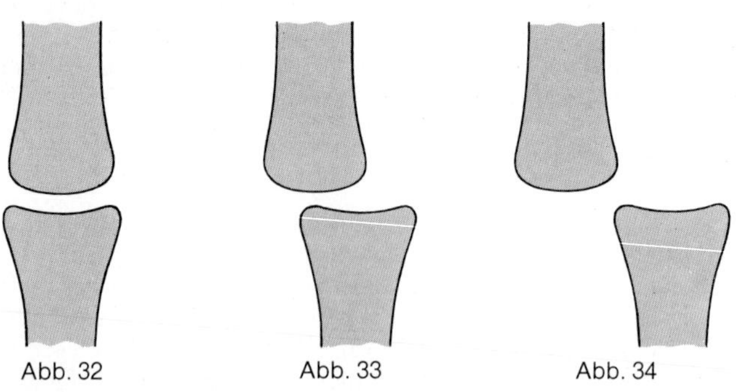

Abb. 32–34. Darstellung des Unterschiedes zwischen einer Subluxation und einer Luxation eines Gelenkes. **Abb. 32.** Der Normalzustand: Die Gelenkflächen sind kongruent. **Abb. 33.** Subluxation: Unvollständiger Verlust des Kontaktes zwischen den Gelenkflächen. **Abb. 34.** Luxation: Totaler Verlust des Kontaktes zwischen den Gelenkflächen

Luxation und Subluxation von Gelenken

Ein Gelenk ist luxiert, wenn seine Gelenkflächen so verschoben sind, daß kein Kontakt mehr zwischen ihnen besteht (Abb. 34). Ein Gelenk ist subluxiert, wenn seine Oberflächen nur zum Teil verlagert sind, aber einen gewissen Kontakt miteinander behalten (Abb. 33).

Eine Luxation oder Subluxation kann angeboren, spontan, traumatisch oder rezidivierend sein.

Kongenitale Luxation oder Subluxation

Der wichtigste Repräsentant dieser Gruppe ist die angeborene Hüftluxation (S. 310). Der angeborene Klumpfuß (Pes equino-varus, S. 395) kann als kongenitale Subluxation des Talonaviculargelenkes angesehen werden. Die angeborene Luxation anderer Gelenke ist selten.

Spontane (pathologische) Luxation oder Subluxation

Eine Verschiebung kann spontan in jedem Gelenk als Folge eines strukturellen Defektes oder einer destruktiven Erkrankung auftreten. Dies findet man oft an der Wirbelsäule, wo die Stabilität der Wirbelbogengelenke durch strukturelle Defekte bei vorausgegangenen Verletzungen oder durch eine destruktive Spondylarthritis (eitrig, rheumatoid, tuberkulös) gestört sein kann. Bei schweren Krallenzehen luxiert häufig eine Grundphalanx im Metatarsophalangealgelenk nach dorsal. Ein anderes Beispiel ist die Hüftluxation, die bei einer schweren tuberkulösen oder eitrigen Koxitis auftreten kann. Die Subluxation oder Luxation ist auch bei neuropathischen Gelenkerkrankungen häufig (S. 62).

Traumatische Luxation oder Subluxation

Die Verletzung ist bei weitem die häufigste Ursache für Luxationen. Traumatische Luxationen werden in den Lehrbüchern über Frakturen und Gelenkverletzungen beschrieben. Sie werden hier nicht weiter behandelt.

Rezidivierende Luxationen oder Subluxationen

Bestimmte Gelenke sind für wiederholte Luxationen oder Subluxationen anfällig. Gewöhnlich, aber nicht immer, steht am Anfang eine gewaltsame Luxation, die die Bänder oder die Gelenkfläche dauerhaft geschädigt hat. Das am häufigsten betroffene Gelenk ist das Schultergelenk (S.223), das Femuropatellargelenk (S.371) und das obere Sprunggelenk (S.394).

Schädigungen innerhalb des Gelenkes

Der Begriff „Innere Gelenkschädigung" beschreibt einen lokalisierten mechanischen Schaden, der die differenzierte Aktion des Gelenkes stört. Eine innere Gelenkschädigung muß von den Arthritiden und der Arthrose unterschieden werden. Bei letzteren handelt es sich beinahe immer um eine diffuse Läsion, die das Gelenk als ganzes betrifft.

Bei den inneren Gelenkschädigungen werden drei Gruppen unterschieden: 1) Interposition von Weichteilen, 2) Bildung von freien Körpern und 3) Osteochondrosis dissecans.

Interposition von Weichteilen in Gelenken

Die normale Gelenkbewegung kann durch eine Weichteilinterposition blockiert werden. Das in den meisten Fällen dafür verantwortliche Weichteilgewebe ist ein Meniskus im Kniegelenk (S.363). In der Regel kann sich der Meniskus nur verschieben, wenn er zerrissen ist. Andere gelegentlich interponierte Weichteile sind Synovialzotten und Ligamentenden.

Klinik. Die Störungen dieses Typs sind meist auf das Kniegelenk beschränkt. Die charakteristischen Merkmale sind rezidivierende plötzliche Blockierungen oder ein Nachgeben des Gelenkes mit späterer Bildung eines klaren Ergusses.

Freie Gelenkkörper

Intraartikuläre freie Körper können vom Knochen, Knorpel oder der Synovialmembran stammen. Sie können völlig frei im Gelenk sein oder einen bindegewebigen Stiel behalten.

Ursache. Die häufigste Ursache für freie Körper sind: 1) Osteochondrosis dissecans (1–3 freie Körper); 2) Arthrose (1–10 freie Körper); 3) Abscherfraktur des knöchernen Gelenkendes (1–3 freie Körper) und 4) die synoviale Chondromatose (50–500 freie Körper).

Pathologie *Osteochondrosis dissecans:* Der freie Körper stammt von einem Teil der Gelenkfläche, der eine Nekrose durchgemacht hat und sich abstößt. *Arthrose:* Die Körper können von Randosteophyten stammen, wobei sie dann oft eine feste bindegewebige Haftung behalten und somit wenig Kummer bereiten. Freie Körper können auch von abgestoßenen Flocken des Gelenkknorpels stammen. *Intraartikuläre Fraktur:* Frakturen verursachen nur selten intraartikuläre freie Körper. Ein bekanntes Beispiel ist ein frakturierter medialer Epicondylus, welcher durch Muskelzug in das Ellenbogengelenk hineingezogen werden kann. *Synoviale Chondromatose:* Dies ist eine seltene Erkrankung der Synovialis. Eine große Zahl von Synovialzotten ist gestielt und die aufgetriebenen Enden bilden sich in Knorpel um. Sie können sich von ihren Stielen lösen, werden zu frei beweglichen Körpern, und viele von ihnen verkalken. Diese Erkrankung kann in jedem Gelenk vorkommen und sogar die synoviale Auskleidung einer Bursa befallen.

Klinik. Freie Körper verursachen nicht notwendigerweise Beschwerden, es sei denn sie werden zwischen die Gelenkflächen eingeklemmt. Das charakteristische Merkmal ist ein plötzliches Blockieren des Gelenkes, dem die Bildung eines klaren Flüssigkeitsergusses folgt.

Behandlung. Wenn ein freier Körper Beschwerden macht, sollte er entfernt werden.

Osteochondrosis dissecans

Die Osteochondrosis dissecans ist eine lokalisierte Störung der konvexen Gelenkflächen, bei der ein Segment des subchondralen Knochens mit dem ihn bedeckenden Gelenkknorpel von der Gefäßversorgung ausgeschaltet wird. Es kann sich von dem umgebenden Knochen langsam lösen und einen freien Körper bilden.

Übliche Lokalisationen. Häufig betroffen sind nur das Knie- und das Ellenbogengelenk. Im Kniegelenk ist die Lokalisation immer der mediale Femurkondylus und am Ellenbogen das Capitulum humeri. Nur selten sind auch das Hüftgelenk (Femurkopf) und das Sprunggelenk (Talus) Sitz der Erkrankung.

Ursache. Die genauen Ursachen sind unbekannt. Man vermutet eine Beeinträchtigung der Blutversorgung des befallenen Knochenknorpelsegmentes – möglicherweise durch eine Thrombose der Endarterie. Der Einfluß einer Verletzung auf die Entstehung dieser Erkrankung ist nicht sicher. Es gibt wahrscheinlich eine angeborene Anfälligkeit für die Erkrankung, denn sie kann an verschiedenen Gelenken bei demselben Patienten oder bei verschiedenen Mitgliedern einer Familie auftreten.

Pathologie. Ein Segment der Gelenkfläche des Knochens wird avaskulär (Abb. 35), und es bildet sich langsam eine Demarkationslinie zwischen dem avaskulären Segment und dem umgebenden normalen Knochen (Abb. 36). Das erkrankte Segment variiert in der Größe: Im Kniegelenk mißt es oft 1–3 cm im Durchmesser und etwa

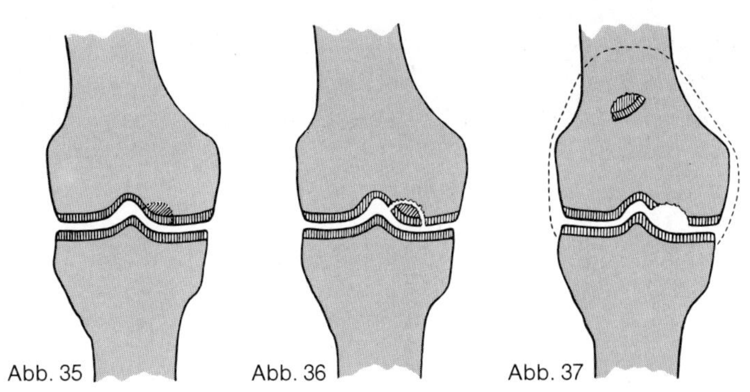

Abb. 35–37. Entwicklung der Osteochrondrosis dissecans. **Abb. 35.** Ein Segment der Gelenkfläche ist von der Blutversorgung ausgeschlossen. **Abb. 36.** Es hat sich eine Demarkationslinie gebildet, und das avaskuläre Fragment löst sich vom umgebenden gesunden Knochen ab. **Abb. 37.** Das Fragment liegt lose im Gelenk. Es bleibt eine Höhle in der Gelenkfläche zurück

0,5 cm in der Tiefe. Es findet sich immer auf der konvexen Gelenkoberfläche. Wenn das Segment klein ist, heilt es manchmal – vor allem bei Jugendlichen – spontan wieder ein. In den meisten Fällen aber löst es sich endgültig ab und bildet einen freien Körper im Gelenk, der noch von seinem Gelenkknorpel bedeckt ist (Abb. 37). Die resultierende Höhle in der Gelenkoberfläche des Knochens füllt sich mit fibrösem Gewebe. Diese Höhle stellt aber unvermeidlich eine Unregelmäßigkeit in der Gelenkoberfläche dar, die zur Entwicklung einer späteren Arthrose prädisponiert.

Klinik. Bei den Patienten handelt es sich um Jugendliche oder junge Erwachsene. Die anfänglichen Beschwerden und der objektive Befund entsprechen einer leichten mechanischen Gelenkstörung – nämlich einer Tendenz zur Schmerzhaftigkeit nach Belastung mit rezidivierender klarer Ergußbildung. Hat sich ein Knorpelfragment von der Gelenkfläche gelöst, entsteht das Bild eines intraartikulären freien Körpers mit rezidivierender plötzlicher Gelenkblockierung, begleitet von starken Schmerzen und einer Ergußbildung. Die Röntgenbilder zeigen eine klar definierte flache Höhle in der Gelenkfläche des Knochens mit einem kleinen Knochenfragment, das entweder in der Höhle oder an anderer Stelle im Gelenk liegt.

Behandlung. Wenn sich ein freier Körper losgelöst hat oder reif für die Loslösung erscheint, sollte die Behandlung abwartend sein. Im Falle einer kleinen Läsion ist die Ruhigstellung in Gips für 2 Monate hilfreich, um ein spontanes Einheilen des Fragmentes zu ermöglichen. Wenn sich das Fragment gelöst hat, sollte es in der Regel entfernt werden. Weitere Einzelheiten sind in den entsprechenden Abschnitten über das Kniegelenk (S. 367), das Ellenbogengelenk (S. 249) und den Fuß (S. 423) zu finden.

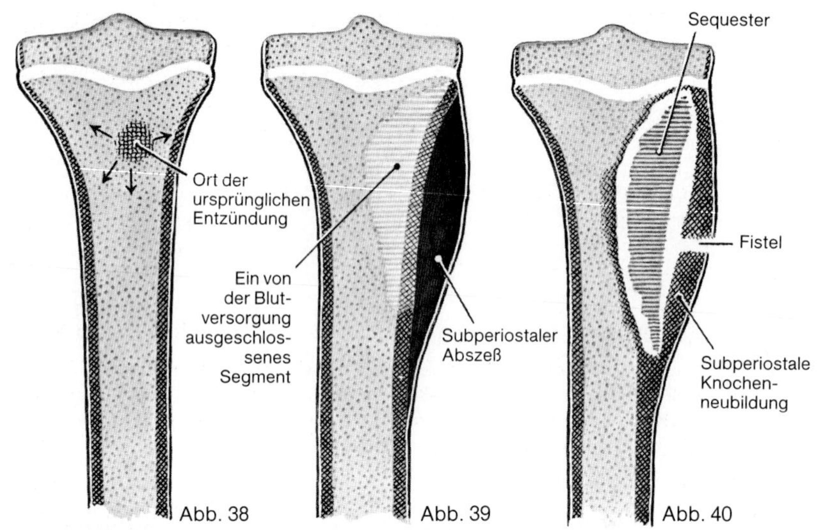

Abb. 38–40. Die Entwicklung eines Osteomyelitisherdes. **Abb. 38.** Ursprüngliche Läsion in der Metyphyse. **Abb. 39.** Eiter hat sich zur Knochenoberfläche ausgebreitet und einen subperiostalen Abszeß gebildet. Ein Teil des Knochens hat seine Blutversorgung durch eine septische Gefäßthrombose verloren. **Abb. 40.** Dieser devitalisierte Bereich kann sich als Sequester ablösen. In der Zwischenzeit hat sich neuer Knochen unter dem abgehobenen Periost gebildet; er ist von Fisteln durchbrochen, durch die sich Eiter entleert. Dies ist das Stadium der chronischen Osteomyelitis. Mit einer sofortigen Behandlung kann die Erkrankung oft im Anfangsstadium (wie es in Abb. 38 gezeigt wird) zum Stillstand gebracht werden

Infektionen des Knochens

Die Knocheninfektion durch Eitererreger wird als Osteomyelitis bezeichnet[1]. Sie tritt in chronischer und akuter Form auf. Die einzigen anderen Infektionen des Knochens, mit denen sich der Arzt in westlichen Ländern befassen muß, sind die tuberkulöse und die syphilitische Infektion.

Akute Osteomyelitis

(Akute eitrige Knocheninfektion; akute Osteitis)

Die akute Osteomyelitis ist eine der wichtigsten Erkrankungen der Kindheit. Sie kann auch bei Erwachsenen auftreten. Eine frühe Diagnosestellung ist vor allem wichtig, weil ein befriedigendes Ergebnis im wesentlichen von einer sofortigen und wirksamen Behandlung abhängt.

[1] Es bringt kaum Vorteile zwischen Osteitis (Entzündung des Knochens) und Osteomyelitis (Entzündung des Knochens und des Knochenmarks) zu unterscheiden. Für praktische Zwecke können beide Ausdrücke als Synonyma verwendet werden.

Ursache. Sie wird durch eine Infektion des Knochens mit Eitererregern, meist Staphlococcus aureus, verursacht, obwohl auch eine große Zahl anderer Keime einschließlich der Salmonellen verantwortlich sein kann. Schon eine kleinere Verletzung des Knochens macht ihn anfällig für eine Infektion durch Keime, die im Blut zirkulieren.

Pathologie. Die Keime erreichen den Knochen gewöhnlich über den Blutweg ausgehend von einem septischen Herd irgendwo im Körper (hämatogene Osteomyelitis). Weniger häufig werden sie von außen durch eine Wunde oder durch eine offene Fraktur eingeführt.

Hämatogene Osteomyelitis. Beim üblichen hämatogenen Typ beginnt die Infektion in der Metaphyse eines Röhrenknochens (Abb. 38). Von dort kann sie sich ausdehnen und einen größeren Teil des Knochens befallen. Die Wirksamkeit der körpereigenen Abwehrkräfte jedoch ist im Knochen aufgrund seiner starren Struktur, die keine Schwellung erlaubt, erheblich beeinträchtigt. Eiter bildet sich und findet bald einen Weg zur Knochenoberfläche, wo er einen subperiostalen Abszeß bildet (Abb. 39). Später kann der Abszeß in die Weichteile durchbrechen.

Oft wird die Blutzufuhr für einen Teil des Knochens durch eine septische Gefäßthrombose (Abb. 39) unterbrochen. Der ischämische Knochen stirbt ab und löst sich unter Umständen von dem umgebenden lebenden Knochen in Form eines Sequesters (Abb. 40). In der Zwischenzeit wird unter dem abgehobenen Periost neuer Knochen gebildet, und es entsteht eine Hüllschicht, die als Involucrum bekannt ist (Abb. 40).

Die Epiphysenknorpelplatte ist eine Barriere für die Ausbreitung der Infektion. Wenn aber die betroffene Metaphyse teilweise in der Gelenkhöhle liegt, ist das Gelenk selbst infektionsgefährdet (akute eitrige Arthritis). Metaphysen, die ganz oder teilweise in der Gelenkhöhle liegen, sind die obere Humerusmetaphyse, alle Metaphysen des Ellenbogens sowie die obere und untere Metaphyse des Femurs (Abb. 41). Sogar wenn das Gelenk nicht infiziert ist, kann es durch einen Erguß von klarer Flüssigkeit (sympathischer Erguß) anschwellen.

Mit einer wirksamen Behandlung kann die Infektion bereits in ihrem Frühstadium geheilt werden. Erreicht sie aber das Stadium der septischen Thrombose und der Knochennekrose, geht sie nahezu unvermeidlich in das Stadium der chronischen Osteomyelitis über.

Die Osteomyelitis als Komplikation einer offenen Fraktur. Die Keime dringen direkt durch die Wunde ein. Jeder Teil des Knochens kann, abhängig vom Sitz der Verletzung, erkranken. Die Eiterbildung und Nekrose treten wie bei der hämatogenen Osteomyelitis auf, aber der Eiter entleert sich eher durch die primäre Wunde als daß er sich unter dem Periost ansammelt. Die Infektion wird oft chronisch.

Klinik. Der hämatogene Typ der Osteomyelitis ist praktisch auf Kinder, vor allem Knaben, beschränkt. Am häufigsten betroffen sind die Tibia, das Femur und der Humerus. Die Krankheit beginnt rasch. Das Kind klagt über ein allgemeines Krankheitsgefühl und über Schmerzen in dem erkrankten Knochen. In der Ana-

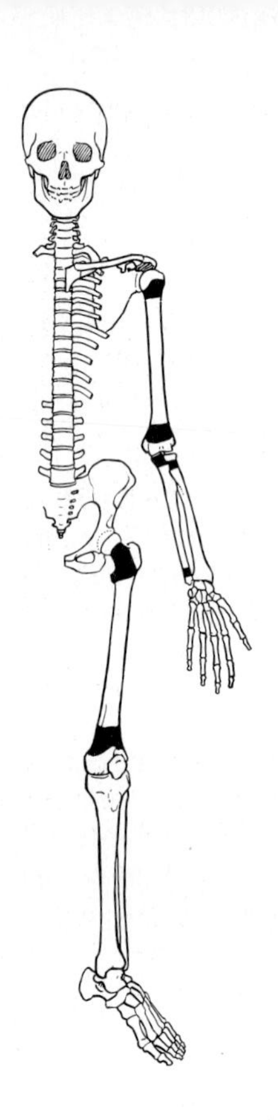

Abb. 41. Die mit schwarzer Farbe gekennzeichneten Metaphysen liegen ganz oder teilweise intrakapsulär. Eine Infektion an einer dieser Stellen ist verantwortlich für eine Beteiligung des naheliegenden Gelenkes mit nachfolgender eitriger Arthritis

mnese findet sich manchmal ein Hinweis auf einen früher aufgetretenen Furunkel oder eine kleine Verletzung.

Bei der *Untersuchung* findet sich ein deutlich gestörtes Allgemeinbefinden mit Fieber. Lokal besteht eine ausgesprochene Überempfindlichkeit über dem erkrankten Knochen. Das Gebiet der Überempfindlichkeit ist klar umschrieben und liegt in der Regel nahe dem Knochenende in der Metaphysengegend. Die darüberliegende Haut ist überwärmt und oft sind die Weichteile induriert. Später kann ein fluktuierender Abszeß vorhanden sein. Das benachbarte Gelenk ist oft durch eine klare Ergußbildung geschwollen. Ein nicht geringer Teil der Beweglichkeit bleibt jedoch erhalten (im Falle einer begleitenden eitrigen Arthritis wäre die Beweglichkeit stark eingeschränkt). *Röntgenologische Untersuchung:* In den frühen Stadien zeigt das Röntgenbild keine pathologischen Befunde (Abb. 43). Erst zwei oder drei Wochen später erscheinen sichtbare Veränderungen, die jedoch nicht auftreten, wenn eine wirkungsvolle Behandlung sehr früh eingeleitet wird. Wichtige Veränderungen sind eine diffuse Kalksalzminderung der Metaphysenregion und eine Knochenneubildung entlang des abgehobenen Periosts (Abb. 42 und 44). *Untersu-*

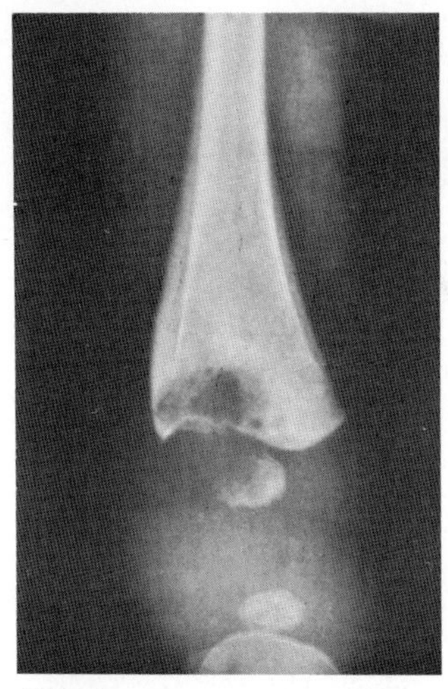

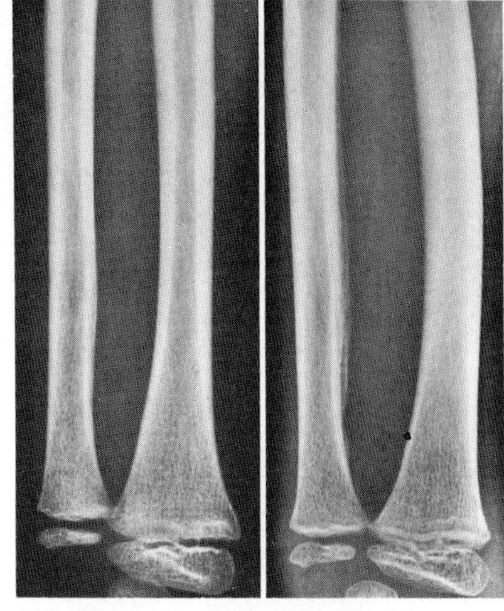

Abb. 42 Abb. 43 Abb. 44

Abb. 42. Akute Osteomyelitis des Femurs bei einem Säugling drei Wochen nach Beginn der Erkrankung. Man beachte den neugebildeten Knochen, der vom abgehobenen Periost begrenzt wird und das Gebiet der Knochenrarifizierung im Bereich der unteren Metaphyse und der Epiphyse. Die Infektion breitet sich auf das Kniegelenk aus

Abb. 43 u. 44. Eine akute Osteomyelitis der Ulna bei einem Kind. Die erste Röntgenaufnahme, die zwei Tage nach Beginn der Erkrankung angefertigt wurde, zeigt keine pathologischen Veränderungen **(Abb. 43).** Zwei Wochen später **(Abb. 44)** zeigt ein schwacher Schatten entlang der Radialseite der Ulna eine Knochenneubildung unter dem abgehobenen Periost an

chungen: Die Blutkultur ist in den Anfangsstadien manchmal positiv. Es besteht eine deutliche polymorphkernige Leukozytose, und die Blutkörperchensenkungsgeschwindigkeit ist beschleunigt.

Die Osteomyelitis nach einer offenen Fraktur kann sowohl bei Kindern als auch bei Erwachsenen vorkommen. Die Temperatur bleibt nach der primären Wundbehandlung hoch oder steigt nach ein paar Tagen weiter an. Der Schmerz ist kein wesentliches Merkmal. Bei erneuter Untersuchung der Wunde zeigt sich eine eitrige Absonderung.

Diagnose. Die akute Osteomyelitis kann von der eitrigen Arthritis des benachbarten Gelenkes folgendermaßen unterschieden werden: 1) der Punkt der größten Überempfindlichkeit liegt mehr über dem Knochen als über dem Gelenk, 2) die Gelenkbeweglichkeit bleibt weitgehend erhalten und 3) obwohl das Gelenk durch den Erguß geschwollen sein kann, enthält es keinen Eiter (das kann durch eine Punktion bestätigt werden). Die akute Osteomyelitis kann auch mit der Poliomyelitis (welche in den Frühstadien von Schmerzen in den Gliedmaßen begleitet ist), mit dem rheumatischen Fieber und bei Kindern mit dem Skorbut (S. 120) oder der syphilitischen Metaphysenentzündung (S. 77) verwechselt werden. Wenn immer

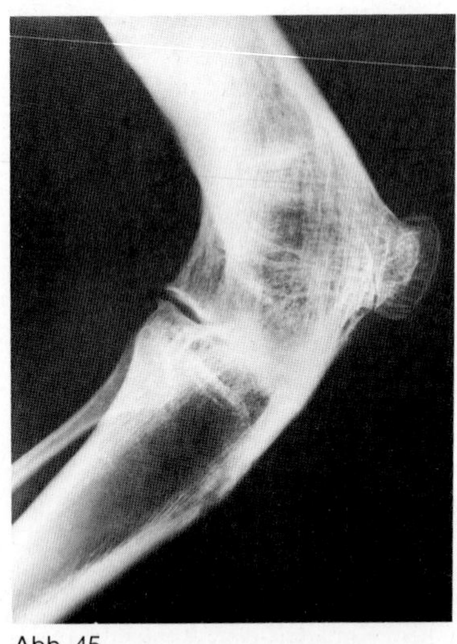

Abb. 45

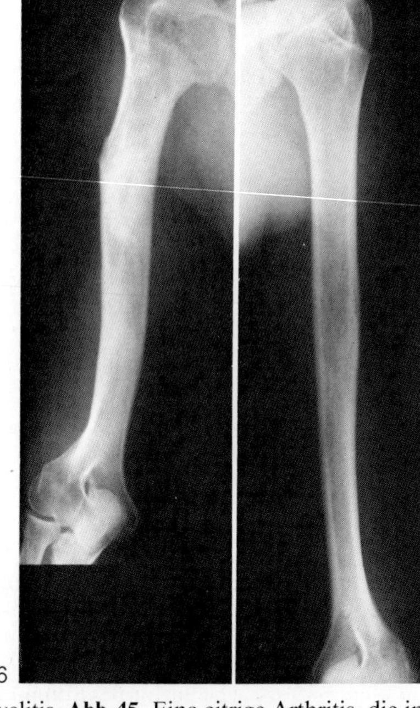

Abb. 46

Abb. 45 u. 46. Zwei Komplikationen der Osteomyelitis. **Abb. 45.** Eine eitrige Arthritis, die in diesem Fall zu einer knöchernen Ankylose geführt hat. **Abb. 46.** Stillstand des Epiphysenwachstums mit nachfolgender Verkürzung. Zum Vergleich ist der gesunde Arm abgebildet

möglich, muß der verursachende Keim mikrobiologisch identifiziert werden. Es ist wichtig, daß eine Blutkultur angelegt wird, bevor Antibiotika gegeben werden.

Komplikationen. Die wichtigsten Komplikationen sind: 1) Septikämie (Sepsis), 2) Ausbreitung der Infektion auf das benachbarte Gelenk mit nachfolgender eitriger Arthritis (Abb. 45) und 3) Wachstumsstörungen durch eine Schädigung der Epiphysenfuge (Abb. 46). Die akute Osteomyelitis geht oft in das Stadium der chronischen Infektion über.

Behandlung. *Hämatogene Osteomyelitis.* Eine wirksame Behandlung muß zum frühestmöglichen Zeitpunkt begonnen werden. *Allgemeine Behandlung:* Diese besteht aus Bettruhe und gezielter antibiotischer Therapie. Zu Anfang ist es empfehlenswert, besondere Beachtung auf eine Antibiotikakombination mit breiter Wirksamkeit zu legen. Sobald aber der verursachende Keim bekannt ist, sollte das Antibiotikum verwendet werden, gegen das der Keim am empfindlichsten ist. Antibiotika sollten über mindestens 4 Wochen gegeben werden, auch wenn die Behandlung rasch Erfolg zeigt. *Lokale Behandlung:* Hinsichtlich der Operation und ihres Zeitpunktes werden unterschiedliche Meinungen vertreten. Die Operation kann unnötig sein, wenn eine wirksame antibiotische Behandlung innerhalb von 24 Stunden nach dem Auftreten der Symptome eingeleitet wurde. In der Praxis aber scheint es ratsamer, eine Frühoperation durchzuführen, um dem Eiter Abfluß zu verschaffen und um den oft sehr starken Schmerz zu lindern. Durch den Abfluß des Eiters wird auch das Risiko einer ischämischen Knochennekrose verringert, und zusätzlich ist eine Keimbestimmung mit Antibiogramm möglich. Die Inzision erfolgt bis auf den Knochen und der subperiostale Eiter wird entfernt. Es ist ratsam – obwohl dies nicht immer notwendig ist – ein oder zwei Bohrlöcher in den Knochen zu machen, um die Drainage zu verbessern. In den meisten Fällen kann die Wunde nach Anlegen einer Spül-Saug-Drainage verschlossen werden. Danach wird die Gliedmaße geschient bis die Infektion überstanden ist.

Osteomyelitis nach offener Fraktur. Das Hauptbehandlungsprinzip ist ein freier Sekretabfluß durch die Wunde, die – falls nötig – erweitert werden kann. Es sollte das am besten ansprechende Antibiotikum verordnet werden. Später sollten alle sequestrierten Knochenfragmente entfernt werden.

Chronische Osteomyelitis

(Chronische eitrige Osteomyelitis)

Die chronische Osteomyelitis ist immer die Folge einer akuten Osteomyelitis. Gelegentlich ist die Infektion von Anfang an subakut oder chronisch.

Ursache. Wie bei der akuten Osteomyelitis sind Staphylokokken die am häufigsten nachgewiesenen Keime. Es können jedoch auch Streptokokken, Pneumokokken und Typhusbazillen oder andere Bakterien verantwortlich sein.

Pathologie. Die chronische Osteomyelitis findet sich am häufigsten in den Röhrenknochen. Sie bleibt oft auf ein Knochenende beschränkt, kann aber auch die ganze Länge des Knochens befallen. Der Knochen ist verdickt und allgemein dichter als normal, obwohl oft eine wabige Struktur mit Granulationsgewebe, fibrösem Gewebe oder Eiter zu sehen ist. Die Sequester liegen meist innerhalb von Knochenhöhlen. Oft führt ein Fistelgang zur Hautoberfläche: Die Fistel hat die Tendenz zu heilen und wieder aufzubrechen. Liegt aber ein Sequester vor, heilt sie nie zu.

Klinik. Das Hauptsymptom ist in der Regel die Eiterentleerung aus einer Fistel über dem befallenen Knochen. In anderen Fällen ist der Schmerz das Hauptsymptom, das den Patienten zum Arzt führt. Der Eiterfluß kann kontinuierlich oder intermittierend sein. Das Wiederaufbrechen einer Fistel, die für einige Zeit zugeheilt war, kündigt sich durch lokalen Schmerz, Fieber und eine Abszeßbildung an. Dies nennt man ein „Aufflackern" der Infektion. Bei der Untersuchung ist der Knochen tastbar verdickt, und es sind fast immer mehrere Fisteln und Narben in diesem Bereich vorhanden. *Röntgen:* Der Knochen ist verdickt und zeigt eine irreguläre und fleckige Sklerose, welche ihm ein wabiges Aussehen gibt. Wenn ein Sequester vorliegt, erscheint er als ein dichtes, loses Fragment mit unregelmäßigen aber scharf abgegrenzten Rändern mitten in der Knochenhöhle (Abb. 47).

Komplikationen. Wenn der Knochen durch den Infekt stark geschwächt ist, kann es zu einer pathologischen Fraktur kommen. In manchen Fällen tritt bei einer lang-

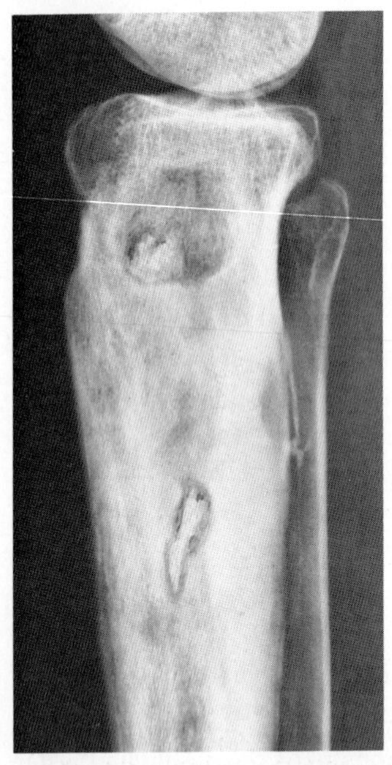

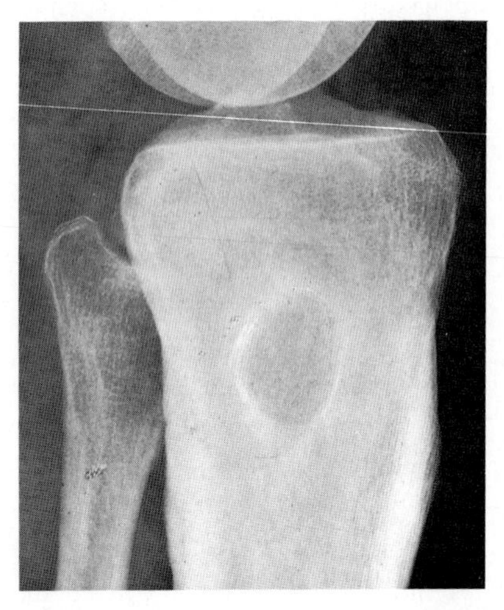

Abb. 47 Abb. 48

Abb. 47. Ausgeprägte chronische Osteomyelitis der Tibia. Der proximale Teil des Tibiaschaftes ist verdickt und zeigt eine fleckige Sklerose. Man erkennt zwei Höhlen, von denen jede einen Sequester enthält

Abb. 48. Brodie-Abszeß. Die Höhle in der Tibia ist von einer Sklerosezone umgeben

dauernden chronischen Osteomyelitis mit anhaltendem Eiterfluß eine Amyloidose auf.

Behandlung. Ein akutes Wiederaufflammen einer chronischen Osteomyelitis geht oft unter Ruhigstellung und Antibiotikabehandlung zurück. Wenn sich ein Abszeß außerhalb des Knochens bildet, muß er drainiert werden. Handelt es sich um eine dauernde und starke Eiterabsonderung, so ist eine ausgedehnte Operation zu empfehlen. Das Hauptziel sollte die Entfernung von infiziertem nekrotischem Knochen (Sequester) und die Eröffnung der Abszeßhöhle durch Abmeißeln des darüberliegenden Knochens sein. Manchmal ist es möglich, die Höhle mit einem Muskellappen auszufüllen oder sie nach außen hin mit einem Spalthautlappen zu dekken.

Brodie-Abszeß (chronischer Knochenabszeß)

Dies ist eine spezielle Form der chronischen Osteomyelitis, welche schleichend, ohne akuten Beginn verläuft. Man findet einen lokalisierten Abszeß mitten im Knochen, oft nahe der Metaphyse. Ein tiefer, bohrender Schmerz ist das vorherrschende Symptom.

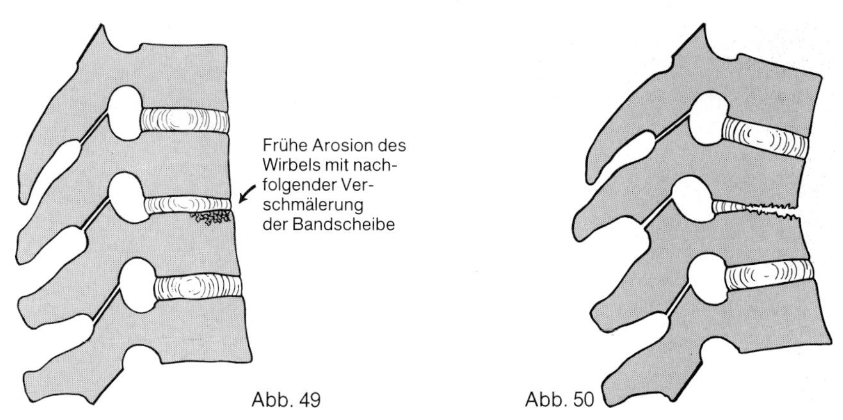

Abb. 49 u. 50. Eine von einem Wirbelkörper ausgehende Tuberkulose. Die Infektion beginnt in der Nähe der Vorderkante und nahe an der Bandscheibe **(Abb. 49).** Die Infektion befällt bald die Bandscheibe und kann sich auf den angrenzenden Wirbel ausdehnen. Die Knochendestruktion ist besonders im vorderen Bereich ausgeprägt; so bekommen die befallenen Wirbelkörper eine Keilform **(Abb. 50)**

Röntgenologisch ist die Erkrankung als eine runde oder ovale Höhle zu erkennen, die von einem Sklerosesaum umgeben ist (Abb. 48). Der Rest des Knochens erscheint normal. Die Behandlung erfolgt operativ. Die Höhle wird eröffnet und der Eiter entleert. Wenn immer möglich, sollte sie mit einem Muskellappen ausgefüllt werden, um den toten Raum zu verschließen.

Tuberkulöse Knocheninfektion

Eine tuberkulöse Knocheninfektion ist außer an den Wirbelkörpern und in Verbindung mit einer tuberkulösen Gelenkinfektion selten. Gelegentlich tritt sie als eine isolierte Erkrankung in einem Röhrenknochen oder in einem Knochen der Hand oder des Fußes auf.

Pathologie. Die Tuberkelbakterien erreichen den Knochen entweder über die Blutbahn oder durch direkte Ausbreitung von einem benachbarten Herd im Gelenk oder in den Weichteilen. Es findet sich eine typische tuberkulöse Entzündungsreaktion. Ein Teil des Knochens wird zerstört und durch Granulationsgewebe ersetzt. Es bildet sich meist ein tuberkulöser Abszeß, der sich in die benachbarten Weichteile oder in Richtung auf die Körperoberfläche ausbreitet. Unter der Behandlung besteht die Tendenz zu einer fibrösen Ausheilung.

Tuberkulose eines Wirbels. Die Infektion befällt typischerweise den Wirbelkörper. Sie kann anfänglich vom Knochen ausgehen (Abb. 49) oder sie kann sich von der benachbarten Zwischenwirbelscheibe aus auf den Wirbel ausbreiten. Tuberkulöse Wirbelkörper kollabieren ventral, behalten aber oft ihre volle Höhe dorsal bei. Dadurch bekommen sie ein keilförmiges Aussehen (Abb. 50). Ein Abszeß zieht sich gewöhnlich entlang der Wirbelsäule nach unten. Er kann sich auch nach hinten zum Spinalkanal ausbreiten, wo er das Rückenmark beeinträchtigen kann.

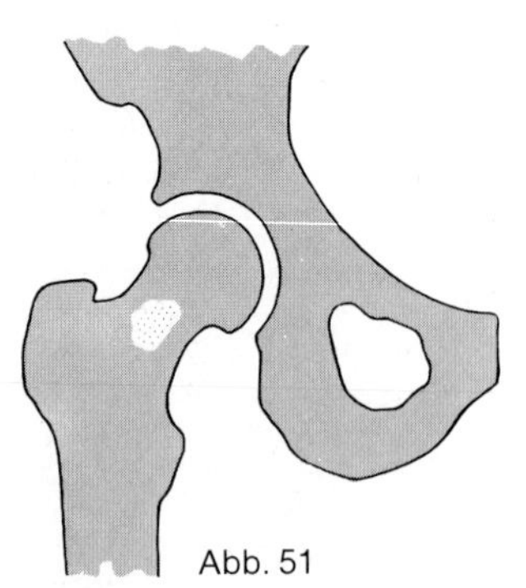

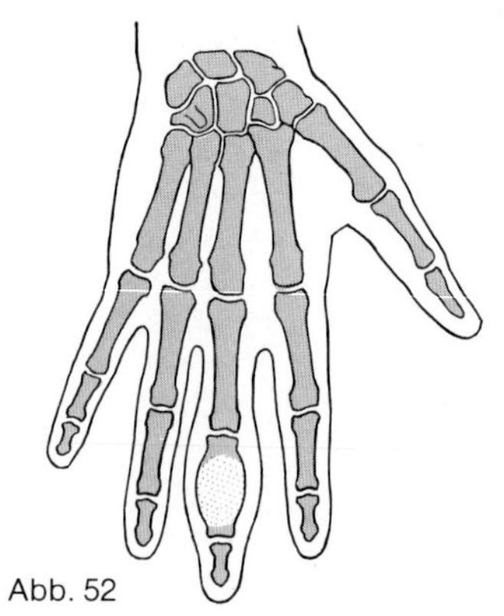

Abb. 51. Gelenknaher tuberkulöser Herd im Schenkelhals. Es findet sich keine Sklerose im umgebenden Knochen. Wenn ein solcher Infektionsherd durch die Behandlung nicht zum Stillstand kommt, kann er sich unter Umständen in das Gelenk ausbreiten
Abb. 52. Tuberkulöse Daktylitis. Die betroffene Knochenphalanx ist durch Destruktion der ursprünglichen Kortikalis und durch Anlage eines neuen kortikalen Knochens unter dem abgehobenen Periost aufgetrieben

Juxtaartikuläre Tuberkulose. Die Gelenkenden der Knochen werden häufig durch eine primär im Gelenk beginnende Tuberkulose angegriffen. Weniger häufig findet sich ein isolierter Infektionsherd innerhalb des Knochens (Abb. 51). Von solch einer Läsion kann sich die Infektion eventuell auf das benachbarte Gelenk ausdehnen.

Knochentuberkulose im Hand- oder Fußbereich. Die Metakarpalia und die Phalangen sind am häufigsten befallen (tuberkulöse Daktylitis). Charakteristischerweise ist der Knochen durch eine spindelförmige Schwellung aufgetrieben, die in erster Linie durch das verdickte und abgehobene Periost verursacht wird. Später wird ein Großteil des ursprünglichen Knochens zerstört. Zur selben Zeit aber wird neuer Knochen unter dem abgehobenen Periost gebildet, der den betroffenen Metakarpalia und den Phalangen ein aufgetriebenes Aussehen gibt (Abb. 52). Ähnliche Veränderungen können sich an einem Knochen des Fußes oder gelegentlich an einem Röhrenknochen abspielen.

Klinik. Meistens ist das Allgemeinbefinden gestört. Die Klagen und der Befund hängen vom Sitz der Infektion ab. Im allgemeinen ist der Schmerz das Anfangssymptom, und an den meisten Lokalisationen wird er von einer deutlichen Schwellung und oft von der Bildung eines kalten Abszesses begleitet. Wenn sich zur Knochenläsion eine tuberkulöse Gelenkerkrankung gesellt, dominieren die Gelenksymptome (s. Abschnitt über die jeweiligen Gelenke). *Röntgenologische Untersuchung:* Die typischen radiologischen Veränderungen der tuberkulösen Knocheninfektionen sind: 1) diffuse Kalksalzminderung im Infektionsbereich, 2) Erosion oder Knochenschwund, welcher einen flauen, schlecht abgegrenzten Bezirk ohne Andeutung einer umgebenden Sklerosezone zurückläßt und 3) in vielen Fällen ein Weichteilschatten, der eine Abszeßbildung andeutet. *Untersuchungen:* Die Blutkörperchensenkungsgeschwindigkeit ist erhöht. Der Tine-Text ist positiv. Der punktierte Eiter ist gelb und cremeartig. Nur gelegentlich können Keime durch direkte Untersuchung identifiziert werden. Die Kultur oder der Tierversuch jedoch kann die Tuberkulose beweisen. Eine Biopsie des erkrankten Knochens oder der umgebenden Weichteile zeigt die histologischen Merkmale der Tuberkulose.

Diagnose. Die Diagnose kann oft mit annähernder Sicherheit unter Beachtung der Anamnese, der klinischen Merkmale und der röntgenologischen Befunde gestellt werden. Die Diagnose wird gestützt durch: einen anamnestischen Hinweis auf Kontakte mit Tuberkulosekranken, einen positiven Tine-Test (vor allem bei Kindern), eine erhöhte Blutkörperchensenkungsgeschwindigkeit und den Beweis einer tuberkulösen Erkrankung an anderer Stelle. Die Diagnose kann nur durch Identifizierung des verursachenden Keimes oder durch den typischen histologischen Befund im entnommenen Gewebe gesichert werden.

Behandlung. In den meisten Fällen wird die Knochentuberkulose von der Infektion eines Gelenkes begleitet, und die Behandlung ist hauptsächlich auf die Gelenkerkrankung (tuberkulöse Arthritis S. 52) gerichtet. Die Behandlung eines isolierten tuberkulösen Knochenherdes erfolgt nach den gleichen Richtlinien.

Chemotherapie. Die Hauptbetonung liegt auf der Kombination von tuberkulostatischen Medikamenten, wie auf S. 55 ausgeführt wurde.

Lokale Behandlung. Das Prinzip besteht in der Ruhigstellung und der Immobilisierung des erkrankten Körperteiles, in der Entfernung von Eiteransammlung durch Punktion oder operative Drainage mit nachfolgendem Wundverschluß. Zeichen der Rückbildung sind ein gebesserter Allgemeinzustand, die Gewichtszunahme, ein Rückgang der Blutkörperchensenkungsgeschwindigkeit und ein gebesserter röntgenologischer Befund.

Syphilitische Knocheninfektion

In westlichen Ländern ist die syphilitische Knocheninfektion selten. In einigen Teilen der Welt aber wird sie immer noch häufig gesehen und es ist wichtig, sich die Möglichkeit ihres Auftretens ständig zu vergegenwärtigen. Knöcherne Veränderungen sind eine Spätmanifestation der erworbenen Syphilis, aber sie können im Leben eines Patienten mit angeborener Syphilis auch früh auftreten. Die Knochensyphilis kann viele Formen annehmen. Nur zwei sollen hier beschrieben werden: 1) die syphilitische Metaphysitis bei Kindern und 2) die Osteoperiostitis (kombinierte Ostitis und Periostitis) bei Kindern oder Erwachsenen.

Syphilitische Metaphysitis

Hierbei handelt es sich um eine Affektion bei Kleinkindern mit angeborener Syphilis.

Pathologie. Mehrere Metaphysen sind befallen. Die Verkalkungszone nahe dem Epiphysenknorpel, die normalerweise im Schnittpräparat als eine dünne graue Linie sichtbar ist, ist erweitert und gelblich. Der benachbarte Teil des Knochens ist teilweise durch Granulationsgewebe ersetzt.

Klinik. Die Erkrankung befällt Kinder in den ersten sechs Lebensmonaten. Es kann ein starker lokaler Schmerz resultieren. Als Folge dieses Schmerzes schont das Kind die erkrankte Gliedmaße (Pseudoparalyse): Es findet sich keine wesentliche Abnahme der Muskelkraft. *Bei der Untersuchung* ist das Metaphysengebiet verdickt und empfindlich. *Die Röntgenbilder* sind charakteristisch. Der Teil der Metaphyse, der dem Epiphysen-

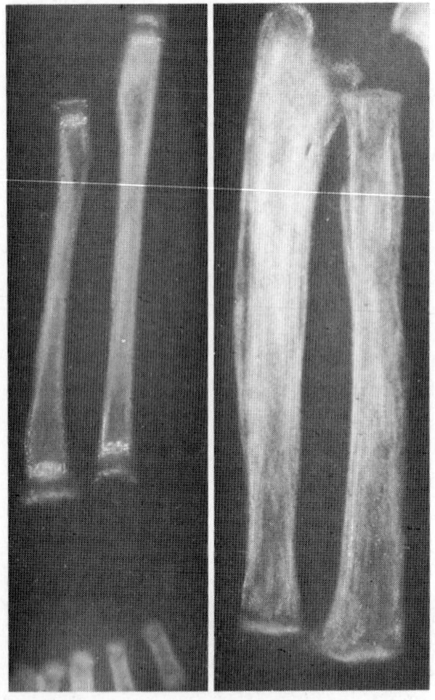

Abb. 53 u. 54. Zwei Beispiele für eine angeborene Syphilis des Knochens. **Abb. 53.** Metaphysitis bei einem Säugling. Beachte die weißen Linien an den Enden der Metaphyse mit Zonen einer angrenzenden Rarifizierung. **Abb. 54.** Osteoperiostitis bei einem Kind. Neuer Knochen hat sich in Schichten unter dem Periost abgelagert

knorpel benachbart ist, zeigt eine Sklerosezone, wogegen der Rest der Metaphyse eine Kalksalzminderung aufweist (Abb. 53). Oft erkennt man eine Periostitis an der Bildung von subperiostalem neuen Knochen in der Metaphyse und im benachbarten Schaftbereich. *Untersuchung:* Die Wassermannsche Reaktion ist positiv.

Diagnose. Der Zustand kann mit der akuten Osteomyelitis verwechselt werden. Das Fehlen der Leukozytose und die positive Wassermannsche Reaktion helfen, beide zu unterscheiden. Die Metaphysitis kann auch mit dem Skorbut verwechselt werden. Die typischen Merkmale des Skorbuts (Zahnfleischbluten und andere Zeichen) fehlen jedoch. Darüber hinaus tritt der Skorbut eher in den zweiten sechs als in den ersten sechs Lebensmonaten auf.

Behandlung. Intensive antisyphilitische Maßnahmen sind rasch wirksam.

Syphilitische Osteoperiostitis

Die Osteoperiostitis tritt oft mit der Metaphysitis bei Kleinkindern auf. Sie kann auch bei älteren Kindern mit angeborener Syphilis (Abb. 54) oder bei Erwachsenen mit erworbener Syphilis auftreten.

Pathologie. Von den Röhrenknochen ist die Tibia am häufigsten betroffen. Auch andere Knochen sind manchmal beteiligt, z. B. das Femur, der Schädel, die Clavicula und die Knochen der Hand und des Fußes (syphilitische Daktylitis). Der Knochen wird von syphilitischem Granulationsgewebe infiltriert, welches eine zentrale Nekrose aufweisen kann. Die Ausdehnung der Läsion variiert von Fall zu Fall. Es liegt oft nicht mehr als

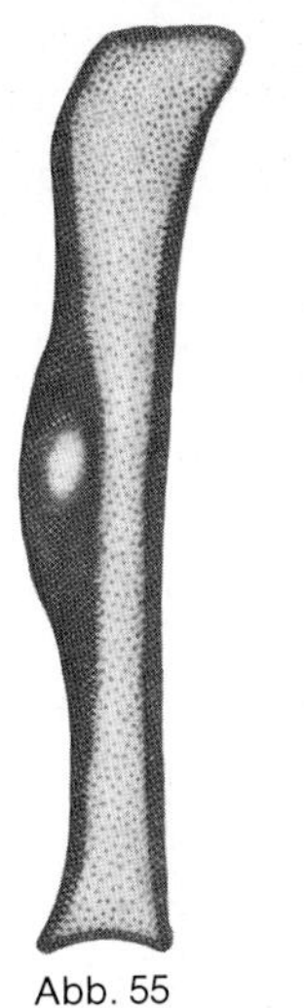

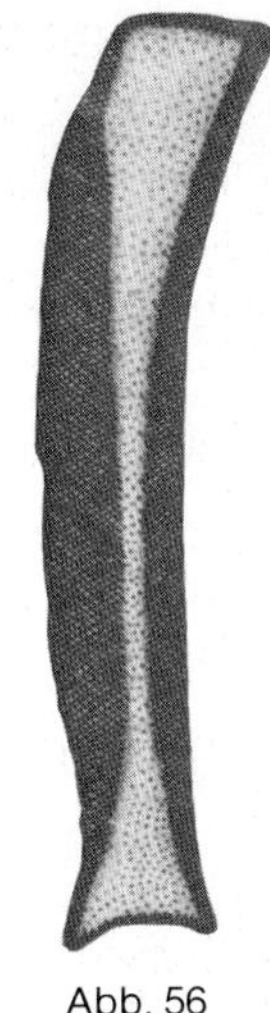

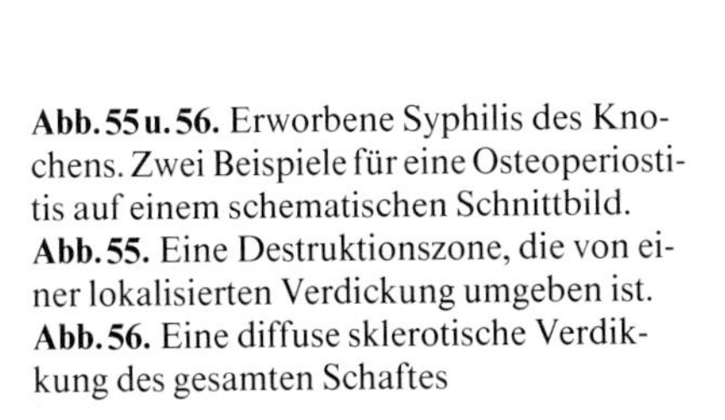

Abb. 55 u. 56. Erworbene Syphilis des Knochens. Zwei Beispiele für eine Osteoperiostitis auf einem schematischen Schnittbild. **Abb. 55.** Eine Destruktionszone, die von einer lokalisierten Verdickung umgeben ist. **Abb. 56.** Eine diffuse sklerotische Verdickung des gesamten Schaftes

eine lokalisierte Verdickung oder eine diffuse Infiltration des ganzen Knochens (Abb. 56) vor. Die Struktur des erkrankten Knochens variiert ebenso. Der Knochen kann teilweise durch Granulationsgewebe ersetzt sein, oder die Bildung von neuem Knochen kann zu einer deutlichen Sklerose führen.

Klinik. Die Hauptsymptome sind ein tiefer, bohrender Schmerz, der sich in der Nacht verschlimmert und eine Schwellung. Bei der Untersuchung findet sich entweder eine lokalisierte spindelförmige Schwellung über dem Knochenschaft oder eine diffuse Verdickung in der gesamten Länge des Knochens. *Röntgenologische Untersuchung:* Die syphilitsche Knochenerkrankung variiert im Röntgenbild von einer schweren Osteoporose bis zu einer dichten Sklerose. Das häufigste Erscheinungsbild ist: 1) eine ausgedehnte subperiostale Knochenneubildung (Abb. 54); 2) ein lokalisiertes Gebiet von Zerstörung oder Rarifizierung mit dichter Verdickung der darüberliegenden Kortikalis und 3) eine diffuse sklerotische Verdickung des gesamten Knochens. Gelegentlich ist die hervorstechendste Veränderung die Knochendestruktion und die Knochenneubildung. *Untersuchungen:* Die Wassermannsche Reaktion ist positiv.

Diagnose. Die Syphilis des Knochens oder des Periosts wird leicht mit einem malignen Knochentumor verwechselt. Fehler können vermieden werden, wenn die Syphilis als Ursache jeder lokalisierten Schwellung an einer Gliedmaße in Betracht gezogen wird. Die positive Wassermannsche Reaktion leistet hierbei Hilfe. Die Diagnose wird bestätigt, wenn es zu einer raschen Besserung unter antisyphilitischer Behandlung kommt. Dieser therapeutische Test kann die Notwendigkeit einer Biopsie in Fällen von Gliedmaßen mit Schwellungen unklarer Genese ersetzen.

Behandlung. Die Knochenläsionen sprechen im allgemeinen gut auf intensive antisyphilitische Maßnahmen an.

Tumoren des Knochens

Die Knochentumoren werden in gutartige und bösartige unterteilt. Maligne Tumoren werden des weiteren in primäre und sekundäre (Metastasen) gegliedert. In diesem Rahmen sollen nur vier Arten der gutartigen und sechs Arten der bösartigen Tumoren besprochen werden.

Gutartige Tumoren des Knochens

Die folgenden Tumoren werden beschrieben: 1) Osteom, 2) Chondrom, 3) Osteochondrom und 4) Riesenzelltumor.

Osteom

Dieses bildet eine leicht gerundete Vorwölbung auf der Oberfläche eines Röhrenknochens oder eines flachen Knochens oder auch des Schädelknochens (Abb. 57). Es kann aus hartem, kompaktem Knochen (Elfenbeinosteom) oder aus spongiösem Knochen (Spongiosaosteom) bestehen. Abgesehen von sichtbaren oder tastbaren Schwellungen finden sich gewöhnlich keine Symptome.

Behandlung. Es kann entweder belassen oder den Umständen des Falles entsprechend entfernt werden.

Chondrom

Dies ist ein Tumor, der sich aus Knorpel zusammensetzt.

Pathologie. Es gibt zwei Arten von Chondromen. Bei der einen wächst der Tumor aus dem Knochen heraus (Ekchondrom); bei der anderen wächst er innerhalb des Knochens und breitet sich aus (Enchondrom) (Abb. 58). Die meisten *Ekchondrome* entstehen an der Hand, am Fuß oder an den flachen Knochen, wie der Scapula oder dem Darmbein. Sie erreichen oft eine beträchtliche Größe. *Enchondrome* sind im Bereich der Knochen der Hand oder der Füße ziemlich weit verbreitet: Der betroffene Knochen ist durch den Tumor aufgetrieben und seine Kortikalis ist stark verdünnt. So kommt es häufig zu einer pathologischen Fraktur. Die Chondrome der größeren Röhrenknochen treten hauptsächlich in einer bestimmten klinischen Form – bekannt als Dyschondroplasie – auf (multiple Chondrome oder Olliersche Erkrankung, S. 104). Bei dieser Erkrankung, die in der Kindheit beginnt, entstehen Enchondrome im Gebiet der Wachstumsfuge verschiedener Knochen: Sie stören das normale Wachstum an der Epiphysenfuge und führen infolgedessen zu einer Verkürzung oder Deformierung. Gelegentlich wird ein Chondrom bösartig und entwickelt sich zu einem Chondromsarkom. Dieses tritt eher an größeren Knochen als an den kleinen Knochen der Hand und der Füße auf.

Behandlung. Ein Chondrom läßt man am besten in Ruhe. Wenn ein Tumor Beschwerden macht oder kosmetisch stört, sollte er – wenn möglich – entfernt werden.

Abb. 57–60. Gutartige Knochentumoren.
Abb. 57. Osteom. Es kann an jedem Knochen, auch am Schädel auftreten. **Abb. 58.** Zwei Arten von Chondromen. Ekchondrom an der Grundphalanx und Enchondrom an der Mittelphalanx (s. auch Abb. 82 u. 83). **Abb. 59.** Ein kleines und ein großes Osteochondrom. Sie nehmen ihren Ausgang vom Epiphysenknorpel, aber sie sind im Rahmen des Knochenwachstums von ihm weggewandert. Jedes Osteochondrom ist von einer Knorpelkappe überzogen (s. auch Abb. 81). **Abb. 60.** Riesenzelltumor (Osteoklastom). Beachte die Ausweitung der Kortikalis und die spärlichen feinen Knochentrabekel im Tumor. Der Tumor dehnt sich bis nahe zur Gelenkfläche aus (s. auch Abb. 61)

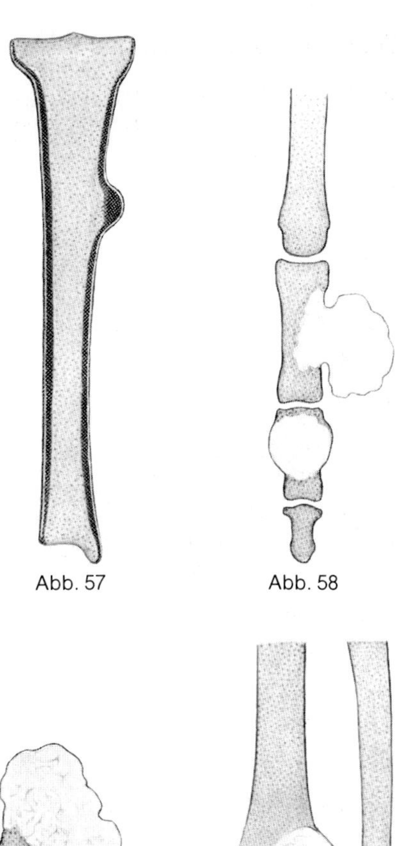

Abb. 57 Abb. 58

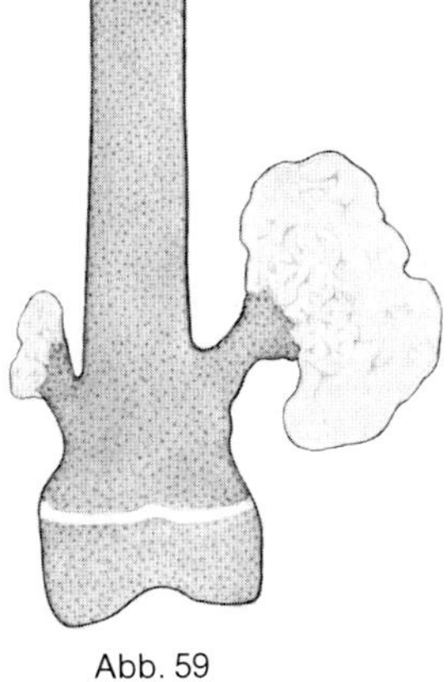

Abb. 59

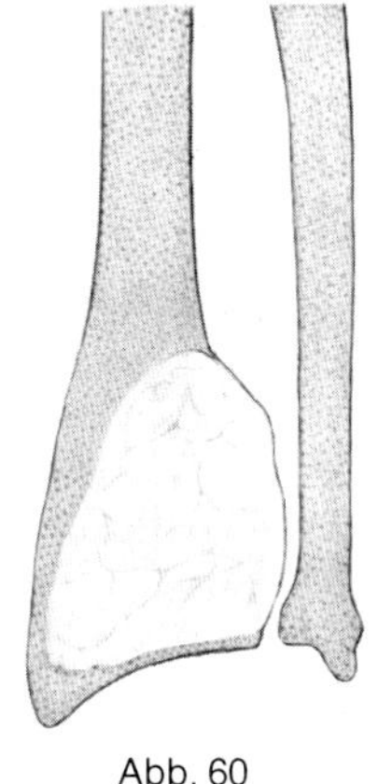

Abb. 60

Osteochondrom (Osteokartilaginäre Exostose)

Das ist der häufigste gutartige Tumor des Knochens.

Pathologie. Er entsteht, ausgehend von der Wachstumsfuge, in der Kindheit. Infolge des Längenwachstums des Knochens bleibt der Tumor zurück und scheint in Richtung der Schaftmitte zu wandern. Er wächst wie ein Pilz aus dem Knochen heraus (Abb. 59). Der Stiel und ein Teil des Kopfes des Tumors bestehen aus Knochen, der aber kappenartig von Knorpel bedeckt ist. Der Tumor vergrößert sich

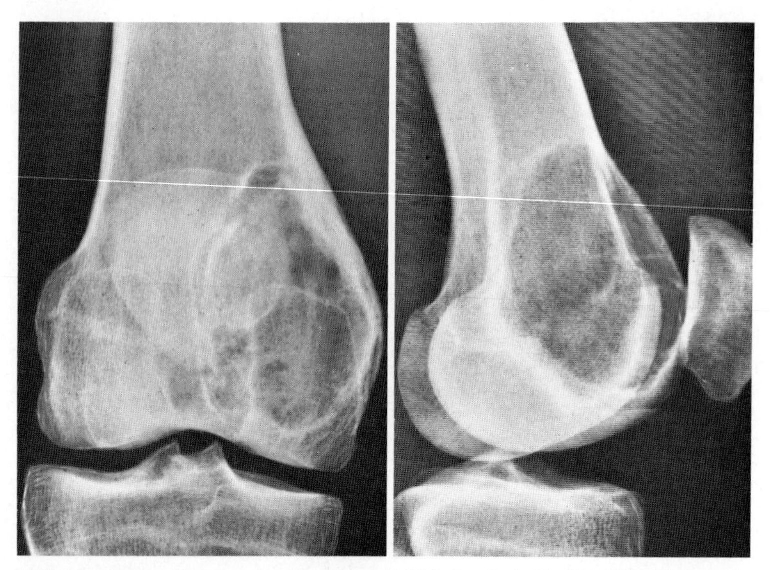

Abb. 61. Riesenzelltumor des Knochens in üblicher Lokalisation. Der Tumor, der schwach gekammert ist, zerstört in den meisten Fällen einen der Femurkondylen. Er dehnt sich bis nahe zur Gelenkfläche aus

weiter bis zum Stillstand des Skelettwachstums, und die Knorpelkappe kann sogar bestehen bleiben. Das gewöhnliche Osteochondrom tritt einzeln auf. Bei der Exostosenkrankheit (multiple Exostosen, S. 103) dagegen befallen die Tumoren einige oder viele Knochen. Selten kommt es zu einer bösartigen Veränderung dieser Tumoren.

Klinik. Den Tumor bemerkt man als eine umschriebene leichte Schwellung in Gelenknähe. Bei ernsten Fällen der Exostosenkrankheit kommt es zu einer Beeinträchtigung des Skelettwachstums. Der Patient kann mißgebildet oder zwergenhaft werden. Die Röntgenbilder zeigen den pilzartigen knöchernen Tumor, nicht aber die Knorpelkappe. Der Stiel ist oft schmal.

Behandlung. Wenn nötig, sollte der Tumor entfernt werden.

Riesenzelltumor (Osteoklastom)

Dies ist ein Tumor, der – obwohl allgemein als gutartig eingeschätzt – nach lokaler Entfernung zum Rezidiv neigt. Manchmal verhält er sich wie ein ausgesprochen maligner Tumor und metastasiert über den Blutweg. Er tritt am häufigsten bei jungen Erwachsenen auf.

Pathologie. Die häufigsten Lokalisationen sind das untere Femurende, das obere Tibiaende, das untere Radiusende und das obere Humerusende. Beginnend in der ehemaligen Metaphysenregion dehnt er sich über die Epiphysengrenze in den ge-

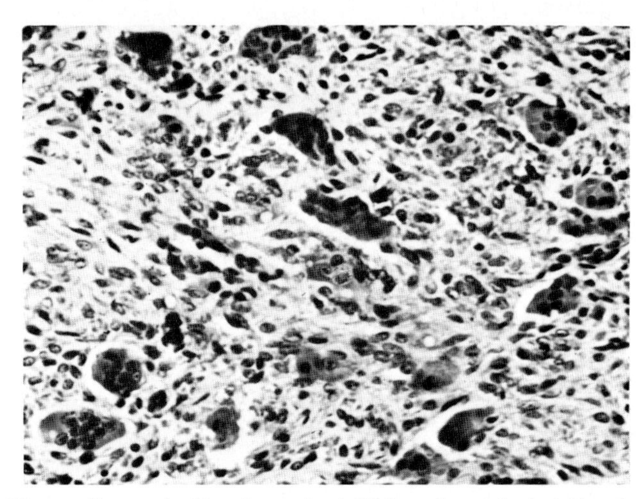

Abb. 62. Ein typischer Riesenzelltumor des Knochens mit reichlich ovalen und spindelförmigen Zellen sowie vielkernigen Riesenzellen dazwischen (Haematoxylin und Eosin, 150fach)

lenknahen Anteil des Knochens aus und erreicht oft fast die Gelenkoberfläche (Abb. 60 und 61). Er zerstört die Knochensubstanz. Neuer Knochen bildet sich unter dem abgehobenen Periost, so daß sich das Knochenende ausweitet. Einige Knochenkegel können innerhalb des Tumors verbleiben und geben ihm ein wabenartiges Aussehen. Pathologische Frakturen sind häufig.

Histologisch besteht der Tumor aus einer großen Anzahl von ovalen oder spindelförmigen Zellen, diffus durchsetzt mit Riesenzellen, die bis zu 50 Kernen enthalten können (Abb. 62). Die Riesenzellen stellen möglicherweise Konglomerate der ovalen oder spindelförmigen Zellen dar. Weder ähneln sie Osteoklasten noch verhalten sie sich wie diese: deshalb wird der Name Riesenzelltumoren dem Namen Osteoklastom vorgezogen. Die wirkliche Ursprungszelle ist nicht bekannt.

Oft rezidiviert ein Riesenzelltumor, wenn er unvollständig entfernt wurde. Wenn er bösartig ist, metastasiert er rasch, vor allem in die Lungen.

Klinik. Die Symptome sind Schmerzen am Tumorsitz und eine allmählich zunehmende lokale Schwellung. Manchmal wird dem Patienten durch das Auftreten einer pathologischen Fraktur plötzlich bewußt, daß etwas nicht stimmt. Die Untersuchung enthüllt eine knöcherne Auftreibung, die bei fester Palpation empfindlich sein kann. Die *Röntgenbilder* zeigen eine Zerstörung der Knochensubstanz mit Ausdehnung auf die Kortikalis (Abb. 61). Der Tumor neigt dazu, exzentrisch zu wachsen und dehnt sich oft bis zu den Gelenkenden des Knochens aus.

Behandlung. Diese hängt von der Lokalisation des Tumors ab. Wenn es sich um einen Knochen handelt, der entfernt werden kann, wie die Clavicula oder die Fibula, dann ist die Entfernung eines Teils dieses Knochens oder sogar des gesamten Knochens zu empfehlen, um eine komplette Tumorentfernung sicherzustellen. Handelt es sich aber um einen Knochen, dessen Entfernung eine schwere Beeinträchtigung bedeuten würde, wie

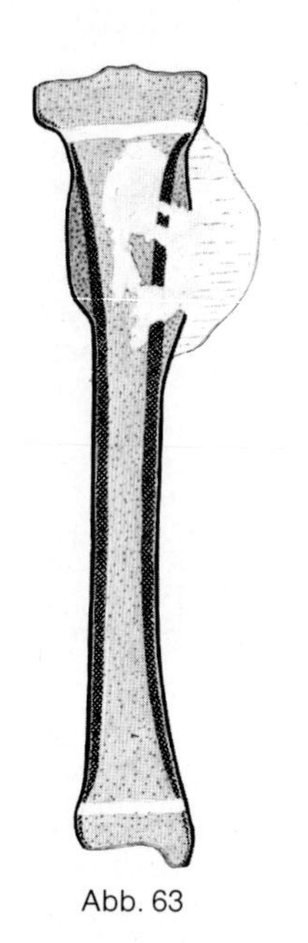

Abb. 63

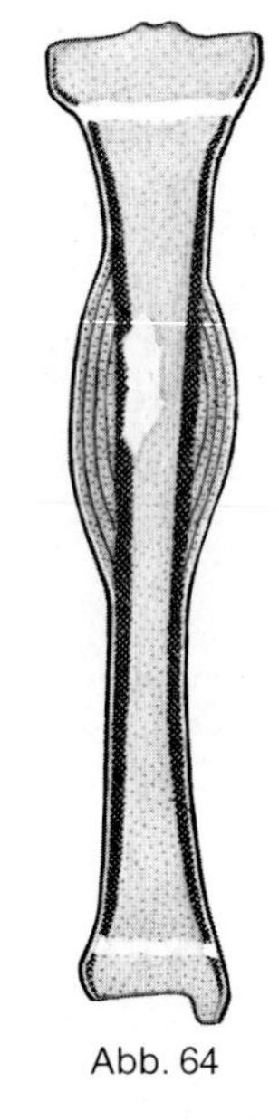

Abb. 64

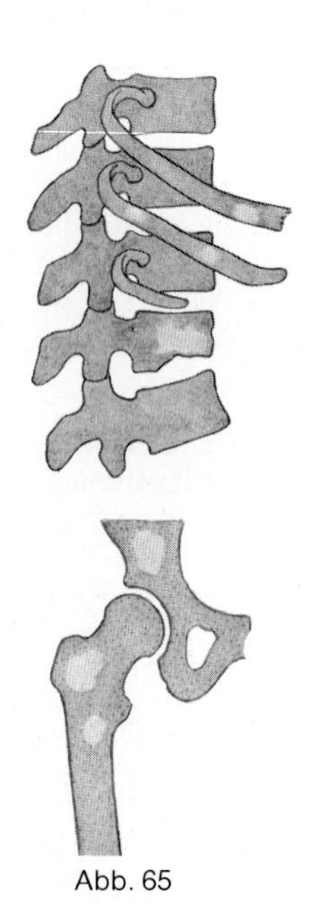

Abb. 65

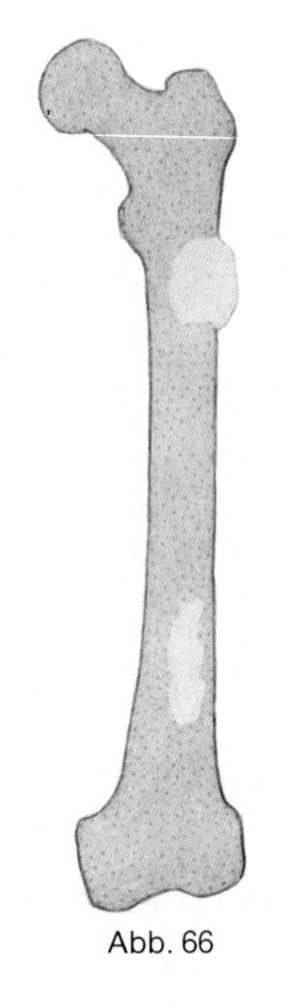

Abb. 66

Abb. 63–66. Vier maligne Knochentumoren.
Abb. 63. Osteosarkom. Es entsteht in der Metaphyse. Beachte die Knochendestruktion, die Vorwölbung des Periostes mit Formation von neuem Knochen unter dem Periost und die Zerstörung der Kortikalis durch den Tumor. Das Erscheinungsbild des Tumors ist unterschiedlich, und die Neubildung von neoplastischem Knochen durch den Tumor kann ausgeprägt oder spärlich sein. **Abb. 64.** Ewing-Sarkom. Es entsteht in der Diaphyse. Beachte den zentralen Bereich der Destruktion und die konzentrischen Schichten von subperiostal gebildetem neuen Knochen, der dem Tumor ein zwiebelschalenartiges Aussehen gibt. **Abb. 65.** Plasmazellmyelom. Kleine, ausgestanzte, osteolytische Tumoren sind über das gesamte Skelett verteilt und finden sich besonders in Knochen, die reichlich rotes Mark enthalten. **Abb. 66.** Metastasen im Knochen, wie man sie bei streuenden Karzinomen sieht. Beachte die umschriebene Knochendestruktion ohne jede periostale Reaktion. Metastasen im Knochen sind sehr viel häufiger als primär maligne Knochentumoren

z. B. das Femur, ist das Problem viel schwieriger. Die Curretage mit nachfolgender Knochentransplantation ist von einer hohen Rate von Rezidiven belastet, welche eine Amputation notwendig machen können. Wahrscheinlich ist das sinnvollste Vorgehen eine großzügige lokale Exzision, auch wenn dies die Opferung eines größeren Gelenkes wie des Kniegelenkes oder des Schultergelenkes nach sich zieht. Hier kann eine Arthrodese oder ein prothetischer Ersatz vorgenommen werden. Die Strahlentherapie ist manchmal in der Lage, eine dauernde Heilung zu erzielen, aber es besteht das Risiko, daß sie eine maligne Veränderung induzieren kann. Sie sollte daher auf Tumoren beschränkt werden, die einer chirurgischen Behandlung nicht zugängig sind.

Bösartige Tumoren des Knochens

Klassifikation. In der Vergangenheit gab es einige Verwirrung bei der Nomenklatur und Klassifikation von primär malignen Knochentumoren, hauptsächlich durch die Schwierigkeiten der Interpretation ihrer histologischen und radiologischen Charakteristika. Eine Schwierigkeit ist, daß Tumoren unterschiedlichen Ursprungs manchmal sehr ähnlich aussehen, z. B. kann ein Tumor, der sich von wenig differenzierten Knochenzellen ableitet (Osteosarkom), vor allem aus Fibroblasten bestehen und somit einem Fibrosarkom ähnlich sein. Oder aber das vorwiegende Gewebe kann knorplig sein und somit an ein Chondrosarkom denken lassen. Machmal ist es sogar schwierig, zwischen einem primären Tumor und einer Metastase zu unterscheiden: Ein Ewing-Sarkom z.B. kann einem metastasierenden Neuroblastom sehr ähnlich sein. Die Tatsache, daß die radiologischen Merkmale vieler dieser Tumoren ebenso wechselnd sind, kommt zu den Schwierigkeiten der Einteilung hinzu. Daraus ergibt sich klar, daß die Differentialdiagnose eines malignen Knochentumors sehr schwierig sein kann. Eine sorgfältige Einschätzung aller Merkmale – Klinik, Röntgenbild, Histologie und Biochemie – ist immer erforderlich.

Es ist hervorzuheben, daß primär maligne Knochentumoren selten sind. Sekundäre Tumoren (Metastasen) sieht man viel häufiger als primäre Tumoren.

In dieser kurzen Übersicht werden die malignen Knochentumoren unter folgenden Gesichtspunkten (die ersten fünf sind primäre Tumoren) eingeteilt und beschrieben: 1) Osteosarkom (osteogenes Sarkom); 2) Chondrosarkom des Knochens; 3) Fibrosarkom des Knochens[1]; 4) Ewing-Sarkom; 5) Plasmazellmyelom (Plasmocytom); 6) Sekundäre Tumoren (Metastasen).

Osteosarkom (Osteogenes Sarkom)

Dies ist vor allem ein Tumor der Kindheit oder des frühen Erwachsenenalters. Wenn er im späteren Leben auftritt, ist er oft eine Komplikation der Ostitis deformans (Pagetsche Erkrankung).

Pathologie. Ein Osteosarkom entsteht aus wenig differenzierten knochenbildenden Zellen. Die häufigsten Lokalisationen sind das untere Femur-, das obere Tibia-

---

[1] Das Fibrosarkom des Bindegewebes muß getrennt behandelt werden. Es wird auf S. 128 beschrieben.

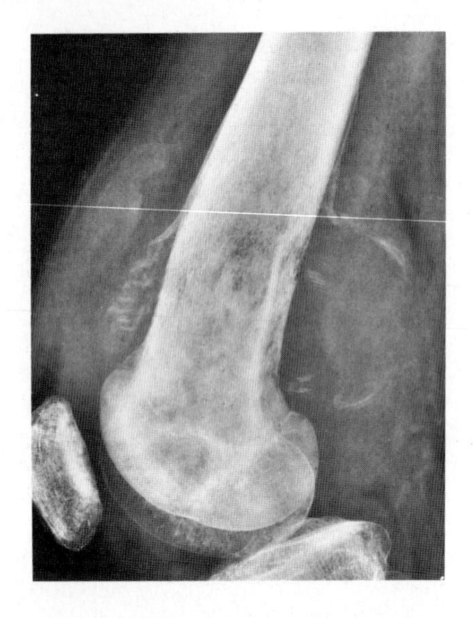

Abb. 67. Ein Osteosarkom an der Stelle der häufigsten Lokalisation. Der Tumor hat einen großen Teil des distalen Femurendes zerstört und ist durch die Kortikalis in die Weichteile vorgedrungen. Obwohl reichliche Knochenneubildung ein Merkmal von einigen dieser Tumoren ist, zeigt der Tumor in diesem Fall (wie in vielen anderen) hauptsächlich Osteolysen, während neoplastischer Knochen nur in einzelnen kleinen Bereichen sichtbar ist

und das obere Humerusende. Der Tumor beginnt in der Metaphyse. Er zerstört die Knochensubstanz und bricht eventuell in das umgebende Gewebe ein, obwohl er selten die Epiphysenknorpelscheibe in Richtung Epiphyse überschreitet (Abb. 63). Das histologische Aussehen variiert sehr stark, weil jede Art von Bindegewebe vorhanden sein kann. Somit kann der Tumor weithin aus Bindegewebe, aus Knorpel oder myxomatösem Gewebe bestehen. Charakteristischerweise aber werden in einigen Teilen des Tumors immer Gebiete von neoplastischem neuem Knochen oder Osteoidgewebe gefunden, was die wahre Natur dieses Tumors zeigt. In einigen Fällen ist neugebildeter Knochen im Überschuß vorhanden (Abb. 68). Der Tumor metastasiert früh über den Blutweg, vor allem in die Lunge und in andere Knochen.

Klinik. Es finden sich ein lokaler Schmerz und eine Schwellung, die allmählich zunehmen. Die Untersuchung zeigt eine diffuse feste Verdickung im Bereich des gelenknahen Knochenendes. Die darüberliegende Haut ist aufgrund des Gefäßreichtums des Tumors wärmer als normal.

Die Röntgenbilder zeigen eine unregelmäßige Zerstörung der Metaphyse. Später erscheint die Kortikalis an einer oder mehreren Stellen aufgebrochen. Es finden sich immer noch Spuren der ursprünglichen Kortikalis. Meist ist eine Knochenneubildung an den Enden des abgehobenen Periostes sichtbar (Codmansches Dreieck, Abb. 67). Gelegentlich finden sich Spiculae von neuem Knochen innerhalb des Tumors (sonnenstrahlartiges Aussehen). Ein Thoraxbild kann pulmonale Metastasen zeigen (Abb. 69).

Diagnose. In atypischen Fällen kann ein Osteosarkom mit einer subakuten Osteomyelitis, mit einer Syphilis des Knochens oder mit anderen Knochentumoren wie dem Chondrosarkom, dem Fibrosarkom, dem Riesenzelltumor, dem Ewing-Sarkom oder Metastasen verwechselt werden. Deshalb sollte ein repräsentatives Tumorstück für die histologische Untersuchung entfernt werden.

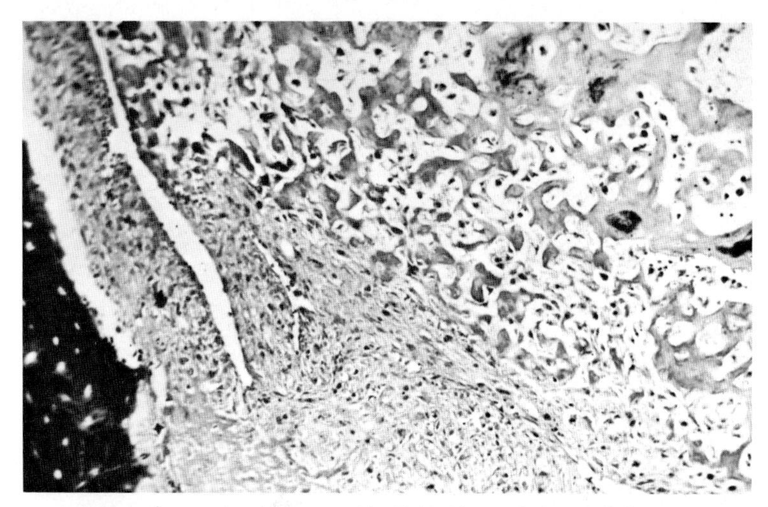

Abb. 68. Das Schnittpräparat zeigt das unterschiedliche histologische Bild eines Osteosarkoms. Ganz links im Bild findet sich ein dunkel gefärbter Rest von altem, reifen Knochen, daneben liegt ein Gebiet von fibroplastischem Tumorgewebe. Nach oben und rechts davon erkennt man atypischen, unreifen Knochen, der vom Tumor gebildet wird (Azanfärbung, 100fach)

Prognose. Die Sterblichkeit, gewöhnlich durch pulmonale Metastasen, liegt sogar nach der Amputation bei 85%. Seit kurzem erst kann durch eine intensive Behandlung mit der Chemotherapie die Prognose gebessert und die Überlebenszeit zumindest verlängert werden.

Behandlung. An vielen Zentren war eine sofortige Amputation die Methode der Wahl. Andere Zentren nehmen aus folgenden Gründen eine mehr abwartende Haltung ein: 1) Metastasen liegen gewöhnlich schon zum Zeitpunkt der Diagnosestellung vor und werden wahrscheinlich klinisch innerhalb der nächsten 6 Monate manifest. 2) Eine Amputation ist – auch wenn sie rasch durchgeführt wird – daher schon zu spät. 3) Durch eine Hochvolt-Bestrahlung können die Tumorzellen wenigstens für einige Monate „sterilisiert" werden. Vertreter des mehr abwartenden Verhaltens empfehlen daher in erster Linie die Radiotherapie und raten zur Amputation nur bei Patienten, die 6–12 Monate später frei von Metastasen sind und die daher noch eine echte Chance auf dauernde Heilung haben. Sinnlose Amputationen werden somit in größerem Umfang vermieden.

So attraktiv dieses Vorgehen auch ist, es kann wahrscheinlich im Licht neuerer Erfahrungen mit der Chemotherapie nicht länger beibehalten werden, ausgenommen für Tumoren der oberen Extremität. Die zytotoxischen Medikamente, von denen Vincristin (Oncovin), Amethopterin (Methotrexat) und Adriamycin (Adriblastin) die gängigen Beispiele sind, scheinen in der Lage zu sein, die Metastasierung für eine lange Zeit bei einem beträchtlichen Teil der Patienten zu verhindern, aber sie sind wenig wirksam gegen den Tumor selbst. Die Amputation ist somit normalerweise ein Vorläufer für diese Begleittherapie, die auch unerfreuliche Nebeneffekte hat. Zur Zeit sind Versuche im Gange, die die Wirksamkeit dieses Vorgehens überprüfen sollen. Vorläufige Berichte

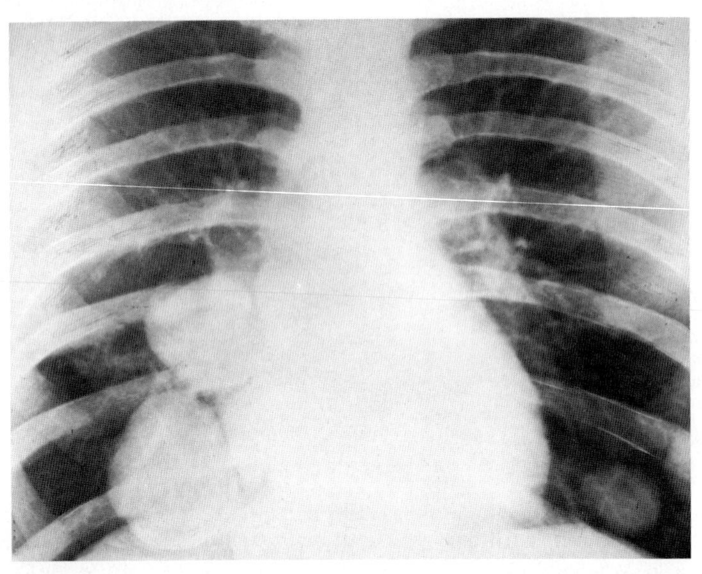

Abb. 69. Lungenmetastasen bei einem Osteosarkom der Tibia. Solche Metastasen führen zum Tode

lassen vermuten, daß die Chemotherapie die Gesamtheilungsrate nicht beeinflußt, wenn auch das Auftreten von Metastasen verzögert und das Leben verlängert werden kann.

Chondrosarkom des Knochens

Ein Chondrosarkom ist ein maligner Tumor, der sich von Knorpelzellen ableitet und der dazu tendiert, den Knorpelcharakter während seiner ganzen Entwicklung beizubehalten.

Pathologie. Er kann sich im Inneren des Knochens (zentrales Chondrosarkom) oder auch von der Oberfläche aus (peripheres Chondrosarkom) entwickeln. Ein zentrales Chondrosarkom tritt meistens im Femur, der Tibia oder dem Humerus auf. Es kann von sich aus ohne ein vorbestehende Erkrankung oder durch maligne Umwandlung eines vorbestehenden Enchondroms entstehen (besonders wenn eine Dyschondroplasie oder multiple Chondrome vorliegen, S. 104). Ein peripheres Chondrosarkom dagegen tendiert gewöhnlich dazu, flache Knochen wie das Os ilium, das Os sacrum oder die Scapula zu befallen, und es entsteht im allgemeinen durch eine maligne Umwandlung eines Osteochondroms (vor allem bei multiplen Exostosen, S. 103). Histologisch kann ein Chondrosarkom vielzellig sein. Die Knorpelzellkerne neigen zum Aufquellen und zur Kerndopplung. Diese Merkmale, die an eine Bösartigkeit denken lassen, findet man oft nur in einigen mikroskopischen Schnitten, die übrigen Teile des Gewebes erscheinen relativ gutartig.

Klinik. Der Patient ist meist von mittlerem Alter und klagt über Schmerzen und eine lokale Schwellung. Der Tumor wächst langsam und kann eine beträchtliche Größe erreichen. Röntgenologisch wächst ein zentrales Chondrosarkom im Bereich der gesamten Knochenausdehnung und kann die Kortikalis durchbrechen. Ein peripheres Chondrosarkom stellt sich dagegen als Weichteilschatten dar, der von der Oberfläche des Knochens nach außen wächst. Beide Typen zeigen charakteristische fleckige Gebiete einer Kalzifizierung innerhalb der Tumormasse.

Ein Chondrosarkom wächst langsam und metastasiert relativ spät. Deshalb ist die Prognose wesentlich günstiger als beim Osteosarkom.

Behandlung. Die Amputation weit oberhalb des Tumors eröffnet eine relativ gute Heilungschance.

Das Fibrosarkom des Knochens

Das Fibrosarkom ist selten. Es ist ein fibroplastisch bindegewebiger Tumor, der in einem Knochen entsteht und daher von einem Fibrosarkom der Weichteile unterschieden wird, welches den Knochen von außen angreift. Es tritt hauptsächlich bei jungen Erwachsenen auf, und wie beim Osteosarkom sind das Femur und die Tibia die häufigste Lokalisation. Blaß und fleischig wächst der Tumor auf Kosten des Knochens und bricht gelegentlich durch die Kortikalis hindurch. Histologisch ist er aus ziemlich großen Fibroblasten zusammengesetzt, die – je nach Malignität des Tumors – gut oder schlecht differenziert sein können. *Röntgenologisch* stellt sich der Tumor als osteolytisch (knochenzerstörend) dar, und der Nachweis von neoplastischer Knochenneubildung fehlt. Die Prognose ist schlecht, aber bei gut differenzierten Tumoren ist sie sicherlich günstiger als beim Osteosarkom.

Behandlung. In der Regel ist die Amputation ratsam. Wenn die Biopsie einen Tumor zeigt, der von geringer Malignität zu sein scheint, kann eine ausgedehnte lokale Exzision in Betracht gezogen werden, sofern sie technisch durchführbar ist. Der Tumor spricht schlecht auf Bestrahlung an.

Ewing-Sarkom (Endotheliales Knochensarkom)

Das Ewing-Sarkom ist ein seltenes, aber hochmalignes Sarkom, das im Knochenmark entsteht.

Pathologie. Der Tumor ist am häufigsten im Schaft des Femur, der Tibia oder des Humerus zu finden. Er entsteht eher in der Diaphyse als in der Metaphyse eines Knochens und entwickelt sich wahrscheinlich von endothelialen Strukturen im Knochenmark. Das Tumorgewebe ist weich und gefäßreich. Bei der Ausdehnung zerstört es allmählich die Knochensubstanz. Es findet sich eine deutliche Reaktion unter dem Periost, wo überreichlich neuer Knochen in aufeinanderliegenden Schichten gebildet wird (Abb. 64). Histologisch besteht der Tumor aus einer Häufung von uniformen, kleinen, runden Zellen. Der Tumor metastasiert früh über den Blutweg, vor allem in die Lunge, und manchmal in andere Knochen.

Klinik. Kinder sind am häufigsten befallen. Typisch sind lokale Schmerzen und Schwellungen über den Röhrenknochen, meist in der Mitte des Schaftes (im Gegensatz zum Osteosarkom, welches an der Metaphyse entsteht). Bei der Untersuchung ist die Schwellung diffus oder spindelförmig und von fester Konsistenz. Die darüberliegende Haut ist aufgrund des Gefäßreichtums des Tumors wärmer als normal. Die Röntgenbilder zeigen eine Zerstörung der Knochensubstanz und konzentrische Schichten von subperiostalem neuen Knochen (zwiebelschalartiges Aussehen) (Abb. 64). Die Knochenszintigraphie zeigt eine starke Isotopenanreicherung in der Tumorgegend. Ein Röntgenbild des Thorax kann pulmonale Metastasen zeigen.

Diagnose. In atypischen Fällen kann eine Verwechslung mit der subakuten Osteomyelitis, der syphilitischen Osteoperiostitis oder mit anderen Tumoren vorkommen. Im besonderen kann das Ewing-Sarkom histologisch mit einer Metastase eines suprarenalen Neuroblastoms verwechselt werden. Bei Verdacht auf ein Ewing-Sarkom sollte eine Biopsie durchgeführt werden.

Prognose. Sie ist nahezu immer infaust – gewöhnlich bestehen pulmonale Metastasen –, auch wenn der Tod manchmal durch die Behandlung für mehrere Jahre aufgeschoben werden kann. Es gibt einzelne Berichte über Erfolge im Sinne einer Langzeitheilung.

Behandlung. Die Wahl liegt zwischen Amputation und Radiotherapie: beide Arten des Vorgehens können durch Chemotherapie ergänzt werden. In vielen Zentren ist die Amputation die Methode der Wahl, wenn keine Metastasen nachgewiesen werden. Man fand aber heraus, daß eine sehr starke Röntgenbestrahlung oder Kobaltbestrahlung oft ebenso wirksam ist wie die Amputation. Wenn sich dies bewahrheitet, sollte die Radiotherapie bevorzugt werden, weil das psychische Trauma einer Amputation bei einem jungen Menschen vermieden wird. Die Chemotherapie entspricht etwa derjenigen beim Osteosarkom

Plasmazellmyelom

(Multiples Myelom; Myelomatose; Plasmozytom; M. Kahler)

Dies ist ein in allen Fällen zum Tode führender Tumor des Knochenmarks, der bei Erwachsenen auftritt.

Pathologie. Der Tumor geht wahrscheinlich aus Plasmazellen hervor und ist auf viele Teile des Skeletts über den Blutstrom verteilt, so daß zu dem Zeitpunkt, wo der Patient ärztlichen Rat sucht, die Tumorherde gewöhnlich multipel sind und hauptsächlich die reichlich rotes Mark enthaltenden Knochen befallen haben. Die Läsionen sind meistens klein und umschrieben (Abb. 65 und 70), gelegentlich aber auch ausgedehnt. Der Knochen ist einfach durch Tumorgewebe ersetzt, und es findet keine Reaktion in dem umgebenden Knochen statt. Die pathologische Fraktur ist vor allem an der Wirbelsäule häufig (Abb. 71). Histologisch besteht der Tumor aus einer Masse von kleinen, runden Zellen vom Plasmazelltyp: Die Zellen können etwas größer und weniger einheitlich als die normalen Plasmazellen sein (Abb. 72).

Klinik. In den meisten Fällen befällt der Tumor Erwachsene nach Erreichen des mittleren Lebensalters. Der Patient klagt über ein allgemeines Krankheitsgefühl mit lokalem Schmerz an einer oder mehreren Tumorlokalisationen. *Bei der Untersuchung* findet man einen bleichen Patienten. Es besteht eine Empfindlichkeit über dem befallenen Knochen, aber es muß bis zum Auftreten einer pathologischen Fraktur keine deutliche Schwellung oder Deformierung vorliegen. Die Röntgenbilder zeigen multiple kleine Aufhellungen, vor allem in den rotes Mark enthaltenden Knochen, wie Rippen, Wirbelkörper, Beckenknochen, Schädel und proximale Enden von Femur und Humerus (Abb. 65, 70, 71). Manchmal besteht eine diffuse

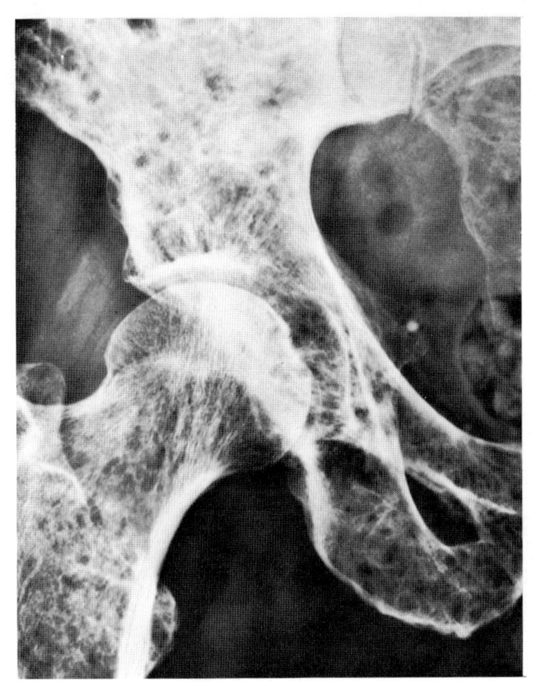

Abb. 70

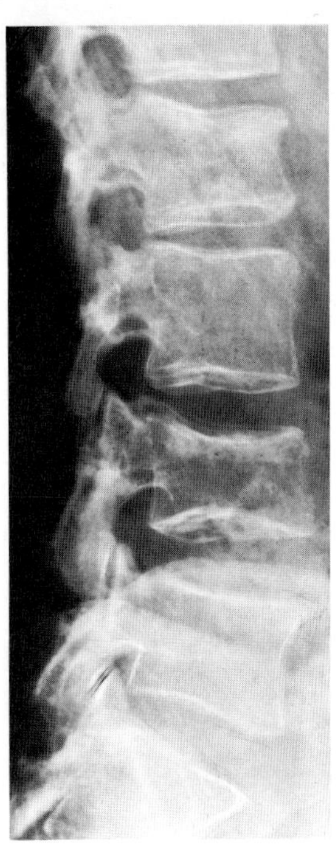

Abb. 71

Abb. 70 u. 71. Plasmazellmyelom. **Abb. 70.** Ein Teil des Beckens und des Femurs mit unzähligen kleinen Tumorherden. **Abb. 71.** Wirbelsäule mit diffuser Rarifizierung des Knochens und Zusammenbruch des 2. und 4. Lendenwirbelkörpers

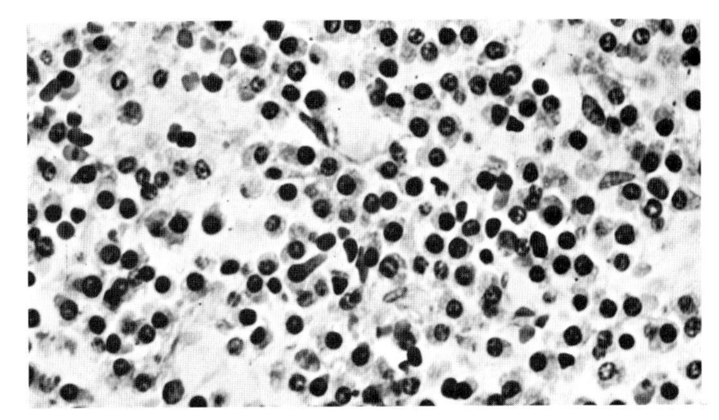

Abb. 72. Plasmazellmyelom. Eine Gewebsschicht von Zellen, die Plasmazellen ähnlich sind (Hämatoxylin und Eosin, 400fach)

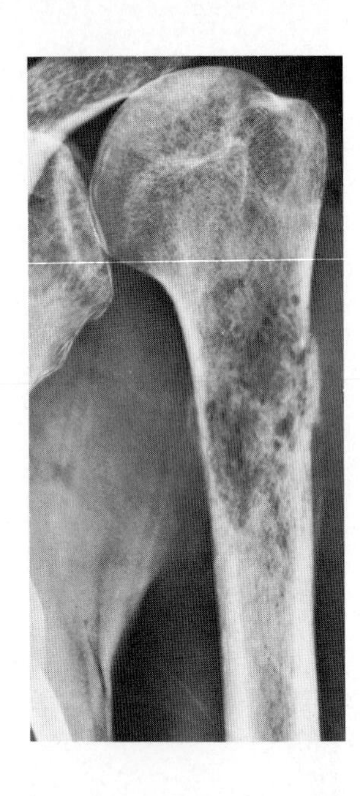

Abb. 73. Typisches Aussehen einer Karzinommetastase im Humerus. Primärtumor in der Lunge. Bei zunehmender Knochendestruktion kommt es zur pathologischen Fraktur

Kalksalzminderung (Tabelle 3, S. 117). *Untersuchungen:* Es besteht eine mikrozytäre Anämie. Die Blutkörperchensenkungsgeschwindigkeit ist beschleunigt. Bence-Jones-Proteine sind im Urin in mehr als der Hälfte der Fälle vorhanden. Das Serum-Globulin ist oft so stark vermehrt, daß der Albumin-Globulin-Quotient – normal 2 : 1 – umgekehrt ist. Die Knochenmarkpunktion zeigt gewöhnlich eine Vermehrung der Plasmazellen.

Diagnose. Eine Markbiopsie aus Sternum oder Os ilium wird die Diagnose oft bestätigen, wenn die klinischen und radiologischen Merkmale kein eindeutiges Bild ergeben.

Prognose. Der Tumor führt immer zum Tod, obwohl sein Fortschreiten oft für mehrere Jahre aufgehalten werden kann.

Behandlung. Die Tumorherde sprechen für einige Zeit auf eine Strahlentherapie an. Das Fortschreiten der Erkrankung kann auch durch zytotoxische Medikamente wie Cyclophosphamide oder Melphalan verlangsamt werden.

Sekundäre Knochentumoren (Metastasen)

Sekundäre maligne Knochentumoren sind viel häufiger als primäre Tumoren. Während aber die meisten primären malignen Tumoren bei Kindern oder jungen Erwachsenen auftreten, werden die sekundären Tumoren im allgemeinen erst im späteren Leben manifest.

Pathologie. Die Tumoren, die am schnellsten in den Knochen metastasieren, sind Tumoren der Lunge, der Mamma, der Prostata, der Schilddrüse und der Nieren (Hypernephrom). Metastasen treten am häufigsten in den Teilen des Skeletts auf, welche blutbildendes Mark enthalten, vor allem in den Wirbelkörpern, den Rippen, dem Becken und dem oberen Femur und Humerus. Die Knochenstruktur ist zerstört und wird durch Tumorgewebe ersetzt (Abb. 66). Die pathologische Fraktur ist häufig.

Klinik. Der Schmerz ist gewöhnlich das Hauptsymptom, aber manchmal ist die Beeinträchtigung bis zum Auftreten einer pathologischen Fraktur unbedeutend. Der Primärtumor kann in der Regel nachgewiesen werden. *Röntgenologische Untersuchungen:* Der Knochen erscheint weggefressen, so daß ein klar umschriebenes Gebiet von vermehrter Durchlässigkeit ohne eine Reaktion in dem umgebenden Knochen besteht (Abb. 73). In Ausnahmefällen wird neuer Knochen innerhalb der Metastase abgelagert und verursacht eine deutliche Sklerose – das genaue Gegenteil der gewöhnlichen osteolytischen Läsion. Dieser Typ ist meist beschränkt auf Metastasen von Prostatakarzinomen. In Fällen von diffuser Infiltration kann eine ausgedehnte Osteoporose vorhanden sein (Tabelle 3, S. 117). *Untersuchungen:* Mit einer Knochenszintigraphie (S. 14) kann man eine Metastase entdecken, bevor sie klinisch oder röntgenologisch manifest wird. Bei Metastasen von Prostatakarzinomen ist der Gehalt an sauren Phosphatasen im Plasma erhöht.

Behandlung. Die Radiotherapie ist eine nützliche Palliativmaßnahme. Radioaktives Jod wirkt sehr günstig bei Metastasen eines Schilddrüsenkarzinoms. Hormontherapie (Stilböstrol oder Testosteron, entsprechend den Umständen) sollte bei Metastasen von Mamma- und Prostatakarzinomen versucht werden. In ausgewählten Fällen haben sich die Adrenalektomie und Hypophysektomie zur Verlangsamung der Entwicklung als sinnvoll erwiesen, wenn andere Maßnahmen versagt haben. Lokale Schienung oder Osteosynthese können bei der pathologischen Fraktur, die oft nicht heilt, erforderlich sein. Analgetika und Sedativa können – wenn erforderlich – gegeben werden. Schwere, unbehandelbare Schmerzen rechtfertigen manchmal die Chordotomie oder die selektive Leukotomie.

Knochenveränderungen bei Leukämie und Morbus Hodgkin

In diesem Zusammenhang muß darauf hingewiesen werden, daß Veränderungen am Skelett auch bei Leukämie und beim Morbus Hodgkin oder bei verwandten Lymphomen vorkommen können. Bei der Leukämie sind die Veränderungen durch die Infiltration des Knochens durch proliferierende weiße Zellen bedingt, und sie werden am häufigsten bei der subakuten lymphatischen Leukämie bei Kindern gesehen. Typisch sind Zonen von Rarifizierung mit zarter subperiostaler Knochenneubildung im Metaphysengebiet des Femurs, des Humerus oder in der Wirbelsäule und im Becken. Die Leukämie ist gelegentlich Ursache für eine diffuse ausgedehnte Rarifizierung des Skeletts (Tabelle 3, S. 117). Beim Morbus Hodgkin oder verwandten Lymphomen können osteolytische Läsionen in den proximalen Gliedmaßenknochen, in der Wirbelsäule oder im Bekken vorkommen.

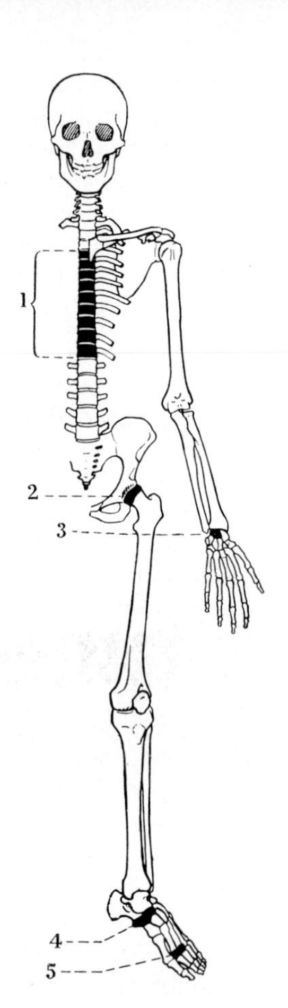

Abb. 74. Häufige Lokalisationen von aseptischen Knochennekrosen. 1) Ringepiphysen der Wirbelkörper (multipel) (Scheuermann). 2) Epiphyse des Femurkopfes (Perthes). 3) Os lunatum (Kienböck). 4) Os naviculare (Köhler). 5) Köpfchen des 2. oder 3. Metatarsale (Freiberg-Köhler)

Andere lokale Knochenerkrankungen

Es gibt eine gemischte Gruppe von umschriebenen Knochenläsionen, die nicht in die Kategorie der Infektionen oder der Tumoren fällt. Die wichtigsten Erkrankungen dieser Gruppe sind die aseptische (spontane) Knochennekrose, die solitäre Knochenzyste, die lokale fibröse Knochendysplasie und das Osteoid-Osteom.

Aseptische Knochennekrose
(Spontane Osteonekrose; Osteochondrose)

Der Ausdruck aseptische Knochennekrose wird benutzt, um eine unklare Erkrankung der in Entwicklung begriffenen Knochenkerne bei Kindern und Jugendlichen zu beschreiben. Der Ausdruck wurde auch fälschlicherweise für einige andere

Affektionen der Epiphysen oder Apophysen benutzt, die wahrscheinlich traumatischer Natur sind. Typischerweise wird ein von einer aseptischen Knochennekrose befallener Knochenbezirk temporär weicher und während dieser Zeit für eine Druckdeformation anfällig. Die Erkrankung dauert unterschiedlich lang (oft etwa 3 Jahre). Manchmal aber tritt eine spontane Verfestigung ein. Die genaue Ursache der Erkrankung ist nicht bekannt. Es wird allgemein angenommen, daß eine vorübergehende Unterbrechung der Blutversorgung der befallenen Epiphyse oder Metaphyse der Hauptfaktor ist. Es soll erwähnt werden, daß sich die aseptische Knochennekrose von der Osteochondrosis dissecans unterscheidet.

Lokalisationen. Aseptische Knochennekrosen sind an folgenden Stellen bekannt (Abb. 74), wenn auch die Pathologie nicht an jeder dieser Lokalisation identisch ist: 1) Die Ringepiphysen der Wirbelkörper (Scheuermannsche Erkrankung oder Adoleszentenkyphose[1], S. 191); 2) die proximale Epiphyse des Femurs (Perthessche oder Legg-Perthessche Erkrankung, S. 332); 3) der Kern des Os naviculare (Köhlersche Erkrankung, S. 406). Die Kienböcksche Erkrankung des Os lunatum (S. 273) zeigt ähnliche Merkmale und kann in diese Gruppe miteinbezogen werden, trotz der Tatsache, daß sie im vollentwickelten Erwachsenenknochen auftritt. Eine ähnliche röntgenologische Veränderung in der zentralen Wirbelkörperepiphyse (M. Calvé) wird heutzutage im allgemeinen eher dem eosinophilen Granulom als der aseptischen Knochennekrose zugeschrieben. Die Erkrankung des 2. oder 3. Metatarsale, bekannt als Freiberg-Köhlersche Erkrankung (S. 423), fällt möglicherweise in die Kategorie der aseptischen Knochennekrosen, aber es besteht heute die Tendenz sie stattdessen als Osteochondrosis dissecans anzusehen.

Röntgenologisch findet man den aseptischen Knochennekrosen ähnliche Bilder bei Schmerzen im Bereich der Tuberositas tibiae (Osgood-Schlattersche Erkrankung, S. 375) und der Kalkaneusapophyse (Seversche Erkrankung, S. 409). Diese Krankheitsbilder wurden früher als Beispiele einer aseptischen Knochennekrose angesehen. Man hat jedoch erkannt, daß ihre Pathologie nicht der der echten aseptischen Knochennekrose entspricht. Sie können im Zusammenhang mit einer chronischen Überanstrengung der betroffenen Apophysen, verursacht durch den Zug der ansetzenden Sehne, gesehen werden. Dieses Krankheitsbild wird heute auch als Apophysitis bezeichnet.

Pathologie. Beim typischen Beispiel einer aseptischen Knochennekrose lassen die histologischen und radiologischen Veränderungen daran denken, daß der befallene Knochenbezirk eine partielle Nekrose, möglicherweise durch eine Störung seiner Blutzufuhr, durchmacht. Der nekrotische Knochen wird von Granulationsgewebe durchsetzt, aufgebrochen und eventuell durch Osteoklasten abgebaut. Während des Fragmentationsstadiums ist der Knochen anfällig für Deformation durch Druck (Abb. 75). Das tote Gewebe wird allmählich durch neue, lebende Knochentrabekel ersetzt, und die normale Knochenstruktur kann wieder hergestellt werden. Wenn es zu einer Deformierung gekommen ist, ist die Formveränderung bleibend.

[1] Diese Erkrankung zeigt atypische Merkmale, die nahelegen, daß sie nicht mit den anderen Beispielen der aseptischen Knochennekrosen gleichzusetzen ist.

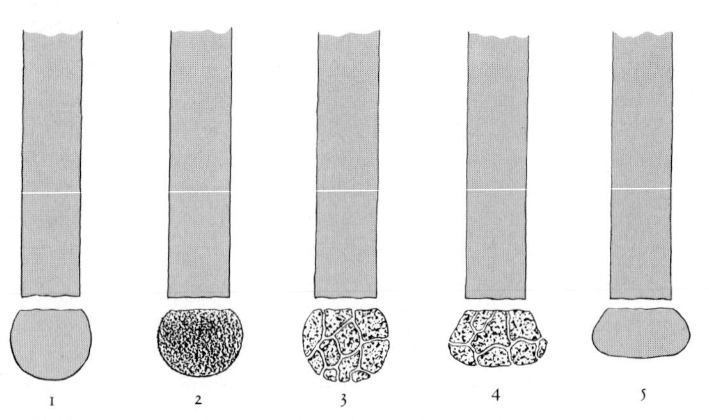

Abb. 75. Der Ablauf der Veränderungen bei der aseptischen Knochennekrose. 1) Normale Epiphyse vor Beginn der Erkrankung. 2) Der knöcherne Kern wird nekrotisch, verliert seine normale Struktur und wird körnig. 3) Der Knochen fragmentiert sich. 4) Wenn auf die weiche Epiphyse Druck ausgeübt wird, flacht sich diese ab. 5) Die normale Knochenstruktur ist wiederhergestellt, aber die Verformung bleibt. Dieser Verlauf dauert 2–3 Jahre

Klinik. Das Alter, in dem dieses Krankheitsbild auftritt, variiert je nach dem jeweils befallenen Knochen. Im allgemeinen tritt es während des Stadiums der aktiven Entwicklung der Knochenkerne auf. Das Hauptsymptom ist der lokale Schmerz. Wenn die befallene Epiphyse Teil des Gelenkes ist, ist die Funktion des Gelenkes gestört und Gelenkbewegungen verstärken den Schmerz. Der Allgemeinzustand ist nicht beeinträchtigt. *Röntgenologische Untersuchung:* Der Ablauf der Veränderung kann durch Serienröntgenaufnahmen – in Intervallen von einigen Monaten aufgenommen – verfolgt werden. Zuerst sieht man eine leichte, fleckige, vermehrte Zeichnung der Knochenkerne. Als nächstes geht das fleckige Aussehen in eine Fragmentation über. Die Bilder sprechen dafür, daß eine unregelmäßige Resorption von totem Knochen durch Osteoklasten und eine Anlagerung von neuem Knochen beginnt. In diesem Stadium kann ein gewisses Abflachen der Kerne im Vergleich mit der gesunden Seite auftreten. Später findet sich eine allmähliche Rückkehr zur normalen Knochenstruktur. Jede eingetretene Abflachung aber wird bestehenbleiben.

Prognose. Die aseptische Knochennekrose selbst ist harmlos, aber wenn sie zu einer Störung der Gelenkfläche führt, prädisponiert sie zur Arthrose, die im Falle eines großen Gelenkes – wie der Hüfte – in späteren Jahren zu einer ernsten Beeinträchtigung führen kann.

Behandlung. Die Behandlung hängt weitgehend von der Lokalisation der Erkrankung ab. Wenn der Knochenkern relativ unwichtig ist (z. B. der des Os naviculare), kann die Behandlung überflüssig sein oder sie kann sich während der schmerzhaften Phase auf den Schutz dieses Knochens durch einen Gips für ein oder zwei Monate beschränken. Das gleiche Vorgehen gilt bei der Apophysitis. Bei aseptischen

Knochennekrosen aber, die ein größeres Gelenk – wie z. B. die Hüfte – befallen, muß jede Anstrengung unternommen werden, um eine Verformung der erweichten Epiphyse zu verhindern.

Weitere Einzelheiten dieser Erkrankung finden sich in den Kapiteln, in denen die einzelnen Regionen des Körpers behandelt werden.

Solitäre Knochenzyste

(Juvenile Knochenzyste; solitäre einkammrige Knochenzyste)

Die solitäre Knochenzyste findet sich hauptsächlich in den Röhrenknochen bei Kindern oder Heranwachsenden und ist gehäuft in der Nähe des proximalen Humerusendes lokalisiert. Sie tritt gelegentlich auch in den kleinen Knochen des ausgewachsenen Karpus, vor allem im Kahn- und Mondbein, auf.

Pathologie. Die Zyste beginnt als eine runde Läsion. Wenn sie sich vergrößert, neigt sie dazu – entsprechend der Knochenlängsachse – länglich zu werden. In den Röhrenknochen tendiert sie eher dazu zentral im Schaft zu liegen als exzentrisch zu wachsen, und die verbleibende Kortikalis kann in allen Richtungen gleichmäßig ausgeweitet erscheinen. Die Zyste enthält klare Flüssigkeit. Sie schwächt den Knochen und führt nicht selten zu einer pathologischen Fraktur. Es wurde oft behauptet, daß nach einer Fraktur durch die Zystenwand eine spontane Auffüllung der Zyste eintritt; tatsächlich ist dies aber sehr selten der Fall.

Histologisch hat eine Knochenzyste nur eine sehr dünne Gewebsauskleidung. Ihre Wand enthält reichlich Osteoklasten, eine Tatsache, die zur Verwechslung mit einem Riesenzell-Tumor geführt hat.

Klinik. Einzelne Knochenzysten verursachen oft bis zum Auftreten einer pathologischen Fraktur keine Symptome. Die *Röntgenbilder* zeigen einen umschriebenen Bereich von vermehrter Durchlässigkeit ohne eine umgebende Sklerosezone (Abb. 76). Die Zyste kann zart gekammert und die darüberliegende Kortikalis verdünnt oder frakturiert sein.

Diagnose. Eine Zyste muß von anderen osteolytischen Läsionen unterschieden werden. Sie kann mit einem Knochenabzeß, mit lipoiden oder eosinophilen granulomatösen Ablagerungen, mit einer lokalen fibrösen Dysplasie oder gelegentlich mit einem Tumor verwechselt werden.

Behandlung. Kleine unkomplizierte Zysten erfordern keine Behandlung, sollten aber unter periodischer Beobachtung stehen. Eine große Zyste sollte jedoch kurettiert und mit Knochenchips aufgefüllt werden. Wenn eine Fraktur eintritt, muß jeder Fall nach seinen eigenen Erfordernissen behandelt werden. Manchmal sind Knochentransplantationen – kombiniert mit einer Osteosynthese – angezeigt.

Aneurysmatische Knochenzyste

Aneurysmatische Knochenzysten kommen bei Kindern oder jungen Erwachsenen vor. Sie unterscheiden sich jedoch von der oben beschriebenen solitären Knochenzyste. Ihr Ursprung ist unbekannt. Das Wort aneurysmatisch bedeutet nicht mehr als eine schein-

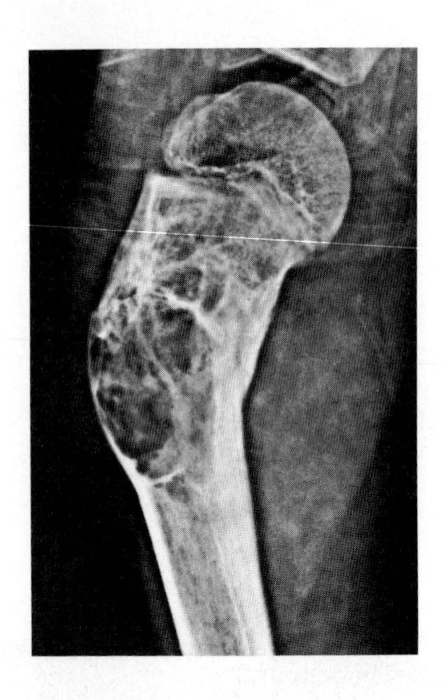

Abb. 76. Solitäre Zyste in der proximalen Metaphyse des Humerus bei einem Kind. Hier hat eine pathologische Fraktur stattgefunden, die jetzt mit leichter Fehlstellung durchgebaut ist. Die Zyste hat ein schwach gekammertes Aussehen

bar aufgeblasene Auftreibung einer Knochenoberfläche. Die Zyste kann sich in die Weichteile vorwölben. Sie besteht lediglich aus Periost und einer dünnen Wand von neugebildeter Kortikalis. Die Auskleidung besteht aus Bindegewebe mit zahlreichen Gefäßräumen und einigen Riesenzellen. Die Zyste enthält flüssiges Blut. Röntgenologisch stellt sie sich exzentrisch im Knochen gelegen dar und zeigt das bereits oben erwähnte charakteristische „aufgeblasene" Aussehen. Diese Merkmale unterscheiden sie von der gewöhnlichen solitären Knochenzyste, welche zentral im Schaft liegt und den Knochen gleichmäßig ausweitet. *Die Behandlung* der zugängigen Zysten besteht in einer Kurettage und der Auffüllung mit Knochenchips.

Fibröse Dysplasie
(Monostotische Form)

Bei dieser Erkrankung wird ein umschriebenes Knochengebiet zum Teil durch fibröses Gewebe ersetzt, in welchem nur wenige Knochentrabekel bestehenbleiben. Die Ursache wie auch die Beziehung zur polyostotischen fibrösen Dysplasie (S. 107) ist unbekannt. Sie ist nicht verwandt mit der fibrösen Dysplasie beim Hyperparathyroidismus.

Pathologie. Befallen ist meist einer der Gliedmaßenknochen. Die fibröse Läsion dehnt sich auf Kosten des Knochens aus, der stark geschwächt wird und brechen kann.

Klinik. Es kann ein lokaler Schmerz im erkrankten Knochen vorliegen. Die Röntgenbilder zeigen eine klare Zone von vermehrter Durchlässigkeit innerhalb des Knochens. Das Gebiet zeigt einheitlich milchglasartiges Aussehen.

Behandlung. Wenn die Läsion sich ausdehnt, sollte das erkrankte Knochensegment exzidiert und durch ein Knochentransplantat ersetzt werden.

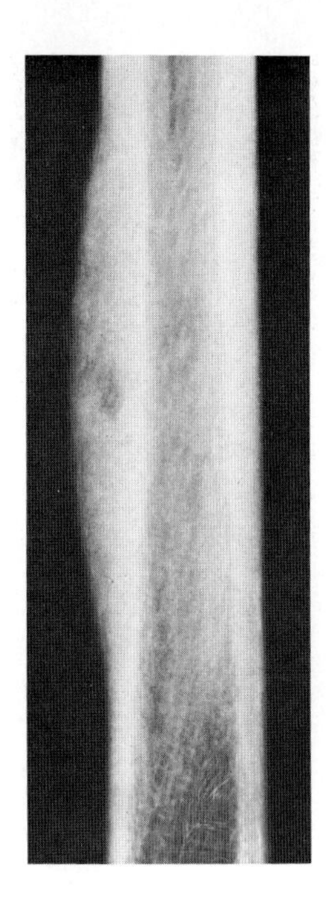

Abb. 77. Osteoidosteom des Femurs. Zu beachten ist die lokale Kortikalisverdickung mit einem kleinen zentralen Nidus

Osteoidosteom

Das Osteoidosteom ist eine gutartige, umschriebene Erkrankung des Knochens mit unklarer Ursache. Es wird heute als gutartiger Tumor angesehen. Früher wurde eine ursächliche entzündliche Erkrankung diskutiert.

Pathologie. Das charakteristische Merkmal ist die Bildung eines kleinen Nestes von Osteoidgewebe, das selten mehr als ½ cm im Durchmesser mißt. Es liegt gewöhnlich in der Kortikalis eines Röhrenknochens und kann gelegentlich auch im spongiösen Knochen vorkommen. In den Röhrenknochen ist der zentrale Nidus des Osteoidgewebes von einer ausgedehnten sklerotischen Knochenzone umgeben, die eine lokale Verdikkung des Schaftes hervorruft. Die Sklerose ist gering oder sie fehlt, wenn die Erkrankung im spongiösen Knochen auftritt.

Klinik. Das einzige Symptom ist ein schwerer, tiefer, bohrender Schmerz, der schlecht zu lokalisieren und nachts am stärksten ist. Die Schmerzen sprechen auf Salizylsäurepräparate oft gut an. An der Stelle der Erkrankung kann eine Verdickung und lokale Überempfindlichkeit vorliegen. Die Röntgenbilder zeigen typischerweise eine lokale sklerotische Verdickung des Schaftes (Abb. 77) mit einem zentralen Aufhellungsgebiet, das jedoch nur auf technisch guten Röntgenbildern oder auf Schichtaufnahmen sichtbar ist. Eine Knochenszintigraphie zeigt in typischer Weise ein gut lokalisierbares Gebiet erhöhter Isotopenanreicherung.

Diagnose. Diese wird hauptsächlich durch die Abgrenzung von einer leichteren Osteomyelitis und besonders vom Brodie-Abszeß gestellt.

Behandlung. Der Nidus des osteoiden Gewebes sollte zusammen mit dem Rand des umgebenden Knochens exzidiert werden. Diese Operation führt zur sofortigen Schmerzbeseitigung.

Allgemeine Skeletterkrankungen

Es ist eine große Zahl von allgemeinen Skeletterkrankungen beschrieben worden. Viele von ihnen sind so selten, daß es für den Studenten nicht notwendig ist, sich damit zu befassen. Die meisten der übrigen Erkrankungen erfordern nur eine kurze Betrachtung.

Klassifikation

Die folgende Klassifikation ist auf derjenigen von Wynne-Davies und Fairbank (1976) aufgebaut.

Knochendysplasien
- Achondroplasie
- Osteogenesis imperfecta
- Multiple osteokartilaginäre Exostosen
- Multiple Enchondrome
- Pagetsche Erkrankung
- Fibröse Dysplasie

Verschiedene Dysplasien und Mißbildungssyndrome mit größerer Knochenbeteiligung
- Neurofibromatose
- Myositis ossificans progressiva
- Dysostosis cleidocranialis

Angeborene metabolische Störungen
- Morbus Gaucher
- Histiozytosis X

Stoffwechselstörungen des Knochens
- Osteodystrophia fibrosa generalisata
- Rachitis
- Osteomalazie
- Vitamin C-Mangel (Möller-Barlowsche Krankheit)

Endokrine Störungen
- Hypopituitarismus
- Riesenwuchs
- Akromegalie
- Hypothyreose
- Morbus Cushing
- Senile Osteoporose

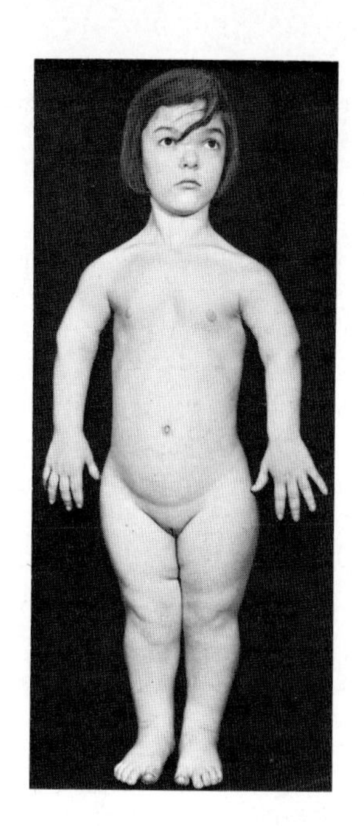

Abb. 78. Achondroplasie mit den typischen Merkmalen beim Kind. Der Zwergwuchs ist auf eine Verkürzung der Extremitäten zurückzuführen. Die Entwicklung des Stammes ist nur wenig gestört

Knochendysplasien

Achondroplasie

Die Achondroplasie ist eine angeborene Erkrankung, bei der es zu einer deutlichen Verkürzung der Gliedmaßen mit nachfolgendem Zwergwuchs kommt. Die Vererbung erfolgt autosomal dominant, kann aber auch von einer frischen Mutation ausgehen.

Pathologie. Es liegt eine Störung der normalen Ossifikation der Röhrenknochen vor, die nur die Hälfte ihrer normalen Länge erreichen können. Das Wachstum des Rumpfes ist nur geringgradig gestört.

Klinik. Die Achondroplasie ist bereits bei der Geburt vorhanden, und das Kind ist ausgesprochen zwergwüchsig mit kurzen Gliedmaßen, die ohne Proportion zum Rumpf stehen: die Verkürzung betrifft besonders die proximalen Extremitätensegmente (Abb. 78). Erwachsene Achondroplasie-Patienten sind selten mehr als 1,30 m groß, die Hände sind kurz und breit, die zentralen drei Finger sind divergent und von beinahe gleicher Länge („Dreizack-Hand"). Der Kopf ist oft größer als normal, mit vorgewölbter Stirn und eingesunkener Nasenwurzel. Es besteht eine starke Lendenlordose. Eine geistige Beeinträchtigung liegt nicht vor. *Röntgenbilder* des Beckens zeigen charakteristische Veränderungen mit Verbreiterung des horizontalen und Verengung des sagittalen Durchmessers. Die Lebenserwartung ist normal.

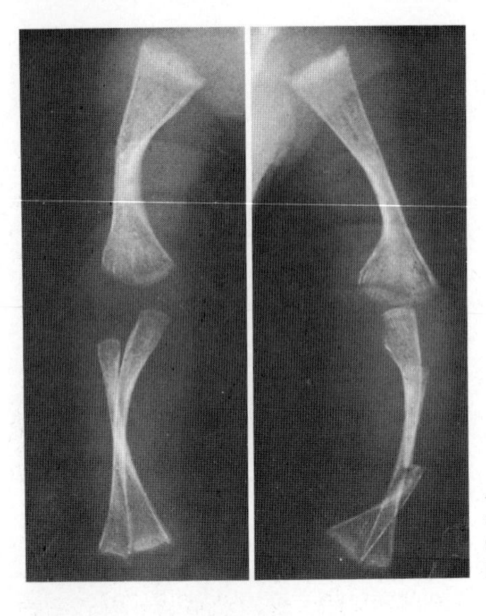

Abb. 79. Frische und alte Knochenfrakturen an den Armen bei einem Kind mit Osteogenesis imperfecta (Fragilitas ossium hereditaria)

Osteogenesis imperfecta
(Fragilitas osseum hereditaria)

Die Osteogenesis imperfecta ist eine angeborene und vererbte Erkrankung, bei der die Knochen aufgrund einer defekten Kollagenbildung abnorm weich und brüchig sind. Je nach Typ der Erkrankung liegt ein autosomal dominanter oder rezessiver Erbgang vor.

Klinik. In den schlimmsten Fällen, welche eher selten erblich bedingt auftreten und eine bestimmte Einheit darstellen, wird das Kind mit multiplen Frakturen geboren und überlebt nicht. In den weniger schweren Fällen kommt es nach der Geburt oft durch unerhebliche Traumen zu Frakturen. Bis zu 50 oder mehr Frakturen können in den ersten Lebensjahren auftreten. Die Frakturen heilen rasch, aber in schwereren Fällen bleibt eine deutliche Deformierung zurück. Die Patienten können entweder durch die Fehlheilung oder durch die Verbiegung der weichen Knochen starke Deformierungen erleiden (Abb. 79). Bei leichten Fällen treten Frakturen im späteren Leben seltener auf.

Zusätzliche Merkmale, die nicht immer vorliegen, sind die tiefblau gefärbten Skleren, die Schwerhörigkeit durch Otosklerose (die sich im späteren Leben verschlechtert) und eine Bänderschwäche.

Behandlung. Die Frakturen werden im allgemeinen in der üblichen Weise behandelt. In schweren Fällen aber sollte eine intramedulläre Marknagelung der Röhrenknochen als Vorbeugung gegen eine entstellende Deformierung in Betracht gezogen werden; auch sind aktive Bewegungen auf diese Weise früher möglich. Gehapparate können bei älteren Kindern oder bei Erwachsenen erforderlich werden.

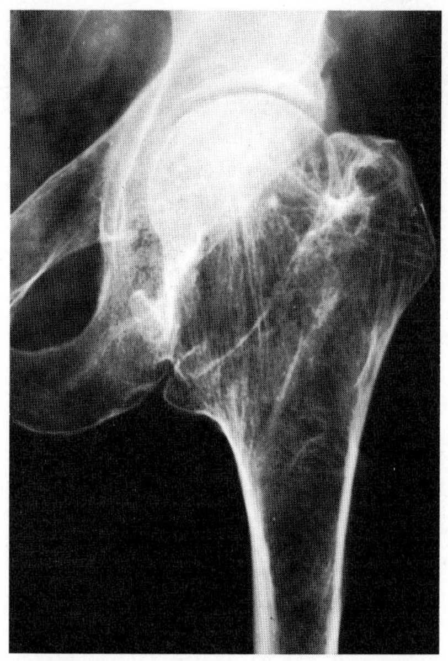

Abb. 80

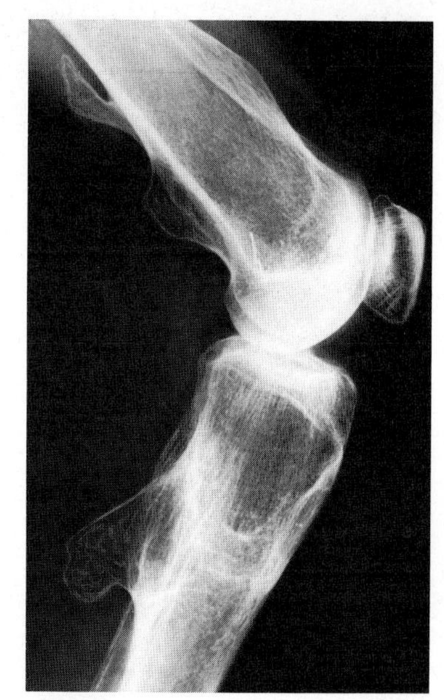

Abb. 81

Abb. 80 u. 81. Multiple osteokartilaginäre Exostosen. **Abb. 80** zeigt ein Zurückbleiben der Entwicklung des proximalen Femurendes aufgrund einer Wachstumsstörung. Diese ist charakteristisch für die Erkrankung in ihren schweren Formen. **Abb. 81** zeigt typische Exostosen (Osteochondrome), die von Femur und Tibia ausgehen. Diese Auswüchse sind immer vom Knochenende weg gerichtet

Multiple osteokartilaginäre Exostosen
(Exostosenkrankheit)

Dies ist eine angeborene Erkrankung, charakterisiert durch die Bildung von multiplen Exostosen (Osteochondrome) in der Metaphysenregion der Röhrenknochen. Der Erbgang ist autosomal dominant.

Pathologie. Der Fehler liegt in der Epiphysenknorpelplatte. Nester von Knorpelzellen werden verlagert und stellen den Ausgangspunkt für knöcherne Auswüchse dar, die von proliferierendem Knorpel bedeckt sind. Das Wachstum der Exostose endet gewöhnlich mit Erreichen der Skelettreife. Diese Exostosen oder Osteochondrome gehören zu den benignen Knochentumoren (S. 81). Die Zahl der Auswüchse variiert. Oft sind es zwischen 10 und 20. In schweren Fällen ist der Knochenumbau – durch den der Knochen seine normale Form erhält – gestört, und es kann eine deutliche Deformierung mit Reduktion des Längenwachstums eintreten. Selten führt eine maligne Veränderung der knorpeligen Kappe dieser Tumoren zur Entwicklung eines Chondrosarkoms (S. 88).

Klinik. Beschwerden treten lediglich in Form von lokalen Schwellungen oder durch die Druckwirkung der Exostosen auf. Der Patient ist klein, und es können erhebliche Deformierungen der Gliedmaßen vorhanden sein. An eine maligne Veränderung muß man denken, wenn es zur raschen Vergrößerung einer Auftreibung kommt.

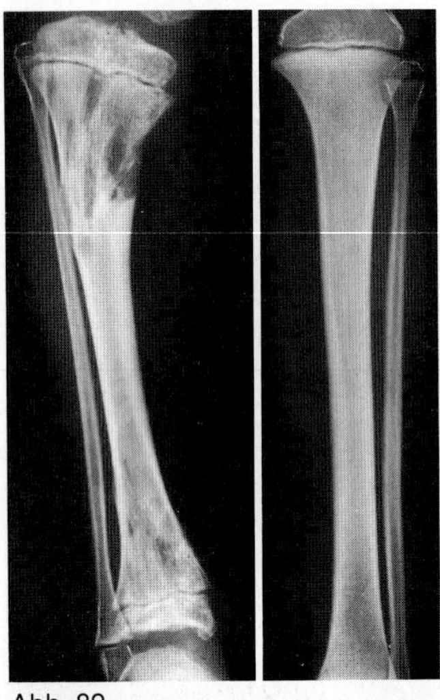

Abb. 82

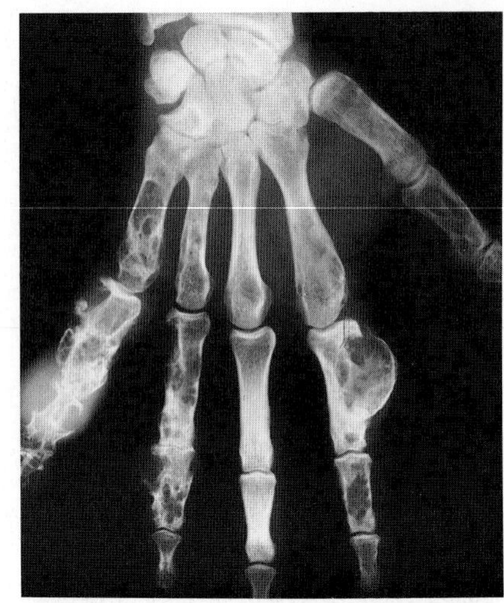

Abb. 83

Abb. 82 u. 83. Multiple Enchondrome (Olliersche Erkrankung). **Abb. 82.** Massen von proliferierendem Knorpel füllen die Metaphysen der Tibia aus. Verzögertes und ungleichmäßiges Wachstum. Darstellung der normalen Tibia zum Vergleich. **Abb. 83.** Multiple Enchondrome in Metakarpalia und Phalangen

Die Röntgenbilder zeigen knöcherne Auswüchse. In schweren Fällen sind die Knochen breit und verformt (Abb. 80, 81).

Behandlung. Eine Exostose, die Beschwerden macht, sollte entfernt werden.

Multiple Enchondrome

(Olliersche Erkrankung; Dyschondroplasie)

Bei der Dyschondroplasie bleiben Massen von unverknöchertem Knorpel innerhalb der Metaphyse bestimmter Röhrenknochen bestehen, und das Wachstum der Knochen ist verzögert. Die Erkrankung zeigt sich in der Kindheit – die Ursache ist jedoch unbekannt – und wird nicht vererbt.

Pathologie. Der Fehler liegt in der Epiphysenknorpelplatte. In diesem Punkt ähnelt die Dyschondroplasie der Exostosenkrankheit, während sich die beiden Krankheitsbilder in anderer Beziehung voneinander unterscheiden. Nester von Knorpelzellen werden von der Epiphysenfuge in die Metaphyse verlagert, wo sie als Enchondrome bestehen bleiben.

Jeder Knochen, der aus Knorpel gebildet wird, kann befallen sein. Die rascher wachsenden Enden von Femur und Tibia (d.h. die Enden in der Nähe des Kniegelenkes) und die kleinen Knochen der Hand und der Füße sind besonders häufig betroffen. Es besteht bei dieser Erkrankung die Tendenz zur Einseitigkeit. Wenn ein größerer Röhrenknochen befallen ist, kann die Wachstumsbeeinträchtigung an der Epiphysenfuge, die in der Nähe der Läsion liegt, zu einer erheblichen Verkürzung und Verformung des Knochens führen (Abb. 82). Wenn das Skelettwachstum abgeschlossen ist, können die

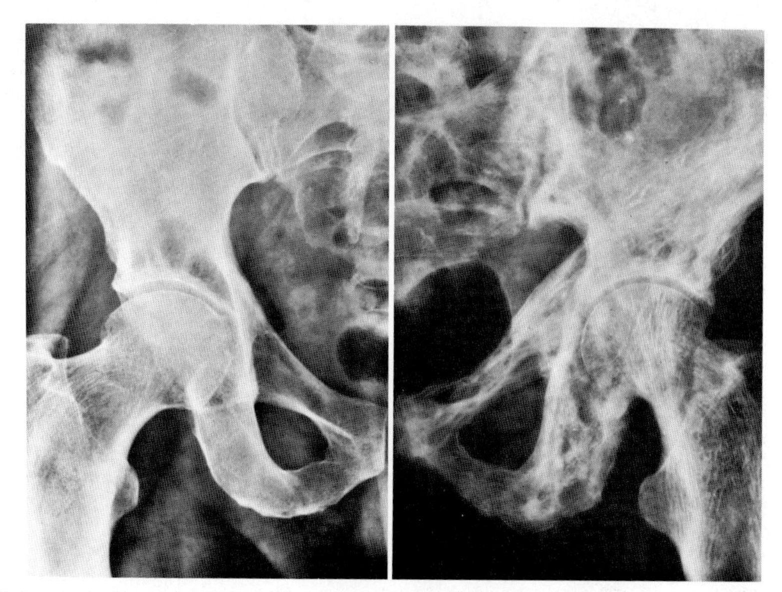

Abb. 84. Pagetsche Erkrankung. Die erkrankte Beckenhälfte im Vergleich mit einer gesunden Seite. Zu beachten sind die groben Trabekel und die leichte Verziehung des Beckenringes

Knorpelmassen verkalken. Gelegentlich entartet dieser Tumor bösartig und wird zum Chondrosarkom (S. 88).

Klinik. Eine von Dyschondroplasie befallene Gliedmaße ist meist kürzer und kann deutlich deformiert sein. Die Hände können durch knorpelige Auftreibungen grotesk vergrößert sein. Die *Röntgenbilder* zeigen multiple Aufhellungen in den befallenen Knochen (Abb. 82 und 83).

Behandlung. Um die Deformierungen, die durch das ungleiche Knochenwachstum entstanden sind, zu korrigieren, kann eine Osteotomie erforderlich sein. Wenn eine deutliche Beinlängendifferenz besteht, sollte ein Beinlängenausgleich (S. 32) erfolgen. Läsionen an der Hand können kurettiert und mit Knochenchips aufgefüllt werden.

Pagetsche Erkrankung

(Ostitis deformans; Osteodystrophia deformans)

Die Ostitis deformans ist eine langsam progressiv verlaufende Erkrankung eines oder mehrerer Knochen. Die erkrankten Knochen sind verdickt, spongiös und neigen zur Verbiegung. Die Erkrankung ist eine der häufigsten allgemeinen Skeletterkrankungen. Die Ursache ist unbekannt.

Pathologie. Am häufigsten sind das Becken, die Wirbel, das Femur, die Tibia und der Schädel befallen. Die Erkrankung kann am Anfang auf einen einzigen Knochen beschränkt sein. Sie dehnt sich aber oft aus und bezieht später andere Knochen mit ein. Die Kortikalis verliert ihre normale kompakte Dichte und wird spon-

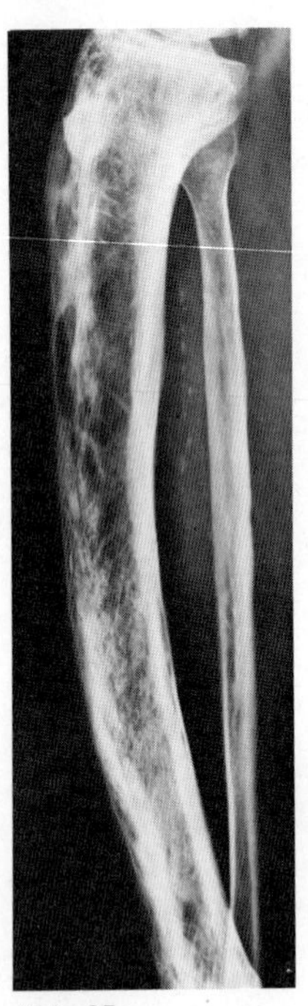

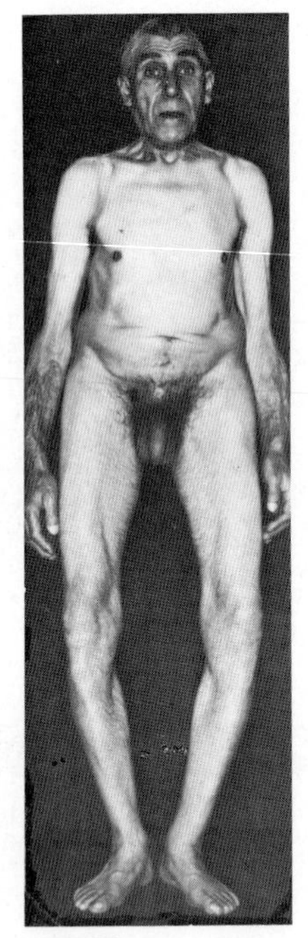

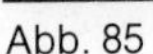

Abb. 85 Abb. 86

Abb. 85. Pagetsche Erkrankung. Die Tibia zeigt eine Verbiegung, eine grobe Zeichnung der Trabekel und eine Verdickung der Kortikalis die nicht scharf von der Markhöhle abgegrenzt ist

Abb. 86. Typisches Aussehen eines Patienten mit ausgedehnter Pagetschen Erkrankung. Beachte die Verbiegung der Beine und die Verkürzung des Stammes durch den Zusammenbruch der erweichten Wirbel. Auch der Kopf ist vergrößert

giös. Zur selben Zeit wird die Kortikalis durch Knochenneubildung auf beiden Seiten – innen und außen – verbreitert. Der ganze Knochen ist somit verdickt, aber die klare Abgrenzung zwischen Kortikalis und Markhöhle geht verloren. Der Markraum wird mit fibrösem Gewebe aufgefüllt. In späteren Stadien neigt der erkrankte Knochen dazu, allmählich dichter und hart zu werden.

Im spongiösen Stadium sind die Knochen weicher als normal und gegen Verbiegung sehr anfällig. Pathologische Frakturen können auftreten. In seltenen Fällen entwickelt sich ein Osteosarkom im erkrankten Knochen.

Klinik. Die Erkrankung beginnt selten vor dem 40. Lebensjahr. Oft liegen keine Beschwerden vor. Das Krankheitsbild wird durch Zufall während einer Routineröntgenuntersuchung entdeckt. Wenn Röhrenknochen befallen sind, klagt der Patient manchmal über Schmerzen, was aber keineswegs immer der Fall ist. Andere Symptome machen sich durch die knöcherne Verdickung und die Deformierung bemerkbar. Die Verdickung kann vor allem an der Tibia und am Schädel ausgeprägt sein. Dem Patienten fällt dann auf, daß er immer größere Hüte braucht. Das Verbiegen der erweichten Röhrenknochen führt zu Deformitäten in Form einer Biegung des Femurs oder der Tibia nach vorne und zur Seite (Abb. 86). *Röntgenologische Untersuchung* (Abb. 84 und 85): Die röntgenologischen Hauptmerkmale sind: 1) die Verdickung des Knochens, hauptsächlich durch Verbreiterung der

Kortikalis; 2) die verminderte Dichte der Kortikalis, die ihr kompaktes Aussehen verliert und eine spongiöse oder wabige Struktur annimmt; 3) eine ausgeprägte Vergröberung der Knochentrabekel; 4) in späteren Stadien eine allgemeine Zunahme der Dichte des erkrankten Knochens. Die Röhrenknochen sind oft gebogen. Das Becken kann deformiert, die Wirbel können komprimiert und die Schädelkalotte kann verdickt sein. *Untersuchungen:* Die alkalische Phosphatase im Serum ist besonders stark erhöht, wenn mehrere Knochen befallen sind.

Komplikationen. Die wichtigsten Komplikationen sind die pathologische Fraktur und gelegentlich das Osteosarkom.

Behandlung. Eine Behandlung ist in der Regel nur bei Komplikationen erforderlich. Man versucht heute eine Calcitonin- und Diphosphonat-Therapie, um die Schmerzen zu lindern und das Fortschreiten der Erkrankung zu bremsen.

Fibröse Dysplasie
(Polyostotische Form)

Der Ersatz von Knochen durch fibröses Gewebe stellt eine auffallende Gemeinsamkeit zwischen verschiedenen nicht miteinander verwandten Knochenerkrankungen dar. Bei zwei Krankheitsbildern im besonderen ist dieses fibröse Ersatzgewebe die hauptsächliche Veränderung. Bei einer dieser Erkrankungen – der Osteodystrophia fibrosa generalisata – steht die Veränderung mit dem Hyperparathyreoidismus (S. 112) in Zusammenhang. Bei der anderen Erkrankung, die jetzt beschrieben werden soll, findet sich dieses Ersatzgewebe, ohne daß eine vermehrte Nebenschilddrüsensekretion vorliegt.

Die polyostotische fibröse Dysplasie ist ein Krankheitsbild, bei welchem Teile von verschiedenen Knochen durch Massen von fibrösem Gewebe ersetzt werden, bei der es aber keinen Anhalt für einen Hyperparathyreoidismus gibt. Die Ursache der Erkrankung ist unbekannt. Es besteht kein Hinweis auf einen genetischen Zusammenhang.

Pathologie. Die Anzahl der beteiligten Knochen variiert von zwei oder drei bis zwölf Knochen oder mehr. Die größeren Röhrenknochen, vor allem das Femur, sind am häufigsten befallen. Sehr häufig sind auch der Schädel und der Unterkiefer beteiligt. Die erkrankten Knochen neigen zur Verbiegung oder zur Fraktur.

Klinik. Der Beginn liegt in der Kindheit. Oft aber wird das Krankheitsbild bis zum Erwachsenenalter nicht erkannt. Die Hauptmerkmale sind die Deformität durch Verbiegung oder durch lokale Knochenvergrößerung und die pathologische Fraktur. Die Erkrankung schreitet über Jahre fort und kann zu einer schweren Verkrüppelung führen. *Die Röntgenbilder* des erkrankten Knochens zeigen gut umschriebene Aufhellungsbereiche, die oft ein charakteristisches homogenes oder milchglasartiges Aussehen haben: diese Veränderungen sind lokalisiert und mehr fleckförmig als gleichmäßig. Die Läsionen sind eher im Schaft und in der Metaphyse des Knochens als in den Epiphysen zu finden. Wenn die Erkrankung ausgedehnt ist, wird die Kortikalis ausgeweitet und dünn und der Knochen verbiegt sich. Manchmal zeigt die Erkrankung ein wabenartiges Aussehen (Abb. 87). *Untersuchungen:* Biochemische Untersuchungen des Blutes zeigen kei-

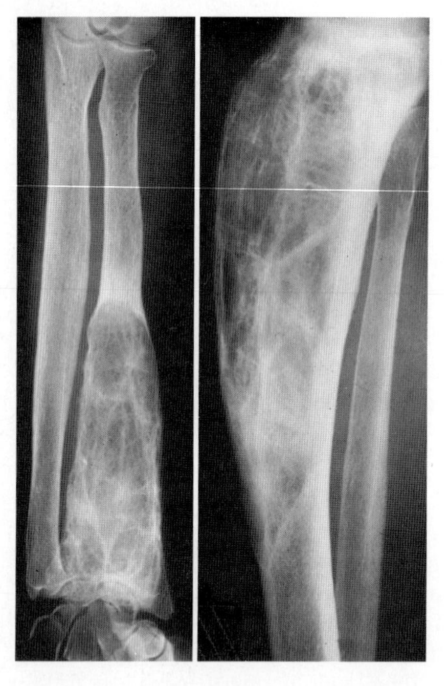

Abb. 87. Polyostotische fibröse Dysplasie am Radius (links) und an der Tibia (rechts). Teile des Skelettes sind durch fibröses Gewebe ersetzt. Im Gegensatz zur Osteodystrophia fibrosa generalisata liegt dieser Erkrankung keine bekannte endokrine Störung zugrunde

ne pathologischen Befunde. In manchen Fällen ist die alkalische Serumphosphatase erhöht.

Die Knochenläsionen der polyostotischen fibrösen Dysplasie sind manchmal mit einer Hauptpigmentation und bei Frauen mit sexueller Frühreife kombiniert. Diese Kombination nennt man Albright-Syndrom.

Verschiedene Dysplasien und Mißbildungssyndrome mit größerer Knochenbeteiligung

Neurofibromatose

(v. Recklinghausensche Erkrankung)

Hierbei handelt es sich um eine angeborene vererbbare Erkrankung, die durch Pigmentflecken und Fibrome der Haut sowie multiple Neurofibrome der Hirnnerven oder peripheren Nerven charakterisiert ist. Sie wird durch einen autosomal dominanten Erbgang übertragen.

Pathologie. Die Neurofibrome bestehen aus wirbelartig angeordnetem Bindegewebe mit wenigen Nervenfasern.

Klinik. Die Hautveränderungen sind bei der Geburt selten vorhanden, entwickeln sich aber in der frühen Kindheit. Sie bestehen aus multiplen „café-au-lait"-Flecken und aus kleinen Fibromen, die flach oder erhaben sein können. Die Neurofibrome können überall an Hirnnerven und peripheren Nerven auftreten. Gelegentlich kann ein Fibrom maligne entarten.

Die Neurofibromatose ist für die Orthopädie hauptsächlich durch die Neigung zur Skoliose und zu neurologischen Störungen an den Gliedmaßen wichtig.

Skoliose. Warum die Skoliose auftritt, ist unbekannt. Sie ist aber eine häufige Komplikation und schreitet manchmal bis zu einer so schweren Abknickung fort, daß die Rükkenmarksfunktion beeinträchtigt wird.

Neurologische Störungen. Diese sind Folgen der Neurofibrome, die im Verlauf der Nervenstämme liegen. Verschiedene Manifestationen werden – abhängig vom Sitz des Tumors – beobachtet. Der Tumor einer Nervenwurzel innerhalb des Wirbelkanals kann z. B. das Rückenmark komprimieren und das typische Bild eines Rückenmarktumors verursachen, oder er kann die Cauda equina oder einen einzelnen Nervenstamm komprimieren, mit nachfolgender Schmerzausstrahlung und Funktionsbeeinträchtigung des betroffenen Nerven. Somit mündet die Neurofibromatose in die Differentialdiagnose des Armschmerzes und des Ischiasschmerzes ein. Die Röntgenbilder zeigen eine Knochenerosion an der Stelle, wo ein Neurofibrom Kontakt zum Knochen hat.

Diagnose. Die Pigmentflecken und die Hautfibrome stellen den Schlüssel zur Diagnose dar. Ein familiäres Vorkommen stützt die Diagnose.

Behandlung. Ein Neurofibrom, das Beschwerden macht, sollte entfernt werden.

Myositis ossificans progressiva

Die Myositis ossificans progressiva[1] ist eine angeborene Erkrankung, die durch Bildung von Knochenmassen in den Weichteilen mit daraus folgender Bewegungseinschränkung charakterisiert ist. Sie ist oft von einer Verkürzung der Großzehe oder anderer Zehen (Mikrodaktylie) begleitet. Die Erkrankung wird wahrscheinlich autosomal dominant vererbt. Eine genetische Übertragung ist selten, da der Tod meist vor Erreichen der Elternschaft eintritt.

Pathologie. Der Knochen wird durch Metaplasie von Bindegewebszellen und nicht durch versprengte Osteoblasten gebildet.

Klinik. Die Veränderungen treten meist erst in der frühen Kindheit auf. Die Auftreibungen entwickeln sich im Gebiet des Halses und des Stammes. Sie sind zuerst weich und möglicherweise nur vorübergehend vorhanden und weichen später harten Massen von Knochen, der in Muskeln, Bändern und Fascien liegt. Die Beweglichkeit der Wirbelsäule und der Rippen wird zunehmend eingeschränkt, bis die Patienten in den schlimmsten Fällen völlig immobilisiert sind. Oft ist die große Zehe von Geburt an kurz. Die Daumen oder andere Finger können ebenfalls sehr kurz sein. Die *Röntgenbilder* zeigen die Verknöcherung in den Weichteilen.

Verlauf. Nach vielen Jahren macht die zunehmende Einsteifung den Patienten bettlägerig. Eine heilende Behandlung ist nicht bekannt. Systematische Behand-

[1] Diese Erkrankung darf nicht mit der posttraumatischen Myositis ossificans verwechselt werden. Die beiden Krankheitsbilder sind vollkommen verschieden. Die posttraumatische Myositis ossificans ist nicht richtig benannt. Sie ist nicht mehr als eine Verknöcherung innerhalb eines subperiostalen Hämatoms.

lung mit Diphosphonaten nach Entfernung der Verknöcherungen kann die Neubildung verzögern oder verhindern. Der möglicherweise tödliche Ausgang scheint dagegen nicht wesentlich beeinflußbar zu sein.

Dysostosis cleidocranialis

Bei dieser Dysplasie ist das auffallendste Merkmal die Vergrößerung des Os frontale und parietale des Schädels mit verzögerter Ossifikation und Fusion der Schädelknochen sowie das vollständige oder teilweise Fehlen der Schlüsselbeine. Andere Knochen können weniger auffällige Anomalien zeigen. Diese Störung wird auf autosomal dominanter Basis vererbt.

Klinik. Die Erkrankung wird gewöhnlich in der frühen Kindheit sichtbar. Der Kopf ist etwas größer als normal mit Ausbuchtung der Frontal- und Parietalregion. Die Clavicula fehlt entweder beidseits oder ist nur rudimentär angelegt. Dies hat zur Folge, daß beide Schultern vorne einander genähert werden können. Dies ist ein charakteristisches Merkmal. Die Röntgenbilder zeigen im Kindesalter eine verzögerte Fusion der Schädelknochen mit Schaltknochen in den Nahtlinien. Es fehlen die Schlüsselbeine entweder ganz oder im lateralen Teil. Ferner findet sich eine verzögerte Ossifikation der Beckenknochen mit weiter Schambein-Symphyse. Die Lebenserwartung ist normal.

Angeborene metabolische Störungen

Morbus Gaucher

Der Morbus Gaucher gehört zu der Gruppe der Speicherkrankheiten, zusammengefaßt unter der allgemeinen Bezeichnung *Sphingolipoidosen*. Es ist eine seltene Lipoid-Speicherkrankheit mit autosomal rezessivem Erbgang, bei welchem Glucocerebroside in den retikuloendothelialen Zellen der Milz, der Leber, des Knochenmarkes und anderer Gewebe angereichert werden.

Klinik. Symptome treten gewöhnlich erstmals im Erwachsenenalter auf. Es findet sich eine Vergrößerung der Milz und der Leber. Die Patienten klagen manchmal über ein Schwächegefühl, das durch die Anaemie bedingt ist. Oft ist der Allgemeinzustand jedoch als gut zu bezeichnen. Die Skelettbeteiligung, welche in Form des Ersatzes von Knochengewebe durch Massen von lipoidbeladenen retikuloendothelialen Zellen (Gaucher-Zellen) vorsichgeht, bringt das Risiko einer pathologischen Fraktur mit sich. *Die Röntgenbilder* zeigen unregelmäßige, zystenförmige Räume in einigen Knochen, manchmal mit Ausweitung der Kortikalis. Besonders betroffen ist das Femur, dessen unteres Ende flaschenförmige Gestalt annehmen kann. Häufig ist auch eine avaskuläre Nekrose des Femur- oder des Humeruskopfes mit teilweiser Zerstörung des korrespondierenden Gelenkanteils. *Untersuchungen:* Bei der Knochenmarkpunktion lassen sich gewöhnlich typische Gaucher-Zellen nachweisen.

Behandlung. Die Splenektomie lindert die lokalen Beschwerden, aber sie beeinflußt den chronischen Verlauf dieser Erkrankung nicht.

Histiozytosis X

Die Bezeichnung Histiozytosis X umfaßt eine Gruppe von Erkrankungen, die durch eine Proliferation von Histiozyten und eine Speicherung von Cholesterin in diesen Zellen charakterisiert sind. Die drei klinischen Krankheitsbilder, die kurz beschrieben werden sollen, sind 1) das eosinophile Granulom, 2) die Hand-Schüller-Christiansche Erkrankung und 3) die Letterer-Siwesche Erkrankung. Diese Erkrankungen treten alle hauptsächlich bei Kindern oder jungen Erwachsenen auf.

Eosinophiles Granulom

Beim eosinophilen Granulom ist die Knochenläsion in der Regel solitär. Sie besteht aus bräunlichem Granulationsgewebe, das reichlich Histiozyten und eosinophile Zellen mit Leukozyten und Riesenzellen enthält. Oft liegen keine Beschwerden vor. Es können aber auch ein lokaler Schmerz oder gelegentlich eine pathologische Fraktur vorkommen. Röntgenologisch stellt sich die Läsion als ein klar umschriebenes Loch im Knochen dar – in der Regel in einer Rippe, im Schädel, im Wirbel, im Becken, im Femur oder im Humerus. Ein erkrankter Wirbelkörper kann kollabieren und zu einer Kyphose führen. Die Blutuntersuchung zeigt gewöhnlich keine Besonderheiten. Das eosinophile Granulom kann eine Knochenzyste, einen primären oder metastatischen Knochentumor oder eine Tuberkulose vortäuschen. Tritt es multipel auf, dann ähnelt es der Hand-Schüller-Christianschen Erkrankung.

Behandlung. Die Erkrankung heilt oft spontan. Eine chirurgische Ausräumung kann die Heilung beschleunigen. Eine Radiotherapie, die gelegentlich angewandt wurde, wird heute weitgehend als unnötig angesehen.

Hand-Schüller-Christiansche Erkrankung

Bei diesem Krankheitsbild findet sich eine Proliferation von retikuloendothelialen Zellen, die multiple Läsionen oft im Schädel oder in anderen Knochen hervorrufen. Die gelblichen Ablagerungen bestehen aus Granulationsgewebe mit reichlich Histiozyten, von denen viele Cholesterinester enthalten und die man aufgrund ihres vakuoligen Aussehens auch Schaumzellen nennt. Röntgenologisch erscheinen die Läsionen als scharfkantig ausgestanzte Bezirke ohne Umgebungsreaktion. Die zerstörten Bezirke sind oft groß. Das gelegentliche Auftreten von Diabetes insipidus und Exophthalmus wird durch Läsionen an der Schädelbasis, welche die Hypophyse und die Orbita in Mitleidenschaft ziehen, erklärt. Es können auch andere Manifestationen wie z. B. die Wachstumsverzögerung als Ausdruck einer Hypophysenstörung bestehen. Die Erkrankung schreitet sehr langsam fort, ist aber oft tödlich.

Behandlung. Die Strahlentherapie kann die Erkrankung zur Rückbildung bringen.

Letterer-Siwesche Erkrankung

Dies ist die einzige Form der nicht-lipoiden Granulomatose oder Histiozytose X. Sie beginnt in der frühen Kindheit und schreitet rasch voran, gewöhnlich mit tödlichem Ausgang. Die granulomatösen Ablagerungen treten nicht nur im Knochen, sondern auch in den lymphatischen Drüsen, der Milz und der Leber auf, die klinisch vergrößert sein kann. Röntgenologisch ähneln die Skelettläsionen denen der Hand-Schüller-Christianschen Erkrankung.

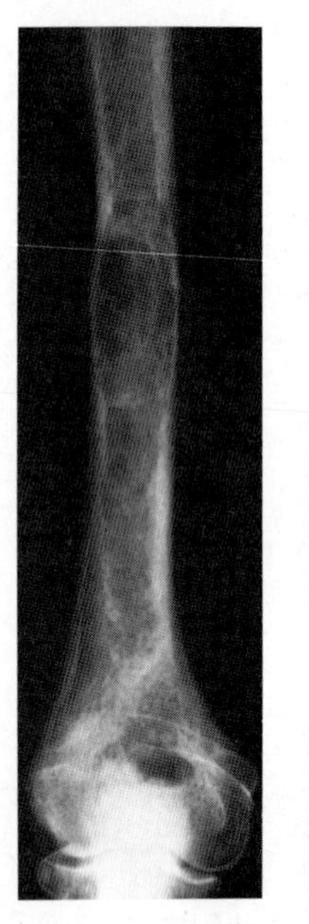
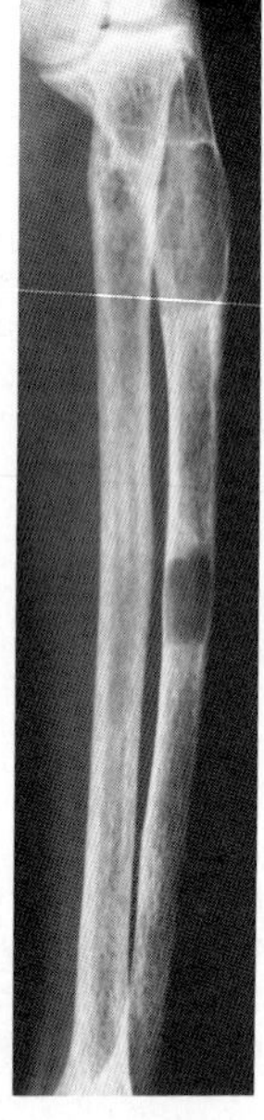
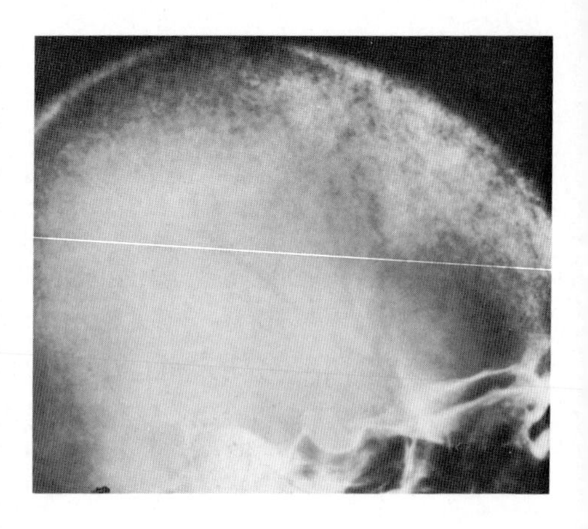

Abb. 88. Osteodystrophia fibrosa generalisata mit typischen Veränderungen in den Röhrenknochen – diffuse Osteoporose mit deutlicher Verdünnung der Kortikalis und vereinzelten zystischen Veränderungen. Der Schädel erscheint verschwommen und zart gefleckt

Stoffwechselstörungen des Knochens

Osteodystrophia fibrosa generalisata

(Primärer Hyperparathyreoidismus; Ostitis fibrosa cystica generalisata; M. Recklinghausen)

Die charakteristischen Veränderungen bei der Osteodystrophia fibrosa generalisata sind Müdigkeit, Dyspepsie, generalisierte Osteoporose und zystische Veränderungen in einigen Knochen.

Ursache. Die Erkrankung wird durch eine übermäßige Sekretion der Nebenschilddrüsen – in der Regel durch ein Adenom in einer der beiden Nebenschilddrüsen – verursacht.

Pathologie. Die ausgeprägte Sekretion von Parathormon verursacht eine allgemeine Knochenresorption, durch die Kalzium ins Blut freigesetzt und in übermäßigen Mengen im Urin ausgeschieden wird. Der Knochen wird spongiös und die Kortikalis wird dünn. Zystische Veränderungen entwickeln sich oft an einem oder mehreren der Röhrenknochen. Es finden sich häufig Nierensteine.

Klinik. Es handelt sich um erwachsene Patienten. Es bestehen Knochenschmerzen, Verdauungsbeschwerden und allgemeine Schwäche. Auch eine Deformität durch Verbiegung der erweichten Knochen oder eine pathologische Fraktur können vorliegen. *Die Röntgenbilder* zeigen eine Rarifizierung des gesamten Skeletts. Der

Dichteverlust des Knochens kann ausgeprägt und die Kortikalis kann sehr dünn sein. Ein frühes Zeichen ist die unregelmäßige subperiostale Kortikaliserosion an den Fingerphalangen. Vereinzelte zystische Veränderungen an den Röhrenknochen können – müssen aber nicht – vorliegen (Abb. 88). Der Schädel ist einheitlich feinkörnig gesprenkelt, manchmal mit kleinen durchscheinenden zystenartigen Bezirken. Die Röntgenbilder der Nieren zeigen oft eine Nephrolithiasis. *Untersuchungen:* Das Serum-Kalzium ist vermehrt, aber das anorganische Phosphat im Serum ist vermindert. Die Ausscheidung von Kalzium und Phosphat im Urin ist vermehrt.

Diagnose. Sie sollte durch Ausschluß anderer Ursachen einer diffusen oder generalisierten Knochenentkalkung gestellt werden. Diese sind in Tabelle 3 zusammengefaßt.

Behandlung. Das zugrundeliegende Nebenschilddrüsenadenom muß entfernt werden.

Rachitis

(Englische Krankheit, D-Avitaminose)

Bei der Rachitis besteht eine gestörte Verknöcherung des wachsenden Knochens[1] als Folge einer Störung des Kalzium-Phosphat-Stoffwechsels. Mit der allgemeinen Verbesserung der Lebensumstände hat die Rachitis in westlichen Ländern stark abgenommen. Ein häufiges Vorkommen findet man jedoch in den Entwicklungsländern.

Ursache. Die Rachitis wird durch einen Mangel an Vitamin D in der Nahrung oder durch mangelndes Sonnenlicht, das zur Synthese von Vitamin D im Körper nötig ist, verursacht.

Pathologie. Vitamin D fördert die Resorption von Kalzium und Phosphor aus dem Darm. Deshalb führt Vitamin-D-Mangel zu einer unzureichenden Resorption von Kalzium und Phosphor. Der Kalziumspiegel im Blut kann daher nur auf Kosten des Skelettkalziums aufrechterhalten werden. Proliferierendes Osteoidgewebe in den wachsenden Epiphysen bleibt somit unverkalkt, und es kommt zu einer allgemeinen Erweichung der schon gebildeten Knochen.

Klinik. Die gewöhnliche Rachitis tritt hauptsächlich bei Kindern etwa im ersten Lebensjahr auf. Der allgemeine Gesundheitszustand ist gestört. Auffälligste Symptome sind ein großer Kopf, ein verzögertes Skelettwachstum, vergrößerte Epiphysen, eine Verbiegung der Röhrenknochen und eine Deformität der Brust, die eine Querfurche aufweisen kann. Im typischen Fall lassen diese Zeichen das Krankheitsbild leicht erkennen. *Die Röntgenbilder* zeigen einen allgemeinen Dichteverlust des Skeletts. Die auffälligsten Veränderungen jedoch finden sich in den wach-

---

[1] Wenn ähnliche Einflüsse auf den reifen Knochen einwirken, spricht man von einer Osteomalazie.

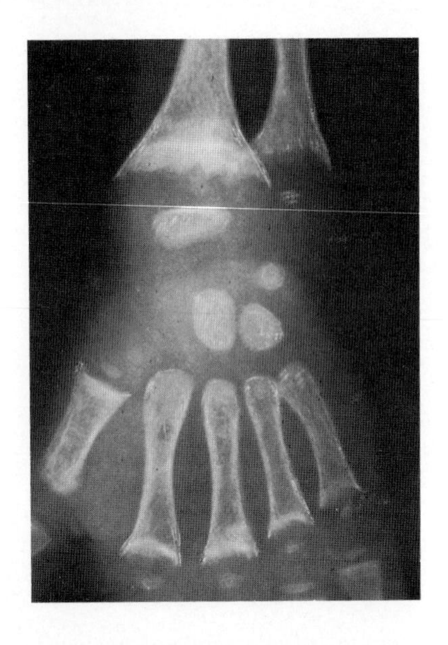

Abb. 89. Rachitis. Beachte die typische Aufweitung und becherförmige Aushöhlung der Metaphysen von Radius und Ulna. Der Epiphysenknorpel hat an Dicke zugenommen, und die allgemeine Dichte der Knochen hat abgenommen

senden Epiphysen: Die Epiphysenlinie ist verbreitert. Die Epiphysen selber sind nach lateral ausgezogen und die Enden des Knochenschaftes sind becherförmig ausgehöhlt (Abb. 89). Die Verbiegung des Knochens kann ausgeprägt sein. *Untersuchungen:* Das Serumphosphat ist in der Regel vermindert. Das Serumkalzium ist normal. Die alkalische Phosphatase ist oft erheblich erhöht: Ihr Spiegel gibt einen gewissen Anhalt für die Schwere der Erkrankung und für das Ansprechen auf die Behandlung.

Diagnose. Wenn man eine Rachitis vermutet, sollte man eine ap-Aufnahme des Handgelenkes anfertigen. Die radiologischen Merkmale weisen auf die Rachitis hin. Zur weiteren Klassifizierung sind jedoch biochemische Untersuchungen erforderlich (Tabelle 2, S. 115).

Behandlung. Die Rachitis spricht gut auf Vitamin D in üblichen Dosen an. In Fällen von schweren knöchernen Deformitäten kann eine Osteotomie oder Osteoklasie zur Korrektur erforderlich sein.

Andere Formen der Rachitis

Die charakteristischen Epiphysenveränderungen, die man bei der Rachitis findet, treten auch bei einer Anzahl anderer Erkrankungen auf. Der primär zugrundeliegende Faktor für den gestörten Kalziumphosphatstoffwechsel ist bei jedem Typ unterschiedlich. Vier Typen werden beschrieben: 1) die Vitamin-D-resistente Rachitis; 2) das Fanconi-Syndrom; 3) die renale (glomeruläre) Rachitis; 4) Zöliakie-Rachitis (Gluten-induziert).

Tabelle 2. Zusammenfassung der biochemischen Veränderungen bei verschiedenen Formen von Rachitis und Osteomalazie

	Primäre Störungen und Mechanismen	Kalzium im Serum	Anorg. Phosphat im Serum	Urin	Stuhl
Ernährungsbedingte Rachitis (Kinder) Ernährungsbedingte Osteomalazie (Erwachsene)	Mangel an Vitamin D in der Nahrung → gestörte Aufnahme von Kalzium und Phosphor	Normal	Erniedrigt	Normal	Normal
Vitamin-D-resistente Rachitis	Angeborene Störung der Rückresorption von Phosphat in den Nierentubuli → stark erhöhte Ausscheidung von Phosphat	Normal	Erniedrigt	Phosphat stark erhöht	Normal
Fanconi-Syndrom	Gestörte Rückresorption von Phosphor, Glukose und bestimmten Aminosäuren durch die Nierentubuli → stark erhöhte Ausscheidung von Phosphat, usw.	Normal	Erniedrigt	Glukose, Aminosäuren, Phosphat stark erhöht	Normal
Renale Rachitis	Mechanismus unklar. Möglicherweise Störung der Glomerulusfunktion → Retention von Phosphat → Ausscheidung in den Darm → Störung der normalen Resorption durch Kalziumverbindung	Erniedrigt	Erhöht	Albumin	Normal
Zöliakie-Rachitis (Kinder) Idiopathische Steatorrhö (Erwachsene)	Verdauungsstörung → gestörte Resorption von Vitamin D und Kalzium	Erniedrigt	Normal	Normal	Fettgehalt stark erhöht

Merke: Die alkalische Phosphatase im Serum ist bei allen Arten von Rachitis im aktiven Stadium erhöht. Sie charakterisiert mehr den Grad der Aktivität als den Typ der Erkrankung.

Vitamin-D-resistente Rachitis

(Chronischer Phosphatdiabetes)

Die Vitamin-D-resistente Rachitis ist eine erbliche Erkrankung, die wahrscheinlich durch ein geschlechtsgebundenes dominantes Gen übermittelt wird. Die Art des primären Defekts ist unbekannt. Es kann ein Versagen der normalen Rückresorption des

Phosphats durch die Nierentubuli vorliegen oder es kann sich um einen Fehler in der Resorption des Kalziums durch den Darm handeln. Knochenveränderungen, die ähnlich denen der Rachitis sind, können schon bald nach dem ersten Lebensjahr manifest werden. Die charakteristischen biochemischen Merkmale sind: normales Serumkalzium, erniedrigtes Serumphosphat, das durch Vitamin D nicht korrigierbar ist, erhöhte alkalische Phosphatase und ein Übermaß an Phosphat im Urin (Tabelle 2, S. 115). Verwandte, die klinisch unauffällig sind, können trotzdem eine Hypophosphatämie haben.

Behandlung. Vitamin D in massiven Dosen korrigiert zwar die Knochenveränderungen, normalisiert jedoch nicht den Serumphosphatspiegel.

Fanconi-Syndrom

(Renale tubuläre Rachitis mit Glukosurie und Amino-Azidurie)

Beim Fanconi-Syndrom sind die rachitischen Veränderungen im Knochen von einer renalen Glukosurie und Amino-Azidurie begleitet. Der primäre, angeborene Defekt, der autosomal rezessiv vererbt wird, liegt in einem Versagen der proximalen renalen Tubuli bei der Rückresorption von Phosphat, Glukose und bestimmten Aminosäuren. Der übermäßige Verlust von Phosphat durch den Urin führt zur Ausschwemmung des Knochenphosphats. Der Beginn der Erkrankung kann im Vergleich zur Rachitis erst in der späteren Kindheit liegen. Die Knochenveränderungen sind die gleichen. Charakteristische biochemische Merkmale sind: normales Serumkalzium, niedriges Serumphosphat, erhöhte alkalische Phosphatase und ein Übermaß von Phosphat im Urin, der auch Glucose und bestimmte Aminosäuren enthält (Tabelle 2, S. 115).

Behandlung. Die Aufnahme von Kalzium, Phosphor und Vitamin D sollte gesteigert werden. Puffersubstanzen (Natriumcitrat) sollten verabreicht werden, um die begleitende Azidose niedrig zu halten.

Verwandte Erkrankungen

Es ist eine Anzahl von ähnlichen Erkrankungen durch Defekte der renalen tubulären Rückresorption bekannt. Bei allen findet sich eine gestörte Rückresorption von Phosphat. Die Unterschiede liegen in einer Rückresorptionsstörung der Tubuli für andere Funktionen.

Renale (glomeruläre) Rachitis

(Renale Osteopathie; renaler Zwergwuchs)

Bei der renalen Rachitis sind allgemeine Skeletterkrankungen von chronischen Nierenschäden begleitet. Die Skelettveränderungen werden oft im Alter von 5–10 Jahren manifest.

Pathologie. Die renale Beeinträchtigung kann durch eine angeborene zystische Veränderung, durch Abflußstörungen mit Hydronephrose oder durch eine chronische Nephritis verursacht sein. Der Mechanismus, durch den die renale Störung zu rachitischen Veränderungen im Skelett führt, ist unbekannt und wahrscheinlich sehr komplex. Eine Ursache könnte darin liegen, daß die gestörte Phosphatausscheidung durch die Nieren zu einer Retention von Phosphat im Blut führt und die Ausscheidung in den Darm erfolgt. Dort bildet es eine unlösliche Kalziumverbindung, die in der Folge nicht in ausreichenden Mengen resorbiert wird. Die Skelettveränderungen bestehen in einem mangelhaften Epiphysenwachstum und multiplen Deformierungen durch Knochenerweichung. Die Nebenschilddrüse ist wahrscheinlich sekundär hypertrophiert.

Tabelle 3. Ursachen für eine diffuse Rarifikation des Knochens

Ursache	Diagnostische Merkmale
Osteoporose	
Langdauernde Liegebehandlung	Anamnestische Angaben über Bettruhe für Monate und Jahre.
Senile (idiopathische) Osteoporose	Vorwiegend ist die Wirbelsäule befallen. Es finden sich keine biochemischen Blutveränderungen.
Osteodystrophia fibrosa generalisata	Biochemische Blutveränderungen: Erhöhung des Serum-Kalziums und Erniedrigung des Serum-Phosphats.
Morbus Cushing	Charakteristisches klinisches Bild: Fettsucht, Hypertrichosis, Hochdruck und bei Frauen Amenorrhoe.
Osteomalazie	
Rachitis (alle Arten)	Rachitische Veränderungen an den wachsenden Epiphysen. Die biochemischen Veränderungen hängen von der Art der Rachitis ab (Tabelle 2, S. 115)
Ernährungsbedingte Osteomalazie	Vorliegen einer Fehlernährung. Charakteristische biochemische Blutveränderung: Das Serum-Kalzium ist normal oder erniedrigt und das Serum-Phosphat ist erniedrigt (Tabelle 2, S. 115)
Idiopathische Steatorrhö	Erhöhung des Fettgehaltes im Stuhl. Blutveränderungen: Das Serum-Kalzium ist erniedrigt und das Serum-Phosphat normal (Tabelle 2, S. 115)
Tumor	
Plasmazellmyelom	In der Regel multiple umschriebene Herde, aber auch diffuse Ausbreitung möglich. Oft Bence-Jones-Protein im Urin. Die Markbiopsie zeigt ein Übermaß an Plasmazellen.
Diffuse Karzinomatose	Nachweis des Primärtumors.
Leukämie	Blutuntersuchung und Markbiopsie zeigen ein Übermaß an unreifen Leukozyten.

Klinik. Das Kind ist zwergwüchsig und zeigt Deformierungen. Es bestehen Zeichen einer renalen Störung, wie ausgeprägter Durst und bleiches Aussehen. Als häufige Skelettdeformitäten findet man die Coxa vara, das Genu valgum und eine schwere Valgusdeformität der Füße. Die *Röntgenbilder* zeigen Epiphysenveränderungen, die im allgemeinen denen der Rachitis ähnlich sind (Abb. 90). *Untersuchungen:* Die biochemischen Veränderungen sind charakteristisch (Tabelle 2, S. 115). Das Serumphosphat ist deutlich vermehrt, und das Serumkalzium ist niedrig. Der Blutharnstoff ist oft sehr stark erhöht, und im Urin findet sich in der Regel Albumin.

Behandlung. Diese sollte vordringlich auf die zugrundeliegende Nierenerkrankung ausgerichtet sein. Es sollten Kalzium und Vitamin D gegeben werden.

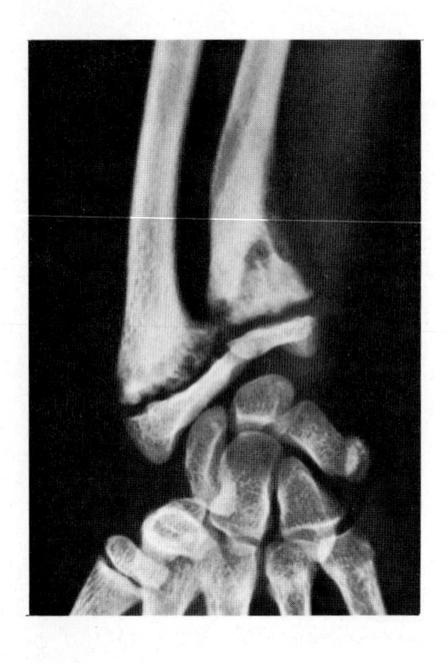

Abb. 90. Rachitische Veränderungen an den Epiphysen eines 14jährigen Patienten mit renalem Zwergwuchs. Es findet sich eine diffuse Rarifizierung des Skelettes mit multiplen Deformierungen durch die Verbiegung der erweichten Knochen

Zöliakie-Rachitis
(Gluten-induziert)

Die Zöliakie (Gluten-induzierte Enteropathie) ist eine Verdauungsstörung, die durch eine mangelhafte intestinale Resorption und in der Folge durch ein Übermaß an Fett im Stuhl charakterisiert ist. Als man noch nicht wußte, wie die Erkrankung in den Griff zu bekommen war, fand man häufig rachitische Veränderungen an den Knochen. Solche Veränderungen sieht man heute nur noch bei vernachlässigten Fällen. Der primäre Fehler ist eine Anfälligkeit der Dünndarmzotten, die unter dem Einfluß von Gluten, einer Proteinfraktion des Getreides, atrophieren. Diese villöse Atrophie führt zu einer mangelhaften Resorption von Fett und fettlöslichem Vitamin D.

Die Erkrankung beginnt in der Säuglingszeit oder in der frühen Kindheit. Die allgemeinen Zeichen sind eine körperliche Reduktion, ein gestörtes Wachstum, fehlende Gewichtszunahme, muskuläre Hypotonie, aufgetriebenes Abdomen und breiige, stark riechende Stühle, die nach Trocknung 40%–80% Fett enthalten (normal 25%). Die Skelettveränderungen, die sich erst nach einigen Jahren entwickeln, sind die gleichen wie bei der Rachitis. *Untersuchungen:* Die biochemischen Veränderungen im Blut unterscheiden sich von denen bei der Rachitis. Das Serumkalzium ist niedrig, das Serumphosphat ist normal oder niedrig (Tabelle 2, S. 115). Die Diagnose sollte durch eine Biopsie aus dem Jejunum gesichert werden.

Behandlung. Wenn die primäre Erkrankung unter Kontrolle gebracht ist, kommt es zu einer ständigen Verbesserung der Kalzifizierung des Skeletts. Die Diät sollte frei von Gluten sein und reichlich Kalzium und Vitamin D enthalten.

Ernährungsbedingte Osteomalazie

Die ernährungsbedingte Osteomalazie[1] beim Erwachsenen ist das Gegenstück zur Rachitis. Sie ist außer in bestimmten asiatischen Ländern selten. Trotzdem findet man solche Fälle, hauptsächlich bei älteren Frauen.

Ursache und Pathologie. Wie bei der Rachitis findet sich ein Mangel an Vitamin D (und oft auch an Kalzium) in der Nahrung. Die Folge ist, daß die intestinale Resorption von Kalzium und Phosphor nicht ausreicht und Kalzium aus dem Knochen mobilisiert wird, um einen ausreichenden Blutspiegel aufrechtzuerhalten. Die Trabekel werden nicht dünner, aber sie setzen sich weitgehend aus schlecht kalzifiziertem Osteoidgewebe zusammen. Im Mark findet sich ein Übermaß an fibrösem Gewebe.

Klinik. Die wesentlichen klinischen Merkmale sind: Schmerzen im Knochen und Deformierung der Knochen. Frakturen sind häufig. Die *Röntgenbilder* zeigen eine Rarifizierung des gesamten Skeletts. Die Kortikalis ist abnorm dünn. Die Röhrenknochen können gebogen sein. Es können multiple Spontanfrakturen (Loosersche Zonen) an Rippen, Becken oder anderswo sichtbar sein. Diese Frakturen erscheinen nicht durchbaut, obwohl sie möglicherweise durch nicht-mineralisiertes Osteoidgewebe überbrückt sind. Sie sind charakteristisch für die Osteomalazie und kommen bei der Osteoporose nicht vor. *Untersuchungen* (Tabelle 2, S. 115): Das Serumkalzium ist normal oder erniedrigt, die alkalische Phosphatase ist erhöht, die Kalziumbilanz negativ.

Diagnose. Die ernährungsbedingte Osteomalazie muß von anderen Ursachen einer diffusen Rarifikation des Knochens unterschieden werden (Tabelle 3, S. 117). Bei älteren Menschen kann sie mit der senilen Osteoporose verwechselt werden.

Behandlung. Die Rekalzifizierung des Skeletts wird durch eine ausreichende Ernährung und Gabe von Vitamin D und Kalzium eingeleitet. Zur Korrektur einer Deformität kann eine Osteotomie erforderlich sein.

Andere Formen der Osteomalazie

Wie bei Kindern rachitische Veränderungen am Knochen durch eine Anzahl verschiedener metabolischer Störungen hervorgerufen werden können, so kann auch beim Erwachsenen eine Osteomalazie durch andere Gründe als eine ernährungsbedingte Störung verursacht sein. Solche Ursachen sind: eine fortgeschrittene Nierenerkrankung, ein Malabsorptions-Syndrom, ein chronischer Gallenverschluß, eine chronische Pankreaserkrankung und eine idiopathische Steatorrhö. Als Beispiel soll von all diesen hier nur die idiopathische Steatorrhoe beschrieben werden.

---

[1] Die wichtige Unterscheidung zwischen Osteoporese und Osteomalazie wird in einer Fußnote auf S. 10 besprochen.

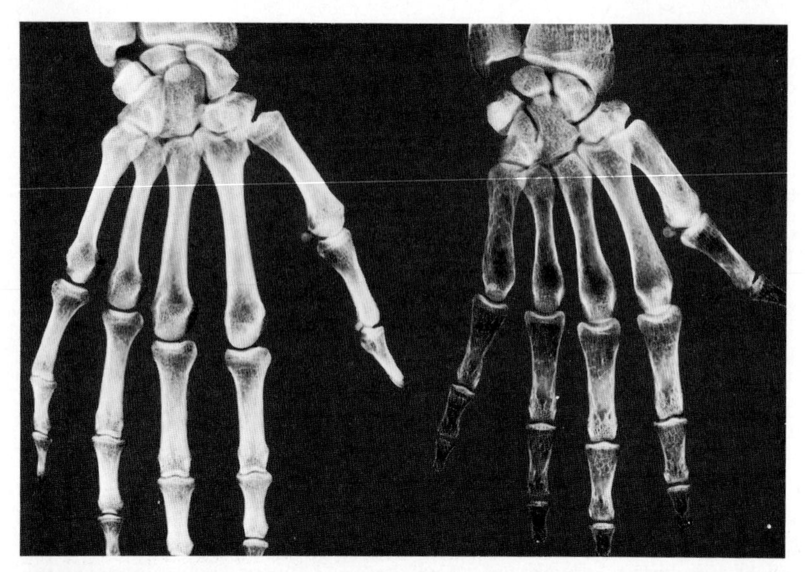

Abb. 91. Demonstration einer generalisierten Kalksalzminderung am Beispiel der Hand eines Patienten im Vergleich mit der Hand einer Normalperson (links) bei gleichem Geschlecht und Alter. Zu beachten ist der deutliche Unterschied bezüglich der Knochendichte. Es handelt sich um eine Osteomalazie bei einem Patienten mit einer idiopathischen Steatorrhö

Idiopathische Steatorrhö

In den meisten Fällen ist die sogenannte idiopathische Steatorrhö die Erwachsenenform der Zöliakie und kann daher auch Gluten-induzierte Enteropathie genannt werden. Es besteht eine mangelhafte Resorption von Fett und entsprechend auch von fettlöslichem Vitamin D und Kalzium. Eventuell können Skelettveränderungen auftreten, die identisch mit denen der ernährungsbedingten Osteomalazie sind.

Klinik. Die Erkrankung kann unerkannt bleiben bis eine Fraktur auftritt oder eine Deformierung erkennbar wird. Die *Röntgenbilder* zeigen eine Rarifizierung des Knochens (Abb. 91) mit Verdünnung der Kortikalis. *Untersuchungen* (Tabelle 2, S. 115): Die Stühle enthalten ein Übermaß an Fett und Kalzium. Das Serum-Kalzium ist niedrig, das Serum-Phosphat ist normal. Die Urinausscheidung von Kalzium ist niedrig. Eine Biopsie aus dem Jejunum kann eine Zottenatrophie zeigen.

Behandlung. In Fällen, die dem Einfluß von Gluten zugeschrieben werden, sollte eine glutenfreie Nahrung – ergänzt durch Kalzium und Vitamin D – verordnet werden.

Vitamin C-Mangel

(Möller-Barlowsche Krankheit)

Die Möller-Barlowsche Krankheit ist eine hämorrhagische Erkrankung, die durch Mangel an Vitamin C in der Nahrung verursacht wird.

Pathologie. Die auffälligsten Veränderungen finden sich in den Röhrenknochen. Es fehlt an osteoblastischer Aktivität im Wachstumsknorpel der Epiphysen. Die

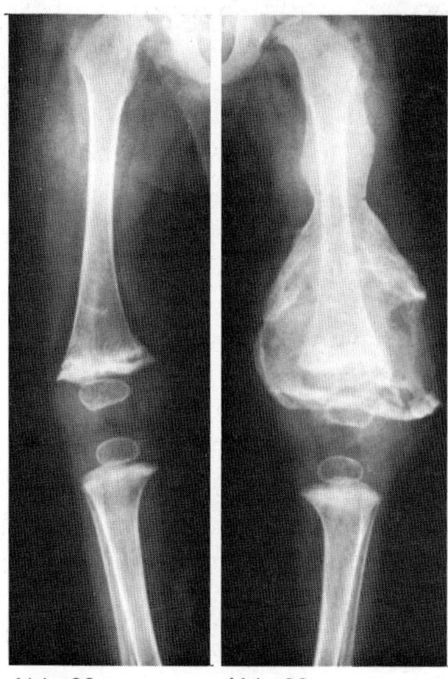

Abb. 92 u. 93. Vitamin C-Mangel. **Abb. 92.** Frühes aktives Stadium. Zu beachten ist die Aufhellungszone in der Metaphyse, die eine Hemmung der osteoblastischen Aktivität anzeigt. **Abb. 93.** Ein späteres Stadium mit deutlicher Verknöcherung in dem subperiostalen Hämatom

Hämorrhagie beginnt an Epiphysenknorpel und dehnt sich unterhalb des Periosts aus, das in seiner gesamten Länge vom Knochen abgehoben werden kann. Die Blutungen treten auch an anderen Stellen, vor allem am Zahnfleisch und im Bereich der Orbita auf.

Klinik. Die Möller-Barlowsche Krankheit befällt Kinder im 2. Lebensjahr, wenn es der Nahrung an frischer Milch oder anderen Vitamin C-Quellen mangelt. Die Erkrankung beginnt unvermittelt damit, daß eine Gliedmaße wegen Schmerzen nicht mehr bewegt werden kann (Pseudoparalyse). Die Extremität ist geschwollen und über dem erkrankten Knochen sehr empfindlich. Das Zahnfleisch ist oft schwammig und es blutet. Es kann ein „blaues Auge" vorliegen. Die *Röntgenbilder* zeigen eine dichte Linie an der Verbindung zwischen Metaphyse und Epiphysenknorpel mit einem deutlichen Band von Rarifikation auf der diaphysären Seite (Abb. 92). Später findet sich eine Verknöcherung im subperiostalen Hämatom, wodurch der Knochen oft deutlich verdickt erscheint (Abb. 93). *Untersuchungen:* Ascorbinsäure fehlt im Serum.

Diagnose. Die Skelettmerkmale des Vitamin C-Mangels ähneln denen der syphilitischen Metaphysitis, die jedoch zu einem früheren Zeitpunkt, nämlich während der ersten 6 Lebensmonate auftritt. Andere Unterscheidungsmerkmale sind die positive Wassermannsche Reaktion bei der Syphilis und das Zahnfleischbluten beim Vitamin C-Mangel. Eine Verwechslung mit der akuten Osteomyelitis ist möglich.

Behandlung. Die Erkrankung spricht rasch auf die Gabe von Vitamin C an.

Endokrine Störungen

Hypopituitarismus

Eine mangelhafte Sekretion des Hypophysenvorderlappens führt zu verschiedenen Arten von Störungen des Skelettwachstums, oft mit einer Beeinträchtigung der sexuellen Entwicklung, manchmal verbunden mit geistiger Retardierung. Der Patient ist entweder zwergwüchsig oder aber von normaler Größe und mit deutlichem Fettansatz. Letzteres kann – wie überhaupt jede Adipositas – zur Epiphysiolysis capitis femoris (S. 336) prädisponieren.

Riesenwuchs

Der Riesenwuchs des Skeletts (eine Form des Hyperpituitarismus) wird durch eine Überproduktion von Hypophysenvorderlappenhormon verursacht. Die Erkrankung tritt auf, bevor die Epiphysenfugen geschlossen sind.

Pathologie. Es liegt ein eosinophiles Adenom des Hypophysenvorderlappens vor. Dadurch kommt es zu einem übermäßigen Wachstum an den Epiphysenfugen. Trotz dieser Überaktivität tritt der Epiphysenschluß zur normalen Zeit ein.

Klinik. Der Patient, in der Regel ein Junge, kann bis zu einer Größe von mehr als 2 m wachsen. Das Hauptwachstum liegt im Bereich der Gliedmaßen. Die Sexualentwicklung ist oft gestört, und die Patienten können in ihrer geistigen Entwicklung zurückbleiben. Zeichen einer Akromegalie entwickeln sich oft später.

Akromegalie

Bei dieser Erkrankung liegt der gleiche primäre Fehler wie beim Riesenwuchs vor, nämlich eine gesteigerte Produktion von Hypophysenvorderlappenhormon. Die Erkrankung tritt jedoch erst nach dem Epiphysenschluß auf und ist durch eine Vergrößerung der Knochen, vor allem der Hände, der Füße, des Schädels und des Unterkiefers charakterisiert.

Pathologie. Wie beim Riesenwuchs findet sich in der Regel ein eosinophiles Adenom im Hypophysenvorderlappen. Die Vergrößerung der Knochen wird durch Anlagerung von neuem Knochen auf der Oberfläche der ursprünglichen Kortikalis verursacht.

Klinik. Die Erkrankung beginnt im frühen Erwachsenenalter. Das äußere Aussehen wirkt grob und plump. Die Haut ist verdickt und Hände und Füße vergrößern sich allmählich. Die Patienten sind anfangs kräftig, später werden sie schwach und träge. Die *Röntgenbilder* zeigen eine deutliche Knochenvergrößerung der Hände und der Füße und vor allem des Unterkiefers. Die Wirbelkörper sind vor allem an der a.p.-Ebene vergrößert.

Hypothyreose
(Kretinismus)

Die infantile Hypothyreose (Kretinismus) ist durch Zwergwuchs mit sexueller und geistiger Retardierung gekennzeichnet. Sie wird durch eine angeborene Verminderung der Schilddrüsensekretion hervorgerufen. Aus orthopädischer Sicht sind das verzögerte Wachstum der Gliedmaßenknochen, die Kyphose und die Schädigung der Gelenkflächen wichtige Merkmale. Eine frühe Diagnosestellung ist wichtig, weil durch eine Behandlung mit Schilddrüsenextrakten eine deutliche Verbesserung zu erzielen ist.

Morbus Cushing

Diese endokrine Störung ist durch Fettsucht, Hypertrichosis, Hochdruck und bei Frauen Amenorrhoe charakterisiert. Sie wird durch übermäßige Ausscheidung von Nebennierenrindenhormonen hervorgerufen. Die Ursache ist entweder ein Tumor der Nebennierenrinde oder eine Hyperplasie der Drüse als Folge eines basophilen Adenoms der Hypophyse. Ein ähnliches Krankheitsbild kann auch durch lange Anwendung von Kortison, Prednison oder verwandten Medikamenten ausgelöst werden. Die orthopädische Bedeutung desMorbus Cushing liegt darin, daß sie von einer generalisierten Rarifizierung des Skeletts (Tabelle 3) begleitet wird. Die Knochen werden weich und können bei der geringsten Krafteinwirkung brechen.

Senile Osteoporose

Diese Erkrankung ist durch eine diffuse Osteoporose unbekannter Ursache charakterisiert. Sie befällt ältere Menschen, vor allem Frauen. Sie wird aber auch bei Patienten mittleren Alters beobachtet. Eine endokrine Ursache ist nicht ausgeschlossen.

Pathologie. Das gesamte Skelett ist befallen, wobei aber die Veränderungen in der Wirbelsäule deutlicher als anderswo sind. Die Kortikalis der Wirbel ist dünner als normal, und der Knochen erscheint durch Verdünnung der einzelnen Trabekel und durch Weiterwerden der Gefäßräume rarifiziert. Es liegt mit anderen Worten eine Verminderung der gesamten Knochenmasse vor. Schon durch leichte Gewalteinwirkung kann es zu einer Kompressionsfraktur eines oder mehrerer Wirbelkörper kommen. Sogar ohne Fraktur neigen die Brustwirbel dazu, allmählich keilförmig zu werden, so daß die Wirbelsäule sich nach vorne biegt und eine runde Kyphose entsteht. Die Röhrenknochen sind ebenfalls frakturgefährdet.

Klinik. Es handelt sich oft um Frauen über 60 Jahren. Die Osteoporose kann ohne Symptome sein und wird durch Zufall entdeckt. In anderen Fällen klagt der Patient über Rückenschmerzen. Der Schmerz tritt in zwei Formen auf: Ein leichter Allgemeinschmerz und ein scharfer Schmerz mit plötzlichem Beginn, der eine Kompres-

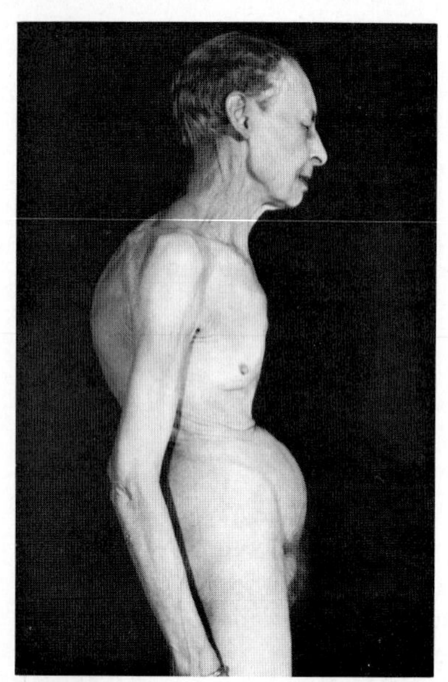

Abb. 94

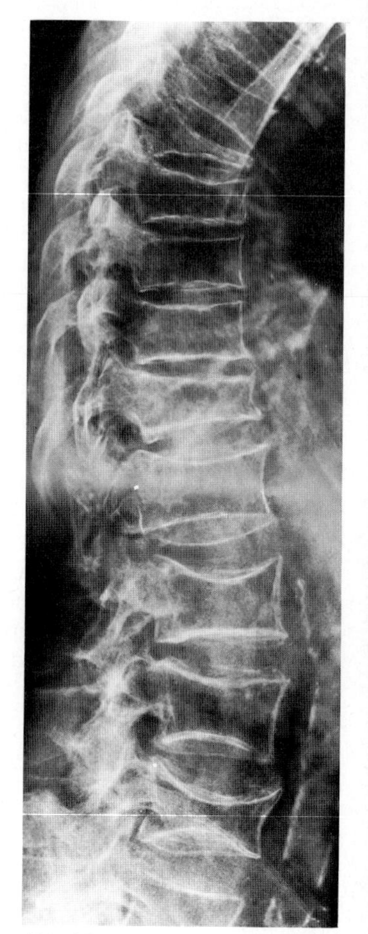

Abb. 95

Abb. 94 u. 95. Senile Osteoporose. Beachte in **Abb. 94** die gerundete Kyphose und die Verkürzung des Stammes. Das Röntgenbild **(Abb. 95)** zeigt eine deutliche Abnahme der Knochendichte mit Verdünnung der Kortikalis. Die intervertebralen Bandscheibenräume sind in die konkaven Oberflächen der Wirbel hinein aufgebläht. Einige Wirbelkörper sind zusammengebrochen. Differentialdiagnostisch kommen die Osteodystrophia fibrosa generalisata, die Osteomalazie, das Plasmazellmyelom, diffuse karzinomatöse Absiedelungen und die Leukämie in Frage

sionsfraktur anzeigt. Die Untersuchung zeigt eine runde Kyphose in der Brustregion. Wenn ein Wirbelkörper zusammengebrochen ist, kann eine mehr winklige Kyphose mit Prominenz des Dornfortsatzes im thorakalen oder thorakolumbalen Bereich vorliegen. Der Rumpf ist verkürzt und eine Falte läuft quer über das Abdomen (Abb. 94). *Röntgenologische Untersuchung:* Das ins Auge fallende Merkmal ist die verminderte Dichte der Wirbelkörper, die durch Druck der Zwischenwirbelscheiben an ihrer oberen und unteren Fläche konkav werden. Oft findet sich eine Abflachung eines oder mehrerer Wirbelkörper durch Kompressionsfrakturen (Abb. 95). Andere Skelettanteile können – wenn auch in geringerem Maße – ebenfalls rarifiziert sein. *Untersuchungen:* Die Blutlaborwerte sind normal. Stoffwechseluntersuchungen zeigen eine negative Kalziumbilanz.

Diagnose. Die senile Osteoporose kann mit anderen Formen von diffuser Kalksalzminderung des Knochens verwechselt werden: Osteodystrophia fibrosa generalisata, Morbus Cushing, Osteomalazie unterschiedlicher Genese, Karzinomatose, Plasmazellmyelom und Leukämie (Tabelle 3, S. 117). Die Diagnose beruht im wesentlichen auf dem Ausschluß dieser Erkrankungen.

Behandlung. Die Behandlung ist eher unbefriedigend. Es kann möglich sein, den Patienten zu einer positiven Kalziumbilanz durch Zufuhr von Kalzium zurückzubringen. Eine wesentliche Verbesserung des röntgenologischen Befundes ist jedoch nicht zu erwarten. In der Annahme, daß es sich bei dieser Erkrankung um eine endokrine Störung handelt, wurde eine Östrogen- und Androgen-Therapie versucht, jedoch mit zweifelhaftem Erfolg. Wenn der Rückenschmerz stark ist, sollte ein leichtes Mieder verschrieben werden.

Entzündliche Erkrankungen der Weichteile

Bursitis

Eine Entzündung kann an einer Bursa mit normaler Lokalisation oder an einer neu entstandenen auftreten. Sie entsteht durch mechanische Irritation oder durch bakterielle Infektion.

Bursitis als Folge einer Irritation

Diese wird durch übermäßigen Druck oder Reibung, gelegentlich auch durch Gichtablagerung verursacht. Es findet sich eine leichte entzündliche Reaktion in der Wand der Bursa, und es kommt zu einer Ausscheidung von klarer Flüssigkeit in die Höhle. Beispiele sind Ballenentzündungen über einem prominenten Metatarsalköpfchen, die Bursitis präpatellaris, die Bursitis olecrani (manchmal durch Gicht verursacht) und die Bursitis subacromialis.

Behandlung. In vielen Fällen verschwindet die Entzündung durch Ruhe und Vermeidung von Druck und Reibung. Ist die Bursa gefüllt, kann man die Flüssigkeit abpunktieren und Hydrokortison durch die Punktionsnadel injizieren, um ein Rezidiv zu verhindern. Bei resistenten Fällen kann die Heilung nur durch eine operative Exzision der Bursa erzielt werden.

Infizierte Bursitis

Hierbei kann eine akute Entzündung durch eine Infektion mit Eitererregern oder eine chronische Entzündung wie bei der tuberkulösen Bursitis vorliegen. Beispiele der akut eitrigen Bursitis sind der infizierte Fußballen und die infizierte Bursitis präpatellaris. Eine Bursa, die manchmal von einer tuberkulösen Entzündung befallen wird, ist die Bursa trochanterica.

Behandlung. Die Behandlung der akuten eitrigen Bursitis besteht in der offenen Drainage und Gabe von Antibiotika. Bei der chronischen Bursitis ist die Entfernung der Bursa erforderlich.

Tenosynovitis

Das Wort Tenosynovitis bezeichnet eine Entzündung der dünnen synovialen Auskleidung einer Sehnenscheide ohne Beteiligung der äußeren fibrösen Scheide. Wie die Bursitis kann die Tenosynovitis durch eine mechanische Irritation oder durch eine bakterielle Infektion verursacht sein.

Tenosynovitis durch Irritation (Reibung)

Diese wird durch eine übermäßige Reibung infolge Überbeanspruchung verursacht. Die Synovialscheide ist leicht entzündet und mit wäßrig-flüssigem Exsudat gefüllt. Eine ähnliche traumatische Entzündung kann das lockere paratendinöse Gewebe befallen, das die Sehnen, die keine Synovialscheide haben, umgibt. Dies wird als Paratenonitis bezeichnet (S. 264).

Tenosynovitis durch Infektion

Die bakterielle Infektion einer Sehnenscheide kann akut oder chronisch verlaufen. Die akute infizierte (eitrige) Tenosynovitis wird durch Eitererreger verursacht. Es findet sich eine akute entzündliche Reaktion in der Wand der Sehnenscheide mit eitrigem Exsudat. Dies ist ein seltenes Krankheitsbild, aber es ist bei den Beugesehnenscheiden der Hand (S. 280) gut bekannt.

Bei der chronischen bakteriellen Tenosynovitis – auch eine eher seltene Erkrankung – handelt es sich oft um eine tuberkulöse Infektion. Die synoviale Wand ist stark verdickt und es findet sich ein fibrinöses Exsudat. Die Beugesehnenscheiden des Unterarmes und der Hand sind die häufigsten Lokalisationen (kommunizierendes Palmarganglion, S. 281).

Tendovaginitis

Bei der Tendovaginitis finden sich eine leichte chronische Entzündung oder eine Verdickung der fibrösen Wand der Sehnenscheiden ohne Beteiligung der synovialen Auskleidung. Die Ursache ist unbekannt: Die Erkrankung ist nicht durch eine bakterielle Entzündung hervorgerufen. Die Hauptlokalisationen sind die Eingänge der fibrösen Beugesehnenscheiden der Finger oder des Daumens („Trigger"-Finger, S. 294) und die Sehnenscheiden des M. extensor pollicis brevis und des M. abductor pollicis longus an der radialen Seite des Handgelenkes (de Quervainsche Erkrankung, S. 293).

Fibrositis (Myogelosen)

Die Fibrositis ist mehr ein klinischer als ein pathologischer Begriff. Manche verneinen die Existenz dieser Erkrankung. Ihre Natur ist nicht sicher geklärt. Trotzdem ist das Wort eine nützliche Hilfe für ein klinisches Krankheitsbild, das derzeit nicht ausreichend definiert werden kann. Das Hauptmerkmal ist der Schmerz in bestimmten Muskeln mit ausgesprochener Druckempfindlichkeit. Kleine feste Knoten lassen sich fühlen, und die Gelenkbeweglichkeit ist frei. Weitere objektive Zeichen liegen nicht vor. Das Krankheitsbild ist sehr häufig im Bereich der Rückenmuskeln, vor allem im Gebiet des M. trapezius, anzutreffen (S. 166).

Weichteiltumoren

Die Weichteiltumoren, die man in der Orthopädie antrifft, entstehen aus Bindegewebe oder Blutgefäßen von Gliedmaßen und Rumpf. Sie können gut-, aber auch bösartig sein.

Benigne Weichteiltumoren

Von den Weichteiltumoren der Gliedmaßen und des Rumpfes sind die gutartigen Tumoren häufiger als die bösartigen. Fünf Arten sollen beschrieben werden: 1) Neurofibrom; 2) Fibrom; 3) Lipom; 4) Hämangiom; 5) Riesenzelltumor der Sehnenscheide.

Neurofibrom

Ein Neurofibrom bildet eine ziemlich weiche, umschriebene, runde und leicht empfindliche Schwellung in der Haut oder im tieferen Gewebe. Der Tumor entsteht aus dem interstitiellen Gewebe eines peripheren Nerven. Histologisch ist der Tumor aus zellulärem fibrösem Gewebe in Zwiebelschalenform zusammengesetzt. Das Neurofibrom kann solitär sein. Es kann aber als multiple Neurofibromatose (von Recklinghausensche Erkrankung, S. 108) in einer großen Zahl von Tumoren in Verbindung mit Pigmentflecken der Haut vorkommen. Ein Neurofibrom, das im Rückenmarkskanal wächst, ist eine wichtige Ursache für ein Kompressionssyndrom des Rückenmarks oder der Cauda equina.

Fibrom

Es ist im Bereich der Extremitäten eher selten. Das Fibrom ist ein fester, runder, schmerzloser Knoten, in der Regel in Verbindung mit einer Faszie oder Aponeurose wie z. B. an der Sehnenscheide einer Beugesehne der Hand.

Lipom

Als häufiger Tumor, der in jedem Körperteil entstehen kann, bildet das Lipom eine weiche, läppchenartige Masse, die von einer dünnen Kapsel umschlossen ist. Es besteht aus Fett, gewöhnlich mit Bindegewebsstroma. Weniger oft enthält es reichlich fibröses Gewebe, was ihm eine festere Konsistenz (Fibrolipom) verleiht.

Hämangiom

Das Hämangiom ist ein gutartiger Tumor der Blutgefäße. Ein **kapilläres Hämangiom** bildet einen dunkelroten, unregelmäßigen, leicht erhobenen Fleck auf der Haut. Es ist gewöhnlich angeboren. Ein **kavernöses Hämangiom** ist aus weit dilatierten Gefäßkanälen mit dazwischenliegendem Bindegewebe zusammengesetzt. Es bildet einen lokalisierten oder diffusen Tumor mitten in der Haut, im subkutanen Gewebe oder in den Muskeln. Ein charakteristisches Merkmal von diagnostischer Bedeutung ist, die Komprimierbarkeit des Tumors.

Behandlung. Ein oberflächliches kapilläres Hämangiom fällt in das Gebiet der plastischen Chirurgie. Ein lokalisiertes, tiefes, kavernöses Hämangiom ist einer Exzision meist zugänglich. Ausgedehnte diffuse Tumoren können nicht entfernt werden, und in den schlimmsten Fällen ist eine Amputation erforderlich.

Riesenzelltumor der Sehnenscheiden

Dieser Tumor tritt fast ausschließlich an der Hand auf. Er ist auf S. 284 beschrieben.

Maligne Weichteiltumoren

Bösartige Tumoren der Weichteile sind selten. Von mesenchymaler Herkunft entstehen sie aus Bindegewebe, wie Fascienaponeurosen, Sehnenscheiden, intermuskulärer Septen, Synovialmembranen und der willkürlichen Muskulatur. Folgende Tumoren werden hier behandelt: 1) das Fibrosarkom; 2) das Synovialom (synoviales Sarkom); 3) das Liposarkom und 4) das Rhabdomyosarkom.

Das Fibrosarkom

Das Fibrosarkom ist der häufigste der malignen Bindegewebstumoren mit Ursprung in den Weichteilen. Abgeleitet von Fibroblasten, kann es in jedem fibrösen Bindegewebe entstehen.

Pathologie. Der Tumor besteht aus einer festen rundlichen Masse mit weichem rosafarbenen Gewebe. Er scheint in einer Kapsel zu liegen, die jedoch keine Barriere für die Ausbreitung des Tumors darstellt. Histologisch ist er aus Spindelzellen mit ausgezogenem Kern zusammengesetzt. Metastasen treten hauptsächlich in der Lunge auf.

Klinik. Der Tumor kann in jedem Alter auftreten. Geklagt wird über die zunehmende Vergrößerung einer schmerzlosen Schwellung. Bei der *Untersuchung* ist der Tumor von fester Konsistenz. Ein tiefer gelegener Tumor ist oft an dem darunterliegenden Knochen befestigt. Außer der Schwellung gibt es kaum eine Funktionsbeeinträchtigung bis in fortgeschrittene Stadien. Bei einem tiefer gelegenen Tumor kann die Computer-Tomographie helfen, die Ausdehnung des Tumors zu bestimmen. Die Tumorhistologie soll durch eine Biopsie geklärt werden.

Verlauf. Viele Fibrosarkome wachsen langsam und sind von relativ geringer Malignität. Die Prognose ist gut, wenn eine wirksame Behandlung zu einem frühen Zeitpunkt einsetzt.

Behandlung. Die lokale Exzision mit einer weiten Entfernung im Gesunden sollte wenn immer möglich durchgeführt werden. Vor und nach der Operation sollte eine Radiotherapie diskutiert werden. Wenn die Lokalexzision nicht durchführbar ist, ist die Amputation erforderlich. In inoperablen Fällen ist eine Radiotherapie eine nützliche palliative Maßnahme.

Das Synovialom
(Synoviales Sarkom)

Dies ist ein seltener Tumor, der aus der synovialen Auskleidung eines Gelenkes, einer Sehnenscheide oder einer Bursa entsteht. Er ist in der Regel sehr maligne.

Pathologie. Der Tumor wächst als eine feste, weißliche, fleischige Masse, die dazu neigt, den Weg des geringsten Widerstandes zu gehen. Er dringt in das umgebende Weichteilgewebe vor. Geht er von einem Gelenk aus, penetriert er selten in den Knochen oder in den Gelenkknorpel. Histologisch ist der Tumor aus Massen von spindelförmigen Zellen zusammengesetzt. Charakteristisch sind Hohlräume oder Spalten, die mit kuboiden Zellen ausgekleidet sind. Dadurch entsteht der Eindruck einer synoviale Höhle. Metastasen treten früh über den Blutweg auf und zwar hauptsächlich in der Lunge.

Klinik. Das Synovialom kann in jedem Alter auftreten. Hauptmerkmale sind Schmerzen und eine Schwellung im Bereich des befallenen Gelenkes, der Sehnenscheide oder der Bursa. Das Synovialom entwickelt sich schleichend und schreitet unerbittlich fort. Wenn die Schwellung oberflächlich ist, ist die darüberliegende Haut überwärmt. Die Beweglichkeit des erkrankten Gelenkes ist im allgemeinen nur leicht eingeschränkt. *Röntgenologische Untersuchung:* Der Tumor kann sich als ein Weichteilschatten darstellen. Er zeigt jedoch nur selten eine Veränderung der Knochenstruktur oder der Gelenkkontur. Ziemlich typisch stellen sich Verkalkungsflecken im Tumorgebiet dar. Die Röntgenbilder des Thorax zeigen eventuell schon Lungenmetastasen. In bestimmten Fällen kann die Computer-Tomographie bei der Einschätzung der Tumorausdehnung behilflich sein. *Untersuchung:* Eine Biopsie zeigt die charakteristische Histologie.

Prognose. Die Prognose ist schlechter als beim Fibrosarkom. Der Tumor ist durch die Lungenmetastasierung beinahe immer tödlich.

Behandlung. Wenn die anatomische Lage des Tumors es erlaubt, ist eine lokale Entfernung mit prä- und postoperativer Bestrahlung des Tumors angebracht. Wenn der Tumor ein Gelenk befällt, bietet die Amputation die beste Heilungschance. Bestehen jedoch schon Lungenmetastasen, soll die Amputation nicht mehr durchgeführt und das Hauptgewicht der Behandlung auf eine palliative Radiotherapie gelegt werden.

Das Liposarkom

Dies ist ein seltener Tumor, dessen charakteristisches histologisches Bild die Anwesenheit von schaumigen embryonalen Zellen ist, die intrazellulär Fett enthalten. Der Tumor wächst als eine viellappige Masse, gewöhnlich im Bereich des Gesäßes oder des Oberschenkels, und erreicht oftmals eine enorme Größe. Metastasen treten hauptsächlich in der Lunge auf.

Das Rhabdomyosarkom

Dies ist eine sehr seltene Form der Weichteilsarkome und entsteht in den Skelettmuskeln. Das histologische Bild ist durch Zellen mit Längs- und Querstreifung oder durch primitive Myoplasten charakterisiert. Als hochmaligner Tumor wächst er sehr schnell und metastasiert früh, vor allem in die Lunge.

Neurologische Erkrankungen

Poliomyelitis
(Kinderlähmung)

Die Poliomyelitis ist eine Virusinfektion der Nervenzellen im vorderen Anteil der grauen Substanz des Rückenmarks und führt in vielen Fällen zu einer zeitlich begrenzten und dauernden Muskellähmung. In vielen Ländern ist das Auftreten der Erkrankung in den Jahren nach dem zweiten Weltkrieg so häufig geworden, daß die Behandlung der Poliomyelitis und der durch sie hervorgerufenen Lähmungserscheinungen eines der Hauptprobleme in der Orthopädie geworden war. In den letzten Jahren hat das Vorkommen, vor allem als Folge der überall durchgeführten prophylaktischen Impfungen, deutlich abgenommen. Die Erkrankung tritt jedoch noch häufig in bestimmten Ländern Asiens und Afrikas auf.

Ursache. Die Krankheit wird durch eine Infektion mit einem ultramikroskopisch filtrierbaren Virus, von dem mindestens drei Typen identifiziert werden konnten, verursacht.

Pathologie. Der Weg der Entzündung ist unklar. Wahrscheinlich kann der Virus entweder durch den Nasopharynx oder durch den Gastrointestinaltrakt eindringen. Einmal im Körper, findet er seinen Weg zu den Vorderhornzellen des Rückenmarks (Abb. 96) und manchmal zu den Nervenzellen im Hirnstamm. Je nach Virulenz der Infektion können die Zellen ohne ernste Schädigung davonkommen, geschädigt werden oder sogar vernichtet werden. Wenn die Zellen geschädigt werden, stellt sich eine Lähmung der entsprechenden Muskeln ein, wobei eine Erholung jedoch möglich ist. Sind die Zellen zugrundegegangen, bleibt die Lähmung

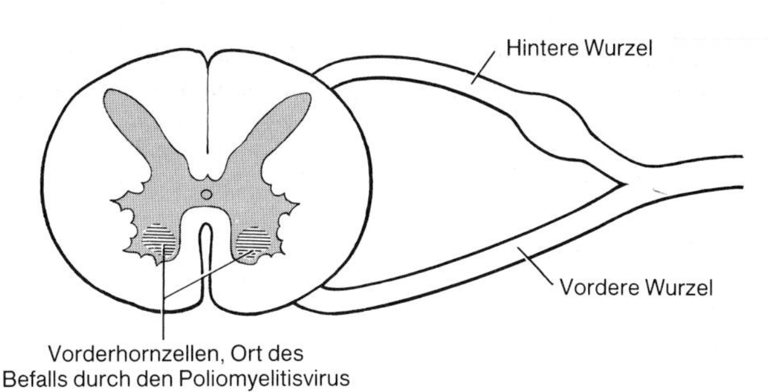

Abb. 96. Schnitt durch das Rückenmark. Der Virus der Poliomyelitis befällt die Vorderhornzellen. Wenn die Zellen zugrundegegangen sind, resultiert eine dauernde Lähmung der entsprechenden Muskelfasern. Wenn diese Zellen nur geschädigt, jedoch nicht zerstört worden sind, kann sich die Lähmung wieder zurückbilden

für immer bestehen. Die Ausdehnung und Verteilung der Läsion ist weitgehend von Fall zu Fall verschieden.

Klinik. Obwohl die Poliomyelitis am häufigsten bei Kindern auftritt, werden oft auch junge Erwachsene befallen. Zur besseren Beschreibung ist die Erkrankung nach allgemeiner Übereinkunft in fünf Stadien eingeteilt worden.

Stadium der Inkubation. Dies ist das Intervall zwischen Infektion und Beginn der Symptome. Es dauert etwa zwei Wochen und verläuft ohne Beschwerden.

Stadium des Beginns. Dies dauert etwa zwei Tage. Die Symptome sind wie die einer Grippe: Kopfschmerzen, Schmerz in Rücken und Gliedmaßen und allgemeines Unwohlsein. Bei der Untersuchung findet sich leichtes Fieber, oft mit Nackensteifigkeit bei Beugung und Überempfindlichkeit der Muskeln. In diesem Stadium kann die Poliomyelitis mit einer Grippe oder aufgrund der Gliedmaßenschmerzen mit einer akuten Osteomyelitis oder eitrigen Arthritis verwechselt werden. Untersuchungen: Die Lumbalpunktion zeigt in der Regel eine Erhöhung der Zellzahl im Liquor. In vielen Fällen schreitet die Krankheit nicht über dieses Stadium hinaus. Der Patient erholt sich schnell und vollständig.

Stadium der ausgedehnten Lähmung. Dieses Stadium dauert zwei Monate. Die Lähmung entwickelt sich rasch und erreicht ihren Höhepunkt in der Regel innerhalb von wenigen Stunden. Danach bleibt die Lähmung unverändert während des gesamten Stadiums bestehen. Die Ausdehnung und Verteilung der Lähmung variiert sehr stark. Eine Lähmung kann fehlen oder sie kann vollständig sein. In diesem Stadium hält der Muskelschmerz an, und nicht gelähmte Muskeln sind oft bei Beugung schmerzhaft. Wenn die Atemmuskulatur gelähmt ist, muß zur Lebensrettung ein Beamtmungsgerät eingesetzt werden.

Stadium der Erholung. Eine Erholung der Muskelkraft kann etwa 2 Jahre dauern[1]. Der Grad der Erholung variiert in weiten Grenzen von fehlender bis kompletter Wiederherstellung.

---

[1] Beachten Sie, daß die Zahl 2 bezüglich der festgestellten Dauer in jedem der ersten vier Stadien vorkommt: 2 Wochen, 2 Tage, 2 Monate, 2 Jahre. Dies sind nur annähernde Werte, die man sich aber leicht merken kann.

Stadium der Restlähmung. Die Lähmung oder Schwäche bleibt bis zu 2 Jahre bestehen. Ausmaß und Ausdehnung variieren von unbedeutender lokaler Schwäche bis zur totalen Lähmung des Rumpfes und aller vier Gliedmaßen. Eine Schwäche oder Lähmung ist von deutlichem Schwund der beteiligten Muskeln begleitet. Dieses wiederum ist verbunden mit einem Fehlwachstum der Knochen und nachfolgender Verkürzung, wenn die Erkrankung in der Kindheit auftritt.

Prognose. Man kann sagen, daß bei jungen Patienten die Hälfte der mit Poliomyelitis klinisch infizierten Patienten im allgemeinen keine Lähmungen haben. Von den Patienten mit Lähmung sterben etwa 10% (in der Regel durch Atemlähmung). 30% erholen sich voll, 30% haben leichte andauernde Schwächen und 30% haben eine schwere bleibende Lähmung.

Prophylaxe. Heute wird die prophylaktische Impfung mit abgeschwächten Viren oral durchgeführt.

Behandlung. Es gibt keine spezifische Behandlung. Nur bei wenigen Erkrankungen ist der Arzt im Hinblick auf die Wiederherstellung derartig machtlos. Der Patient wird seine Muskelkraft in Abhängigkeit von der Schwere der neurologischen Schäden wiedererlangen oder nicht. Es gibt nur wenig was der Arzt dazu tun kann. Die Hauptpflichten des Orthopäden sind die Vorbeugung zur Vermeidung von Deformitäten, die Unterstützung der wiederkehrenden Muskelkraft durch eine abgestufte Übungsbehandlung und die Verminderung einer noch verbleibender Beeinträchtigung durch Anwendung geeigneter Apparate oder durch eine Operation an den Gelenken oder Muskeln. Die Behandlung wird für jedes einzelne Stadium getrennt besprochen.

Stadium des Beginns. Der Patient sollte im Bett bleiben und wenn erforderlich ein Sedativum erhalten.

Stadium der ausgedehnten Lähmung. In diesem Stadium kann die künstliche Beatmung durch einen mechanischen Respirator zur Lebensrettung notwendig sein, wenn die Atemmuskulatur gelähmt ist.Gelähmte Gliedmaßen müssen durch Schienen in der Neutralposition gehalten werden, um die Ausbildung von Kontrakturen mit daraus folgender Deformierung zu vermeiden. Eine fixierte Spitzfußdeformität von Sprunggelenk und Fuß kann sich bei Lähmung der Unterschenkelmuskulatur entwickeln, wenn der Fuß nicht in Rechtwinkelstellung gehalten wird. Die Gelenke sollten täglich in vollem Umfang bis zur Schmerzgrenze bewegt werden. Muskelschmerzen können durch Wärme, wie z. B. heiße Packungen, gelindert werden. Ob der Patient in diesem Stadium im Bett liegen muß oder nicht, hängt weitgehend vom Grad und von der Verteilung der Lähmung ab.

Stadium der Erholung. Der Patient sollte unter der genauen Überwachung eines ausgebildeten Physiotherapeuten stehen. Jeder Muskel, der seine Kraft wieder zu erlangen scheint, muß trainiert werden, vorsichtig und erst mit Geduld, später sehr ausdauernd, um eine größtmögliche Wiederherstellung zu erreichen. Man sollte daran denken, daß die Muskelkraft sich zum Teil als Folge der Erholung der geschädigten Nervenzellen und zum Teil auch aufgrund der Hypertrophie der nicht gelähmten Muskelfasern verbessert. Wenn möglich, sollten Gehübungen in diesem Stadium wieder aufgenommen werden, notfalls mit Hilfe von Apparaten und Gehstützen.

Stadium der Restlähmung. Die Beeinträchtigung in diesem Stadium kann oft entweder durch Anwendung von geeigneten äußeren Apparaten oder durch eine Operation verringert werden.

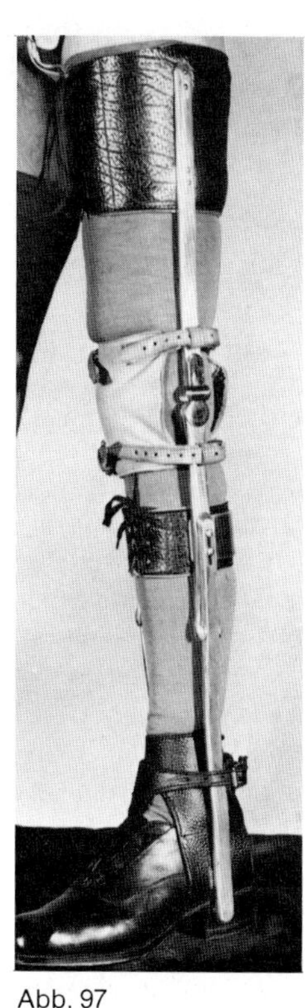

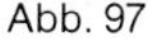

Abb. 97

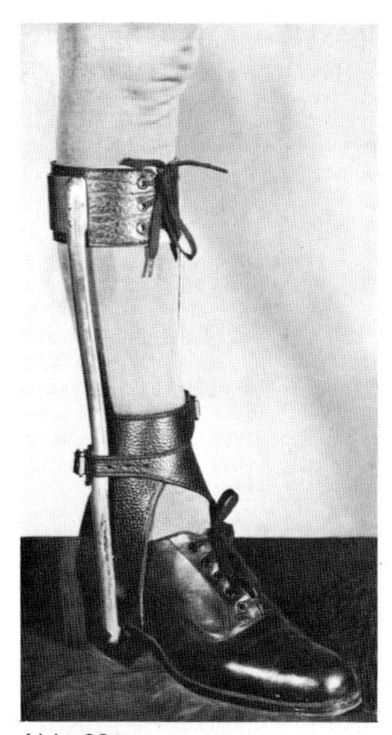

Abb. 98

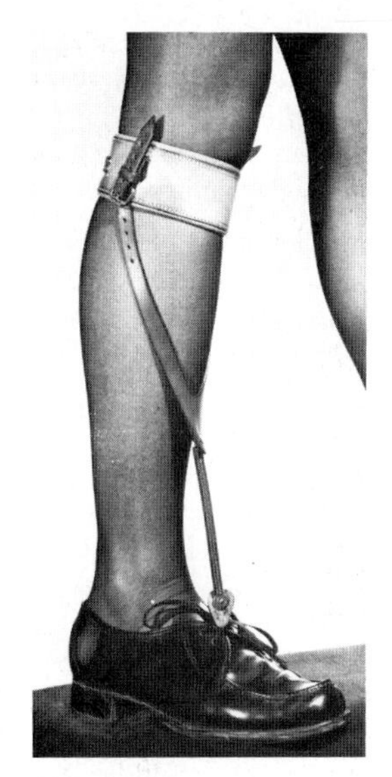

Abb. 99

Abb. 97–99. Drei Arten eines äußeren Stützapparates für die untere Extremität. **Abb. 97.** Apparat zur Unterstützung des Kniegelenkes bei Quadricepslähmung. **Abb. 98.** Unterschenkelapparat mit T-Riemen zur Stabilisierung des Sprunggelenkes und des Fußes. **Abb. 99.** Eine Fallfußfeder, die verwendet wird, um die Dorsalextension des Fußes bei Lähmung der Fußheber aufrechtzuerhalten. Dies ist nur eine von vielen Typen, die erhältlich sind. Bei einigen ist die Feder in den Schuh eingearbeitet

Apparate. Die Apparate sollen die Gelenke, die ihre normale Muskelkontrolle verloren haben, unterstützen. Sie werden häufiger für die unteren Gliedmaßen und die Wirbelsäule als für die oberen Gliedmaßen benötigt. Die folgenden Apparate werden am häufigsten verschrieben: 1) Das Korsett, um eine geschwächte Wirbelsäule zu unterstützen, 2) der Bauchgurt, um einer abdominellen Protrusion vorzubeugen, wenn die Bauchmuskulatur geschwächt ist, 3) der Knieapparat (Abb. 97), um das Knie in Fällen von schwerer Quadricepslähmung gestreckt zu halten, 4) der Unterschenkelapparat zur Stützung des gelähmten Fußes (Abb. 98), 5) eine Einlage mit lateral oder medial eingearbeiteter Unterschenkelschiene, um die Varus- oder Valgusdeformität des Fußes zu kontrollieren und 6) eine Fallfußfeder (Abb. 99), um den Fuß hochzuhalten, wenn die Dorsalextensoren gelähmt sind.

Operative Behandlung. Zwei Hauptgruppen von Operationen stehen zur Verfügung: 1) die Arthrodese und 2) die Muskel- oder Sehnenverlagerung. Die *Arthrodese* ist eine nützliche Methode zur Stabilisierung der Gelenke, die ihre kontrollierenden Muskeln verloren haben. Sie ist im besonderen für die Schulter, den Ellenbogen, das Handgelenk, die Wirbelsäule, das Sprunggelenk und den Fuß anzuwenden. Bei einer *Muskel- oder Sehnenverlagerung* liegt der Sinn darin, einen gesunden Muskel dazu zu verwenden, die Funktion eines gelähmten Muskels zu ersetzen. Die Methode findet ihre

Hauptanwendung an den oberen Gliedmaßen. Beispiele sind die Verlagerung eines Teiles des M. pectoralis major, um die Funktion eines gelähmten Ellenbogenbeugers wiederherzustellen, die Verlagerung eines Handgelenkbeugers als Fingerstrecker und die Sehnenverlagerung des M. flexor digitorum superficialis, um einen gelähmten M. opponens pollicis zu ersetzen.

Infantile Zerebralparese
(Spastische Lähmung; Morbus Little)

Der Begriff Zerebralparese umfaßt eine Anzahl von klinischen Störungen, die hauptsächlich in der Kindheit entstehen. Ihr gemeinsames Merkmal ist eine primäre Läsion im Gehirn. Die Zerebralparese stellt ein erhebliches soziales und erzieherisches Problem dar.

Ursache. Jedes Ereignis, das einen Gehirnschaden nach sich zieht, kann dafür verantwortlich sein. Die Ursachen können somit in drei Gruppen unterteilt werden: pränatale, geburtsbedingte und postnatale Ursachen. *Pränatale* Ursachen schließen eine angeborene Fehlentwicklung des Nervensystems und außerdem die Erythroblastose ein, die zu einem Ikterus gravis beim Kind mit nachfolgenden Schäden für die basalen Hirnnervenkerne (Kernikterus) führt. *Geburtsbedingte* Ursachen bestehen in einem Gehirnschaden durch Geburtsverletzung und in einer Anoxämie mit nachfolgender zerebraler Anoxie. Man ist der Auffassung, daß die Unreife ebenfalls als wichtiger Faktor anzusehen ist. *Postnatale* Ursachen sind Infektionen wie Keuchhusten, Enzephalitis und Meningitis, Kopfverletzungen und im späteren Leben zerebro-vaskuläre Erkrankungen. Bei Kindern ist es nicht immer leicht, die Ursache im einzelnen Fall genau anzugeben. Wahrscheinlich sind Gehirnschäden, die bei einer schwierigen Entbindung und durch die zerebrale Anoxie während der Geburt entstehen, die häufigsten Ursachen.

Arten. Klinisch sind die wichtigsten Typen: 1) die spastische Parese, 2) die Athetose. Mischformen treten ebenfalls auf.

Spastische Parese

Pathologie. Ein Teil des motorischen Kortex zeigt Bezirke mit einer Gliose. Es findet sich eine Degeneration der Pyramidenbahnen.

Klinik. In der Regel zeigt sich innerhalb des ersten Lebensjahres, daß das Kind Schwierigkeiten bei der Bewegungskontrolle der befallenen Gliedmaße hat. Ferner fällt eine Verzögerung beim Erlernen des Sitzens, Stehens und Gehens auf. Häufig sind die obere und untere Extremität einer Seite betroffen (Hemiplegie). Weniger oft liegt eine Beteiligung einer einzelnen Gliedmaße (Monoplegie), beider unteren Gliedmaßen (Paraplegie) oder aller vier Gliedmaßen (Tetraplegie[1]) vor. Auch die Rumpf- und Gesichtsmuskeln können befallen sein. *Bei der Untersu-*

[1] Auch Diplegie und Quadriplegie genannt (wenn auch weniger korrekt).

chung sind die konstant vorliegenden Zeichen Schwäche, Spastizität und unvollständige Kontrolle der Willkürbewegung. Gewöhnlich finden sich auch Deformitäten, und in einigen Fällen können geistige Beeinträchtigung, Sehstörungen und Taubheit vorhanden sein. Diese verschiedenen Bilder werden am besten getrennt behandelt.

Schwäche. Es handelt sich nicht um eine Lähmung, jedoch kann eine ziemlich ausgeprägte Muskelschwäche vorliegen. Die Schwäche befällt selten alle Muskeln einer Gliedmaße gleichmäßig. Oft besteht eine ausgesprochene Störung des Muskelgleichgewichtes.

Spastizität. Die Muskeln sind „steif“: Einer passiven Gelenkbewegung gegenüber leisten sie Widerstand. Einem ständigen Druck über einige Zeit geben sie allmählich nach und erlauben somit eine Gelenkbewegung. Wenn der Bewegungsdruck nachläßt, kehrt die Spastizität sofort zurück. Die Sehnenreflexe sind gesteigert. Außerdem kann ein Muskelklonus vorliegen.

Verlust der Willkürkontrolle. Dies ist vor allem in schweren Fällen ein sehr auffallendes Merkmal. Wenn der Patient versucht eine einzelne Muskelgruppe zu bewegen, kontrahieren sich andere Muskelgruppen gleichzeitig.

Deformität. Wenn die Spastizität und die Störung des Muskelgleichgewichtes sehr ausgeprägt sind, können sie zur Ausbildung einer fixierten Deformierung führen. Die stärkeren Muskeln halten die Gliedmaße ständig in einer unnatürlichen Stellung, und als Folge treten sekundäre Veränderungen in den Muskeln und in den periartikulären Geweben auf. Die häufigsten Deformitäten der oberen Gliedmaßen sind: Beugekontraktur des Ellenbogengelenkes, Pronationsfehlstellung des Unterarmes, Beugung des Handgelenkes und Adduktion des Daumens. Bei den unteren Gliedmaßen sind die häufigsten Deformitäten: Adduktion in der Hüfte, Beugung im Kniegelenk und Spitzfußstellung im Sprunggelenk.

Geistige Behinderung. Eine Beeinträchtigung der geistigen Fähigkeiten liegt manchmal vor, aber in der Regel findet sich eine normale Intelligenz. Der Mangel an Kontrolle der Gesichts- und Sprachmuskulatur läßt die geistige Beeinträchtigung schlimmer erscheinen als sie möglicherweise ist. Sehstörungen und Taubheit können ebenfalls die kindliche Entwicklung verzögern.

Die Schwere der Beeinträchtigung kann von Fall zu Fall unterschiedlich sein. In leichteren Fällen ist das Kind in der Lage ein normales aktives Leben mit nur sehr geringer Beeinträchtigung zu führen, wohingegen in schweren Fällen der Patient beinahe hilflos ist.

Prognose. Da ein wesentlicher Teil des Gehirns zerstört ist und nicht ersetzt werden kann, ist eine völlige Heilung unmöglich. Man kann lediglich auf eine Besserung hoffen. Dies erfordert eine außerordentliche Geduld von seiten des Patienten und des Pflegepersonals. Jedoch wird Ausdauer beinahe immer belohnt, und es gibt wenig Fälle, in denen sich keine lohnende Verbesserung erreichen läßt. So kann ein Patient, der vorher in vielen Dingen des täglichen Lebens auf andere Menschen angewiesen war, oft unabhängig werden. Viele, die zuvor arbeitsunfähig waren, erlangen die Fähigkeit, ihren Lebensunterhalt selbst zu verdienen.

Behandlung. Bis zum Alter von 5 Jahren kann die Behandlung in ambulanten Zentren durchgeführt werden. Danach jedoch sollte ein schwer geschädigtes Kind in einer Heimschule untergebracht werden, wo entsprechende Einrichtungen und ausgebildetes Personal zur Verfügung stehen.

Die möglichen Behandlungsmethoden sind Muskeltraining, Schienenkorrektur, Sprachtherapie und Operationen an Sehnen, Knochen und Nerven.

Muskeltraining. Dies ist ein wichtiger Bestandteil der Behandlung aller Formen mit Ausnahme der ganz leichten Fälle. Es wird am besten von einem Physiotherapeuten durchgeführt, der Erfahrung mit dieser anspruchsvollen Behandlung hat. Das Kind soll durch das Muskeltraining lernen, seine spastischen Muskeln zu entspannen, individuelle Muskelgruppen zu benutzen und die Koordination zu verbessern. Wiederholte rhythmische Bewegungen sind nützlich. Nach und nach wird dem Kind beigebracht sich anzuziehen, auf die Toilette zu gehen und selbständig zu essen.

Schienenkorrektur. Schienen oder Gips sind bei der Behandlung von spastisch bedingten Deformitäten nützlich. Die Fehlstellung wird zuerst durch ein allmähliches Dehnen der kontrakten Muskeln, wenn nötig auch unter Narkose, korrigiert. Die Gliedmaße wird durch einen Gips für 2 bis 3 Monate in Überkorrektur gehalten. Danach beginnt eine Schienenbehandlung für unbegrenzte Zeit, um ein Rezidiv zu verhindern.

Sprachtherapie. Viele spastische Kinder haben einen Sprachdefekt, der mit konstantem Grimassieren und Speichelfluß einhergeht und so den Eindruck einer geistigen Schädigung vermittelt, die aber in Wirklichkeit nicht vorhanden ist. In diesen Fällen ist der Sprachtherapeut manchmal in der Lage, eine deutliche Besserung zu erzielen.

Operative Behandlung. Die Indikation zur Operation bei spastischen Lähmungen sollte mit Vorsicht gestellt werden. Ein überzeugender Erfolg kann in geeigneten Fällen eintreten, aber eine schlecht indizierte Operation bei ungeeigneten Fällen hat oft zu enttäuschenden Resultaten geführt. Operiert wird an Sehnen, Gelenken und Nerven.

Durchtrennung und Verlängerung von Sehnen: Die Durchtrennung oder Verlängerung einer Sehne bei spastischen Muskeln reduziert das mechanische Übergewicht und verbessert das Muskelgleichgewicht. Beispiele sind die Verlängerung der Achillessehne bei spastischem Spitzfuß sowie die Adduktorentenotomie bei der Adduktionsfehlstellung der Hüfte.

Sehnenverlagerung: An bestimmten Stellen wird die Ansatzverlagerung eines die Fehlstellung verstärkenden Muskels die Umwandlung einer deformierenden in eine korrigierende Kraft bewirken. Ein Beispiel ist die Verlagerung des Ansatzes der Kniebeugesehnen von der Tibia auf die Rückseite der Femurkondylen: Dies beseitigt die unerwünschte Wirkung der spastischen dorsalen Oberschenkelmuskeln auf die Kniebeugung bei gleichzeitiger Förderung der Hüftstreckung.

Arthrodese: Ist das Skelettwachstum abgeschlossen, kann eine ständige Gelenkfehlstellung durch eine Arthrodese korrigiert werden. So kann ein konstant gebeugtes Handgelenk in neutraler Stellung oder leichter Extension versteift werden, um eine Besserung der Funktion zu erreichen.

Neurektomie: Im Prinzip handelt es sich um die Durchtrennung eines ganzen Nerven, der einen überaktiven spastischen Muskel versorgt. Beispielsweise durchtrennt man den vorderen Ast des N. obturatorius, um eine spastische Adduktionsfehlstellung der Hüfte zu beseitigen.

Athetose

Pathologie. Der Hauptschaden ist in den basalen Ganglien lokalisiert.

Klinik. Das Hauptmerkmal ist das Auftreten von generalisierten, überlagerten unwillkürlichen Bewegungen, die ungeordnet sind und die Normalbewegung stören. Jeder Teil des gesamten Muskelsystems kann befallen sein. In leichten Fällen ist das Kind fähig ein ziemlich normales Leben zu führen. In schweren Fällen ist der Patient nicht in der Lage zu sitzen, zu gehen, selbst zu essen, und zu sprechen, obwohl er geistig normal ist.

Behandlung. Immer ist – abgesehen von sehr leichten Fällen – eine Heimbehandlung, wie auch bei Spastikern, wünschenswert. Der erste wichtige Punkt bei der Behandlung ist, dem Kind eine allgemeine Entspannung zu vermitteln. Ist dies einmal erreicht, werden nützliche Willkürbewegungen gelehrt. Schienen und Apparate können notwendig sein. Operationen an den Gliedmaßen sind bei der reinen Athetose nicht indiziert. Vor einiger Zeit wurde über günstige Resultate bei der Behandlung schwerer Athetosen durch operative Ausschaltung des Globus pallidus berichtet.

Myelomeningozele

(Spina bifida cystica; spinale Dysraphie)

Die neurologische Schädigung, die bei schweren Fällen einer Spina bifida vorliegt, führt in unterschiedlichem Ausmaß zu motorischen, sensiblen und viszeralen Lähmungen. Die daraus folgenden orthopädischen Störungen im Bereich der unteren Extremitäten können umfangreich sein. Die Zahl der Kinder, die wegen einer solchen Erkrankung eine orthopädische Behandlung brauchen, hat in den letzten Jahren stark zugenommen. Ein größerer Teil der Kinder mit Myelomeningozele überlebt heute, da der begleitende Hydrozephalus durch das Anlegen eines ventriculokardialen Shunts beherrscht werden kann. Die Myelomeningozele ist ein kombiniertes neurologisches und orthopädisches Problem geworden, das in seiner Bedeutung nur noch von der spastischen Zerebralparese übertroffen wird.

Pathologie. Der in unterschiedlichem Ausmaß zugrundeliegende Defekt ist ein unvollständiger Schluß des embryonalen Neuralrohres oder des umhüllenden mesodermalen Gewebes. Es braucht auf der einen Seite nicht mehr als eine Vertiefung in der Haut oder ein gespaltener Dornfortsatz zu sein, es kann aber auf der andren Seite auch ein Fehlen des Schlusses der Wirbel und der Dura mit rudimentärer Rückenmarksanlage vorliegen.

Wichtig ist es, zwischen geschlossenen Läsionen mit intakter Haut und offenen Läsionen, bei denen die Haut fehlt und das Nervengewebe freiliegt, zu unterscheiden. Dieser Unterschied ist zu beachten, weil eine offene Läsion innerhalb weniger Stunden nach der Geburt eine Schließung des Defekts erforderlich machen kann.

Der neurologische Defekt. Die neurologische Störung kann primär oder sekundär sein. Eine primäre Lähmung liegt bereits bei der Geburt vor und weist auf eine Entwicklungsstörung des Rückenmarks hin – Myelodysplasie. Das Ausmaß ist sehr unterschiedlich. Häufig kann die Innervation bis zur Höhe des 4. Lumbalsegmentes normal sein und darunter eine Entwicklungsstörung vorliegen. Das Ausmaß der Schädigung kann mehr oder weniger ausgeprägt sein.

Eine sekundäre Lähmung entwickelt sich nach der Geburt entweder durch Austrocknen oder durch Infektion des freiliegenden Nervengewebes, wenn die Schließung des offenliegenden Defektes hinausgezögert wird, durch Zug an den Nervenfasern während des weiteren Wachstums oder durch Kompression des Nervengewebes innerhalb eines fehlgebildeten Spinalkanals.

Klinische Beurteilung. Es ist schwierig, bei kleinen Kindern das exakte Ausmaß der motorischen und sensiblen Lähmung und im besonderen den Funktionszustand der Blase zu beurteilen. Eine sorgfältige klinische Beurteilung der Muskelkraft kann – wenn notwendig – durch elektrische Tests ergänzt werden.

Motorische Lähmung. Eine motorische Lähmung betrifft vor allem die untere Extremität und bis zu einem gewissen Grade auch den Rumpf. Das Ausmaß der Gliedmaßenlähmung entspricht dem Grad der Dysplasie oder der sekundären Schädigung des Rükkenmarks. Sie variiert von einer sehr leichten Form, bei welcher nicht mehr als eine geringe Schwäche einer einzelnen Muskelgruppe bestehen kann, bis zu einer sehr schweren Ausprägung, bei der eine totale Lähmung der Gliedmaße vorliegt. Bei dem oben zitierten Beispiel mit normaler Funktion bis zum 4. Lumbalsegment und Funktionslosigkeit darunter ist die Muskelkraft nur in den Beugern und in den Adduktoren der Hüfte, dem M. quadriceps und dem M. tibialis anterior vorhanden: die restlichen Muskeln sind gelähmt. Dies ist die häufigste Verteilung, aber nur eine von unendlich vielen Variationen. Diese Teillähmung mit Störung des Muskelgleichgewichts führt hauptsächlich zu sekundären Kontrakturen mit fixierter Fehlstellung der Hüften, der Kniee und der Füße. Dies kann auch zur Hüftluxation führen, einer häufigen Folgeerscheinung der Lähmung der Glutäen und der Abduktoren bei gleichzeitig intakten Beugern und Adduktoren.

Sensible Lähmung. Die motorische Lähmung wird beinahe immer von einer sensiblen Lähmung in etwa gleicher Ausdehnung begleitet. Dies erschwert die Behandlung, weil die Möglichkeiten des Gebrauchs von korrigierenden Schienen durch das Risiko von Drucknekrosen auf der empfindlichen Haut eingeschränkt sind.

Inkontinenz. Eine Inkontinenz der Blase und des Darms ist häufig.

Hydrozephalus. Ein begleitender Hydrozephalus, gewöhnlich Folge einer Arnold-Chiarischen Mißbildung des dorsalen Hirnbereichs, ist häufig und war früher weithin für die geringe Überlebenschance der Kinder mit Spina bifida verantwortlich.

Behandlung. Es können keine festen Richtlinien aufgestellt werden, weil die einzelnen Fälle sehr unterschiedlich sind. Es ist hier ausreichend, die Hauptprinzipien der orthopädischen Behandlung aufzuzeigen. Diese wurden von Sharrard (1969) beschrieben. Sie bestehen in: 1) Der Korrektur der Fehlstellung, 2) der Erhaltung der korrigierten Stellung und 3) der Förderung der bestmöglichen Funktion der erkrankten Gliedmaße. Die orthopädische Behandlung sollte nicht vor dem ersten bis dritten Lebensjahr einsetzen, um sicherzustellen, daß das Kind sich gut entwickelt und sich, was den Hydrozephalus und die Nierenfunktion betrifft, in einem guten Zustand befindet. Es sollten dann ein ventrikulo-kardialer Shunt und aus hygienischen Gründen eine Harnableitung durch das Ileum angelegt sein.

Korrektur der Fehlstellung. Es gibt nur einen begrenzten Spielraum für die nicht-operative Korrektur der Fehlstellungen, weil die unempfindliche Haut Druck von Schienen oder Gips nur sehr schlecht verträgt. Trotzdem kann in leichten Fällen eine tägliche Behandlung durch die Eltern wertvoll sein. In den meisten Fällen ist eine Operation erforderlich. Diese besteht gewöhnlich in der Durchtrennung oder Verlängerung im kontrakten Bereich – Sehne, Muskel, Band und Gelenkkapsel –, um die Gliedmaße in Neutralstellung zu bringen. Gelegentlich kann auch eine Korrekturosteotomie erforderlich sein. Eine Hüftluxation kann oft nach Durchtrennung der kontrakten Adduktorenmuskulatur durch entsprechende Manipulation reponiert werden.

Erhaltung der Korrektur. Um ein Rezidiv der Fehlstellung zu verhindern, muß durch eine geeignete Sehnenverpflanzung (S. 30) oder durch die Denervation von überaktiven Muskeln ein exaktes Muskelgleichgewicht geschaffen werden. Bei Ausfall der kräftigen Glutealmuskeln führt der M. iliopsoas zu einer Beuge- und Adduktionskontraktur. Um eine Reluxation der Hüfte zu verhindern, wird der M. iliopsoas in einen abduzierenden und extendierenden Muskel umgewandelt. Dabei wird der Sehnenansatz des M. iliopsoas durch ein in der Beckenschaufel angebrachtes Fenster an der Rückseite des Trochantor major befestigt.

Entwicklung der Gliedmaßenfunktion. Selbst wenn an den unteren Gliedmaßen eine schwere Lähmung vorliegt, ist es beinahe immer möglich, ein Kind an Stützen zum Gehen zu bringen, sobald die Fehlstellungen beseitigt sind. In vielen Fällen ist die Anwendung von Gehapparaten notwendig. Außerdem ist ein längeres Training durch einen geschulten Physiotherapeuten erforderlich, wenn eine maximale Funktion erreicht werden soll.

Spina bifida occulta

Kleinere Anomalien bei der Differenzierung der nervalen Strukturen im Spinalkanal findet man ziemlich häufig in der Lumbalregion. In einigen dieser Fälle ist die Nervenfunktion gestört und es folgt ein Muskelungleichgewicht mit Deformierungen an den unteren Extremitäten. Häufig handelt es sich um einen fehlenden Bogenschluß eines oder mehrerer Wirbel in der Lumbalregion, wobei sich die Bogenanteile in der Mittellinie nicht vereinigen (Abb. 127). Die hintere knöcherne Wand des Spinalkanals ist somit nicht geschlossen und der dazugehörige Dornfortsatz fehlt. Die Dura ist jedoch intakt. Die Haut ist ebenso intakt, aber der Bereich des Defektes kann auf der Oberfläche durch einen Saum von flaumigen Haaren oder durch eine leichte Eindellung markiert sein. Der knöcherne Defekt ist auf der Röntgenaufnahme nachweisbar. Eine Beeinträchtigung der Nervenfunktion kann bei diesen Fällen durch ein Haften der Dura und somit auch des Rückenmarks oder der Cuada equina an der Hautoberfläche durch eine fibröse Membran verursacht sein. Der Zug am Rückenmark wird allmählich stärker, wenn das Rückenmark nicht im gleichen Maße wie die Wirbelsäule wächst, so daß die neurologischen Ausfälle zunehmen können. Ein ähnlicher Effekt wird durch das Haften des distalen Rückenmarkendes am filum terminale verursacht. Selten kann auch ein gespaltenes Rückenmark durch einen feinen Knochensporn fixiert sein, der in anterior-posteriorer Richtung in den Spinalkanal hineinragt (Diastematomyelie). Die Folge ist eine Fixierung des Marks mit zunehmender neurologischer Störung. In anderen Fällen kann die neurologische Störung die Folge einer Myelodysplasie sein.

In Fällen von Spina bifida occulta findet sich keine enge Beziehung zwischen der Schwere des knöchernen Defektes und dem Grad der neurologischen Beeinträchtigung. Oft findet sich keine neurologische Beteiligung. Manchmal dagegen ist die Störung sehr ausgeprägt. Eine häufige klinische Manifestation bei Nervenbeteiligung ist ein gestörtes Muskelgleichgewicht im Bereich der unteren Gliedmaße, oft mit selektivem Muskelschwund und einer Deformität im Sinne eines Klumpfußes oder eines Hohlfußes.

Behandlung. In ausgewählten Fällen mit zunehmenden neurologischen Ausfällen im Zusammenhang mit einer Spina bifida occulta bei Kleinkindern – vor allem bei Fixation des Rückenmarks durch eine fibröse Membran oder bei der Diastematomyelie – kann das Fortschreiten der neurologischen Läsion manchmal durch einen rechtzeitigen neurochirurgischen Eingriff mit einer Lösung des fixierten Nervengewebes (James und Lassmann, 1962) verhindert werden. Fußdeformitäten werden entsprechend den in Kapitel 10 beschriebenen allgemeinen Richtlinien behandelt.

Periphere Nervenläsionen

Erkrankungen der Nerven beschäftigen den Orthopäden, wenn sie eine mechanische Ursache haben oder wenn ein rekonstruktiver Eingriff erforderlich ist.

Pathologie. Nerven können durch Verletzung, Kontusion, Zug, Druck, Reibung oder Ischämie geschädigt werden. Je nach Schwere kann eine Nervenläsion als Neurapraxie, Axonotmesis oder Neurotmesis (Seddon, 1942) klassifiziert werden. Bei der *Neurapraxie* handelt es sich um eine leichte reversible Schädigung des Nerven mit einer vorübergehenden Funktionsunterbrechung. Eine Erholung tritt spontan innerhalb von einigen Tagen oder Wochen ein. Bei der *Axonotmesis* ist die innere Struktur des Nerven erhalten, aber die Axone sind so stark geschädigt, daß eine periphere Läsion auftritt. Die Erholung kann spontan erfolgen, sie hängt jedoch von der Regeneration der Axone ab und kann viele Monate dauern (etwa 2,5 cm pro Monat ist die normale Regenerationsgeschwindigkeit). Bei der *Neurotmesis* ist die Struktur des Nerven infolge Durchtrennung oder schwerer Narbenbildung zerstört. Eine Wiederherstellung ist nur nach Exzision des geschädigten Bereiches und End-zu-End-Naht der Stümpfe oder Nerventransplantation möglich.

Klinik. Der komplette Verlust der Leitfähigkeit eines Nerven hat motorische, sensible und autonome Folgen. Sie sind je nach Ausbreitung des betreffenden Nerven lokalisiert. *Motorische Veränderungen:* Die Muskeln sind gelähmt und atrophisch. Veränderungen treten in den elektrischen Reaktionen auf. Diese brauchen 2 bis 3 Wochen bis zur vollen Entwicklung (dies wurde auf S. 16 beschrieben). *Sensible Veränderungen:* Es besteht der Verlust der Oberflächen-, Tiefen- und Lagesensibilität. *Autonome Veränderungen:* Diese beinhalten den Verlust der Schweißsekretion, den Verlust der pilomotorischen Reaktion auf Kälte („Gänsehaut") und eine temporäre Vasodilation mit Zunahme der Wärme, der später eine Vasokonstriction mit Kälte folgt.

Komplikationen. Die peripheren Nervenverletzungen führen gelegentlich zu einem starken brennenden Schmerz im Verlauf des Nerven. Dies wird als *Kausalgie* bezeichnet. Sie stellt eine Komplikation eines eher unvollständigen als vollständigen Schadens dar, und mit wenigen Ausnahmen ist sie auf die obere Gliedmaße (Plexus brachialis, N. medianus) und die untere Extremität (N. ischiadicus, N. tibialis) beschränkt. Sie kann eine störende Komplikation sein. Die einzige wirksame Behandlung besteht in der Sympathikusdenervation der betroffenen Gliedmaße.

Behandlung. *Offene Verletzungen:* Wenn man glaubt, daß ein Nerv durchtrennt ist, z.B. durch eine penetrierende Verletzung, sollte die Wunde exploriert und der Nerv identifiziert werden. Ist der Nerv durchtrennt, sollten die Enden sorgfältig nachgesehen werden, um das Ausmaß der Schädigung infolge Riß oder Quetschung festzustellen. Nur im Falle einer exakten Durchtrennung mit minimaler Schädigung der Stumpfenden soll eine Primärnaht durchgeführt werden. Wenn die Kriterien nicht ausreichend erfüllt sind, ist es besser die Nervenenden mit zwei oder drei Nähten aneinanderzuheften, um die endgültige Versorgung auf einen Zeitraum von etwa 2 bis 3 Wochen nach der Verletzung aufzuschieben. Zu diesem Zeitpunkt kann die Ausdehnung der Narbenbildung und damit die zu resezierende Nervenlänge beurteilt werden. Die Verdickung der Nervenscheide macht die Naht technisch leichter.

Geschlossene Verletzungen: Bei geschlossenen Verletzungen mit einer Nervenlähmung geht man davon aus, daß die Kontinuität des Nerven nicht unterbrochen ist, und wartet zunächst ab. Wenn Zeichen der Erholung innerhalb der erwarteten Zeit ausbleiben (berechnet nach der Lage der Verletzung und der erforderlichen Regenerationsdauer), ist eine Exploration ratsam. Eine solche Exploration sollte in der Regel nicht länger als 3 bis 4 Monate aufgeschoben werden, weil eine lange Verzögerung eine erfolgreiche Wiederherstellung des durchtrennten Nerven beeinträchtigt. Wenn eine Nervenläsion durch Dehnung, Kompression oder Ischämie verursacht ist, besteht das wichtigste Prinzip der Behandlung in der Beseitigung der schädigenden Struktur – wenn nötig durch eine Operation –, um den Nerv zu befreien und die Kompressionsursache zu beseitigen.

Nerventransplantation. Wenn der zu überbrückende Raum zwischen gesunden Neuronen proximal und distal groß ist, sollte eine Transplantation dem Versuch einer direkten Naht unter Zugspannung vorgezogen werden. Ein dicker Nerv kann überbrückt werden durch multiple Transplantate eines dünneren Nerven, z. B. des N. suralis. Durch mikrochirurgische Techniken ist es heute auch möglich einen Nerven komplett mit seinem Gefäßstiel zu transplantieren, um einen größeren Defekt zu überbrücken.

Irreversible Nervenläsionen. Die Beeinträchtigung durch eine dauernde Nervenlähmung kann oft durch eine Sehnenverpflanzung oder eine Arthrodese gebessert werden.

Verletzungen des Plexus brachialis

Verletzungen des Plexus brachialis sind der Hauptgrund für einen teilweisen oder kompletten Funktionsverlust der oberen Gliedmaße. Davon werden die meisten durch einen gewaltsamen Zug am Arm mit Herunterdrücken der Schulter verursacht. Die Hauptverletzung betrifft die oberen Wurzeln des Plexus, die gedehnt, gezerrt oder sogar aus dem Rückenmark herausgerissen sein können. Es folgt eine bleibende Lähmung der Muskeln, die von den oberen Wurzeln versorgt werden. Es handelt sich dabei hauptsächlich um die Abduktoren und die Außenrotatoren der Schulter und die Flexoren des Ellenbogens (Erbsche Lähmung). Eine seltenere Läsion des Plexus brachialis wird durch eine gewaltsame Hebung des Armes und der Schulter hervorgerufen. Diese Bewegung neigt zum Zug an den unteren Wurzeln des Plexus mit daraus folgender motorischer und sensibler Lähmung, hauptsächlich am Unterarm und an der Hand (Klumpkesche Lähmung). Bei den schwersten Verletzungen wird der gesamte Plexus gezerrt oder herausgerissen, und es kommt zu einer totalen Lähmung des Armes.

Verletzungen des Plexus brachialis bei Kindern

Bei Kindern werden Verletzungen des Plexus brachialis hauptsächlich während der Geburt (Geburtshelfer-Lähmung) verursacht, wobei das Risiko bei schwierigen Steißgeburten am größten ist. Der Oberarmtyp (Erbsche Lähmung) ist der häufigere. Bald nach der Geburt bemerkt man, daß das Kind den Arm nicht normal bewegt[1]. Ohne Gegengewicht neigen die nicht gelähmten Muskeln dazu den Arm in eine Position der Adduktion und der leichten Innenrotation zu bringen, und eine sekundäre Kontraktur der Weichteile kann zu einer fixierten Fehlstellung führen.

Die Prognose hängt von der Schwere der Verletzung ab. Wenn sie leicht war, kann eine volle Erholung eintreten, obwohl dies viele Monate dauern kann. In einem schweren Fall jedoch kann ein bleibender Verlust der Kraft und der Sensibilität entstehen. Die Prognose ist bei dem selteneren Unterarmtyp der Läsion (Klumpkesche Lähmung) weniger günstig als beim häufigeren Oberarmtyp.

Behandlung. Die Mutter solle angehalten werden, die Gliedmaße häufig in vollem Umfang durchzubewegen, um eine fixierte Fehlstellung zu verhindern. Bei Spätfällen mit einer dauernder Lähmung und Fehlstellung sind spätere wiederherstellende Operationen, wie die Korrekturosteotomie, die Arthrodese der Schulter oder sehnenverlagernde Operationen angezeigt.

Verletzung des Plexus brachialis bei Erwachsenen

Bei Erwachsenen werden die Plexus brachialis-Verletzungen gewöhnlich durch gewaltsames Herabdrücken der Schulter – vor allem bei Motorradunfällen – verursacht. Klinische und elektrische Untersuchungen können ungefähr die Höhe der Läsion anzeigen, und es ist oft möglich durch eine Myelographie festzustellen, ob die Wurzeln des Plexus aus dem Rückenmark herausgerissen sind.

Behandlung. Wenn die Wurzeln vom Rückenmark abgerissen sind, besteht keine Aussicht auf Regeneration der betroffenen Nerven. Dieser Umstand ist gegebenenfalls

[1] Die zwei anderen Hauptursachen für einen Nichtgebrauch des Armes bei Kindern sind eine Geburtsfraktur und die Hemiplegie.

durch die Myelographie oder nur durch eine operative Exploration nachweisbar. Ist in einem solchen Fall ein Teil des Plexus verschont worden, kann die Nervenfunktion mit Hilfe von kompensatorischen Operationen wie Muskel- oder Sehnentransplantationen bis zu einem gewissen Grad verbessert werden, indem man den gelähmten Muskel ersetzt. Wenn man jedoch in situ feststellt, daß die Nerven mehr gezerrt als gerissen sind, kann man eine Wiederherstellung durch Nerventransplantantion – ein vaskularisiertes Transplantat kann mikrochirurgisch eingebettet werden – versuchen, vorausgesetzt, daß die technischen Einrichtungen für eine solche Operation bestehen. Auch in anscheinend günstigen Fällen sind die Aussichten für eine gute Wiederherstellung der motorischen und sensiblen Funktionen jedoch immer sehr zweifelhaft.

Kapitel 3

Halsregion und Halswirbelsäule

Die häufigste orthopädische Ursache für Erkrankungen im Halsbereich ist die Bandscheibendegeneration. Diese kann zu einem Bandscheibenvorfall oder häufiger zu einer sekundären zervikalen Spondylose führen. Diese Erkrankungen machen zusammen einen Großteil der ambulanten Patienten mit Beschwerden im Halsbereich aus.

Eine Erkrankung der Halswirbelsäule irritiert of die Wurzeln des Plexus brachialis und verursacht ausstrahlende Schmerzen, Muskelschwäche oder sensible Störungen im Bereich der Arme. So sind die neurologischen Auswirkungen einer Erkrankung der Halswirbelsäule klinisch oft von größerer Bedeutung als die lokale Läsion selbst.

Spezielle Gesichtspunkte bei der Untersuchung von Beschwerden im Halsbereich

Anamnese

Es ist wichtig, die Beziehung zwischen den momentanen Beschwerden und früheren Erkrankungen in der Halsregion zu ermitteln. Finden sich Angaben über eine frühere Verletzung im Bereich des Halses oder eine plötzliche Gewalteinwirkung im Bereich des Kopfes, die zu einer Zerrung der Halswirbelsäule führte? Findet sich in der Anamnese ein „steifer Hals" – ein häufiges Merkmal in den frühen Stadien des Bandscheibenvorfalles?

Wenn Schmerzen im Arm das hervorstechende Symptom sind, ist es wichtig, die genaue Ausdehnung sowie die Art des Schmerzes festzustellen. Ein Schmerz, der durch Druck auf einen Nerven in der Zervikalregion verursacht wird, breitet sich in dessen Verteilungsgebiet aus. Häufig strahlt er über den Oberarm in den Unterarm und die Hand bis in einen oder mehrere Finger aus. Er wird oft von Parästhesien begleitet, die als „Kribbeln" oder „Taubheit" beschrieben werden. Armschmerzen, die von einer Läsion im Bereich der Schulter und des Humerus ausgehen, sind diffuser und dehnen sich selten bis unterhalb des Ellenbogens aus.

Untersuchung

Der Patient muß sich bis zur Taille ausziehen. Er sollte stehen oder auf einem Stuhl sitzen.

Vorgehen bei der klinischen Untersuchung

Eine für die klinische Untersuchung der Halsregion empfohlene Anleitung ist in Tabelle 4 zusammengefaßt.

Beweglichkeit

Die Bewegungen, die überprüft werden sollen, sind Beugung, Streckung, Seitneigung nach rechts und links und Rotation nach beiden Seiten. Beugung und Streckung erfolgen hauptsächlich im Atlantooccipitalgelenk, aber im gewissen Umfang auch im Bereich der gesamten Halswirbelsäule. Die Seitneigung findet in der gesamten Halswirbelsäule statt. Die Rotation erfolgt hauptsächlich im Atlantoaxialgelenk mit einem kleinen Bewegungsanteil in den anderen Gelenken. Es ist wichtig, herauszufinden, ob eine Bewegung Schmerzen verursacht und wenn, ob der Schmerz lokal im Halsbereich empfunden wird oder aber in den Arm ausstrahlt. Es sollte auch festgehalten werden, ob die Bewegung von hörbaren oder palpablen Krepitationen begleitet wird.

Neurologische Untersuchung des Armes

Sie ist ein wesentlicher Schritt bei der Untersuchung des Halsbereiches, weil zervikale Läsionen oft den Plexus brachialis beeinträchtigen.

Muskeln. Die Muskeln des Schultergürtels, des Oberarmes, des Unterarmes und der Hand müssen im Seitenvergleich bezüglich Atrophie oder Faszikulationen untersucht werden. Der Tonus und die Kraft jeder Muskelgruppe werden dann im Seitenvergleich geprüft.

Sensibilität. Untersucht werden muß die Sensibilität auf Berührung und Nadelstiche. In bestimmten Fällen sollte auch die Sensibilität für Tiefenreize, Lagesinn, Vibrationssinn sowie Wärme- und Kälteempfindung geprüft werden.

Schwitzen. Man soll fühlen, ob die Finger feucht oder trocken sind. Das Schwitzen hängt von den intakten sudomotorischen Nervenfasern ab.

Reflexe. Vergleichen sie auf beiden Seiten den Bizepssehnenreflex (hauptsächlich C6) den Tricepssehnenreflex (hauptsächlich C7) und den Radiusperiostreflex (hauptsächlich C6).

Aufgrund der erhobenen Befunde sollte es dann möglich sein, zu bestimmen, ob eine neurologische Störung vorliegt, und wenn dies der Fall ist, ob das obere oder das untere motorische Neuron befallen ist. Ferner sollte bestimmt werden welche Nervenwurzeln und welche abgehenden Nervenäste betroffen sind.

Angiologische Untersuchung des Armes

Die Arteria subclavia wird manchmal durch Läsionen im Bereich des Halses eingeengt. Daher muß die Intaktheit des Kreislaufes an beiden Armen untersucht werden. Beurteilen und vergleichen Sie auf beiden Seiten die Farbe und Wärme des Unterarmes, der Hand und der Finger. Prüfen und vergleichen Sie die Radialispulse zuerst am Arm in Ruhe, dann mit gesenkter Schulter und anschließend mit Neigung des Kopfes zur untersuchten Seite.

Tabelle 4. Klinische Routineuntersuchung bei Verdacht auf Erkrankungen im Bereich der Halsregion

1. Lokale Untersuchung des Halsbereiches mit neurologischer und angiologischer Überprüfung der Arme

Inspektion	Beweglichkeit
Knochenkonturen	Beugung / Streckung
Weichteilkonturen	Seitneigung
Farbe und Beschaffenheit der Haut	Rotation
Narben und Fisteln	Schmerz bei Bewegung?
	Krepitation bei Bewegung?
Palpation	Neurologischer Status der Arme
Hauttemperatur	Motorik
Knochenkonturen	Sensibilität
Weichteilkonturen	Schweißtest
Lokale Empfindlichkeit	Reflexe
Angiologischer Befund im Armbereich	
Farbe	
Temperatur	
Pulse	

2. Untersuchung auf mögliche äußere Ursachen von Beschwerden im Halsbereich

Symptome, deren Ursprung auf vermeintliche Erkrankungen im Halsbereich zurückgeführt werden, können von Erkrankungen des Ohres und des Rachens herstammen. Symptome im Bereich des Armes, die eine Erkrankung der Halsregion mit Beteiligung des Plexus brachialis vermuten lassen, können von der Schulter, dem Ellenbogen oder den Nerven in ihrem peripheren Verlauf herrühren.

3. Allgemeine Untersuchung

Allgemeine Untersuchung der anderen Körperteile. Beschwerden im Halsbereich können auch die Manifestation einer generalisierten Erkrankung darstellen.

Äußere Ursachen von Beschwerden in der Halsregion

Gelegentlich haben Beschwerden im Halsbereich ihren Ursprung in einer halsfernen Erkrankung. So kann ein Schmerz von den Ohren oder vom Rachen in den Hals ausstrahlen. Deshalb sollten diese Gebiete routinemäßig untersucht werden. Symptome am Arm, die an eine Erkrankung in der Halsregion mit Beteiligung des Plexus brachialis denken lassen, können in Wahrheit ihren Ursprung im Schulter- oder Ellenbogenbereich oder an einem beliebigen Punkt im peripheren Verlauf eines Nervenstammes haben.

Röntgenuntersuchung

Das Routineröntgen der Halswirbelsäule schließt eine a. p.- und seitliche Projektion ein. Zusätzliche Projektionen sind oft erforderlich, wenn besondere Strukturen dargestellt werden sollen. Zur Untersuchung des Dens (Processus odontoideus) des Epistropheus ist eine spezielle a. p.-Aufnahme durch den offenen Mund notwendig. Schrägaufnahmen sind erforderlich für eine genaue Untersuchung der Foramina intervertebralia. Eine Schrägaufnahme der unteren Halsregion ist ferner zur Darstellung der Größe und Form einer Halsrippe von Nutzen. Bei besonderen Schwierigkeiten sind das stereoskopische Röntgen, Schichtaufnahmen oder die Kineradiographie hilfreich. Wenn eine intraspinale Läsion vermutet wird, ist eine Myelographie erforderlich.

Andere Techniken

Die Anwendung der Szintigraphie und der Computertomographie muß in geeigneten Fällen in Erwägung gezogen werden.

Klassifikation der Erkrankungen im Bereich des Halses und der Halswirbelsäule

- Deformitäten
  - Schiefhals (Torticollis)
  - Klippel-Feil-Syndrom
  - Angeborener Schulterblatthochstand (Sprengelsche Deformität)
- Knocheninfektionen
  - Tuberkulose der Halswirbelsäule
  - Eitrige Infektion der Halswirbelsäule
- Erkrankungen der Wirbelgelenke
  - Chronische Polyarthritis, Spondylarthritis ankylopoetica
  - Spondylose und Spondylarthrose der Halswirbelsäule
- Mechanische Störungen
  - Bandscheibenvorfall
  - Halsrippe
  - Wirbelverschiebung im Bereich der Halswirbelsäule
- Tumoren
  - Gutartige und bösartige Tumoren im Bereich der Halswirbelsäule und der Nervenwurzeln
- Verschiedenes
  - Fibrositis (Myogelosen) im Halsbereich

Angeborener muskulärer Schiefhals
(Torticollis, Caput obstipum)

Beim muskulären Schiefhals ist der Kopf durch die Kontraktur des M. sternocleidomastoideus nach einer Seite gedreht und geneigt. Strenggenommen ist dies keine echte angeborene Fehlhaltung, weil sie nach der Geburt entsteht. Durch die Verbesserung der geburtshilflichen Praxis sieht man diesen Schiefhals jetzt viel seltener als in der Vergangenheit.

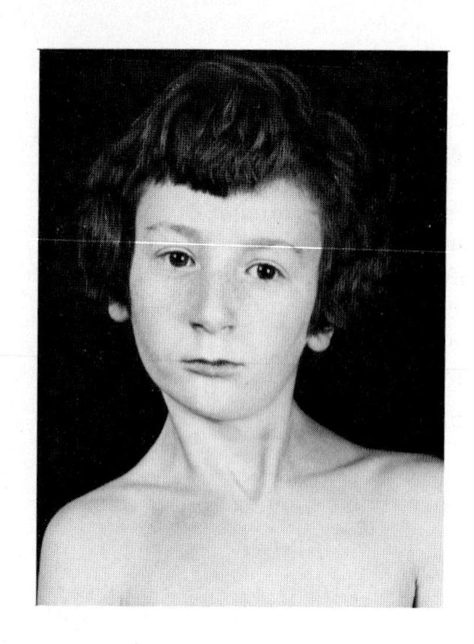

Abb. 100. Angeborener muskulärer Schiefhals. Zu beachten ist der gespannte strangähnliche M. sternocleidomastoideus links und die Gesichtsasymmetrie

Ursache. Die Ursache dieser Erkrankung ist unbekannt. Wahrscheinlich handelt es sich um eine Beeinträchtigung der Blutzufuhr des M. sternocleidomastoideus durch eine Verletzung während der Geburt.

Pathologie. Bei voll ausgebildetem Krankheitsbild ist der betroffene Muskel durch kontraktes fibröses Gewebe ersetzt. In einzelnen Fällen weiß man von der Kontraktur, daß ihr in der frühen Kindheit eine tumorartige Verdickung des Muskels („Sternocleidomastoid-Tumor") vorausgegangen ist, deren Histologie eine Muskelinfarzierung und den Ersatz durch fibröses Gewebe zeigt.

Klinik. Das Kind ist, wenn es zur Konsultation gebracht wird, in der Regel zwischen 6 Monaten und 3 Jahren alt und hält den Kopf nach einer Seite geneigt. Bei der Untersuchung fühlt sich der kontrakte Muskel wie ein harter Strang an. Das Ohr auf der betroffenen Seite ist der entsprechenden Schulter genähert. Bei langbestehendem Schiefhals kommt es zu einer verzögerten Entwicklung des Gesichtes auf der kranken Seite und es folgt daraus eine Gesichtsasymmetrie (Abb. 100).

Diagnose. Das Krankheitsbild muß von anderen Formen des Schiefhalses unterschieden werden: strukturellen Deformitäten der Halswirbelsäule, dem okulären Schiefhals, Muskelspasmen durch lokal entzündliche Geschehen, wie infizierte Drüsen, und dem psychogenen (hysterischen) Schiefhals. Die wichtigsten diagnostischen Hinweise sind die Anamnese, der strangartig kontrakte M. sternocleidomastoideus und die Gesichtsasymmetrie.

Behandlung. Wenn man die Erkrankung im Stadium des „Sternocleidomastoid-Tumors" sieht, kann eine wiederholte Dehnung unter Aufsicht eines Physiotherapeuten helfen. Bei fortgeschrittenen Krankheitsbildern soll der kontrakte Muskel an seinen Ansätzen durchtrennt werden.

Klippel-Feil-Syndrom

Es handelt sich um eine seltene, nicht familiäre, angeborene Fehlbildung der Halswirbelsäule mit Kurzhals und Einschränkung der Kopfbeweglichkeit. Die Ursache ist unbekannt.

Der Grad der Anomalie variiert erheblich. Die knöcherne Deformität besteht in der Blockbildung von zwei oder mehreren Halswirbeln. Klinisch erscheint der Hals verkürzt oder fehlend, und die Haargrenze liegt tief. Der Hals ist flügelfellartig verbreitert. Die Kopfbewegungen sind eingeschränkt. Die *Röntgenbilder* zeigen die vorliegende knöcherne Anomalie.

Behandlung. Eine Operation ist selten angezeigt, aber aus kosmetischer Indikation wurde in einzelnen Fällen eine obere Thorakoplastik durchgeführt.

Angeborener Schulterblatthochstand
(Sprengelsche Deformität)

Der angeborene Schulterblatthochstand ist eine seltene angeborene Deformität, die durch die abnorm hohe Stellung und die relative Fixierung der Scapula charakterisiert ist. Die Ursache ist unbekannt. Bei dieser Anomalie gelangt die Scapula – ursprünglich ein zervikaler Anhang – während der Entwicklung nicht in ihre normale Stellung. Die Scapulamuskeln sind schlecht entwickelt und bestehen lediglich aus derben fibrösen Bändern.

Klinisch steht die Scapula auf einer oder beiden Seiten abnorm hoch. Ihre Fixation erscheint weitgehend rigide, und sie dreht sich während der Abduktion des Armes nicht frei. Das Maß der Schulterabduktion ist entsprechend vermindert. Die Funktionsbeeinträchtigung ist aber nur sehr gering.

Behandlung. Der Zustand bleibt oft am besten ohne Behandlung. Manche Fälle sind jedoch für die Operation geeignet. Der obere Teil der Scapula (oberhalb der Spina) wird nach Durchtrennung des kontrakten M. levator scapulae und der kräftigen Fascien-Bänder reseziert. Etwa 1 cm vom vertebralen Rand entfernt wird das Schulterblatt senkrecht in seiner ganzen Länge durchtrennt. Nach Ablösung weiterer Bänder tief am Knochen kann die laterale Scapulapartie entlang dem medialen Knochenstreifen nach unten gezogen werden. Beide Knochenpartien werden dann mit transossären Nähten vereinigt (Wilkinson und Campbell, 1980).

Tuberkulose der Halswirbelsäule
(Tuberkulöse zervikale Spondylitis)

Die Tuberkulose ist an der Halswirbelsäule weit seltener als an der Brust- und Lendenwirbelsäule. Die allgemeinen Merkmale der Tuberkulose des Knochens und der Gelenke wurden im Kapitel 2 beschrieben.

Pathologie. Die Keime erreichen die Halswirbelsäule auf dem Blutweg von einem latenten oder offenen Herd im Körper. Die Infektion beginnt vorne an einem der Wirbelkörper oder in einer Bandscheibe (Abb. 101). Die Zerstörung von Knochen und Bandscheibe führt zu einem Zusammenbruch mit nachfolgender zervikaler Kyphose (Abb. 102). Das Ausmaß der Destruktion variiert erheblich – abhängig von der Virulenz der Keime und der Widerstandskraft des Patienten. Die Eiterbildung führt entweder zu einem Re-

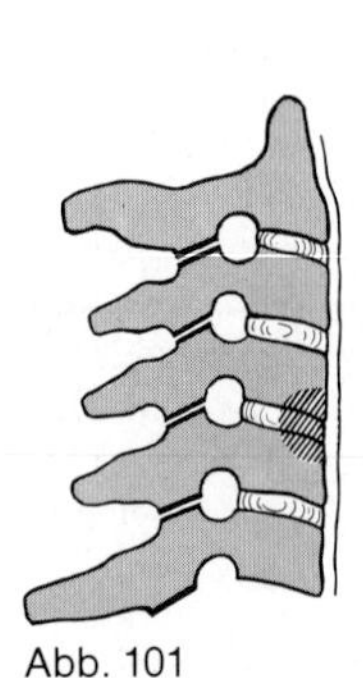

Abb. 101

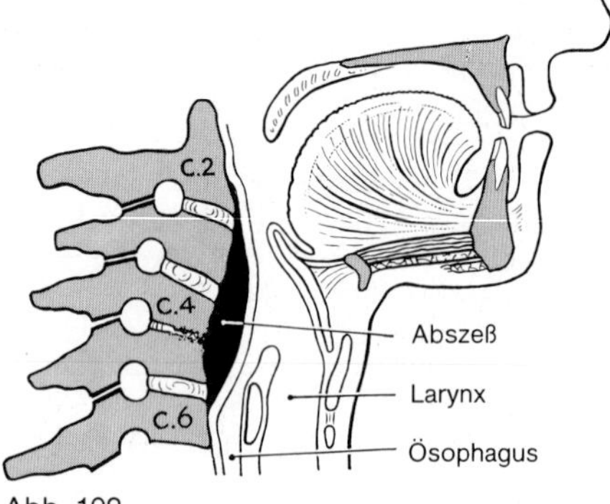

Abb. 102

Abb. 101 u. 102. Tuberkulose der Halswirbelsäule. **Abb. 101.** Die Infektion beginnt an der Vorderkante eines Wirbelkörpers nahe der Bandscheibe oder in der Bandscheibe selbst (schraffierter Bereich).
Abb. 102. Die einander gegenüberliegenden Deckplatten der Halswirbelkörper 4 und 5 sind arodiert und die Bandscheibe dazwischen ist zerstört. Hinter der prävertebralen Faszie hat sich Eiter angesammelt, der sich als Retropharygealabszeß vorwölbt

tropharyngealabszeß (hinter der prävertebralen Fascie), der in Richtung auf den hinteren Rand des Sternocleidomastoideus vordringen kann. Wenn der Eiter nach hinten abläuft, kann es zu einem subokzipitalen Abszeß kommen. Das Rückenmark kann durch direkten Druck eines Abszesses oder durch eine sekundäre Thrombose der Rükkenmarksgefäße geschädigt werden.

Klinik. Die Erkrankung tritt hauptsächlich bei Kindern oder bei jungen Erwachsenen auf. Es bestehen Schmerzen im Bereich des Halses und des Hinterhauptes, die sich bei Bewegung verstärken. Zusätzlich können folgende Symptome vorhanden sein: Schluckbeschwerden, Abszesse oder Fisteln am seitlichen oder hinteren Halsbereich und neurologische Symptome von seiten des Rückenmarks, wobei die Arme eher als die Beine betroffen sind. Bei der *Untersuchung* findet man oft, daß der Patient den Kopf mit den Händen hält. Die Halsmuskeln treten gespannt hervor. Ein oder mehrere Dornfortsätze können entsprechend der zervikalen Kyphose prominent erscheinen. Es besteht eine lokale Empfindlichkeit bei stärkerem Druck auf die Dornfortsätze. Alle Bewegungen des Kopfes und des Halses sind eingeschränkt und verursachen bei forcierter Bewegung Schmerzen. Ein Abszeß kann in der Subokzipitalregion hinter dem Sternocleidomastoideus oder hinter dem Pharynx vorliegen (s. u.). Andere tuberkulöse Herde sind häufig. Die *Röntgenbilder* zeigen immer eine Bandscheibenverschmälerung, meist eine gewisse Knochendestruktion (Abb.. 102) und manchmal einen Abszeßschatten. *Untersuchungen:* Die Blutkörperchensenkungsgeschwindigkeit ist im aktiven Stadium stark beschleunigt. Der Mantoux-Test oder der Tine-Test ist positiv. Der punktierte Abszeßeiter kann Tuberkelbakterien enthalten.

Komplikationen. *Retropharyngealabszeß:* Dieser verursacht Schluckbeschwerden (Dysphagie). Die Untersuchung durch den Mund zeigt in der Mittellinie eine vorgewölbte Hinterwand. Eventuell kann sich der Abszeß hinter dem M. sternocleidomastoideus ausbreiten. Wenn er übersehen wird, kann er in den Pharynx durchbrechen.

Funktionsstörungen des Rückenmarks. Wenn das Rückenmark betroffen ist, finden sich sensible und motorische Symptome in Höhe und unterhalb der Läsion. Bei erfolgloser Behandlung kann die Funktionsstörung zur kompletten Lähmung fortschreiten.

Diagnose. Die Tuberkulose muß von anderen Ursachen für Deformierungen oder Schmerzen im Halsbereich unterschieden werden, wie der kongenitalen Mißbildung der Halswirbelsäule, der Fehlstellung durch eine frühere Verletzung, der Spondylose, anderen Infektionen der Wirbelsäule und der ankylosierenden Spondylitis. Sie muß auch von anderen Ursachen eines Retropharyngealabszesses und von anderen Gründen einer Rückenmarksdysfunktion abgegrenzt werden. Wichtige diagnostische Hinweise geben die Anamnese (Kontakt mit Tbc-Kranken oder eine Tbc-Erkrankung anderswo im Körper), Verspannung der Halsmuskulatur mit Einschränkung aller Bewegungen, die Abszeßbildung und die Röntgenbefunde.

Behandlung. Die Behandlungsprinzipien sind die gleichen wie bei anderen Formen der Skelettuberkulose (S.77). *Chemotherapie:* Die Kombination von antibiotischen und chemotherapeutischen Medikamenten wurde auf S.55 beschrieben. Die *lokale Behandlung* besteht aus einer Ruhigstellung der Wirbelsäule (in einem Gipsbett oder in einem Diademgips) bis die Erkrankung zur Ruhe kommt. Dies ist oft eine Angelegenheit von mehreren Monaten. Danach wird ein Plastikkragen getragen bis die Erkrankung ausgeheilt ist.

Manchmal ist eine Operation notwendig. Die Hauptindikationen sind folgende: 1) Drainage eines retropharyngealen Abszesses, der durchzubrechen droht oder eine Asphyxie verursacht. 2) In einem floriden Fall, um nekrotischen Knochen zu entfernen und dann ein Knochentransplantat in die Höhle einzulegen. 3) Um das Rückenmark zu entlasten, wenn es durch Druck eines Abszesses oder von Granulationsgewebe geschädigt wird. 4) Bei Instabilität Spondylodese der betroffenen Region der Wirbelsäule im inaktiven Stadium.

Eitrige Infektion der Halswirbelsäule

(Eitrige zervicale Spondylitis)

Die Infektion eines Halswirbelkörpers oder einer Bandscheibe mit Eitererregern ist selten. Sie wird in der Regel durch Staphylokokken, Streptokokken, Pneumokokken oder gelegentlich durch andere Bakterien wie Salmonellen oder Bruzellen hervorgerufen.

Pathologie. Die Keime erreichen die Halswirbelsäule über den Blutweg (von einem septischen Herd an anderer Stelle), über den Lymphweg (von einer lokalen Infektion z.B. im Pharynx) oder möglicherweise über die spinalen Venenplexus (von einem Herd im Becken). Wie bei der tuberkulösen Spondylitis kommt es zu einer Zerstörung von Knochen und Zwischenwirbelscheibe mit oder ohne Abszeßbildung. Das Rückenmark kann durch direkten Druck oder eine Thrombose geschädigt werden.

Klinik. Der Beginn erfolgt meist akut oder subakut mit Fieber. Die klinischen Merkmale ähneln denen der tuberkulösen Spondylitis (S. 149), aber der Verlauf ist rascher. Ein eitriger Prozeß anderswo im Körper (z.B. im Pharynx oder im Becken) ist in der Regel vorhanden. Die *Röntgenbilder* zeigen eine lokale Osteoporose, eine Erosion des Knochens, eine Bandscheibenraumverschmälerung und manchmal subligamentäre Knochenneubildung. *Untersuchungen:* Die Blutkörperchensenkungsgeschwindigkeit ist beschleunigt, und man muß mit einer polymorphkernigen Leukozytose rechnen. Entsprechende Agglutinationstests können positiv sein.

Diagnose. Dieses Krankheitsbild muß von der tuberkulösen Spondylitis, welche ähnlich verläuft, unterschieden werden. Eine Anamnese mit vorbestehenden septischen Herden, der relativ rasche Beginn und Verlauf mit Fieber und Leukozytose und der Erregernachweis sind die wesentlichen Kriterien.

Behandlung. Es sollte ein geeignetes Antibiotikum (S. 72) gegeben werden. Die Halswirbelsäule muß in einem Gipsbett, in einem Gipskragen oder einer Stütze immobilisiert werden. Manchmal ist eine dauernde Extension am Kopf zur Linderung der Muskelspasmen erforderlich. Wenn ein Abszeß vorhanden ist, sollte er drainiert werden, vor allem wenn das Rückenmark bedroht ist. Später kann ein Plastikkragen (Abb. 110, S. 158) erforderlich sein. Eine spontane Verschmelzung der befallenen Wirbel macht eine operative Fusion oft überflüssig.

Chronische Polyarthritis

Die Halswirbelsäule wird bei der chronischen Polyarthritis oft betroffen, vor allem bei der sero-positiven Form. Es ist wichtig, daß man daran denkt, da das Risiko besteht, daß eine Destruktion der Wirbelbogengelenke eine allmähliche Subluxation eines Halswirbels nach vorne ermöglicht. Dies bedeutet eine Gefährdung des Rückenmarkes. Wenn sich eine Destruktion der Wirbelbogengelenke im Röntgenbild zeigt, muß die Halswirbelsäule stabilisiert werden, entweder durch einen geeigneten Kragen aus Plastikmaterial oder in ausgewählten Fällen durch eine intervertebrale Fusion.

Spondylarthritis ankylopoetica

Die ankylosierende Spondylitis kriecht an der Wirbelsäule von unten empor. In einer großen Zahl der Fälle – jedoch keineswegs bei allen Patienten – dehnt sie sich auf die Halswirbelsäule aus. Die Erkrankung verursacht dann heftige Schmerzen und eine dauernde Einsteifung der Wirbelbogengelenke – manchmal mit einer totalen Ankylose. Weiteres über diese Erkrankung ist im Kapitel über die Wirbelsäule nachzulesen (S. 188).

Spondylose und Spondylarthrose der Halswirbelsäule

Degenerative Veränderungen an der Halswirbelsäule kommen häufig vor. Nach Beginn an den Bandscheiben befallen sie die Wirbelbogengelenke und verursachen Schmerzen und Nackensteife, manchmal mit ausstrahlenden Schmerzen in einen Arm.

Ursache. Die primär degenerativen Veränderungen werden oft durch eine Verletzung hervorgerufen. In anderen Fällen ist die Erkrankung nur eine Manifestation von ausgedehnten degenerativen Veränderungen, die mit zunehmendem Alter auftreten.

Pathologie. Die Spondylose und Spondylarthrose tritt meist im Bereich der drei unteren Zervikalsegmente auf. Die Veränderungen betreffen zuerst die Bandschei-

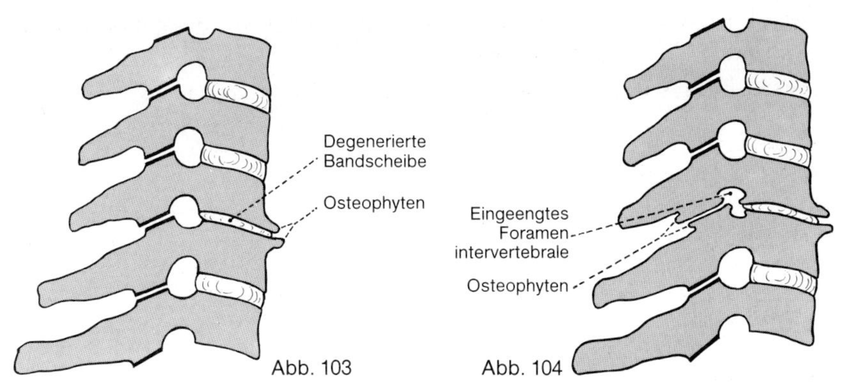

Abb. 103 u. 104. Spondylose der Halswirbelsäule. Zunächst findet sich eine einfache Degeneration und eine Verschmälerung der Zwischenwirbelscheibe mit Bildung von vorderen Osteophyten **(Abb. 103).** Später sind die Wirbelbogengelenke betroffen: der Gelenkknorpel ist zerstört, und Randosteophyten können das Foramen intervertebrale einengen **(Abb. 104)**

benräume und später die Wirbelbogengelenke. Es kommt zu einer Bandscheibenverschmälerung und zu einer Osteophytenbildung an den Rändern der Wirbelkörperdeckplatten (Abb. 103). An den Wirbelbogengelenken finden sich arthrotische Veränderungen, nämlich Abrieb des Gelenkknorpels und Bildung von Osteophyten (Ausziehungen) an den Gelenkrändern (Abb. 104).

Sekundäreffekte. Die Osteophyten greifen auf die Foramina intervertebralia über und verschmälern den Durchtrittsraum für die zervikalen Nervenwurzeln (Abb. 104). Wenn der eingeengte Raum in einem Foramen intervertebrale durch ein traumatisches Ödem des darin befindlichen weichen Gewebes weiter reduziert wird, können Nervenkompressionssyndrome auftreten. Auch das Rückenmark selbst kann durch das Vordringen von Osteophyten in Richtung auf den Spinalkanal in Mitleidenschaft gezogen werden.

Klinik. Die Symptome finden sich im Hals- oder im Armbereich oder in beiden Regionen.

Der Patient empfindet hauptsächlich Schmerzen in der *Nackenregion* und im Bereich des M. trapezius mit einem Gefühl von Steifigkeit und mit einem Knirschen bei Bewegung. Gewöhnlich treten sie periodisch auf, wahrscheinlich durch unbemerkte Überanstrengungen oder durch sich wiederholende Bewegungen. Hinterkopfschmerzen können auftreten, wenn die obere Hälfte der Halswirbelsäule betroffen ist.

In den *Armen* kann ein diffuser und schlecht lokalisierbarer projizierter Schmerz vorliegen, der sich in die Schulterregion ausbreitet. Es kann sich auch um stärkere Beschwerden durch Kompression eines oder mehrerer zervikaler Nervenwurzeln in ihren Austrittslöchern an der Halswirbelsäule handeln. Das Hauptsymptom bei der Wurzelirritation ist ein ausstrahlender Schmerz im Ausbreitungsgebiet des befallenen Nerven, der oft bis in die Finger reicht. Es können auch Parästhesien der

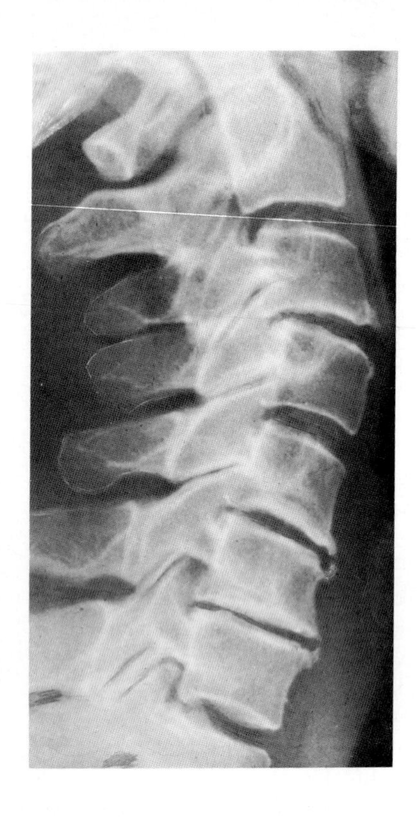

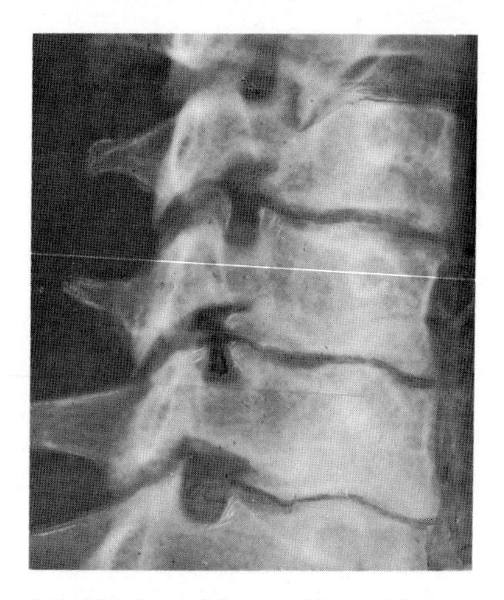

Abb. 105. Spondylose und Spondylarthrose der Halswirbelsäule. Auffällig ist die Bandscheibenverschmälerung mit Osteophytenbildung in Höhe C 5/C 6 und C 6/C 7 auf der seitlichen Aufnahme *(links)*. Die Schrägaufnahme *(rechts)* zeigt ein starkes Vordringen der Osteophyten in das Foramen intervertebrale (vgl. mit dem normalen Foramen intervertebrale eine Etage tiefer)

Hand in Form von Kribbeln oder Ameisenlaufen vorliegen. Eine ausgesprochene Muskelschwäche ist selten.

Bei der *Untersuchung* kann der Halsbereich leicht kyphotisch und die Nackenmuskeln können druckempfindlich sein. Sie sind jedoch nicht verspannt. Die Beweglichkeit ist nur wenig eingeschränkt, außer bei einer akuten Exazerbation oder wenn die degenerativen Veränderungen sehr weit fortgeschritten sind. An den Armen fehlen objektive Symptome oder sie sind nur leicht, da die Nervenkompression selten so ausgeprägt ist, daß sie klar definierte neurologische Symptome verursacht (im Vergleich zum Bandscheibenvorfall). Somit ist eine nachweisbare motorische Schwäche oder eine sensible Störung die Ausnahme. Die Abschwächung eines oder mehrerer Sehnenreflexe ist jedoch recht häufig.

Röntgenuntersuchung: Röntgenologisch zeigt sich eine Verschmälerung des Bandscheibenraumes mit Bildung von Osteophyten an den Wirbelrändern, besonders ventral (Abb. 105). Das Übergreifen von Osteophyten auf ein Foramen intervertebrale stellt sich am besten auf der Schrägaufnahme dar.

Diagnose. Unterschieden werden sollte gegenüber anderen Schmerzursachen im Hals- und Armbereich (Abb. 106).

Andere Ursachen für Schmerzen im Halsbereich: Diese sind der Bandscheiben-

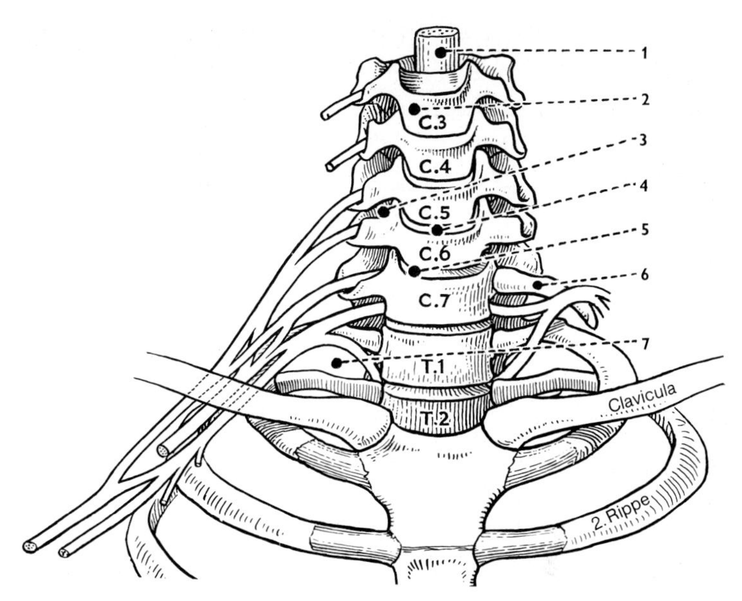

Abb. 106. Sieben Ursachen für eine Störung des Plexus brachialis oder seiner Wurzeln. 1) Rückenmarkstumor, 2) Wirbelsäulentumor, 3) Tumor einer Nervenwurzel, 4) zervikaler Bandscheibenvorfall, 5) Spondylose, 6) Halsrippe, 7) Tumor im Bereich der oberen Thoraxapertur

vorfall, die tuberkulöse und die eitrige Infektion, Wirbelsäulentumoren und die Fibrositis (Myogelosen).

Andere Ursachen für Armschmerzen. Zentrale Erkrankungen: Tumoren des Rückenmarks oder seiner Wurzeln; zervikale Spondylolisthesis. *Plexus-Läsionen:* Tumoren an der oberen Thoraxapertur (Pancoast); Halsrippe; Bandscheibenvorfall. *Schultererkrankungen* mit ausstrahlenden Schmerzen in den Oberarm. *Skelett-Läsionen,* wie z. B. ein Tumor, eine Infektion, die Pagetsche Erkrankung eines Armknochens. *Ellenbogen-Läsionen* wie der Tennisellenbogen oder die Arthrose. *Distale Nervenläsionen* mit Beteiligung des N. ulnaris in Höhe des Ellenbogens oder die Kompression des N. medianus im Karpaltunnel.

Die Spondylose der Halswirbelsäule kommt häufig bei Patienten in der zweiten Lebenshälfte vor und verursacht oft keine Beschwerden: Wenn röntgenologische Zeichen einer Spondylose gefunden werden, heißt das nicht unbedingt, daß sie die Ursache der Beschwerden sind. Es handelt sich dabei bestenfalls um eine nichtgesicherte Verdachtsdiagnose. Zur Erhärtung der Diagnose müssen andere Ursachen ähnlicher Symptome durch eine intensive Untersuchung ausgeschlossen werden (Abb. 106)

Komplikationen. Wenn der Rückenmarkskanal durch Osteophyten deutlich eingeengt ist, kann das Rückenmark durch zunehmende Kompression geschädigt werden, eine Störung, die alle vier Gliedmaßen und möglicherweise die Blase betreffen kann. Diese Komplikation ist ernst, aber selten.

Behandlung. Die Beschwerden bei der zervikalen Spondylose und Spondylarthrose bessern sich oft spontan, obwohl sie für Monate bestanden haben können und die strukturellen Veränderungen sicher bleibend sind. Die Behandlung ist somit auf eine natürliche Rückbildung der Ödembereitschaft der Weichteile ausgerichtet. In leichten Fällen bestehen solche Maßnahmen in der Anwendung von Analgetika und verschiedenen Formen der Physiotherapie (Heißluft, Kurzwellendiathermie, Massage, Extensions- und Übungsbehandlung). Die manuelle Therapie wird gelegentlich empfohlen. Bei ausgeprägter Osteophytenbildung ist sie aber gefährlich, weil das Rückenmark geschädigt werden kann. Daher sollte die manuelle Therapie nur mit größter Vorsicht und nur von denen, die mit dieser Technik vertraut sind, angewandt werden. In schweren Fällen ist die Ruhigstellung der Halswirbelsäule durch einen enganliegenden Kragen aus Gips oder Plastik (Abb. 110) zu empfehlen. Dieser sollte für 1 bis 3 Monate entsprechend den Fortschritten der Behandlung getragen werden.

In Ausnahmefällen, in denen das Rückenmark eingeengt ist, kann eine Dekompression entweder von vorne oder durch eine Laminektomie erforderlich sein. Danach empfiehlt sich eine Versteifung der befallenen Wirbelsäulensegmente mit Knochenspänen.

Zervikaler Bandscheibenvorfall

Der Vorfall von Bandscheibengewebe ist im Bereich der Halswirbelsäule seltener als im Bereich der Lendenwirbelsäule, obwohl immer öfter über solche Fälle berichtet wird. Das Krankheitsbild ist durch Schmerzen, einen steifen Hals, oft durch neurologische Ausfälle an den Armen und manchmal durch Kompressionszeichen des Rückenmarks gekennzeichnet.

Ursache. Eine Verletzung ist ein prädisponierender Faktor, obwohl nicht in jedem Fall ein Unfall in der Anamnese zu finden ist. Wahrscheinlich sind Veränderungen im Bandscheibengewebe für die Ruptur und für den Vorfall verantwortlich.

Pathologie. Die Bandscheiben zwischen C 5 und C 6 und zwischen C 6 und C 7 sind am häufigsten betroffen. Ein Teil des gallertigen Nucleus pulposus wölbt sich durch einen Spalt im Anulus fibrosus an seinem schwächsten posterolateral gelegenen Bereich vor; es kann auch ein Teil des Anulus fibrosus selbst vorfallen. Besteht nur ein kleiner Vorfall, wölbt sich das schmerzempfindliche hintere Längsband vor und verursacht lokale Schmerzen im Nacken. Wenn der Vorfall groß ist, bricht das Bandscheibengewebe durch das Ligament und kann auf eine Nervenwurzel drükken, die den Wirbelkanal in diesem Bereich verläßt (posterolateraler Vorfall, Abb. 107). Gelegentlich drückt der Bandscheibenvorfall auf das Rückenmark selbst (zentraler Bandscheibenvorfall, Abb. 108). Die Heilung erfolgt wahrscheinlich eher durch Schrumpfung und Fibrose des herausgequollenen Materials als durch Reposition in die Bandscheibe. *Sekundäreffekte:* Der Vorfall beschleunigt

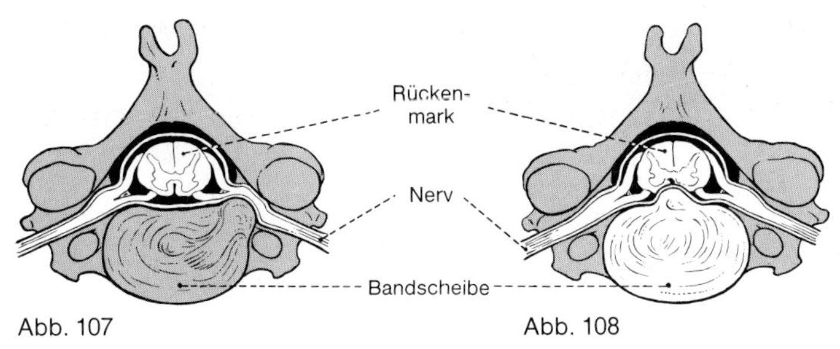

Abb. 107 u. 108. Bandscheibenvorfall im Bereich der Halswirbelsäule. **Abb. 107** zeigt einen posterolateralen Vorfall mit Kompression der austretenden Nervenwurzel. **Abb. 108** zeigt den viel selteneren medialen Vorfall mit Kompression des Rückenmarks

die Degeneration der Bandscheibe und prädisponiert zur Entwicklung einer Spondylarthrose in späteren Jahren.

Klinik. *Mediale Bandscheibenvorfälle:* Diese führen zu einer Rückenmarkskompression und können mit Rückenmarkstumoren und anderen zentral-neurologischen Störungen verwechselt werden. Sie fallen eher in den Bereich des Neurochirurgen als in den des Orthopäden.

Postero-laterale Bandscheibenvorfälle: Das typische klinische Bild sieht folgendermaßen aus: Der Patient erleidet eine Verletzung im Halsbereich – oft im Sinne einer Zerrung oder einer Torsion –, die im Moment nur leicht zu sein braucht und keine unmittelbaren Folgen hat. Stunden oder Tage später entwickelt sich rasch ein akuter „steifer Hals" mit starken Schmerzen, die durch Husten oder Niesen schlimmer werden. Tage oder Stunden später beginnt der Schmerz über die Schulter in den ganzen Arm auszustrahlen. Der Schmerz wird genau im Ausbreitungsgebiet einer zervikalen Nervenwurzel empfunden. Der Patient empfindet Parästhesien in den Fingern. Bei der *Untersuchung* findet sich eine Einschränkung bestimmter Halsbewegungen infolge Schmerzhaftigkeit. Die Bewegung in einer Richtung ist jedoch frei (oft die Seitneigung weg von der befallenen Seite). In den Armen ist die Gelenkbeweglichkeit frei. Man findet eine geringgradige Muskelatrophie und eine leichte Sensibilitätsstörung im Ausbreitungsgebiet einer zervikalen Nervenwurzel. Der entsprechende Sehnenreflex (Bicepssehnenreflex bei Läsionen in Höhe von C5/C6; Tricepssehnenreflex bei Läsionen in Höhe von C6/C7) ist abgeschwächt oder fehlt.

Variationen. Die beschriebenen charakteristischen Merkmale sind nicht immer vorhanden. Abweichungen sind häufig. So findet sich z. B. in der Anamnese nicht immer eine Verletzung. Die Beschwerden können sich auf den Halsbereich beschränken und den Arm aussparen oder aber den ganzen Arm mit einbeziehen. Motorische Veränderungen (Atrophie und Schwäche) können ausgeprägt sein. Manchmal führen sie zu einer vollständigen Lähmung eines Muskels oder einer Muskelgruppe. Andererseits können motorische Veränderungen ganz fehlen. Ähnlich große Variationen finden sich bei den Sensibilitätsstörungen.

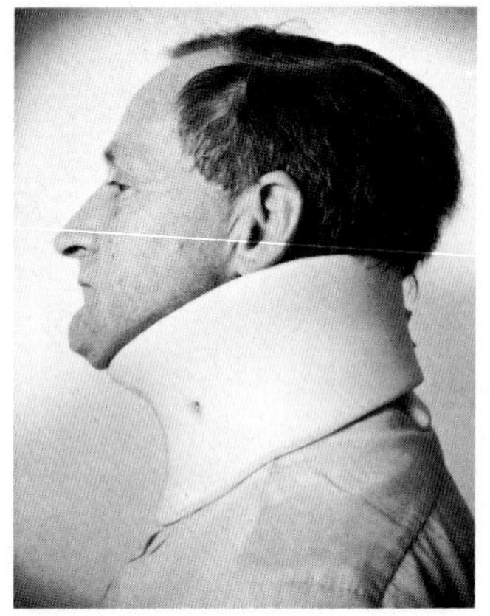

Abb. 109

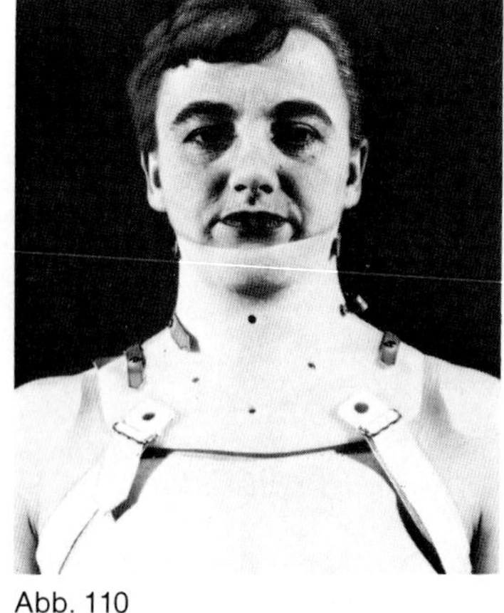

Abb. 110

Abb. 109. Leichte Halskrawatte aus Plastik. Sie gibt eine gewisse Unterstützung, aber schränkt die Beweglichkeit der Halswirbelsäule nur in geringem Ausmaß ein.
Abb. 110. An Kopf und Thorax angepaßte Halskrawatte aus Plastik, wenn eine festere Unterstützung nötig ist

Die *Röntgenaufnahme* scheint auf den ersten Blick normal auszusehen, aber oft ist eine Verschmälerung des Bandscheibenraumes (in der Regel C 5/C 6 oder C 6/C 7) nachweisbar. Diese Verschmälerung zeigt eine vorausgegangene Bandscheibendegeneration an. Sie kann nicht einfach durch Austritt von Bandscheibengewebe erklärt werden, weil die herausgetretene Masse nur einen kleinen Teil des gesamten Bandscheibenvolumens ausmacht.

Diagnose[1]. Ein zervikaler Bandscheibenvorfall muß von anderen Schmerzursachen im Hals- und Armbereich (Abb. 106) unterschieden werden. Die wesentlichen Krankheitsbilder, die verwechselt werden können, sind die gleichen wie die bei der Differentialdiagnose der zervikalen Spondylose aufgeführten Erkrankungen (S. 154). Es handelt sich zunächst um eine Verdachtsdiagnose (außer wenn sie durch eine Operation bestätigt wird). Eine verläßliche Diagnose ist nur dann möglich, wenn ein anamnestischer Hinweis mit Zeichen einer einzelnen zervikalen Nervenwurzelläsion verbunden ist und andere mögliche Ursachen durch sorgfältige Untersuchung ausgeschlossen worden sind. Eine diagnostische Myelographie ist vor allem bei Verdacht auf einen spinalen Tumor oder Anzeichen für eine Rükkenmarkskompression indiziert.

Beziehung zwischen Bandscheibenvorfall und Spondylarthrose. Die klinischen Symptome beider Krankheitsbilder sind ähnlich. Die Unterscheidung ist schwierig, wenn das Röntgenbild arthrotische Veränderungen zeigt, da die Spondylose

[1] Hier werden nur postero-laterale Bandscheibenvorfälle besprochen. Mediale Vorfälle fallen in das Fachgebiet der Neurochirurgie.

nur Nebenbefund ist und selbst symptomlos sein kann. Die Nervenwurzelkompression ist bei einem Bandscheibenvorfall ausgeprägter als bei einer Spondylose. Daraus folgt, daß die Symptome und die objektiven Zeichen beim Bandscheibenvorfall deutlicher sind (die Schmerzen sind oft sehr stark). Glücklicherweise ist die Unterscheidung in der Praxis nicht wichtig, weil die Behandlung beider Erkrankungen weitgehend ähnlich ist.

Verlauf. Es besteht eine große Neigung zur Spontanheilung, aber die Symptome bleiben mit abnehmender Stärke etwa 6 Monate oder länger bestehen.

Behandlung[1]**.** Diese hängt von der Art und Schwere des einzelnen Falles ab. Wenn die Beschwerden leicht sind, ist lediglich die Behandlung mit einem schwachen Analgetikum erforderlich. In den schweren Fällen ist vor allem im akuten Frühstadium eine Behandlung ratsam. Wenn der Hals steif ist und wenn Bewegungen im Nacken den Armschmerz verschlimmern, ist eine Ruhigstellung für 6 Wochen mit einer Nackenstütze aus Gips oder Plastik (Abb. 110) eine zufriedenstellende Behandlungsmethode. Eine Dauerextension im Liegen ist eine nützliche Alternative. Der Schmerz kann schwer sein und eine ziemlich intensive Schmerzbehandlung notwendig machen. Wenn die akuten Symptome allmählich nachlassen, ist oft eine Physiotherapie in Form von Kurzwellendiathermie, Massage und gezielten Bewegungsübungen der Halswirbelsäule nützlich, um wieder ein volles Bewegungsausmaß zu erreichen.

Die operative Entfernung eines posterolateralen Bandscheibenvorfalls ist nicht ungefährlich und nur selten gerechtfertigt.

Halsrippe

Die Halsrippe ist eine angeborene – knöcherne oder fibröse – Überentwicklung des Processus costalis des 7. Halswirbels. Sie macht oftmals keine Beschwerden, kann aber neurologische und vaskuläre Störungen in den Armen hervorrufen.

Ursache. Die Ursache der angeborenen Fehlbildung ist unbekannt. Die Tendenz des Schultergürtels sich im Erwachsenenalter nach unten zu senken wird für das Einsetzen der Symptome verantwortlich gemacht.

Pathologie. Der überentwickelte Processus costalis kann einseitig oder beidseitig vorkommen. Er kann unterschiedlich groß sein. Er reicht von einer kleinen knöchernen Protrusion, oft mit einer fibrösen Ausziehung, bis zu einer kompletten überzähligen Rippe. Die Arteria subclavia und der unterste Stamm des Plexus brachialis laufen über diese Rippe. In einer Reihe von Fällen wird der Nervenstamm an dieser Stelle durch den Druck der Rippe geschädigt. Dies zeigt sich in neurologischen Symptomen. Die vaskulären Veränderungen werden wahrscheinlich in ähnlicher Weise durch eine lokale schädigende Wirkung auf die A. subclavia verursacht, von der eine wiederholte Embolie in die peripheren Gefäße des Armes ausgehen kann.

---

[1] s. Fußnote S. 158.

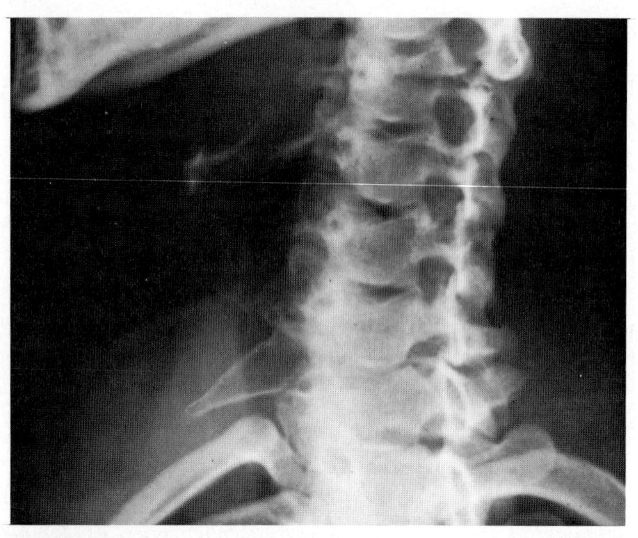

Abb. 111. Halsrippe. Typisches Bild einer kleinen, überzähligen Rippe. Diese kann schwere neurologische Beschwerden und Symptome verursachen. Eine Halsrippe läßt sich am besten auf einer Schrägaufnahme wie in dieser Abbildung darstellen

Klinik. Die Halsrippe verursacht oftmals keine Beschwerden. Wenn Symptome auftreten, beginnen sie gewöhnlich während des frühen Erwachsenenalters. Sie können neurologisch, vaskulär oder kombiniert sein.

Neurologische Veränderungen. Die Beschwerden bestehen in Schmerzen und Parästhesien im Unterarm- und Handbereich, meist deutlich in Richtung der Ulnarseite. Zeitweise können sie durch Lagewechsel des Armes gelindert werden. Die motorischen Symptome schließen eine zunehmende Schwäche der Hand mit Schwierigkeit beim Ausführen feinerer Bewegungen ein. Bei der *Untersuchung* findet sich gewöhnlich ein Gebiet mit sensibler Beeinträchtigung, manchmal eine komplette Anästhesie im Unterarm- und Handbereich. Das betroffene Gebiet paßt in der Verteilung zu keinem der peripheren Nerven, aber es kann in Beziehung zu den untersten Anteilen des Plexus brachialis stehen. Möglich sind eine Atrophie des Daumenballens, des Kleinfingerballens und der Mm. interossei.

Vaskuläre Veränderungen. Die beobachteten Veränderungen reichen von einer dunklen Zyanose des Unterarmes und der Hand bis zur Fingergangrän. Die Radialispulse können schwach sein oder fehlen.

Die *Röntgenbilder* zeigen die überzählige Rippe, die bei nur geringer Größe am besten auf einer Schrägaufnahme zu sehen ist (Abb. 111).

Diagnose. Die röntgenologische Darstellung einer Halsrippe beweist nicht, daß sie die Ursache der Beschwerden ist. Die Erkrankung muß abgegrenzt werden 1) von anderen Ursachen für Schmerzen und Parästhesien im Bereich des Unterarmes und der Hand, 2) von anderen Ursachen für eine Muskelatrophie an der Hand und 3) von anderen Ursachen für periphere vaskuläre Veränderungen am Arm.

Andere Ursachen für Beschwerden im Unterarm- und Handbereich. (Abb. 106). Die wichtigen Alternativ-Ursachen sind: *Zentrale Läsionen:* Tumoren des Rückenmarks oder seiner Wurzeln; zervikale Spondylolisthesis. *Plexusläsionen:* Tumoren an der oberen Thoraxapertur (Pancoast); zervikaler Bandscheibenvorfall; zervikale Spondylarthrose. *Distale Nervenläsionen:* Schädigung des N. ulnaris im Ellenbogenbereich; Druck auf den N. medianus am Karpaltunnel.

Andere Ursachen für eine Muskelatrophie an der Hand: Zentrale Läsionen: Syringomyelie; Tumoren des Rückenmarks; Poliomyelitis; progressive Muskeldystrophie; zervikale Spondylolisthesis. *Plexusläsionen:* Tumoren an der oberen Thoraxapertur (Pancoast); zervikaler Bandscheibenvorfall (vor allem in Höhe C 7/Th 1). *Distale Nervenläsionen:* Schädigung des N. ulnaris in Ellenbogenhöhe; Druck auf den N. medianus im Karpaltunnel; toxische Neuritis. *Muskelläsionen:* Muskeldystrophie.

Andere Ursachen für Gefäßstörungen am Arm sind eine periphere arterielle Erkrankung und der Morbus Raynaud.

Die Diagnose einer symptomatischen Halsrippe hängt von der Entdeckung der charakteristischen neurologischen Zeichen oder einer vaskulären Störung im Zusammenhang mit einer nachgewiesenen überzähligen Rippe ab. Ein Bandscheibenvorfall in Höhe C 7/Th 1 gibt klinisch und neurologisch ein ähnliches Bild und er kann oft die wahre Ursache der Beschwerden sein, die man einer Halsrippe zuschreibt. Beim Bandscheibenvorfall aber besteht eine starke Tendenz zur spontanen Rückbildung. Eine Arteriographie kann Hinweise auf den arteriellen Verschluß der A. subclavia geben.

Behandlung. Sie hängt von der Schwere der subjektiven und objektiven Beschwerden ab. In leichten Fällen ist die Physiotherapie in Form einer Übungsbehandlung zur Besserung des Tonus der Elevatoren des Schultergürtels angezeigt. Wenn aber die neurologischen oder vaskulären Zeichen deutlich ausgeprägt sind und zunehmen, ist eine Operation notwendig. Als erstes wird der M. scalenus anterior durchtrennt. Wenn dies nicht zu einer Druckentlastung des unteren Nervenstammes führt, sollte der M. scalenus medius durchtrennt und die überzählige Rippe entfernt werden.

Ein Verschluß der A. subclavia kann eine chirurgische Behandlung erfordern, wenn die Diagnose gestellt wird, bevor irreversible Veränderungen eingetreten sind.

Scalenus-Syndrom

Gelegentlich treten die neurologischen Manifestationen, die für eine Halsrippe charakteristisch sind, auch ohne nachweisbare Skelettanomalie auf. Sie entsprechen einer Nervenkompression zwischen der 1. Rippe und der Clavicula (costo-claviculäre Kompression) und einer Dehnung des untersten Astes das Plexus brachialis über der normalen 1. Rippe. Die Beschwerden werden gewöhnlich durch ein derbes fibröses Band im M. scalenus medius hervorgerufen, welches eine Abknickung des untersten Stammes des Plexus brachialis hervorrufen kann. Dies ist bei der Operation nachweisbar (Barmer, 1977). Die Symptome werden leicht mit denen eines Bandscheibenvorfalles zwischen C 7 und Th 1 verwechselt. Die Behandlung sollte daher zuerst wie bei einem Bandscheibenvorfall konservativ sein. Eine spontane Verbesserung würde für diese Diagnose sprechen. Wenn aber die Symptome mit unverminderter Intensität über längere Zeit bestehenbleiben, ist ein echtes Scalenus-Syndrom wahrscheinlich die Ursache. In einem solchen Fall ist die Exploration des Plexus mit Durchtrennung des M. scalenus anterior und Entfernung des komprimierenden Anteiles des M. scalenus medius gerechtfertigt.

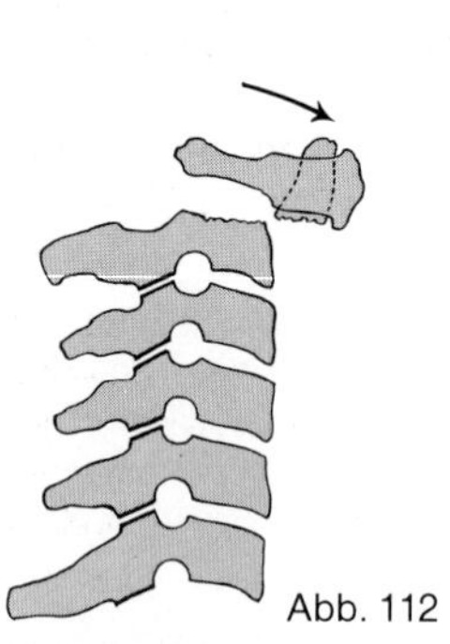

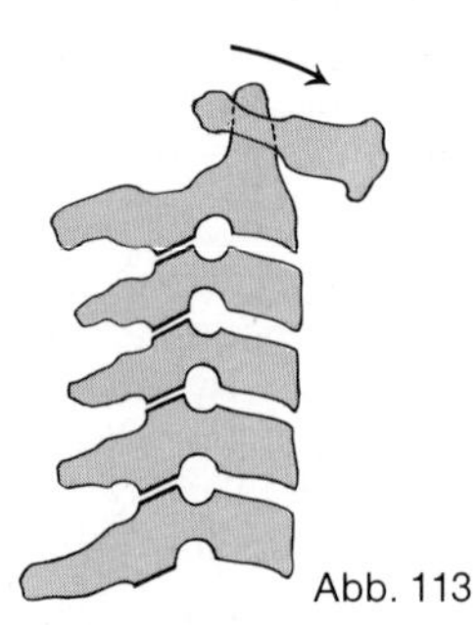

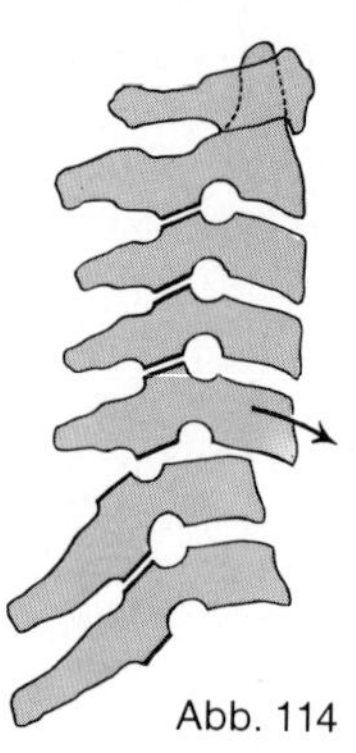

Abb. 112–114. Drei Arten der zervikalen Wirbelverschiebung oder der spontanen Subluxation. **Abb. 112.** Luxation des Atlas mit Dens durch eine kongenitale oder posttraumatische Pseudarthrose von Dens und Epistropheus. **Abb. 113.** Luxation des Atlas auf dem Epistropheus durch Nachgeben des Ligamentum transversum des Atlas. **Abb. 114.** Subluxation des 5. Halswirbels auf dem 6. durch Instabilität des Wirbelbogengelenkes nach einer vorausgegangenen Verletzung. Eine Instabilität kann auch durch eine chronische Polyarthritis verursacht sein

Wirbelverschiebung im Bereich der Halswirbelsäule

(Spontane Subluxation der Halswirbelsäule)

Dabei handelt es sich um eine spontane Vorwärtsverschiebung eines Halswirbels auf dem nächst tiefer gelegenen Wirbel.

Ursachen und Pathologie. Es gibt drei Ursachen: 1) eine kongenitale Pseudarthrose des Dens (fehlende knöcherne Fusion) zwischen Dens und dem Wirbelkörper des Epistropheus, 2) eine entzündliche Lockerung des Ligamentum transversum des Atlas und 3) eine Instabilität durch eine frühere Verletzung oder durch eine chronische Polyarthritis.

Kongenitale Dens-Pseudarthrose. Gelegentlich fehlt die knöcherne Verschmelzung des Dens mit dem Körper des Epistropheus. Die Verbindung besteht lediglich aus fibrösem Gewebe. Unter der ständigen Belastung des darüberliegenden Gewichtes dehnt sich die fibröse Verbindung allmählich und der Dens kann dadurch zusammen mit dem Atlas und dem Schädel langsam auf dem Epistropheus nach vorne gleiten (Abb. 112). Eine ähnliche Situation kann durch eine Densfraktur entstehen.

Entzündliche Lockerung des Ligamentum transversum des Atlas. Hierbei handelt es sich um einen entzündlichen Prozeß im oberen Halsbereich, wie eine chronische Polyarthritis, oder eine Infektion des Rachens. Dabei kommt es zu einer Lockerung des Ligamentum transversum. In der Folge kann der Atlas auf dem Epistropheus nach vorne gleiten (Abb. 113).

Instabilität durch eine vorausgegangene Verletzung oder eine chronische Polyarthritis: Eine traumatisch bedingte Luxation oder Subluxation in jeder Höhe der Halswirbelsäule kann eine dauernde Instabilität hervorrufen mit der Möglichkeit einer langsam wiederauftretenden Verschiebung Monate oder Jahre nach der ursprünglichen Verletzung (Abb. 114). Eine Instabilität in jeder Höhe ist auch bei einer schweren, langdauernden, chronischen Polyarthritis möglich.

Bei allen Arten verschiebt sich der obere Wirbel gegenüber dem unteren nach vorne. Der Wirbelkanal wird zunehmend mehr abgebogen und eingeengt. Dies stellt immer ein schweres Kompressionsrisiko für das Rückenmark dar.

Klinik. Beim entzündlichen Typ handelt es sich um ein Kind mit einer akuten Infektion im Ohr, im Rachen oder im Halsbereich oder um einen Erwachsenen mit chronischer Polyarthritis. Die Patienten klagen über einen steifen Hals. Der Kopf wird fixiert gehalten und die Halsmuskeln sind angespannt. Bei einer Subluxation infolge kongenitaler oder posttraumatischer Instabilität bestehen Beschwerden wie Steifigkeit und eine Beugefehlstellung im Halsbereich.

Komplikationen. Am meisten gefürchtet ist die Rückenmarkskompression. Die ersten Symptome zeigen sich in den Armen in Form von Wurzelschmerzen, Parästhesien, motorischer Schwäche oder sensibler Störung. Zusätzlich kann der zunehmende Druck auf das Rückenmark zu einer spastischen Lähmung unterhalb der Läsion sowie zu Blasen- und Mastdarmstörungen führen.

Behandlung. Diese hängt von der Grunderkrankung und eventuellen neurologischen Störungen ab.

Entzündlicher Typ. Die Verschiebung wird durch Zugwirkung am Kopf, welche über zwei Wochen erfolgen sollte, reponiert. Danach wird die Halswirbelsäule in Streckstellung durch ein Gipsmieder für zwei Monate immobilisiert. Eine atlanto-axiale Versteifungs-Operation kann erforderlich sein.

Angeborene oder posttraumatische Instabilität. Handelt es sich um eine nicht durch neurologische Störungen komplizierte Subluxation, kann die Behandlung mit einer Halskrawatte aus Plastik erfolgen (Abb. 110), oder aber es kann eine lokale Versteifung der Wirbelsäule entsprechend der Schwere der Verschiebung und der lokalen Beschwerden erforderlich sein. Wenn eine neurologische Störung vorliegt, besteht die Behandlung zunächst in einer Extensionsbehandlung am Schädel zur Reposition der Verschiebung und anschließend in einer operativen Versteifung der befallenen Wirbelsegmente.

Tumoren im Bereich der Halswirbelsäule und der Nervenwurzeln

Klassifikation und Pathologie. Diese Tumoren werden am besten nach Lokalisation und Tumorart unterschieden. *Tumoren des Rückenmarks oder der Meningen:* Diese schließen das Meningeom, das intradurale Neurofibrom und seltener das Gliom ein. *Tumoren der Nerven:* Besonders wichtig ist das Neurofibrom, welches einzeln oder multipel auftreten kann. Entsteht es in einem Nerven im Foramen intervertebrale, kann es sowohl einwärts wachsen und das Rückenmark komprimieren als sich auch nach außen hin zur Oberfläche ausdehnen („Sanduhrgeschwulst"). *Tumoren der knöchernen Wirbelsäule:* Gutartige Tumoren der Wirbelsäule sind selten. Bösartige Tumoren können primär als Sarkom oder Plasmazellmyelom oder metastatisch als Karzinom und Sarkom auftreten. *Tumoren im Bereich des oberen Thoraxapertur:* Der Pancoast-Tumor befällt häufig als Karzinom der Lungenspitzen den unteren Halsbereich. Metastatische Tumoren in diesem Gebiet sind in der Regel Lymphknotenmetastasen.

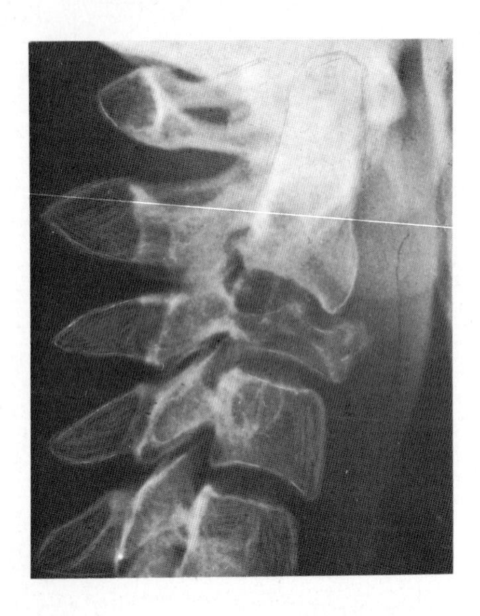

Abb. 115. Partielle Zerstörung des 3. Halswirbelkörpers durch eine Hypernephrommetastase

Klinik. Diese ist entsprechend der Lokalisation unterschiedlich. Im wesentlichen können drei Gruppen unterschieden werden: 1) Kompression des Rückenmarks, 2) lokale Destruktion und Zusammenbruch eines Halswirbelkörpers und 3) Störungen von seiten des Plexus brachialis.

Rückenmarkskompression: Eine Beeinträchtigung der Rückenmarksfunktion kann durch Tumoren des Rückenmarks selbst oder der Meningen, der Nerven (Neurofibrome) und durch Tumoren der knöchernen Halswirbelsäule hervorgerufen werden. Die klinischen Manifestationen hängen von der genauen Lokalisation des Tumors ab. Typischerweise bestehen Wurzelschmerzen in Höhe der Läsion und als Folge der Rückenmarkskompression motorische Störungen unterhalb der Läsion.

Zerstörung und Zusammenbruch von Halswirbeln. Die häufigste Ursache ist eine Karzinommetastase (Abb. 115). Das klinische Bild besteht in lokalen Schmerz und gewöhnlich einer Beugefehlstellung. Das Rückenmark und die austretenden zervikalen Nervenwurzeln können mit entsprechenden Zeichen einer Rückenmarkskompression oder peripheren Nervenausfällen beteiligt sein.

Beeinträchtigung des Plexus brachialis. Die den Plexus bildenden Nerven können durch Tumoren der Nerven selbst (Neurofibrome), durch Knochentumoren oder durch Tumoren der oberen Thoraxapertur betroffen sein (Abb. 116). Das hauptsächliche Bild ist ein schwerer Schmerz im Ausbreitungsgebiet des betroffenen Nerven (Halsbereich oder Arm) und eine zunehmende motorische und sensible Beeinträchtigung im Ausbreitungsgebiet des Nerven.

Diagnostische Darstellungsmethoden. Einfache Röntgenbilder tragen gewöhnlich zur Entdeckung eines Tumors bei, der im knöchernen Bereich der Wirbelsäule ent-

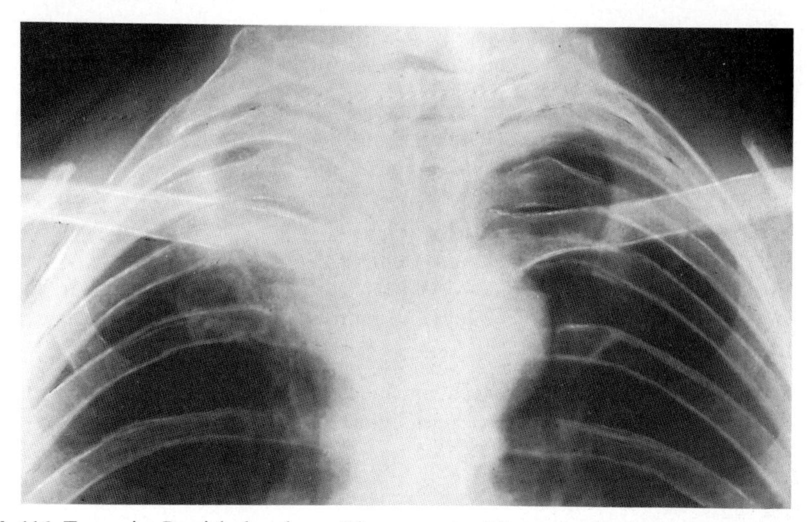

Abb. 116. Tumor im Bereich der oberen Thoraxapertur (Karzinom der Lungenspitze oder Paucoast-Tumor). Ausgesprochene Verschleierung der rechten Lungenspitze. Dieser Tumor sollte bei Schmerzen in der oberen Extremität differentialdiagnostisch in Betracht gezogen werden

steht oder den Knochen von außen arrodiert (Abb. 115). Auch ein Tumor der Thoraxapertur stellt sich im einfachen Röntgenbild dar. Die Myelographie hilft bei der Diagnostik von intraspinalen Tumoren. Thoraxaufnahmen können einen apikalen Lungentumor oder Metastasen zeigen. Röntgenbilder anderer Knochen sind erforderlich, wenn man einen ausgedehnten Skelettumor, wie z. B. das Plasmazellmyelom vermutet. Andere Methoden zum Tumornachweis sind die Szintigraphie und die Computertomographie.

Behandlung. Sie hängt ab von der Art und Lokalisation des Tumors. Im allgemeinen liegt die Wahl zwischen Entfernung für diejenigen, die dafür zugängig sind, und der palliativen Bestrahlung für maligne Tumoren, die nicht mehr entfernt werden können. Die Hormontherapie (Stilböstrol oder Testosteron) ist für bestimmte Prostata- oder Mammakarzinome geeignet, und radioaktives Jod kann bei Metastasen eines Schilddrüsenkarzinoms wirksam sein.

Fibrositis im Halsbereich
(Myogelosen)

Die Existenz der Fibrositis ist fraglich, und man muß zugeben, daß das morphologische Substrat fehlt. Trotzdem ist der Begriff Fibrositis eine nützliche Hilfe für ein klar umschriebenes klinisches Bild, das durch Schmerz und Überempfindlichkeit in den Muskeln der unteren Halsregion ohne andere objektive Zeichen charakterisiert ist. Die Ursache ist unbekannt.

Pathologie. Es finden sich keine nachweisbaren pathologischen Veränderungen. Sogenannte Myogelosen können histologisch nicht nachgewiesen werden.

Klinik. Schmerzen bestehen in der hinteren unteren Halsregion mit Ausstrahlung in Richtung auf die hintere Schultergegend einer oder beider Seiten. Der Schmerz ist nicht konstant und variiert in seiner Schwere oft mit klimatischen Veränderungen. Es können ähnliche Beschwerden in anderen Muskelgruppen vorliegen. Bei der *Untersuchung* ist das einzige Zeichen eine lokale Überempfindlichkeit bei festem Druck über dem befallenen Muskel oder beim Zusammendrücken des Muskels zwischen den Fingern. Der M. trapezius und der M. levator scapulae sind am häufigsten betroffen. Röntgenbilder und andere Untersuchungen ergeben normale Befunde.

Diagnose. Andere Ursachen von Schmerzen in der Halsregion müssen durch eine sorgfältige Anamnese und klinische Untersuchung sowie durch Röntgenbilder ausgeschlossen werden.

Behandlung. Oft ist nur eine Beruhigung des Patienten erforderlich. Wenn die Beschwerden stark sind, ist eine Physiotherapie in Form von lokaler Wärme und Tiefenmassage hilfreich und beschleunigt die spontane Besserung.

Kapitel 4

Rumpf und Wirbelsäule

Der Rückenschmerz ist das häufigste Beschwerdebild in der orthopädischen Praxis. Er betrifft nach Abzug der Unfallpatienten nahezu ein Drittel aller ambulanten orthopädischen Patienten.

Wenn man diese große Menge von Patienten sichtet und einteilt, ergeben sich zwei große Gruppen. In der ersten Gruppe erlauben klar ausgeprägte klinische Zeichen mit oder ohne besondere röntgenologische Veränderungen oder andere pathologische Befunde eine genaue Bestimmung von Art und Lokalisation der Erkrankung. Die Diagnose kann gestellt und eine entsprechende Behandlung eingeleitet werden. Bei der zweiten Gruppe, beinahe so groß wie die erste, finden sich bei der klinischen und röntgenologischen Untersuchung keine pathologischen Befunde. Die Diagnose ist weithin eine Frage der Vermutung, und die Behandlung ist empirisch. Auf der Suche nach genauerem Wissen werden diese ziemlich vagen und unbefriedigenden Fälle generell als „chronisch ligamentäre Überlastung" oder „haltungsbedingter Rückenschmerz" klassifiziert.

Der lumbale Rückenschmerz ist oft von ausstrahlenden Schmerzen ins Gesäß, Oberschenkel oder Bein gewöhnlich einseitig – gelegentlich auch doppelseitig – begleitet. Dieser Schmerz wird allgemein als Ischias bezeichnet, obwohl die Bezeichnung streng genommen für einen Schmerz im Verlauf des N. ischiadicus reserviert sein sollte. Der Ischiasschmerz stört mehr als der Rückenschmerz selbst, der leicht oder nur vorübergehend sein kann.

Spezielle Punkte der Untersuchung bei Rücken- und Ischiasbeschwerden

Anamnese

Besondere Aufmerksamkeit sollte auf die Art des Beginns der Beschwerden gelegt werden, ob diese periodisch oder konstant sind, ob sie zu- oder abnehmen und durch welche Maßnahmen sie gemildert oder verschlimmert werden. Die genaue Lokalisation und der Charakter des Rückenschmerzes sollte eruiert werden. Der Patient sollte befragt werden, worauf er seine Beschwerden zurückführt. Dabei kann es sein, daß er über eine außergewöhnliche Belastung, einen Sturz oder eine ungewohnte Hebebelastung berichtet.

Bedeutung der Ischiasbeschwerden. Wenn der Schmerz ins Bein ausstrahlt, müssen sein Charakter und seine genaue Schmerzverteilung bestimmt werden. Es lassen sich zwei unterschiedliche Typen von Ischiasbeschwerden feststellen. Wenn der Schmerz heftig ist, in einen gut definierten Bereich ausstrahlt und vor allem wenn er von motorischen,

Tabelle 5. Klinische Routineuntersuchung bei Verdacht auf eine Rückenerkrankung

1. Lokale Untersuchung des Rückens mit neurologischer Kontrolle der Beine

(Patient im Stehen)

Inspektion
- Knöcherne Konturen und Achsenstellung
- Weichteilkonturen
- Farbe und Beschaffenheit der Haut
- Narben oder Fisteln

Palpation
- Hauttemperatur
- Knochenkonturen
- Weichteilkonturen
- Lokale Druckempfindlichkeit

Bewegungen
- Wirbelgelenke
  - Beugung
  - Streckung
  - Seitneigung
  - Rotation
  - Schmerz bei Bewegung?
  - Muskelverspannung?

Rippenwirbelgelenke
- Ausmaß der am Thorax gemessenen Atembreite

Iliosakralgelenke
- (Bewegungsausmaß nicht meßbar)
- Bewegungsschmerz durch seitliche Beckenkompression?

(Patient im Liegen)

Palpation der fossa iliaca
- Spezielle Prüfung auf Abszeß

Neurologische Untersuchung der Beine
- Lasèguesches Phänomen
- Muskuläres System
- Sensibles System
- Reflexe

2. Untersuchung auf mögliche äußere Ursachen von Rückenschmerzen und Ischias

Diese ist wichtig, wenn eine zufriedenstellende Erklärung für die Beschwerden bei der lokalen Untersuchung nicht gefunden worden ist. Die Untersuchung sollte einschließen: 1) das Abdomen; 2) das Becken mit rektaler Untersuchung; 3) die Beine und 4) das periphere Gefäßsystem.

3. Allgemeine Untersuchung

Untersuchung der übrigen Körperteile. Die lokalen Beschwerden können nur eine Manifestation einer generalisierten Erkrankung sein.

---

sensiblen oder Reflexstörungen begleitet wird, liegt die Vermutung einer mechanischen Störung der Nervenfasern im Lumbal- oder Lumbosakralbereich nahe. Wenn andererseits der Schmerz diffuser in seiner Verteilung und ungenau lokalisiert ist, besteht eher die Wahrscheinlichkeit, daß es sich um einen fortgeleiteten Schmerz („referred pain") handelt, der von einem Gelenk oder Ligament ausgeht.

Schritte der Routineuntersuchung

Ein Vorschlag für eine Routineuntersuchung des Rückens ist in Tabelle 5 zusammengefaßt. Der Patient sollte bei der Untersuchung bis auf eine kurze Unterhose ganz ausgezogen sein.

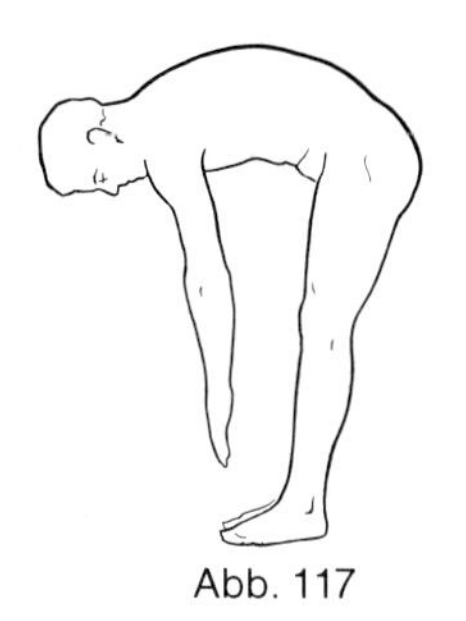

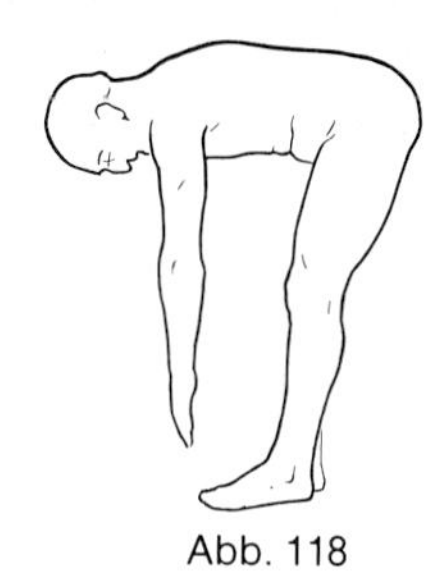

Abb. 117. Normale Beugung der Lendenwirbelsäule
Abb. 118. Scheinbare, oder falsche Beugung, die gänzlich auf die Bewegung in den Hüftgelenken zurückzuführen ist, wobei die Hüftstrecker nachgeben müssen. Bei Einschätzung der Rumpfbeugung ist es wichtig zu beurteilen, wieviel der Beugung auf die Wirbelsäulengelenke und wieviel auf die Hüftgelenke entfällt

Beweglichkeit der Wirbelsäule und der benachbarten Gelenke

Wirbelsäule. Die Gelenke der Wirbelsäule müssen notwendigerweise im Gesamten betrachtet werden, da eine unabhängige Bewegungsprüfung jedes einzelnen Gelenkes nicht durchführbar ist. Die zu untersuchenden Bewegungen sind Beugung, Streckung, Seitneigung und Rotation nach rechts und links. Man muß prüfen, ob die Rückenmuskeln bei Bewegung eine Abwehrspannung zeigen. *Beugung:* Der Patient wird aufgefordert den Boden mit den Fingerspitzen bei gestreckten Kniegelenken zu berühren. Es ist wichtig zu unterscheiden, welcher Anteil der Bewegung auf die Wirbelsäule und welcher auf die Hüftbeugung entfällt (Abb. 117 u. 118). Einige Patienten können trotz eines steifen Rückens einfach durch Beugung in der Hüfte fast den Boden erreichen (normalerweise begrenzen die Hüftstrecker die Hüftbeugung bei etwa 90 Grad, wenn die Kniegelenke gestreckt sind). Das Bewegungsausmaß kann in Prozenten der Normalbewegung oder als Fingerspitzenbodenabstand ausgedrückt werden. *Streckung:* Der Patient soll angewiesen werden die Wirbelsäule nach hinten zu strecken und zur Decke zu blikken. *Seitneigung:* Der Patient soll auf dem entsprechenden Oberschenkel lateral mit der Hand nach unten gleiten. Dabei ist der Bewegungsumfang zu beobachten. *Rotation:* Mit fixierten Füßen soll der Patient die Schulter nach jeder Seite drehen. Beachten sie den Bewegungsumfang der Rückendrehung getrennt von der Rotation, die in Knien und Hüften auftritt.

Benachbarte Gelenke. *Die Rippenwirbelgelenke:* Die Beweglichkeit der Rippenwirbelgelenke wird nach dem Umfang der Atembreite beurteilt. Der normale Unterschied des Brustumfanges bei voller Inspiration und voller Exspiration liegt bei etwa 7–8 cm. Eine deutliche Abnahme der Atembreite ist von besonderem Interesse, wenn eine ankylosierende Spondylarthritis vermutet wird. *Die Iliosakralgelenke:* Es ist praktisch unmöglich, die Beweglichkeit dieser Gelenke zu messen. Die Gelenke sollten passiv bewegt werden, um zu prüfen, ob sie Schmerzen hervorrufen, wie dies bei einer Erkrankung des Iliosakralgelenkes der Fall ist. Eine einfache Untersuchungsmethode besteht in der kräftigen Kompression des Beckens von beiden Seiten.

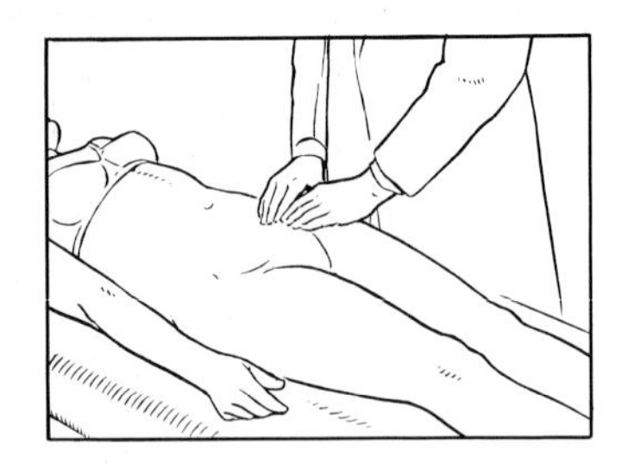

Abb. 119. Palpation der Fossa iliaca bei der Suche nach einem Abszeß. Dies ist ein wichtiger Schritt bei der Routineuntersuchung der Wirbelsäule

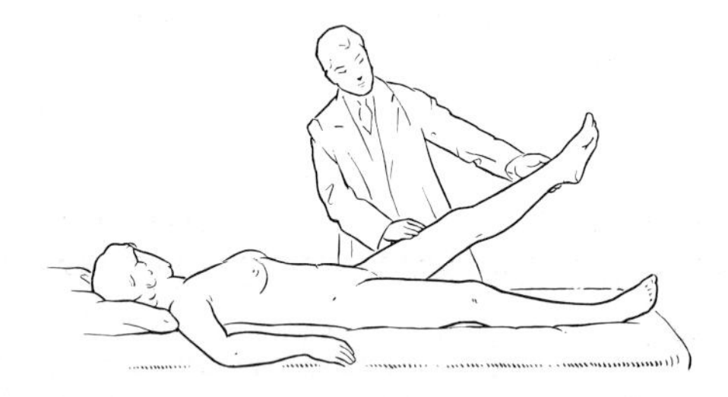

Abb. 120. Die Prüfung des Lasègueschen Phänomens ist ein wichtiger Teil der neurologischen Untersuchung der unteren Extremität

Die Palpation der Fossa iliaca und der Leiste

Die Palpation der Fossa iliaca und der Leiste ist ein wichtiger Schritt bei der Untersuchung des Rückens. Ihr besonderer Sinn liegt darin, festzustellen, ob eine Weichteilverdickung oder ein Abszeß vorliegt. Man soll daran denken, daß der Psoasabszeß von einer Tuberkulose im Bereich der Lendenwirbelsäule herrühren und zuerst tief in der Fossa iliaca getastet werden kann. Solch einen Abszeß kann man sehr leicht durch Pressen der Handfläche und der Finger gegen den flachen inneren Teil des Os ilium tasten. Um dies zu tun, muß der Untersucher auf der betroffenen Seite des Körpers neben dem Bett stehen, das heißt, man muß rechts stehen, um die rechte Seite zu untersuchen und auf der linken Seite stehen, wenn die linke Seite untersucht werden soll (Abb. 119).

Neurologische Untersuchung der Beine

Erkrankungen des Rückens sind häufig von ausstrahlenden Schmerzen, Parästhesien oder anderen Manifestationen in den Beinen begleitet, so daß eine neurologische Untersuchung zur Routine gehören sollte.

Lasèguesches Phänomen. Abwechselndes Heben des im Kniegelenk gestreckten Beines zur Bestimmung des Ausmaßes der schmerzfreien Bewegung (normal = 90 Grad; bei Frauen oft mehr, Abb. 120). Wenn gleichzeitig ein eindeutiger Ischiasschmerz (bei Fehlen einer größeren eindeutigen Hüfterkrankung) und ein positives Lasèguesches Phänomen vorliegt, deutet dies auf eine mechanische Störung im Bereich einer oder mehrerer Nervenwurzeln des Ischiadicus hin. Der Schmerz läßt sich leicht erklären. Ein normaler N. ischiadicus wird durch Heben des gestreckten Beines gedehnt, jedoch nicht bis zu einem Punkt, an dem ein Schmerz durch Zug an der Durascheide entsteht. Ist ein Nerv

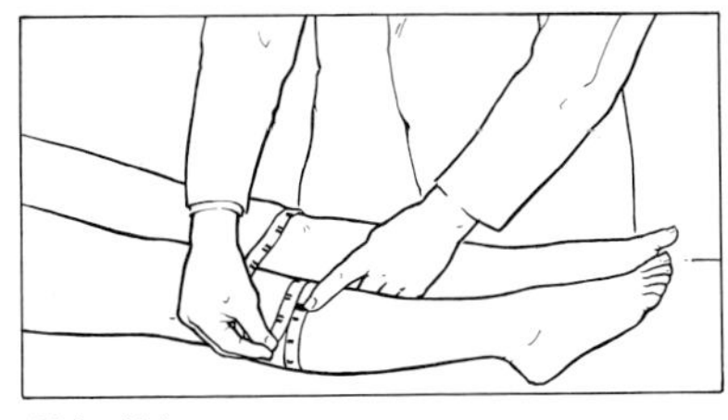

Abb. 121

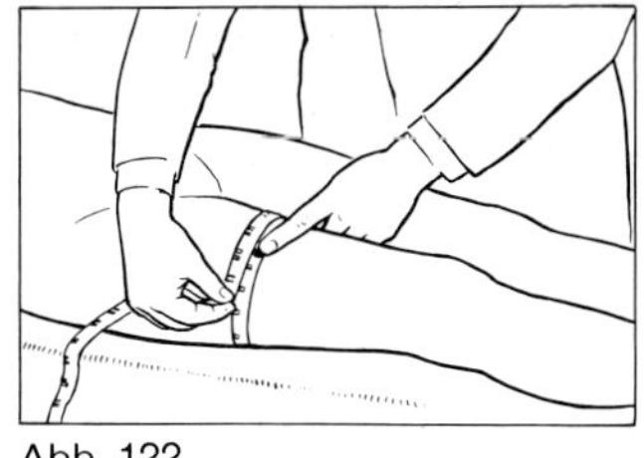

Abb. 122

Abb. 121. Die Umfangmessung an der größten Zirkumferenz ist eine zuverlässige Methode, um den Umfang der Wadenmuskulatur auf beiden Seiten vergleichen zu können

Abb. 122. Die Messung ist unzuverlässig beim Vergleich der Umfänge der Oberschenkelmuskulatur, weil der Oberschenkel eine konische Form hat und somit die Schwierigkeit besteht, auf beiden Seiten genau an der gleichen Stelle messen zu können

schon gedehnt oder eingeklemmt, wie durch einen Bandscheibenvorfall oder einen Tumor, genügt eine weitere Dehnung durch das Heben des Beines, um den Schmerz hervorzurufen.

Muskuläres System. Die Muskeln sollen auf Atrophie, Hypertrophie und Faszikulation untersucht werden. Zu prüfen sind der Tonus und die Kraft jeder Muskelgruppe im Vergleich mit der Gegenseite. Die Umfangmessung ist eine gute Methode zum Vergleich der Masse der Wadenmuskeln. Der Umfang sollte an der Stelle der größten Zirkumferenz oder dem sogenannten „Äquator" (Abb. 121) gemessen werden. Andererseits kann die Umfangsmessung am Oberschenkel wegen der konischen Form des Oberschenkels fehlerhaft sein (Abb. 122). Oft bekommt man einen besseren Eindruck vom relativen Umfang durch Inspektion und Palpation. Die genaue Messung sollte im gleichen Abstand oberhalb des Kniegelenkes stattfinden – die gewöhnliche Distanz sind 12 oder 15 cm oberhalb des oberen Randes der Patella.

Sensibles System. Prüfen Sie die Sensibilität auf Berührung und Nadelstiche. Wenn es nötig ist, soll auch die Bewegungsempfindung, der Vibrationssinn, sowie die Wärme- und Kältewahrnehmung geprüft werden.

Reflexe. Vergleichen Sie auf beiden Seiten den Patellarsehnenreflex (hauptsächlich L 4) und den Achillessehnenreflex (hauptsächlich S 1). Es ist wichtig, daß nicht nur das Vorhandensein oder das Fehlen der Reflexe, sondern auch die Stärke beachtet werden muß (Abb. 123 u. 124). Zusätzlich soll der Babinski-Reflex geprüft werden.

Elektromyographie. Die elektromyographische Untersuchung von ausgewählten Muskeln des Unterschenkels kann hilfreich sein bei der Klärung der Frage, ob eine Degeneration der innervierenden Lumbal- oder Sakralwurzel vorliegt, was sich in abnormen Potentialen beim ruhenden Muskel zeigt. Abnorme Potentiale in der lateralen Hälfte des M. gastrocnemius oder im M. extensor digitorum brevis lassen an eine Degeneration der 5. Lumbalwurzel denken, wogegen abnorme Potentiale in der medialen Hälfte des M. gastrocnemius oder des M. soleus auf die erste Sakralwurzel hinweisen.

Röntgenuntersuchung. Wenn die Klagen sich genau auf die Brustwirbelsäule beziehen reichen eine a. p. und eine seitliche Röntgenaufnahme aus. Wenn die Lendenwirbelsäule erkrankt ist, sollten Röntgenbilder nicht nur a. p. und seitlich, sondern es sollte wenig-

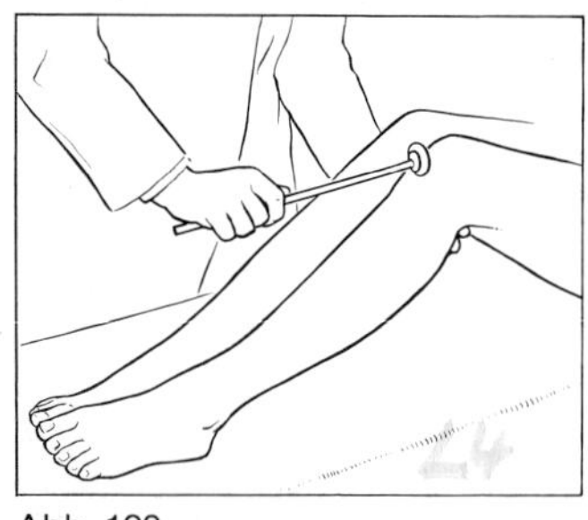

Abb. 123

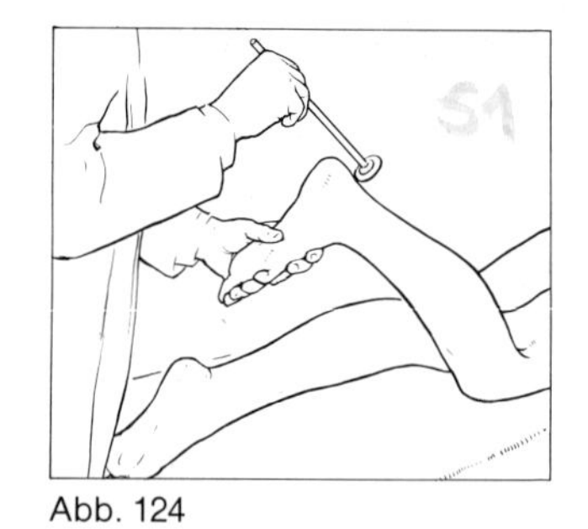

Abb. 124

Abb. 123. Der Patellarsehnenreflex ist im wesentlichen der Wurzel L4 zugeordnet
Abb. 124. Bei Prüfung des Achillessehnenreflexes (hauptsächlich S1) können leichte Unterschiede zwischen beiden Seiten am besten festgestellt werden, wenn der Patient in Bauchlage liegt, das Knie um 45 Grad gebeugt ist und das obere Sprunggelenk in 90-Grad-Stellung steht

stens auch eine Aufnahme der Iliosakralgelenke, des Beckens und der Hüftgelenke angefertigt werden. In Zweifelsfällen sind zusätzliche Aufnahmen erforderlich. Schrägaufnahmen von rechts und links sind wichtig für die genaue Beurteilung der Iliosacralgelenke und der Wirbelbogengelenke der Lendenwirbelsäule. Bei unklaren Erkrankungen der Wirbelsäule helfen Schichtaufnahmen weiter. Wenn ein spinaler Tumor vermutet wird, muß eine Myelographie durchgeführt werden.

Andere Darstellungsmethoden. Die Knochenszintigraphie ist von besonderem Wert bei der Untersuchung der Wirbelsäule, vor allem zur Entdeckung von Metastasen.

Die Computertomographie ist in ausgewählten Fällen wertvoll. Sie gibt Querschnittsbilder des Stammes, auf denen sich eine knöcherne Anomalie deutlich erkennen läßt. Unter günstigen Bedingungen kann auch der Inhalt des Wirbelkanals dargestellt werden. Diese Technik ist auch wertvoll bei der Abklärung von Erkrankungen im Beckenbereich.

Äußere Ursachen von Rückenschmerzen und Ischias

Der Rücken bietet viele Fehlermöglichkeiten in der Diagnostik. Manchmal finden sich keine lokalen Symptome mit dem Hinweis auf den Sitz der Beschwerden im Bereich der Wirbelsäule selbst, da der Schmerz ganz in das Gesäß oder die Beine ausstrahlt. So klagen die Patienten oft nur über Schmerzen „in der Hüfte" oder „im Bein", wenn die wahre Ursache der Beschwerden im Bereich der Wirbelsäule liegt. Umgekehrt können Beschwerden auch eine Rückenerkrankung vermuten lassen, die in Wirklichkeit auf eine Erkrankung des Abdomens, des Beckens, der unteren Extremität oder auf einen Verschluß einer größeren Arterie oder auf ein Aortenaneurysma zurückzuführen sind. Schließlich sollte man immer daran denken, daß Rückensymptome nur die lokale Manifestation einer generalisierten Skeletterkrankung sein können.

So darf die Untersuchung bei Vorliegen von Rücken- oder Ischiasbeschwerden nicht auf die Untersuchung der Wirbelsäule beschränkt bleiben. Sie muß eine Untersuchung des Abdomens, des Beckens, der Beine, des Gefäßsystems und eine allgemeine Überprüfung des übrigen Körpers einschließen.

Einteilung der Erkrankungen von Rumpf und Wirbelsäule

Kongenitale Mißbildungen
- Lumbale und sakrale Variationen
- Halbwirbel
- Spina bifida

Deformitäten
- Skoliose
- Kyphose
- Lordose

Knocheninfektion
- Tuberkulose von Brust- oder Lendenwirbelsäule
- Eitrige Infektion der Brust- oder Lendenwirbelsäule

Erkrankungen der Wirbelgelenke
- Chronische Polyarthritis
- Spondylarthrose
- Spondylarthritis ankylopoetica

Osteochondrose
- Scheuermannsche Erkrankung
- Calvésche Erkrankung

Mechanisch bedingte Erkrankungen
- Bandscheibenvorfall
- Akute Lumbago
- Spondylolyse
- Spondylolisthesis
- Spinale Stenose

Tumoren
- Tumoren von Wirbelsäule, Rückenmark oder Nervenwurzeln
- Andere Tumoren des Rumpfes

Chronische Überlastung
- Chronische lumbale Bandüberlastung
- Kokzygodynie

Verschiedenes
- Fibrositis (Myogelosen)
- Senile Osteoporose

Erkrankungen der Iliosakralgelenke
- Spondylarthritis ankylopoetica
- Tuberkulose eines Iliosakralgelenkes
- Andere Arten der Arthritis
- Überlastung der Iliosakralbänder

Lumbale und sakrale Variationen

Leichte Variationen der knöchernen Anatomie sind häufig, vor allem im lumbalen und sakralen Bereich. Sie sind von geringer praktischer Bedeutung. Diese sind: Fehlende oder rudimentäre Ausbildung der untersten Rippen; unvollständige

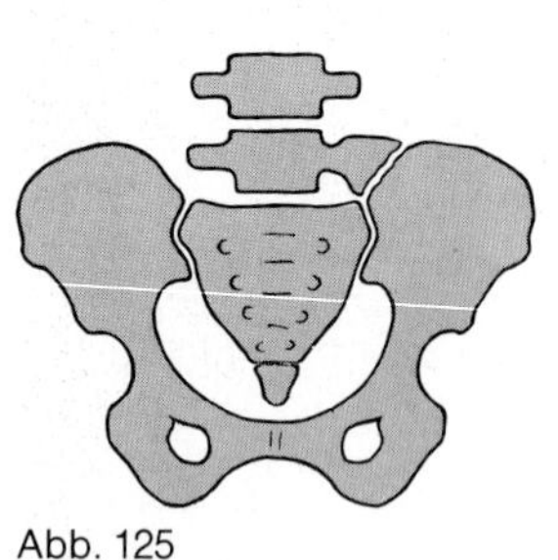

Abb. 125

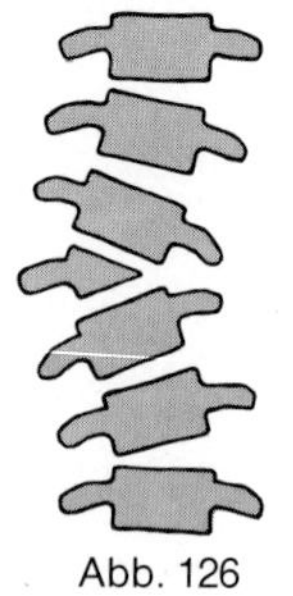

Abb. 126

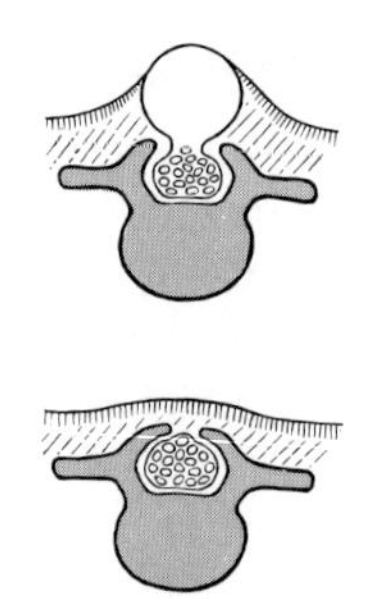

Abb. 127

Abb. 125–127. Drei angeborene Anomalien der Wirbelsäule. **Abb. 125.** Hypertrophierter Querfortsatz unter Ausbildung einer Nearthrose mit dem Os ilium. **Abb. 126.** Halbwirbel, gelegentlich Ursache einer Skoliose. **Abb. 127.** Zwei Beispiele einer Spina bifida. In beiden Fällen besteht ein hinterer Bogendefekt. In der oberen Abbildung zeigt auch das darüberliegende Weichteilgewebe einen Defekt, und die Dura wölbt sich nach dorsal zu einer Meningozele vor. Die untere Zeichnung zeigt einen viel häufigeren und weniger schweren Defekt, bei dem die Haut und die Weichteilgewebe intakt sind (Spina bifida occulta)

oder vollständige Verschmelzung des 5. Lendenwirbels mit dem Os sacrum (Sakralisation des 5. Lendenwirbels); Bestehenbleiben des 1. Sakralsegmentes als ein separater Wirbel (Lumbalisation des 1. Sakralwirbels); Verbreiterung des 5. Processus transversus auf einer oder beiden Seiten mit einer Nearthrose zwischen dem hypertrophierten Processus und dem Becken (Abb. 125). In diesem Fall ist die Nearthrose manchmal die Ursache von Schmerzen.

Halbwirbel

Bei dieser Anomalie ist ein Wirbel nur halbseitig angelegt. Der Defekt kann in jeder Höhe auftreten. Der Körper des Halbwirbels ist keilförmig, und die Wirbelsäule ist an der Stelle des Defektes nach lateral abgewinkelt. Diese Anomalie ist eine seltene Ursache der Skoliose.

Spina bifida
(Spinale Dysraphie)

Der Hauptfehler bei der Spina bifida besteht darin, daß sich die embryonale Neuralplatte nicht in ein geschlossenes Neuralrohr umwandelt, und daß das mesodermale Gewebe die Neuralröhre nicht vollständig bedeckt, wie das beim normalen Embryo der Fall ist, um den Wirbelbogen mit seinem Dornfortsatz und den umgebenden Muskeln und Bändern zu bilden.

Der Defekt kann von einer sehr leichten bis zu einer sehr schweren Form variieren. Bei der leichtesten Form findet sich nicht mehr als eine Einbuchtung der Haut oder ein gespaltener Dornfortsatz (Spina bifida occulta). Bei schwereren Fällen besteht ein ausgedehnter Defekt im Wirbelbogen mit zystischer Ausbildung der

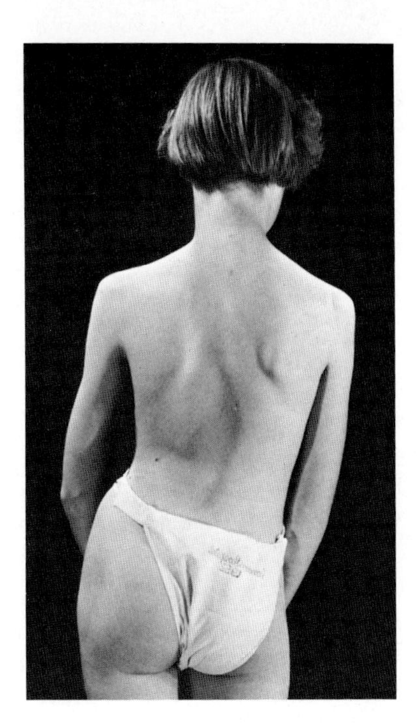

Abb. 128. Idiopathische Skoliose bei einem heranwachsenden Mädchen. Die Hauptkrümmung liegt im Thoraxbereich. Es findet sich eine deutliche Rotation der Wirbel, die einen Rippenbukkel auf der Seite der Konvexität hervorruft. Bei Lumbalskoliosen ist die Deformierung weniger auffällig

Dura, die eine Vorwölbung der Haut verursacht (Meningozele) (Abb. 127) oder, noch schlimmer, Nervengewebe liegt auch innerhalb des sich nach dorsal vorwölbenden Sackes (Myelomeningozele). Bei der schlimmsten Form dieser Anomalie findet man ein totales Fehlen des Hautverschlusses, der Wirbel und der Dura und Nervengewebe liegt völlig frei auf der Körperoberfläche.

Die Hauptbedeutung der Spina bifida hängt mit dem neurologischen Schaden zusammen. Das Krankheitsbild wurde ausführlicher im Kapitel über neurologische Störungen (S. 137) beschrieben.

Skoliose

Der Begriff Skoliose bedeutet eine seitliche Ausbiegung der Wirbelsäule. Die Deformität kann „strukturell" sein und stellt dann eine dauernde Veränderung der Knochen oder Weichteile dar oder sie ist nicht mehr als eine vorübergehende Störung, die durch einen Reflex oder eine Haltungsaktivität der Rückenmuskeln hervorgerufen wird. Vier Formen können unterschieden werden: 1) Primäre oder idiopathische strukturelle Skoliose, eine gut abgegrenzte Gruppe von Skoliosen, welche mit unbekannter Ursache bei Kindern auftritt. 2) Sekundäre strukturelle Skoliose, eine gemischte Gruppe, bei welcher die Krümmung als Folge einer nachweisbaren anderen Erkrankung sekundär auftritt. 3) Kompensatorische Skoliose und 4) Ischiasskoliose (eine zeitliche begrenzte Deformierung).

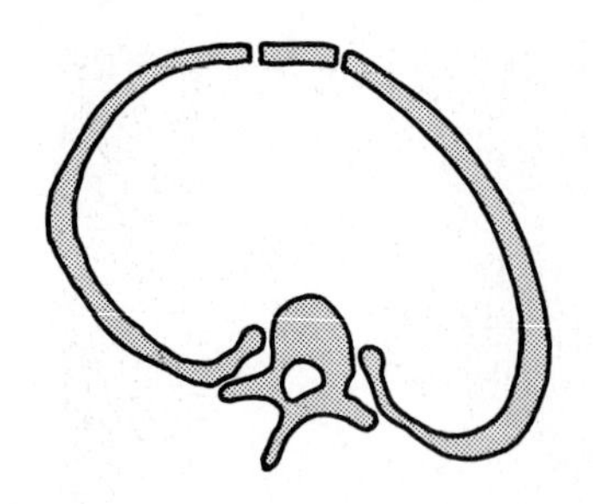

Abb. 129. Mit Rotation der Wirbel schieben sich die Rippen auf der konvexen Seite nach dorsal, wodurch die Entstellung zunimmt. Diese Rotation ist ein konstantes Zeichen der strukturellen Skoliosen

Idiopathische strukturelle Skoliose

Die idiopathische Skoliose ist der wichtigste Typ der strukturellen Skoliosen. Sie beginnt in der Kindheit oder in der Jugend und neigt dazu bis zum Ende des Skelettwachstums progressiv zu verlaufen. Manchmal führt sie zu schweren und entstellenden Deformierungen, vor allem wenn die Brustwirbelsäule betroffen ist. Die Ursache ist unbekannt.

Pathologie. Jeder Teil der Brust- und Lendenwirbelsäule kann befallen sein. Man findet eine primäre Krümmung mit sekundär kompensatorischen Krümmungen. Die Art der Krümmung und ihre natürliche Entwicklung sind für jede Lokalisation ziemlich konstant. Folgende Typen sind bekannt: lumbale Skoliose, thorakolumbale Skoliose, thorakale Skoliose (Abb. 128). Die seitliche Krümmung wird immer von einer Rotation der Wirbel um die vertikale Achse begleitet. Der Körper rotiert zur Konvexität der Krümmung hin und der Dornfortsatz von der Konvexität weg. Durch Verlagerung der Rippen nach rückwärts auf der konvexen Seite verstärkt diese Rotation die Entstellung durch den Rippenbuckel (Abb. 128 u. 129).

Klinik. Die Skoliose kann zu jeder Zeit in der Kindheit bis hin zum Adoleszentenalter beginnen – oft im Alter von 10–12 Jahren.

Bei Kindern ist die Deformität oft das einzige Symptom. Der Schmerz ist gelegentlich ein Merkmal bei Erwachsenen mit lang bestehender Deformierung.

Verlauf und Prognose. Die Prognose hängt vom Alter bei Beginn und von der Lokalisation der Primärkrümmung ab. Die sichtbare Deformität ist am größten bei der thorakalen Skoliose und am geringsten bei der lumbalen Skoliose. Die Krümmung neigt nur bis zum Ende des Wirbelsäulenwachstums zur Zunahme. Im allgemeinen gilt daher: Je früher der Beginn, um so schlechter die Prognose.

Behandlung. Das Wichtigste ist die Einschätzung der Prognose, was durch Kenntnis des Alters bei Beginn der Skoliose und der Lokalisation der Krümmung möglich ist. Wenn die Prognose gut ist (z. B. in den meisten Fällen einer Lumbalskoliose), ist lediglich eine abwartende Behandlung mit halbjährlicher Kontrolle erforderlich. Ist die Prognose schlecht (wie bei der früh einsetzenden Thorakalskoliose), so ist eine aktive Behandlung ratsam. Die am weitesten verbreitete Methode besteht in der Korrektur der Deformierung – so weit wie möglich – durch ein aufrich-

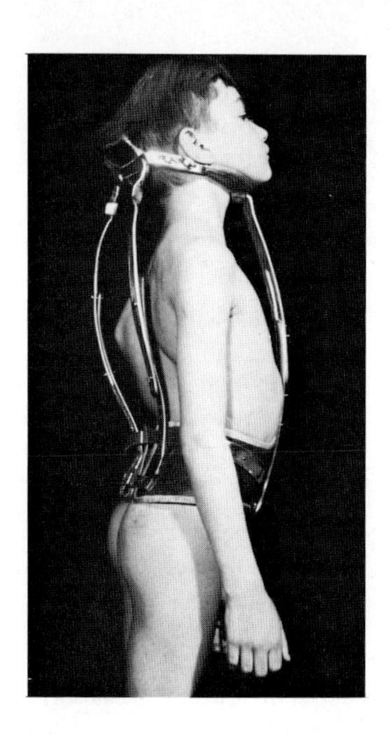

Abb. 130. Milwaukee-Distraktions-Mieder zur Behandlung der Skoliose bei jungen Kindern, die auf eine Korrektur und Versteifung der Wirbelsäule warten.

tendes Mieder und in der nachfolgenden Versteifung der Primärkrümmung in ganzer Länge durch Knochenspäne, um die Korrektur aufrechtzuerhalten.

Mit dieser Methode kann sicherlich eine wertvolle Korrektur erzielt werden, aber oft läßt sie zu wünschen übrig, und eine beachtliche Deformierung bleibt zurück. Deswegen wurde eine Reihe von operativen Bemühungen unternommen, um eine wirksamere Technik zu finden. Als eine sehr bewährte Methode der letzten Jahre werden teleskopartige Metallstäbe (Harrington-Stäbe) zwischen den Wirbeln auf der Konkavseite eingesetzt und dann unter Spannung verlängert, um die Krümmung während der Versteifungsoperation zu öffnen. Die Resultate mit dieser Methode sind ermutigend. Eine andere Methode zur Korrekturverbesserung vor der Operation besteht in der allmählichen Streckung der Wirbelsäule durch Schraubenvorrichtungen zwischen festen Punkten mit Hilfe geeigneter Apparate, die am Schädel und am Becken befestigt werden (Halo-pelvic-Distraktion). Wenn eine ausreichende Korrektur erreicht ist, wird eine Fusionsoperation durchgeführt.

Bei jungen Kindern, bei denen die Versteifung der Wirbelsäule auf ein späteres Alter verschoben werden muß, kann einer zunehmenden Krümmung manchmal durch einen speziellen Distraktionsapparat vorgebeugt werden (Milwaukee-Korsett, Abb. 130), welcher unten auf dem Becken aufsitzt und nach oben das Kinn und das Hinterhaupt abstützt. Das Korsett wird Tag und Nacht getragen.

Es muß betont werden, daß es unmöglich ist, die Progredienz einer Skoliose durch Übungsbehandlung oder gewöhnliche Korsette aufzuhalten. Es ist schwierig und oft unmöglich, langbestehende skoliotische Verkrümmungen bei Erwachsenen zu korrigieren.

Sekundäre strukturelle Skoliose

In dieser Gruppe wird die Wirbelsäulenverkrümmung durch eine nachweisbare Anomalie hervorgerufen.

Ursachen. Die drei wichtigsten Ursachen sind angeborene Anomalien (vor allem Halbwirbel), die Poliomyelitis mit Restschwäche der Rückenmuskeln und die Neurofibromatose.

Pathologie. Beim *kongenitalen Halbwirbel* besteht eine scharfe Knickbildung in Höhe der Anomalie mit kompensatorischen Krümmungen oberhalb und unterhalb (Abb. 126). Die Skoliose als Folge einer *Poliomyelitis* wird durch einen ungleichen Zug der Muskeln auf beiden Seiten erklärt. Der Mechanismus der Skolioseentstehung aufgrund einer *Neurofibromatose* ist nicht geklärt. Bei diesem Typ kann die Deformierung sehr schwer sein.

Klinik. In den meisten Fällen ist die sichtbare Deformität das einzige Symptom. Das Erkrankungsalter, die Lokalisation, die Art und die Schwere der Krümmung variieren je nach zugrundeliegender Ursache.

Bei außergewöhnlichen Fällen von schweren, langbestehenden Skoliosen kann die scharfe Abknickung des Rückenmarks über dem Krümmungsscheitel zu einer Funktionsstörung mit daraus folgenden neurologischen Manifestationen führen.

Behandlung. In den meisten Fällen entspricht die Behandlung derjenigen der idiopathischen Skoliose.

Kompensatorische Skoliose

Die Lumbalskoliose wird als eine Kompensationshaltung angesehen, wenn das Becken zu einer Seite geneigt ist – z. B. bei einer Beinlängendifferenz oder fixierten Abduktions- oder Adduktionsfehlstellung eines Hüftgelenkes. In einem solchen Fall kann der Rumpf nur aufrecht gehalten werden, wenn die Lendenwirbelsäule in einem Winkel gekrümmt wird, der der Beckenneigung entspricht. Gewöhnlich liegt keine wirbelsäuleneigene Anomalie vor, und die Skoliose verschwindet automatisch, wenn die Beckenneigung korrigiert ist. Bei langjährigen Fällen kann jedoch die Lumbalskoliose durch eine Weichteilverkürzung auf der Konkavseite fixiert sein.

Ischiasskoliose

Die Ischiasskoliose ist eine vorübergehende Deformität, die durch die Abwehrspannung der Muskulatur bei bestimmten schmerzhaften Krankheitsbildern der Wirbelsäule verursacht wird.

Ursache. In den meisten Fällen ist die Ursache ein Bandscheibenvorfall, der auf einen lumbalen oder sakralen Nerv drückt. Die Deformität kann aber auch in Fällen von akuter Lumbago (S. 199) auftreten und wird dann möglicherweise durch eine mechanische Störung eines der Wirbelbogengelenke hervorgerufen.

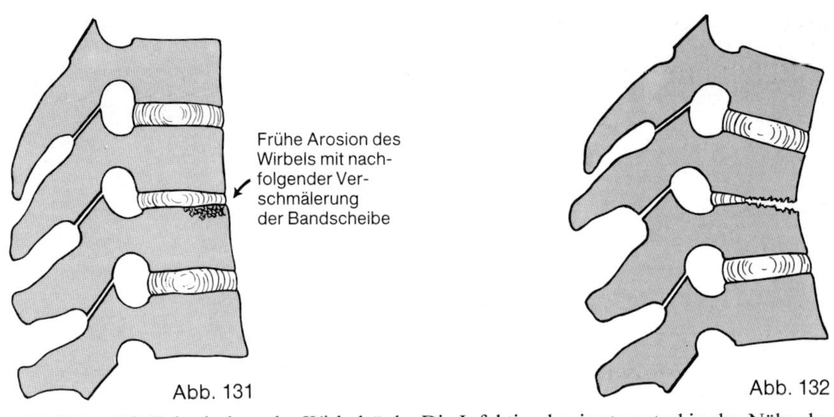

Abb. 131 u. 132. Tuberkulose der Wirbelsäule. Die Infektion beginnt ventral in der Nähe der Bandscheibe, die bald zerstört ist **(Abb. 131).** Die Entzündung kann sich in die benachbarten Wirbel ausbreiten, die vorne zusammenbrechen, was zu einer winkligen Kyphose (Gibbus) führt **(Abb. 132)**

Pathologie. Die Krümmung liegt in der Lumbalregion. Die Fehlhaltung wird unwillkürlich eingenommen, um den schmerzhaften Druck auf den betroffenen Nerven oder das befallene Gelenk so weit wie möglich zu reduzieren.

Klinik. Das hervorstechende Symptom ist ein starker Rücken- oder Ischiasschmerz, der durch die Bewegung der Wirbelsäule (s. Bandscheibenvorfall, S. 194) zunimmt. Der Beginn ist in der Regel plötzlich. Die Skoliose ist schlecht kompensiert, und der Rumpf ist stark nach einer Seite geneigt (Abb. 147, S. 196). Die Krümmung ist nicht von einer Rotation der Wirbel begleitet.

Behandlung. Die Behandlung richtet sich nach der Ursache.

Kyphose

Kyphose ist die allgemeine Bezeichnung für eine ausgeprägte dorsal-konvexe Krümmung der Wirbelsäule. Die Deformität kann die Form einer lang gerundeten Krümmung (Rundrücken) annehmen oder sie kann eine lokalisierte scharfe Knickbildung nach dorsal darstellen (Gibbus).

Im Bereich der Brustwirbelsäule findet sich normalerweise eine erhebliche nach dorsal gerichtete Krümmung. Eine thorakale Kyphose liegt vor, wenn diese Krümmung übermäßig stark ausgeprägt ist. In der Hals- und Lendenregion findet sich normalerweise eine nach vorn konvexe Krümmung (Lordose); wird diese Krümmung umgekehrt, kommt es zu einer zervikalen oder lumbalen Kyphose.

Ursachen. Die Kyphose ist die Manifestation einer Erkrankung der Wirbelsäule. Die Ursachen sind zahlreich, die folgenden sind als wichtigste aufgezählt: 1) Tuberkulose der Wirbelsäule (Abb. 132); 2) keilförmige Kompressionsfraktur eines

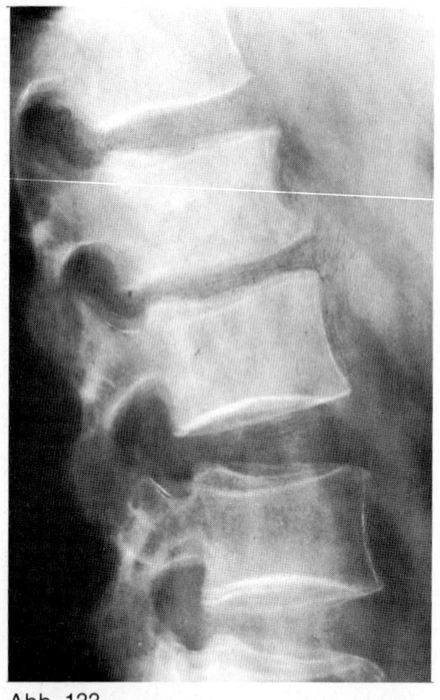

Abb. 133

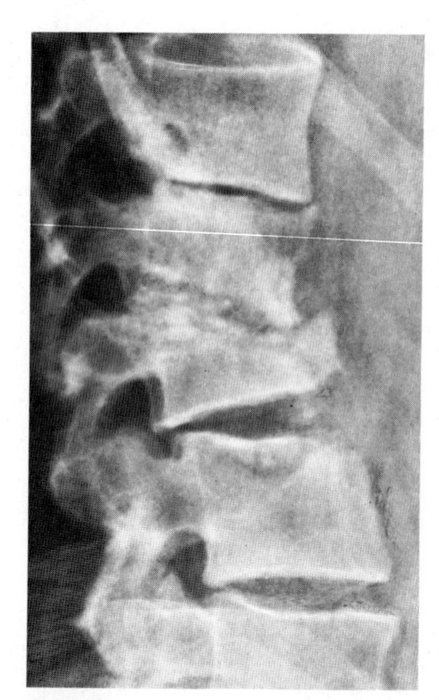

Abb. 134

Abb. 133. Frühstadium einer Tuberkulose mit Verschmälerung eines lumbalen Bandscheibenraumes bei einem jungen Erwachsenen. Eine Verschmälerung eines Bandscheibenraumes ohne Osteophytenbildung an den Wirbelrändern läßt immer eine Infektion vermuten

Abb. 134. Schwere tuberkulöse Arrosion von zwei Lendenwirbeln mit Zusammenbruch im vorderen Bereich. Der darunterliegende Wirbel zeigt ebenfalls eine Arosion an seiner vorderen Oberkante. Eine Bandscheibe ist zerstört und die darüberliegende Bandscheibe ist stark verschmälert

Wirbelkörpers; 3) Scheuermannsche Erkrankung; 4) Spondylarthritis ankylopoetica; 5) senile Osteoporose; 6) Tumoren der Wirbelsäule (vor allem Metastasen).

Behandlung. Die Behandlung entspricht der zugrundeliegenden Erkrankung.

Lordose

Die Lordose ist die der Kyphose entgegengesetzte Deformität. Der Ausdruck bezeichnet eine ausgeprägte konvexe Krümmung der Wirbelsäule nach vorne. Praktisch sieht man die Lordose nur in der Lumbalregion, wo eine leichte Krümmung nach vorne normal ist. Genau genommen sollte das Wort Lordose nur verwendet werden, wenn das Ausmaß der normalen Krümmung überschritten wird.

Ursachen. Wirbelsäulenerkrankungen neigen eher dazu eine Kyphose oder Skoliose als eine Lordose hervorzurufen. In vielen Fällen ist die Lordose einfach ein Haltungsfehler, prädisponiert durch ein dickes Abdomen und schlaffe Muskulatur.

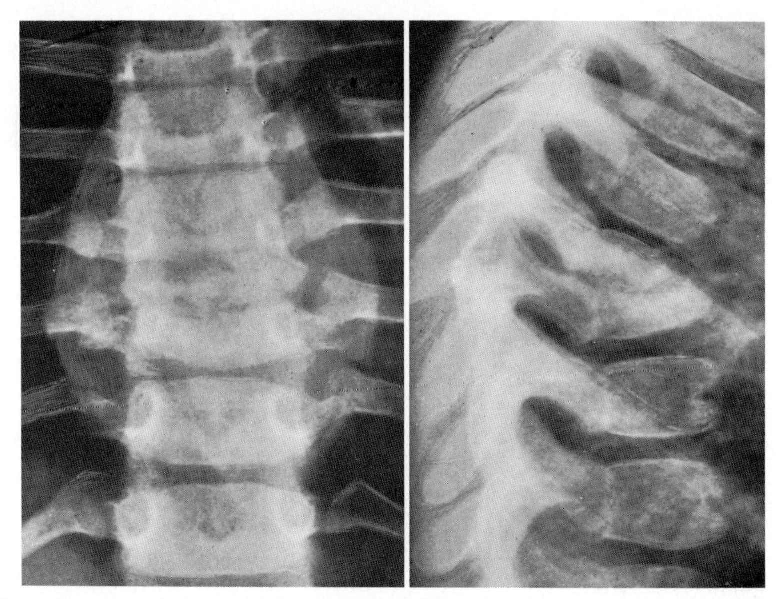

Abb. 135. Tuberkulose der Brustwirbelsäule bei einem Kind. Beachte das typische spindelförmige Aussehen eines paraspinalen Abszesses auf dem ap-Bild, ein beinahe konstantes Merkmal der Tuberkulose im Bereich der Brustwirbelsäule. Auf der seitlichen Aufnahme erkennt man zwei teilweise zu einer keilförmigen Masse zusammengebrochene Wirbelkörper. Die Bandscheibe zwischen diesen ist zerstört

Manchmal ist sie als kompensatorisch anzusehen, um eine kyphostische Deformität oberhalb und unterhalb oder eine fixierte Beugefehlstellung der Hüfte auszugleichen.

Tuberkulose der Brust- und Lendenwirbelsäule

(Spondylitis tuberculosa)

Die Tuberkulose der thorakalen oder lumbalen Wirbelkörper ist eine der häufigsten Formen der Skelettuberkulose, obwohl man sie heute in westlichen Ländern selten sieht.

Pathologie. Die Infektion beginnt am Vorderrand eines Wirbelkörpers nahe der Bandscheibe (Abb. 131). Die Bandscheibe selbst ist meist schon im frühen Stadium befallen. Die Ausdehnung der Zerstörung variiert von Fall zu Fall. Gewöhnlich kommt es zu einer vollständigen Zerstörung der Bandscheibe mit teilweiser Zerstörung der zwei benachbarten Wirbel im Bereich der Vorderkanten (Abb. 132). Die Veränderungen können sich über mehrere Wirbelsegmente ausdehnen. Andererseits können sie auf eine einzelne Bandscheibe ohne erkennbare Knochenbeteiligung beschränkt sein (Abb. 133). Der vordere Zusammenbruch der erkrankten Wirbel führt zu einer winkligen Kyphose (Gibbus). Eine Abszeßbildung ist häufig.

In der thorakalen Region sammelt sich Eiter um die Wirbelsäule und bildet einen spindelförmigen paraspinalen Abszeß (Abb. 135). Er kann zwischen den Rippen an die Oberfläche gelangen. In Höhe der unteren Thorakalgegend und der Lumbalgegend zieht der Eiter hinter den Fascienscheiden des M. psoas nach unten und bricht gewöhnlich hinter der Iliacusfascie durch, um einen palpablen Abszeß in der Fossa iliaca (Psoasabszeß) zu bilden. Ein Abszeß wandert gelegentlich auch nach hinten oder in den Oberschenkel.

Sekundäre Folgen. Ein Abszeß oder eine Ansammlung von Granulationsgewebe, das den Wirbelkanal verengt, kann das Rückenmark oder eine Nervenwurzel komprimieren. In Fällen von schon lange bestehender schwerer Kyphose wird das Rückenmark gelegentlich durch die knöcherne Vorwölbung in Höhe der Deformierung geschädigt.

Klinik. Die Erkrankung kommt bei jungen Erwachsenen am häufigsten vor. Ein oder mehrere der folgenden Symptome können vorliegen: 1) Schmerzen im Rükken; 2) Steifigkeit im Rücken; 3) sichtbare Deformierung des Rückens; 4) lokale Schwellung (Abszeß); 5) Schwäche in den Beinen oder viszerale Dysfunktion (Beteiligung des Rückenmarks). Bei der *Untersuchung* fällt meist das kranke Aussehen des Patienten auf. Der Gibbus kann sichtbar oder tastbar sein. Bei fester Palpation oder Perkussion sind die betroffenen Wirbel druckempfindlich. Alle Rückenbewegungen sind eingeschränkt und beim Bewegungsversuch kommt es zu einer Abwehrspannung der Rückenmuskulatur. Ein Abszeß kann an der Thoraxwand, in der Flanke, in der Fossa iliaca oder im proximalen Oberschenkelbereich auftreten. Zeichen einer Rückenmarkskompression (Pottsche Paraplegie) oder einer Nervenläsion können vorliegen. Tuberkulöse Läsionen finden sich oft noch an anderer Stelle.

Röntgenuntersuchung. Die frühesten Zeichen sind die Verschmälerung des Bandscheibenraumes (Abb. 133) und eine lokale Osteoporose des Wirbelkörpers. Später kommt es gewöhnlich zu einer Knochendestruktion an der Vorderkante eines oder mehrerer Wirbelkörper, die zu einem vorderen Kollaps mit keilförmiger Deformierung der betroffenen Wirbel (Abb. 134 u. 135) führt. Ein Abszeßschatten ist beinahe immer sichtbar: Im Thoraxbereich sieht man ihn als einen spindelförmigen, paraspinalen Schatten (Abb. 135). In der Lumbalregion wird er durch ein laterales Ausbuchten der Psoas-Umrisse gewöhnlich einseitig angezeigt. Im Heilungsstadium wird die Kontur des Knochens im Bereich der Zerstörung schärfer, und die normale Dichte kehrt zurück. Der Abszeß kann verkalken. *Untersuchungen:* Die Blutkörperchensenkungsgeschwindigkeit ist im aktiven Stadium beschleunigt. Der Tine-Test ist positiv und manchmal können Tuberkelbakterien im punktierten Eiter isoliert werden.

Diagnose. Die Erkrankung muß abgegrenzt werden gegenüber 1) anderen Ursachen für Rückenschmerzen mit lokalisierter Knochendestruktion oder Kyphose (unspezifische eitrige Spondylititis, Spondylarthritis ankylopoetica, Tumoren der Wirbelsäule, Osteochondrose, alte Kompressionsfrakturen) und 2) gegenüber anderen Ursachen für eine Störung des Rückenmarks oder der Cauda equina (Bandscheibenvorfall, Tumoren der Wirbelsäule).

Wichtige diagnostische Merkmale sind: Kontakt mit Tuberkulosekranken oder frühere Tuberkuloseinfektionen in der Anamnese, die Einschränkung aller Bewegungen durch Muskelabwehrspannung, die Abszeßbildung, die charakteristischen Röntgenbefunde (einschließlich der Zerstörung einer Bandscheibe, welche bei Tumoren nicht üblich und bei der Osteochondrose nicht ausgeprägt ist) und die Beschleunigung der Blutkörperchensenkungsgeschwindigkeit.

Komplikationen. Diese sind: 1) die chronische Fistelbildung, 2) die tuberkulöse Infektion anderer Organe, wie der Meningen, der Nieren und der Lunge und 3) die Schädigung des Rückenmarkes, die eine Schwäche oder Lähmung der Beine mit oder ohne sensible Ausfälle und eine Störung der Blasen- u. Mastdarmfunktion (Pottsche Lähmung) verursacht. Die Paraplegie kann früh – d.h. während des aktiven Stadiums der Erkrankung – durch den Druck des Eiters oder des Granulationsgewebes entstehen. Sie kann auch viele Jahre nach der Heilung durch eine mechanische Behinderung des Rückenmarks infolge Abknickung in Höhe der Kyphose (spät einsetzende Paraplegie) auftreten.

Prognose. In den meisten Fällen ist die Aussicht gut. Bei wenigen bleibt eine schwere, dauerhafte Kyphose zurück. Das Mortalitätsrisiko durch Ausbreitung der Infektion auf andere Organe oder durch eine Zunahme der Lähmung ist klein.

Behandlung. Die Behandlung der tuberkulösen Wirbelsäulenerkrankung hat in den letzten 20 Jahren wichtige Veränderungen erfahren. Vergangen sind die Tage, in denen die Patienten für 2 bis 3 Jahre im Gipsbett – oft mit chronischen Fisteln – gehalten wurden, wobei Sterblichkeit und Lähmungen häufig waren und die Ausheilung oft mit einer häßlichen Kyphose verbunden war. Diese Behandlung und ihre Resultate sind noch gut in Erinnerung vieler Orthopäden.

Der viel günstigere Verlauf einer Wirbelsäulentuberkulose ist weitgehend der Entwicklung von Antibiotika und Chemotherapeutika zu verdanken. Dadurch haben sich die Voraussetzungen so gewandelt, daß die Behandlung jetzt nur einen kurzen Aufenthalt im Krankenhaus erfordert oder oft sogar ambulant durchgeführt werden kann. Erwähnt werden müssen zwei verschiedene Behandlungsarten, die konservative und die operative.

Konservative Behandlung. Sie beruht beinahe ganz auf der Chemotherapie, die ununterbrochen für 1½–2 Jahre durchgeführt werden muß (S. 55). Die lokale Behandlung der Wirbelsäule besteht anfangs in einem Gipskorsett oder einem verstärkten einfachen Korsett zur Schmerzlinderung; an einigen Zentren wird der Rücken überhaupt nicht ruhiggestellt. Wenn die Behandlung begonnen hat, wird der Patient aufgefordert aufzustehen und herumzugehen. Eine zusätzliche Operation kann u. U. nötig sein, im wesentlichen zur Drainage von Abszessen. 1) Ein oberflächlicher Abszeß sollte entweder punktiert oder durch eine einfache Inzision mit nachfolgender Naht drainiert werden. 2) Ein paraspinaler Abszeß im Thoraxbereich kann vom Rücken her mittels Entfernung eines Rippenkopfes und -halses und des benachbarten Processus transversus (Kostotransversektomie) drainiert werden. Mit diesem Vorgehen kann eine befriedigende Heilung bei einem Großteil der Patienten erwartet werden, obwohl oft eine gewisse Restkyphose bestehenbleibt.

Operative Behandlung. Die alternative Behandlung ist die radikale Operation, wie sie von Hodgson und Stock (1960) empfohlen wird. Der betroffene Teil der Wirbelsäule wird von vorne angegangen, und der ganze erkrankte Knochen wird exzidiert. Danach wird der Knochendefekt durch ein Transplantat überbrückt. Eine unterstützende Chemotherapie kommt hinzu. Durch diese Methode wird die Dauer der Behandlung verkürzt, die Kyphose kann oft verhindert oder korrigiert werden.

Behandlung der Paraplegie. Wenn die Paraplegie durch eine Rückenmarkskompression keine rasche Besserung nach Beginn der Chemotherapie zeigt, sollte eine Dekompression am Wirbelkanal durchgeführt werden. Gelegentlich kann dies durch eine Kostotransversektomie alleine erzielt werden, besonders wenn ein paraspinaler Abszeß der hauptverantwortliche Faktor für die Kompression ist. Eine zuverlässigere Methode ist die Entfernung des Eiters, des nekrotischen Gewebes und des befallenen Knochens über der Dura, entweder durch einen vorderen oder einen seitlichen Zugang mit einseitiger Entfernung der Bogenwurzeln von drei bis vier Wirbeln (antero-laterale Dekompression).

Feststellung der Heilung. Zeichen der eintretenden Heilung sind: Guter Allgemeinzustand, abnehmende Blutkörperchensenkungsgeschwindigkeit und Stillstand des destruierenden Prozesses mit besserer Zeichnung der knöchernen Strukturen im Röntgenbild.

Bemerkung. Die Wahl zwischen konservativer und operativer Behandlung hängt in gewissem Maße von der Natur der Erkrankung und auch von den orthopädischen Einrichtungen ab, die zur Verfügung stehen. In den westlichen Ländern verläuft die Krankheit meist relativ gutartig; eine radikale Operation ist manchmal unnötig. Eine konservative Behandlung ist oft angemessener. Andererseits sind in vielen Teilen der Welt, vor allem im fernen Osten, wo die Erkrankung oft floride verläuft, die zur Verfügung stehenden operativen Einrichtungen nicht dazu geeignet, eine radikale Operation für jeden Patienten mit Wirbelsäulentuberkulose vorzunehmen. In diesen Teilen der Welt sollte die Behandlung im wesentlichen konservativ sein. Dort aber, wo die nötigen Einrichtungen und die chirurgische Technik vorhanden sind, kann die Operation nur empfohlen werden, allein schon, um das Risiko einer entstellenden Kyphose zu verringern.

Eitrige Infektionen der Brust- oder Lendenwirbelsäule

(Eitrige Spondylitis; Osteomyelitis der Wirbelsäule)

Die eitrige Entzündung der Wirbelsäule ist ziemlich selten. Sie wird oft mit der Spondylitis tuberkulosa, der sie klinisch und röntgenologisch ähneln kann, verwechselt.

Ursache. Sie wird durch eine Infektion mit Staphylokokken, Streptokokken, Pneumokokken oder gelegentlich mit anderen Bakterien wie Salmonellen oder Bruzellen hervorgerufen.

Pathologie. Die Keime erreichen die Wirbelsäule gewöhnlich über den Blutweg von einem septischen Herd aus. Andere mögliche Wege bestehen im spinalen Venenplexus von einem Fokus im Beckenbereich oder durch die Lymphbahnen von einem benachbarten Herd aus. Wie bei der tuberkulösen Spondylitis findet sich eine Zerstörung der Bandscheibe und des benachbarten Knochens mit oder ohne Abszeßbildung. Das Rückenmark kann durch Druck oder eine Thrombose seiner Gefäße geschädigt werden.

Klinik. Das klinische Bild ist nicht einheitlich: es gibt von Fall zu Fall beachtliche Unterschiede in der Stärke der Beschwerden. Der Beginn ist oft akut oder subakut und kann von Fieber begleitet sein. In mancherlei Hinsicht entspricht das Bild dem der tuberkulösen Spondylitis, die in der Regel einen langsameren Verlauf zeigt. Die

Hauptbefunde sind lokaler Schmerz und Einschränkung aller Bewegungen durch eine Muskelverspannung. Ein eitriger Prozeß an anderer Stelle im Körper ist in der Regel vorhanden oder hat sich erst kürzlich zurückgebildet. Die *Röntgenbilder* zeigen eine lokale Aufhellung oder Arrosion des Knochens, eine Verschmälerung des Bandscheibenraumes und manchmal subligamentäre Knochenneubildung. Nach der Heilung beobachtet man oft eine spontane knöcherne Fusion der befallenen Wirbel. *Untersuchungen:* Die Blutkörperchensenkungsgeschwindigkeit ist beschleunigt, eine polymorphkernige Leukozytose ist zu erwarten; serologische Untersuchungen können gelegentlich einen besonderen Keim, z. B. aus der Salmonellengruppe, erbringen.

Diagnose. Die eitrige Infektion muß hauptsächlich von der tuberkulösen Spondylitis, die ihr sehr ähnlich sein kann, unterschieden werden. Der relativ akute Beginn, die Anamnese von vorausgegangenen Infektionen oder septischen Herden, Fieber, die Leukozytose und die Erkennung des zugrundeliegenden Keimes im Eiter sind die wichtigsten diagnostischen Kriterien.

Prognose. Wenn die Infektion überwunden ist, tritt gewöhnlich die völlige Heilung dieser Wirbelsäulenerkrankung mit knöcherner Fusion der betroffenen Wirbel ein.

Behandlung. Eine geeignete Chemotherapie muß durchgeführt werden. Die Wirbelsäule wird erst im Gipsbett und später in einem Gipsmieder oder in einem geeigneten Korsett ruhiggestellt, bis die Heilung eingetreten ist. Abszesse können eine Drainage erforderlich machen, vor allem wenn das Rückenmark bedroht ist.

Chronische Polyarthritis der Wirbelsäule

(Allgemeine Beschreibung der chronischen Polyarthritis, S. 46)

Der Ausdruck „rheumatische Wirbelsäule“ wird manchmal andeutungsweise gebraucht, um die ankylosierende Spondylarthritis zu beschreiben. Diese Terminologie ist ungenau und führt zu Verwirrungen. In der Tat ist die chronische Polyarthritis der Wirbelsäulengelenke etwas völlig anderes als die ankylosierende Spondylarthritis.

Pathologie. Die Gelenkveränderungen gleichen denen der chronischen Polyarthritis an anderer Stelle. Im Gegensatz zur ankylosierenden Spondylarthritis die immer in den Iliosacralgelenken beginnt und kopfwärts wandert, können die Veränderungen der Wirbelsäulengelenke bei der chronischen Polyarthritis in der Halsregion anfangen.

Klinik. Die Veränderungen an den Wirbelgelenken bilden gewöhnlich nur einen Teil der weit ausgedehnten chronischen Polyarthritis. Die spinalen Manifestationen bestehen in einem stechenden, eher diffus empfundenen Schmerz mit Beeinträchtigung der Wirbelsäulenbeweglichkeit. Die Beschwerden entwickeln sich schleichend ohne vorangehende Verletzung. Eine Untersuchung der Gliedmaßen wird in der Regel die typischen rheumatoiden Veränderungen an den verschiedenen Gelenken aufdecken. *Röntgenbilder* sind nicht eindeutig, aber bei längerer

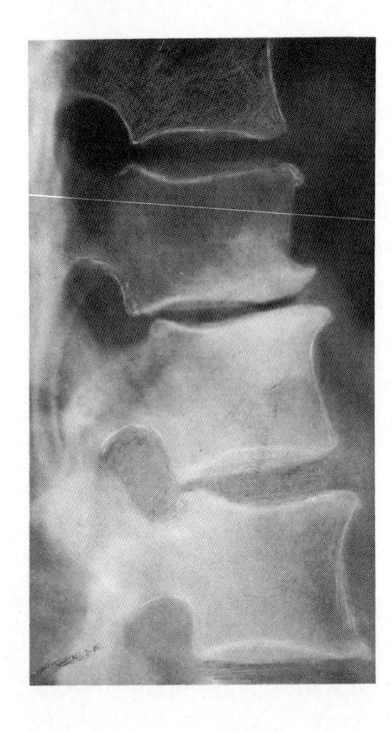

Abb. 136. Spondylose der Lendenwirbelsäule. Deutliche Verschmälerung einer Zwischenwirbelscheibe mit vorderen Osteophyten. Beachte die leichte Subluxation nach dorsal (s. auch Abb. 141)

Dauer der Erkrankung findet man eine Rarifizierung der Wirbel mit Höhenminderung der Bandscheibenräume. Diese Veränderungen führen nicht zu einer knöchernen Ankylose, wie dies bei der ankylosierenden Spondylarthritis der Fall ist.

Behandlung. Diese entspricht den für die chronische Polyarthritis an anderen Gelenken empfohlenen Richtlinien (S. 49).

Spondylose und Spondylarthrose der Brust- und Lendenwirbelsäule

Die Spondylose und Spondylarthrose der Brust- und Lendenwirbelsäule findet man häufig bei Schwerarbeitern. Sie muß aber nicht mit Beschwerden einhergehen.

Ursache. Prädisponierende Faktoren sind: 1) eine vorausgegangene Verletzung, 2) eine vorausgegangene Erkrankung (z. B. Scheuermannsche Erkrankung) und 3) Bandscheibenerkrankungen. In anderen Fällen sind die degenerativen Veränderungen einfach eine Manifestation des zunehmenden Alters.

Pathologie. Die Veränderungen betreffen die Bandscheibenverbindungen und die Wirbelbogengelenke. Ein oder mehrere Segmente können befallen sein. Bei den Bandscheibenverbindungen, die zuerst betroffen sind, kommt es zu einer Degeneration mit nachfolgender Verschmälerung der Bandscheibe und zu einer Knochenhypertrophie an den Wirbelkörperrändern mit Ausbildung von Randwülsten (Abb. 136). Bei den Wirbelbogengelenken entsprechen die Veränderungen denen einer Arthrose wie bei jedem anderen Gelenk – nämlich Zerstörung des Gelenkknorpels und Osteophytenbildung an den Gelenkrändern. Diese Veränderungen an den Wirbelbogengelenken sind aus klinischer Sicht wahrscheinlich die wichtigeren.

Sekundäre Folgen. Selten wächst ein Osteophyt so weit in ein Foramen intervertebrale vor, daß die Funktion des austretenden Nerven gestört ist. Die Abnahme des Gelenkknorpels der Wirbelbogengelenke verringert die Stabilität des erkrankten Segmentes und prädisponiert zu einem Wirbelgleiten (S. 201).

Klinik. Die Spondylose und Spondylarthrose kann sehr ausgeprägt sein ohne Beschwerden zu verursachen. Oft jedoch wird über einen stechenden Schmerz im betroffenen Gebiet geklagt, der sich bei Bewegung verschlimmert. In der Lumbalregion besteht die Tendenz zur akuten Exazerbation von Schmerzen, die meist plötzlich auftreten und einige Wochen anhalten (akute Lumbago). Diese können durch Überlastung oder momentane Subluxation eines instabilen degenerierten Gelenkes erklärt werden. Die Schädigung eines Nerven in einem verschmälerten Foramen intervertebrale führt zu einem ausstrahlenden Schmerz im Ausbreitungsgebiet des betroffenen Nerven (Gürtelschmerz oder Ischias, je nach der betroffenen Wirbelhöhe). Bei der *Untersuchung* in einer inaktiven Phase sind die objektiven Zeichen nur gering. Die Rückenbeweglichkeit kann vor allem bei Beugung leicht eingeschränkt sein. Es besteht jedoch keine Muskelverspannung. Wenn eine Schädigung einer lumbalen Nervenwurzel vorliegt, ist das Laséguésche Phänomen positiv. Abgesehen davon, sind neurologische Symptome die Ausnahme. Während einer akuten Schmerzexazerbation kann eine deutliche Beeinträchtigung der Rükkenbeweglichkeit mit Muskelverspannung vorliegen (akute Lumbago, S. 199).

Röntgenuntersuchung: Die Veränderungen sind am deutlichsten im Bereich der Zwischenwirbelscheiben zu erkennen. Dies äußert sich in einer Verschmälerung des Bandscheibenraumes und einer Osteophytenbildung an den Wirbelkörperrändern (Abb. 136 u. 141). Später zeigen auch die Wirbelbogengelenke Veränderungen: Verschmälerung des Gelenkspaltes mit Ausziehung der Facettenränder. Diese Veränderungen sind nur auf Schrägaufnahmen zu sehen.

Diagnose. Die Spondylose und Spondylarthrose ist von anderen Ursachen des Rückenschmerzes und von anderen Ursachen bei ausstrahlenden Nervenschmerzen (gürtelförmig oder ischiasartig) zu unterscheiden (Abb. 148, S. 197). Man sollte daran denken, daß die Darstellung von spondylotischen Veränderungen im Röntgenbild nicht notwendigerweise bedeutet, daß die Spondylose oder Spondylarthrose die Ursache der Beschwerden des Patienten sind, denn diese Veränderungen sind oft nicht mit Schmerzen verbunden. Die Diagnose beruht eher auf einer Mutmaßung als auf einem Beweis und ist nur dann gerechtfertigt, wenn andere mögliche Ursachen durch sorgfältige Erhebung der Anamnese, durch die klinische Untersuchung und durch Röntgenbilder ausgeschlossen worden sind.

Behandlung. Diese hängt von der Schwere der Beeinträchtigung ab. In leichten Fällen ist eine Behandlung nicht notwendig.

Brustwirbelsäule. Bei der Spondylose und Spondylarthrose der Brustwirbelsäule sind die Beschwerden selten schwer. Sollte eine Behandlung notwendig sein, besteht sie in einer aktiven Übungsbehandlung zur Kräftigung der Rückenmuskulatur.

Lendenwirbelsäule. Bei der lumbalen Spondylose oder Spondylarthrose mit leichter Beeinträchtigung kann ein gut sitzendes Mieder in der Regel Erleichterung schaffen. Schweres Heben und ähnliche Belastungen des Rückens sollten streng vermieden werden. Gelegentlich kann der durch eine lokalisierte Läsion hervorgerufene Schmerz so schlimm sein, daß er eine ernsthafte Beeinträchtigung darstellt; dann kann eine operative Versteifung der betroffenen Wirbelsäulensegmente erforderlich sein.

Wirbelsäulenversteifung. Die Versteifung von Wirbelsäulensegmenten erfolgt durch Brückenbildung an den Wirbeln mittels Knochenspänen, die gewöhnlich aus dem Darmbein, manchmal aber auch aus der Tibia oder Fibula entnommen werden. Bei der hinteren Versteifung werden dorsal zwischen und entlang den Dornfortsätzen über den Wirbelbögen Späne eingelegt. Bei der vorderen Versteifung wird, nachdem der größte Teil der Bandscheibe von vorne ausgeräumt wurde, eine Rinne eingemeißelt, in welche Knochen eingelegt wird. Bei der postero-lateralen Versteifung werden Knochenspäne zwischen die Querfortsätze oder, im Fall des lumbosacralen Übergangs, zwischen die Processus transversi oben und die Massae laterales des Sakrums unten eingelegt. Jede Methode hat ihre speziellen Anwendungsbereiche, aber die Wahl hängt auch weitgehend von der individuellen Entscheidung des Operateurs ab.

Spondylarthritis ankylopoetica

Es handelt sich um eine chronische Entzündung, die langsam zu einer knöchernen Ankylose der Wirbelsäulengelenke und gelegentlich auch der größeren Extremitätengelenke führt.

Ursache. Die Ursache ist unbekannt. Die Erkrankung unterscheidet sich von der chronischen Polyarthritis der Wirbelsäule, wenn sie auch manchmal ungenau als „rheumatische Wirbelsäule“ bezeichnet wird. Bei dieser Erkrankung ist eine erbliche Disposition gegeben.

Pathologie. Die Krankheit beginnt immer in den Iliosakralgelenken, von wo sie gelegentlich aufsteigt und den lumbalen, thorakalen und oft auch den zervikalen Bereich miteinbezieht. Gelegentlich sind auch die Hüft- und Schultergelenke befallen. Der Gelenkknorpel, die Synovialis und die Bänder zeigen chronisch entzündliche Veränderungen und können verknöchern. Nach einigen Jahren „brennt“ der entzündliche Prozeß von selbst aus.

Klinik. Mit wenigen Ausnahmen ist die Krankheit auf das männliche Geschlecht beschränkt und beginnt beinahe immer zwischen dem 18. und 30. Lebensjahr. Die Anfangsbeschwerden sind Schmerzen im unteren Rückenbereich und eine zunehmende Einsteifung. Später wandert der Schmerz aufwärts. Häufig findet man auch eine diffuse Schmerzausstrahlung nach unten in ein oder beide Beine. Als das herausragende Zeichen bei der *Untersuchung* gilt die erhebliche Einschränkung aller Bewegungen in der betroffenen Region der Wirbelsäule. Bei Befall der Brustwirbelsäule kommt es zu einer starken Beeinträchtigung der Thoraxbeweglichkeit mit

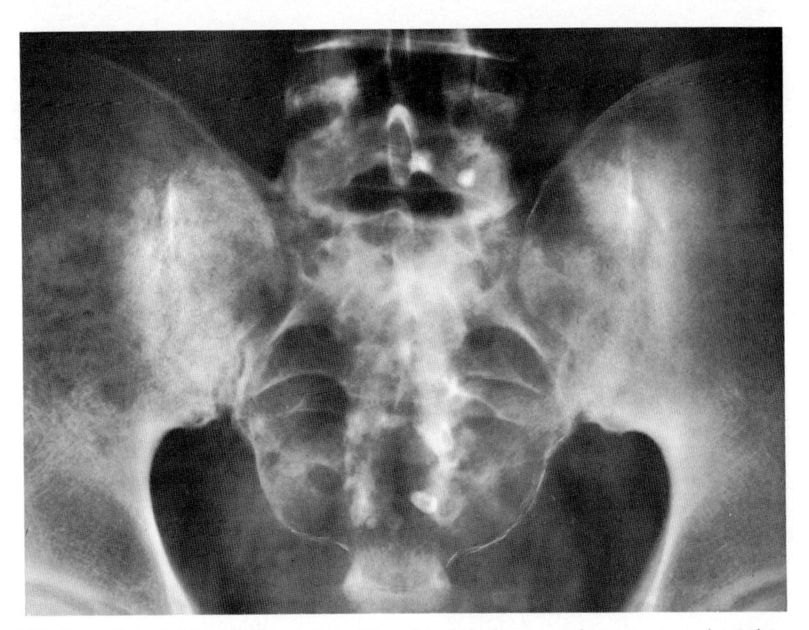

Abb. 137. Spondylarthritis ankylopoetica. Charakteristisches verschwommenes Aussehen beider Iliosakralgelenke mit Verlust der klaren Zeichnung der Gelenkkontur. Später kommt es zu einer spontanen knöchernen Fusion dieser Gelenke. Ähnliche Veränderungen können sich nach oben ausdehnen, wobei manchmal die gesamte Wirbelsäule betroffen ist

Einschränkung der Atembreite auf weniger als 2,5 cm (normal 7,5 cm) durch die Ankylose der Rippenwirbelgelenke. In wenigen Fällen sind die Hüft- und Schultergelenke mit Schmerzhaftigkeit und Bewegungseinschränkung betroffen. *Röntgenuntersuchung:* Im Frühstadium stellen sich beide Iliosakralfugen verwaschen dar, so daß die Gelenkkontur nicht mehr klar erkennbar ist (Abb. 137). Später obliterieren diese Gelenke vollständig. Wenn die Krankheit fortschreitet, kommt es an den Wirbelgelenken im Lumbal- und Thorakalbereich und manchmal auch im zervikalen Bereich zu einer knöchernen Ankylose (Abb. 138). *Untersuchungen:* Die Blutkörperchensenkungsgeschwindigkeit ist im akuten Stadium erhöht. In 90% der Fälle ist der Test auf HLA-B27-Antigen positiv.

Diagnose. Die ankylosierende Spondylarthritis muß von anderen Ursachen für Rückenschmerzen und Ischias abgegrenzt werden (Abb. 148). Die deutliche Einschränkung der Wirbelsäulenbeweglichkeit, die reduzierte Atembreite, die typischen Röntgenbefunde und die erhöhte Blutkörperchensenkungsgeschwindigkeit sind von diagnostischer Bedeutung.

Verlauf und Komplikationen. Die Progredienz der Krankheit hört in der Regel nach 10–15 Jahren auf und läßt eine vollständige Einsteifung zurück, deren Ausdehnung von Fall zu Fall variiert. Komplikationen sind die fixierte Beugedeformierung der

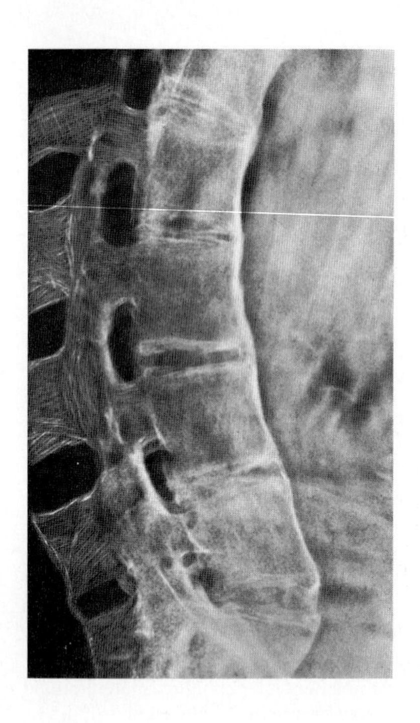

Abb. 138. Verknöcherung des vorderen Längsbandes bei der Spondylarthritis ankylopoetica. In schweren Fällen kann die Wirbelsäule in ihrer Gesamtheit steif werden

Wirbelsäule (Abb. 139), gelegentliche respiratorische Infekte und eine Iridozyklitis, die in schweren Fällen zur Blindheit führen kann.

Behandlung. Die Behandlung ist ziemlich unbefriedigend, da kein Verfahren bekannt ist, durch welches der Krankheitsprozeß aufgehalten und die Wirbelsäulenbeweglichkeit erhalten werden kann. In den meisten Fällen besteht die Behandlung hauptsächlich in der Verordnung eines entzündungshemmenden nicht-steroidhaltigen Medikamentes wie Indometazin oder Phenylbutazon. Eine Steroidtherapie ist nicht angezeigt, außer bei Komplikationen von seiten der Augen. Man kann gelegentlich an einer besonders schmerzhaften Stelle auch eine lokale Strahlentherapie anwenden, aber diese Behandlung wird heute mit wesentlich mehr Vorsicht angewandt als früher. Außer diesen Maßnahmen sollte die Behandlung auf eine Erhaltung der Funktion der Wirbelsäule gerichtet sein. Dem Patienten ist eher Aktivität als Ruhe zu empfehlen. Spezielle Übungen sollen helfen, so viel wie möglich an Beweglichkeit zu erhalten. Der Patient sollte sich daran gewöhnen nur mit einem Kissen flach auf der Matratze zu schlafen, um einer zunehmenden Kyphosierung vorzubeugen. Wenn eine schwere Deformierung durch Vernachlässigung dieser Maßnahme (Abb. 139) auftritt, kann sie durch eine keilförmige Osteotomie der Wirbelsäule in der Lumbalregion korrigiert werden.

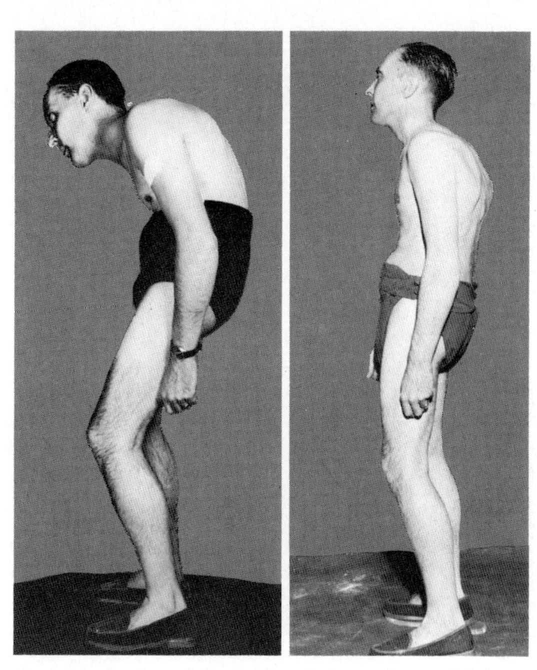

Abb. 139. *Links:* Patient mit lange bestehender Spondylarthritis ankylopoetica und fixierter Kyphose. *Rechts:* Nach Korrekturosteotomie in der Lumbalregion

Scheuermannsche Erkrankung
(Adoleszentenkyphose)

Ursache und Natur der Scheuermannschen Erkrankung bedürfen noch einer genauen Abklärung.

Pathologie. Die Wirbelkörper verknöchern von drei Zentren her, einem primären Zentrum für die Mitte des Wirbelkörpers und den sekundären Zentren für die Deck- und Grundplatten. Die sekundären Zentren, bekannt als Ringepiphysen, erscheinen etwa zur Zeit der Pubertät in den knorpligen Endplatten, die die Wirbelkörper von der benachbarten Bandscheibe trennen. Bei der Scheuermannschen Erkrankung liegt eine Störung der normalen Entwicklung der Knorpelplatten und der Ringepiphysen vor, möglicherweise weil sie durch ein Einbrechen von Bandscheibengewebe durch den Knorpel in den darunterliegenden Wirbelkörper (Abb. 140) geschädigt worden sind. Die Veränderungen treten vor allem in der Nähe der vorderen Wirbelränder auf, wo die größte Gewichtsbelastung besteht. In der Folge verschmälert sich die Bandscheibe vorne etwas, und durch die Wachstumsstörung der betreffenden Ringepiphyse wird der Wirbelkörper leicht keilförmig deformiert. Die Deformierung prädisponiert zur späteren Entwicklung einer Spondylose (Abb. 141).

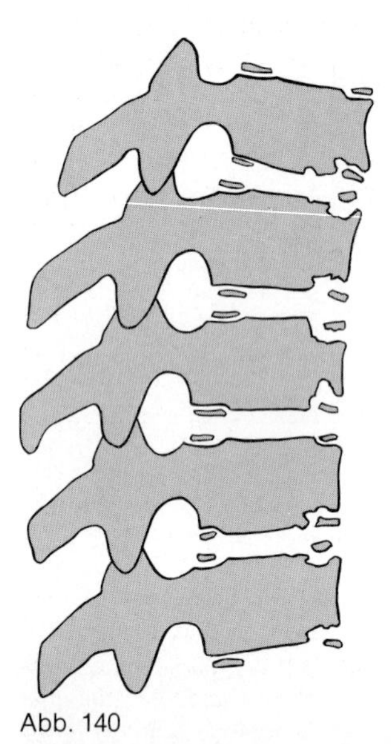
Abb. 140

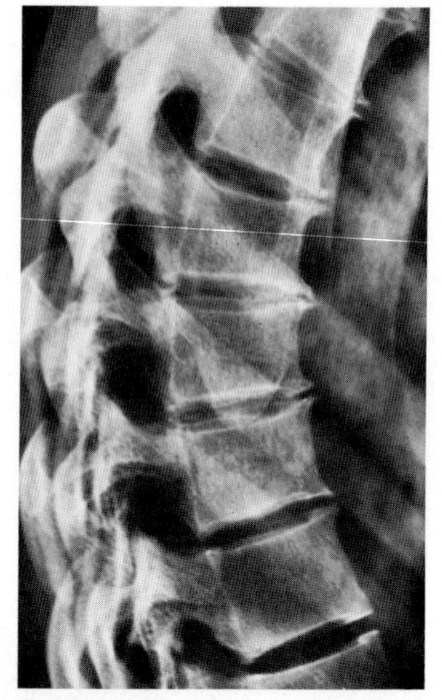
Abb. 141

Abb. 140. Scheuermannsche Erkrankung im aktiven Stadium (schematisch). Die oberen und unteren Wirbelkörperränder sind ventral unregelmäßig eingekerbt, und die entsprechenden Teile der Ringepiphyse erscheinen von der Hauptmasse des Wirbelkörpers isoliert. Man glaubt, daß diese Veränderungen durch Einbrechen von Bandscheibengewebe durch die Knorpelplatten verursacht werden können

Abb. 141. Spätfolgen der Scheuermannschen Erkrankung. Leichte Keilform von einigen Brustwirbelkörpern mit nachfolgender runder Kyphose und sekundärer Spondylose

Charakteristischerweise befällt die Scheuermannsche Erkrankung mehrere Wirbel im Bereich der Brustwirbelsäule. Gelegentlich finden sich ähnliche Veränderungen auf einen einzigen Wirbel beschränkt. Diese lokalisierte Form der Erkrankung trifft man sowohl in der Lenden- als auch in der Brustwirbelsäule.

Klinik. Der Patient ist gewöhnlich 13–16 Jahre alt. Im aktiven Stadium findet sich ein Schmerz in der Brustwirbelsäule mit „Rundrückenbildung". Nach einigen Monaten verschwindet der Schmerz, und es verbleibt eine runde Kyphose. Im späteren Leben können durch die Entwicklung einer Spondylose erneut Schmerzen auftreten. Bei der *Untersuchung* findet man eine leichte oder mittelstarke Kyphose der Brustwirbelsäule. Im aktiven Stadium besteht eine Überempfindlichkeit bei fester Palpation über den betroffenen Wirbeln.

Röntgenuntersuchung. Im aktiven Stadium zeigen die befallenen Wirbel tiefe, lochartige Defekte im vorderen Anteil, und die korrespondierenden Teile der Ringepiphyse können in Form und Größe unregelmäßig erscheinen (Abb. 140). Die Bandscheiben sind leicht verschmälert, aber nie total zerstört. Nach Ausheilung erkennt man eine leichte Keilbildung der betroffenen Wirbelkörper in der seitlichen Röntgenaufnahme. Jahre später kann man spondylotische Ausziehungen an den vorderen Wirbelkörperkanten beobachten (Abb. 141).

Diagnose. In ihrer charakteristischen Form ist die Erkrankung leicht durch Anamnese, den klinischen Befund und die Röntgenbilder zu diagnostizieren. Wenn sie auf einen einzigen Wirbel lokalisiert ist, kann sie leicht mit einer Spondylitis tuberkulosa verwechselt werden. Röntgenologisch bestehen die Hauptunterschiede darin, daß die Ränder der Deckplatteneinbrüche bei der Scheuermannschen Erkrankung eher einen sklerotischen Saum haben und nicht rarifiziert sind. Ein paravertebraler Abszeßschatten (nahezu ein konstantes Merkmal der Tuberkulose der Brustwirbelsäule) ist nie sichtbar. Weiterhin ist die Blutkörperchensenkungsgeschwindigkeit nicht erhöht.

Verlauf und Prognose. Die Erkrankung kommt von selbst zum Stillstand. Das aktive Stadium dauert etwa 2 Jahre. Wenn die Epiphysen deformiert werden, kommt es zu einer bleibenden Keilbildung des befallenen Wirbels mit nachfolgender Ausbildung einer leichten oder mittelstarken Kyphose. Häufig tritt im späteren Leben die Spondylose noch hinzu, aber sie hat nur geringe klinische Bedeutung.

Behandlung. Theoretisch mag es ratsam sein zu versuchen, der Deformierung durch einen Schutz der Wirbelsäule vor Belastung vorzubeugen, bis die Epiphysenplatten voll entwickelt sind. Dies würde aber bedeuten, daß das Kind für viele Monate in einem Gipsbett liegen müßte. Solch eine lange Immobilisierung ist selten wünschenswert, und man muß in der Regel einen Kompromiß schließen. Wenn die Anfangssymptome schwer sind, sollte das Kind für 6 bis 8 Wochen in einem Gipsbett liegen. Dies hilft den Schmerz zu lindern. Danach soll ein Korsett für weitere 6 Monate getragen werden; außerdem sind aktive Übungsbehandlungen zur Stärkung der Rückenmuskulatur empfehlenswert.

In leichteren Fällen, d. h. in der Mehrzahl der Fälle, ist eine Ruhigstellung im Gipsbett nicht notwendig. Das Tragen eines Korsetts in Verbindung mit Übungsbehandlungen oder sogar Übungsbehandlungen allein reichen aus.

Calvésche Erkrankung
(Vertebra plana)

Während bei der Scheuermann'schen Erkrankung die Ringepiphysen befallen sind, betrifft die Calvésche Erkrankung den zentralen Knochenkern des Wirbelkörpers. Die Calvésche Erkrankung ist viel seltener als die Scheuermannsche Erkrankung und bleibt auf einen einzigen Wirbel beschränkt.

Pathologie. Hauptsächlich aufgrund des Röntgenbildes und des gutartigen Verlaufes wurde die Calvésche Erkrankung früher mit der aseptischen Knochennekrose anderer sich entwickelnder Knochenkerne in Verbindung gebracht (S. 94). Es ist möglich, daß dies in der Tat in einigen Fällen die richtige Erklärung ist. Histologische Studien haben gezeigt, daß zumindest in einigen Fällen die charakteristischen Wirbelzusammenbrüche durch ein *eosinophiles Granulom* (S. 111) verursacht sind. Möglicherweise ist dies in den meisten Fällen der zugrundeliegende pathologische Prozeß.

Im typischen Fall ist der knöcherne Kern des Wirbelkörpers, gewöhnlich im Thoraxbereich, erweicht und zu einer dünnen Scheibe zusammengedrückt. Später kann sich der Knochen überraschenderweise sogar wieder gut entwickeln. Es ist aber fraglich, ob er jemals wieder seine volle Größe erreicht. Die Bandscheiben darüber und darunter sind in der Regel nicht betroffen.

Klinik. Dieses Krankheitsbild tritt vor allem bei Kindern im Alter von 2–10 Jahren auf. Geklagt wird meist über Schmerzen in der Brustwirbelsäule. Bei der *Untersuchung* fin-

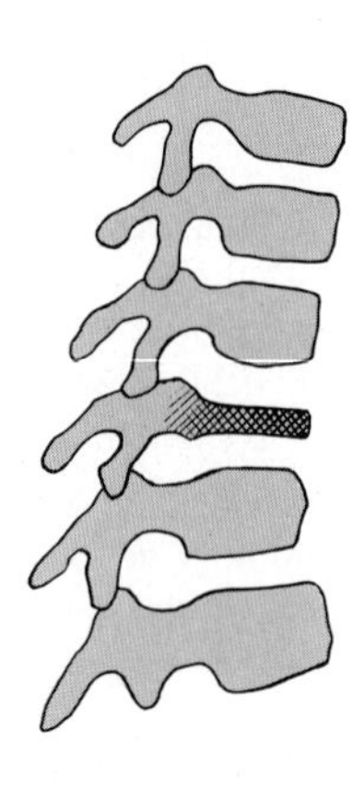

Abb. 142. Calvésche Erkrankung eines Wirbelkörpers. Der knöcherne Kern ist zu einer dünnen dichten Scheibe zusammengeschrumpft. Die benachbarten Zwischenwirbelscheiben sind intakt. Gewöhnlich ist die Ursache ein eosinophiles Granulom

det sich eine leichte, umschriebene Kyphose. Es besteht eine Klopfempfindlichkeit in dem betroffenen Bereich, die Beweglichkeit der Wirbelsäule ist, wenn überhaupt, nur gering gestört. Die *Röntgenbilder* zeigen die charakteristische extreme Abflachung des befallenen Wirbelkörpers mit vermehrter Dichte (Abb. 142). Er wurde mit einer Münze in Seitenansicht verglichen. Die Bandscheibenräume ober- und unterhalb sind normal weit.

Diagnose. Das Röntgenbild ist charakteristisch und dient zur Abgrenzung gegenüber der tuberkulösen Spondylitis, die immer mit einer Bandscheibenzerstörung einhergeht.

Behandlung. Die Calvésche Erkrankung verläuft nicht progredient, und praktisch ist eine Behandlung nur notwendig, solange Beschwerden vorliegen. Bei Schmerzen sollte Bettruhe eingehalten werden. In den meisten Fällen aber kann das Kind nach wenigen Wochen ohne äußere Unterstützung wieder ein normales, aktives Leben führen.

Lumbaler Bandscheibenvorfall

Ein lumbaler Bandscheibenvorfall ist häufig die Ursache eines kombinierten Rükken- und Ischiasschmerzes.

Ursache. Der Vorfall einer Bandscheibe wird oft durch eine Verletzung ausgelöst. Man nimmt aber an, daß die spontane Altersdegeneration der Bandscheibe ein wichtiger prädisponierender Faktor ist.

Pathologie. Die Bandscheiben zwischen L5 und S1 und zwischen L4 und L5 sind am häufigsten befallen. Ein Teil des gallertartigen Nucleus pulposus drückt sich durch einen Spalt im Anulus fibrosus an seiner schwächsten Stelle, die posterolateral liegt (Abb. 143–146). Manchmal wird der zerrissene Anulus fibrosus selbst nach hinten herausgedrückt. Ist der Vorfall klein, wölbt die Protrusion das schmerzempfindliche hintere Längsband vor und verursacht auf diese Weise Rükkenschmerzen. Ist der Vorfall groß, perforiert er das hintere Längsband und kann durch Druck auf einen austretenden Nerven Ischiasschmerzen verursachen. Der betroffene Nerv ist derjenige, der den Spinalkanal direkt unterhalb der erkrankten Bandscheibe verläßt. Somit ist bei einem Vorfall zwischen L5 und S1 der erste Sa-

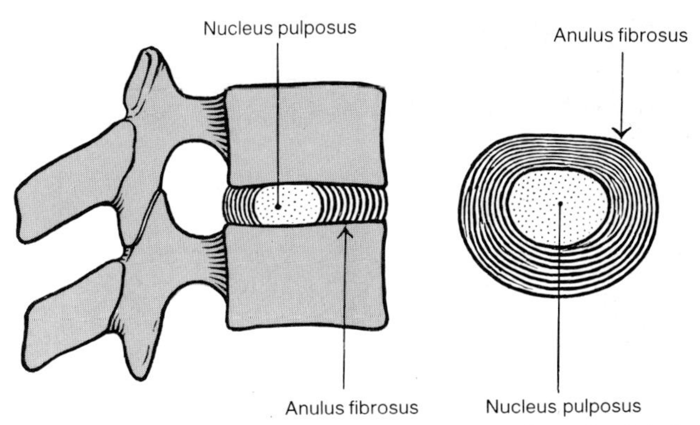

Abb. 143. Eine normale Bandscheibe im sagittalen Schnitt *(links)* und im horizontalen Schnitt *(rechts)*

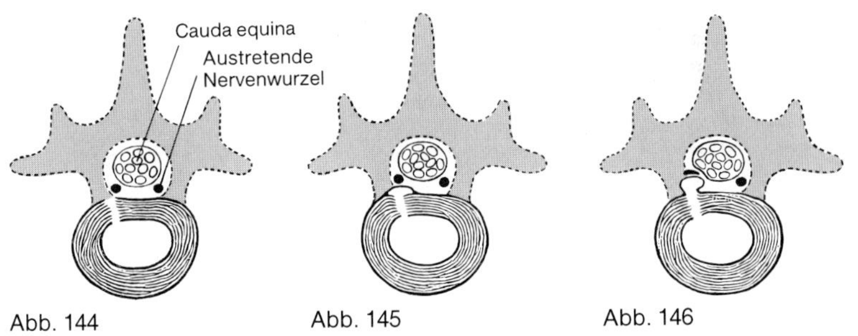

Abb. 144–146. Stadien des Bandscheibenvorfalls. **Abb. 144.** Der Anulus fibrosus ist gerissen, aber der Nucleus pulposus ist nicht ausgetreten. **Abb. 145.** Austritt von Bandscheibenmaterial durch den Spalt. Das hintere Längsband ist gedehnt, aber die Vorwölbung hat die Nervenwurzel noch nicht erreicht. **Abb. 146.** Die Vorwölbung hat zugenommen, und der Nerv ist über ihr gedehnt. Manchmal ragt ein Fragment des gerissenen Anulus fibrosus selbst nach dorsal heraus

kralnerv betroffen. Der fünfte Lumbalnerv ist betroffen bei einem Vorfall zwischen L4 und L5 usw. Eine spontane Heilung ist eher auf Schrumpfung und Fibrose des herausgedrückten Bandscheibenmaterials als auf eine spontane Reposition in die Bandscheibe zurückzuführen.

Sekundäre Folgen. Eine fortschreitende Degeneration der Bandscheibe führt nach Monaten oder Jahren zu einer Spondylose, letztlich auch mit Beteiligung der Wirbelbogengelenke (Spondylarthrose).

Klinik. Im typischen Fall findet man ein klares klinisches Bild. Es handelt sich um Patienten im Alter zwischen 18 und 60 Jahren. Einige Stunden oder Tage nach einer Zerrung oder einer Belastung des Rückens wird der Patient während einer Drehung, beim Bücken oder Husten von einem qualvollen Schmerz im Lumbalbereich

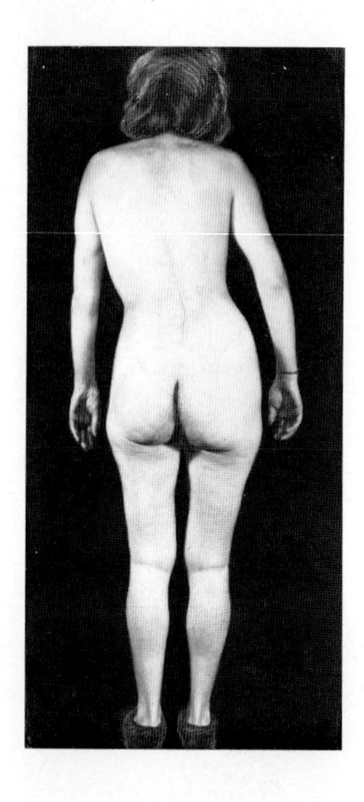

Abb. 147. Ischiasskoliose. Eine vorübergehende Neigung zu einer oder der anderen Seite ist ein häufiges Zeichen eines schweren lumbalen Bandscheibenvorfalls. Die Haltung wird unfreiwillig eingenommen, um den Druck auf den Nerv am Ort des Vorfalls zu lindern

befallen. Der Patient ist nicht in der Lage sich zu bewegen. Nach einigen Tagen läßt der Schmerz an Schwere allmählich nach, aber der Patient fühlt einen ausstrahlenden Schmerz in einer oder in beiden Gesäßbacken und im unteren Rückenbereich oder an der Seite des Oberschenkels bis hinunter zur Wade und zum Fuß. Er verspürt Kribbeln und Taubheitsgefühl im Fuß und in der Wade. Der Schmerz nimmt beim Husten und beim Niesen zu.

Bei der Untersuchung findet sich im akuten Schmerzstadium eine lumbale Ischias-Skoliose (Abb. 147) oder eine Aufhebung der normalen Lendenlordose. Die Vorwärtsneigung ist fast völlig eingeschränkt, und auch die Streckung kann behindert sein. Die Seitneigung ist dagegen in der Regel frei und schmerzlos – sicher nach einer Seite, wenn nicht nach beiden Seiten. Das Anheben des gestreckten Beines ist auf der betroffenen Seite eingeschränkt (Lasèguesches Phänomen). Eine sorgfältige Untersuchung kann eine leichte Muskelatrophie oder Muskelschwäche im Ausbreitungsgebiet des betroffenen Nerven ergeben. Der entsprechende Sehnenreflex ist abgeschwächt oder fehlt (Patellarsehnenreflex bei Läsionen L3/4; Achillessehnenreflex bei Läsionen L5/S1).

Variationen. Atypische Fälle kommen häufig vor. So fehlt in der Anamnese häufig der eindeutige Hinweis auf ein traumatisches Ereignis oder eine Überlastung. Der Schmerz beginnt eher allmählich als plötzlich. Die Beschwerden können auf die Lendenregion beschränkt sein und müssen nicht in die unteren Extremitäten ausstrahlen (akute Lumbago). Auf der anderen Seite ist der Schmerz manchmal vor allem in den Beinen zu spüren, und im Rücken wird kaum ein Schmerz empfunden.

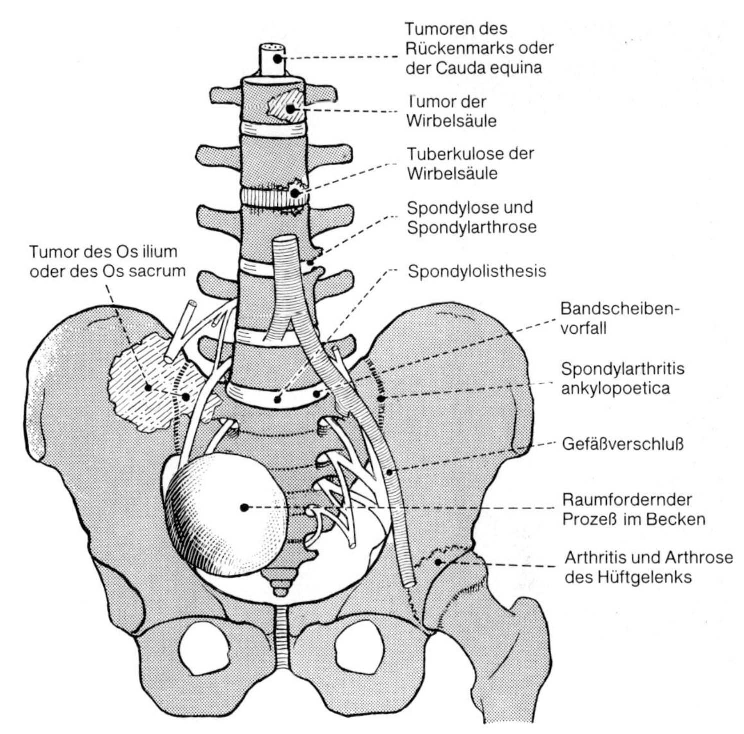

Abb. 148. Elf Ursachen für Schmerzen im Bereich des Rückens und der unteren Extremität. Alle diese Ursachen müssen in der Differentialdiagnose bedacht werden

Die Schwere des Schmerzes variiert von Fall zu Fall, und die exakte Schmerzausbreitung hängt von der Höhe des Bandscheibenvorfalles ab; z.B. strahlt der Schmerz in relativ seltenen Fällen eines Bandscheibenvorfalles im Bereich der mittleren und oberen Lendenwirbelsäule mehr in die Leistengegend und in die Vorderseite des Oberschenkels aus als in die Rückseite des Oberschenkels und das Bein.

Röntgenologische Untersuchung. Bei einem akuten Bandscheibenvorfall zeigen die Röntgenbilder keinen pathologischen Befund, und die Röntgenaufnahme dient hauptsächlich dem Ausschluß anderer Ursachen für Rücken- und Ischiasschmerzen. Wird eine Bandscheibe im Verlauf eines Monate oder Jahre dauernden Degenerationsprozesses zerstört, kommt es zu einer Verschmälerung des Bandscheibenraumes mit Randwulstbildungen (sekundäre Spondylose).

Die Myelographie oder besser Radikulographie führt zur Darstellung der Bandscheibenprotrusion und damit zu ihrer Lokalisation. Die Computertomographie kann die Protrusion ebenfalls nachweisen.

Untersuchungen. Die Lumbalpunktion zeigt entweder einen normalen Liquor oder häufig eine leichte Vermehrung des Eiweißgehaltes.

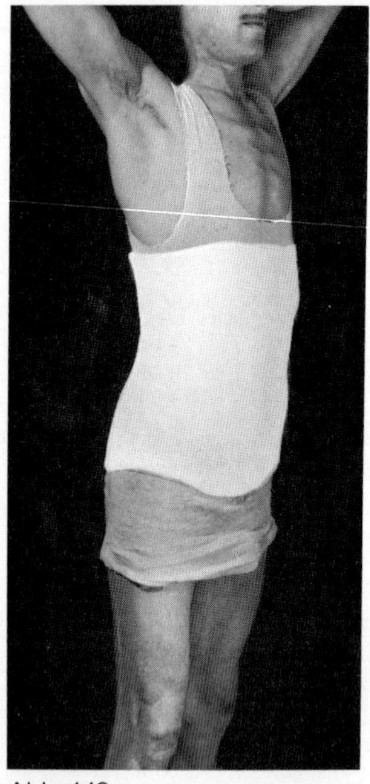

Abb. 149

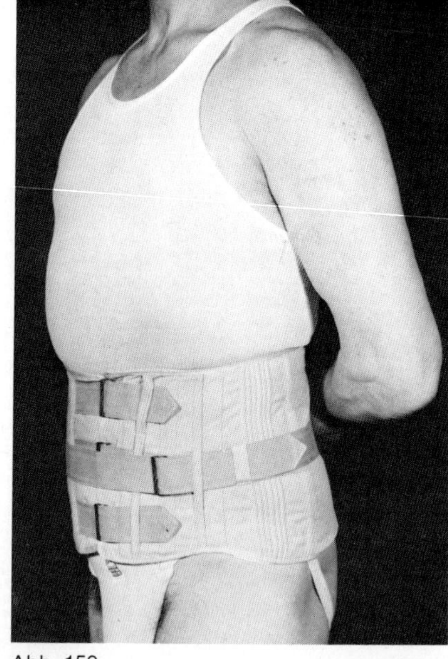

Abb. 150

Abb. 149. Gipsmieder zur konservativen Behandlung eines lumbalen Bandscheibenvorfalls
Abb. 150. Stahlverstärktes Mieder für leichte Fälle von Bandscheibenvorfällen und für bestimmte Arten von chronischem Rückenschmerz

Zuordnung von Pathologie und Klinik. Die anfängliche Verletzung oder Überlastung markiert den Zeitpunkt, an dem der Anulus fibrosus eingerissen ist oder beschädigt wurde. Der Nucleus pulposus ist gallertartig, und es dauert eine gewisse Zeit bis er herausbricht. Das Hervorquellen des Bandscheibenmaterials unter das hintere Längsband entspricht dem Stadium des akuten Rückenschmerzes. Der Austritt durch das Längsband mit Druck auf den benachbarten Nerven ist für den ausstrahlenden Schmerz in das Bein verantwortlich.

Diagnose. Ein Bandscheibenvorfall muß von anderen Ursachen für Rücken- oder Beinschmerzen abgegrenzt werden (Abb. 148). Erkrankungen, mit denen der Bandscheibenvorfall wahrscheinlich am häufigsten verwechselt wird, sind: Tuberkulose der Wirbelsäule oder der Iliosakralgelenke; intraspinale Tumoren; Tumoren der Wirbelsäule oder des Beckens; Spondylolisthesis, Spondylarthritis ankylopoetica; Spondylose und Spondylarthrose; Arthrose der Hüftgelenke; Verschluß der Aorta, der Arteria iliaca oder der Arteria femoralis, mit nachfolgendem ischämischem Schmerz in den proximalen Beinmuskeln bei aktiven Übungen. Die Diagnosestellung beruht auf der Erkennung der charakteristischen Merkmale des Bandscheibenvorfalls und auf dem Ausschluß von möglichen anderen Ursachen für diese Beschwerden durch eine sorgfältige Beachtung der Anamnese, der klinischen Untersuchung (einschl. der rektalen Untersuchung) und der Röntgenbilder. Ein dramatisches plötzliches Einsetzen der Beschwerden ist immer verdächtig auf eine mechanische Störung und besonders auf einen Bandscheibenvorfall, wogegen ein Schmerz, der allmählich ohne Unterbrechung zunimmt, auf eine fortschreitende Erkrankung, eine Entzündung oder ein Neoplasma verdächtig ist. In unklaren Fällen ist eine Lumbalpunktion und eine Myelographie, manchmal auch eine Diskographie, erforderlich.

Behandlung. Die *konservative Behandlung* zur Linderung der Beschwerden ist in einem hohen Prozentsatz erfolgreich – wahrscheinlich mindestens in 9 von 10 Fällen. Das Prinzip besteht in der Ruhigstellung der Lendenwirbelsäule. Dies erreicht man am besten durch ein Gipsmieder (Abb. 149), mit dem der Patient aufstehen und herumlaufen kann. Eine häufig verwendete Alternative ist Bettruhe, oft in Kombination mit dauerndem oder intermittierendem Zug an den Beinen oder am Becken. In jedem Fall ist eine Ruhigstellung der Wirbelsäule für 6–12 Wochen, je nach Fortschritt des Heilungsprozesses, notwendig. Danach sollte ein Stoffmieder (Abb. 150) für mehrere Monate getragen werden, wenn leichtere Beschwerden bestehen.

Operative Behandlung. Die Entfernung des vorgefallenen Bandscheibenmaterials ist unter folgenden Umständen angezeigt: 1) wenn der Ischiasschmerz von Anfang an so stark ist, daß er den Patienten am Schlaf hindert und zu einer Beeinträchtigung des Allgemeinzustandes führt; 2) wenn ein schwerer Ischiasschmerz durch eine konservative Behandlung über 12 Wochen nicht zu lindern ist und 3) wenn eine schwere neurologische Störung einen massiven Bandscheibenprolaps mit Kompression der Cauda equina vermuten läßt. In diesem Fall muß die Operation als Noteingriff durchgeführt werden.

Bei der Operation wird die Bandscheibe durch Weghalten der hinteren Rückenmuskeln, durch Exzision des Ligamentum flavum und – wenn nötig – eines Teils des Bogens in entsprechender Höhe und durch leichte Retraktion der Dura freigelegt. Der vorgefallene Teil der Bandscheibe bildet eine deutliche, runde Vorwölbung, über welcher die austretende Spinalwurzel ziemlich gedehnt sichtbar ist. Das vorgefallene Material wird entfernt, wobei soviel wie möglich von dem verbleibenden Bandscheibengewebe zwischen den Wirbelkörpern ausgeräumt wird.

Akute Lumbago

Lumbago ist eher ein Symptom als eine Krankheit. Bei einem typischen Fall von akuter Lumbago wird der Patient plötzlich von einem qualvollen Schmerz im Bereich der Lendenwirbelsäule befallen, in der Regel beim Vorneigen, beim Heben, beim Drehen oder beim Husten. Der Schmerz ist oft so schwer, daß jede Bewegung schwierig ist und die Wirbelsäule steifgehalten wird. Unter Ruhe geht der Schmerz allmählich zurück, aber in einigen Fällen folgen dem akuten Rückenschmerz Ischiasbeschwerden, die an eine Irritation eines Lumbal- oder Sakralnerven denken lassen.

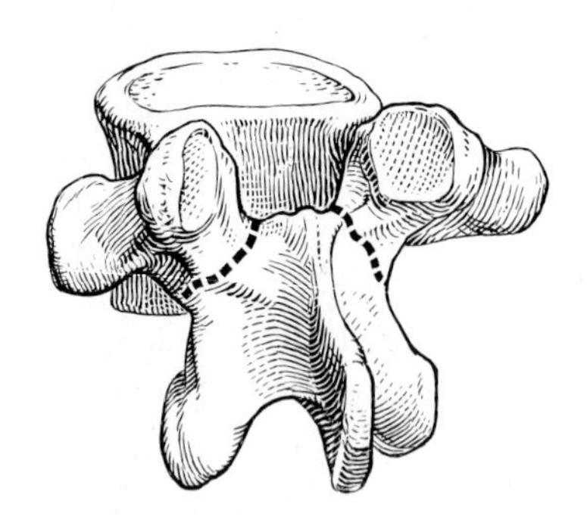

Abb. 151. Lage des Defektes bei der Spondylolyse. Es findet sich ein Defekt der knöchernen Kontinuität am Isthmus des Bogens (Pars interarticularis) auf beiden Seiten

Es scheint ziemlich sicher zu sein, daß es mehr als eine Ursache für Beschwerden dieser Art gibt. Wahrscheinlich ist in vielen Fällen die zugrundeliegende Läsion ein Bandscheibenvorfall, der sich nicht weit genug vorgewölbt hat, um eine Nervenwurzel zu beeinträchtigen. In diesen Fällen können sich später Ischiasbeschwerden entwickeln, wenn die Größe des Prolapses zunimmt. Weitere Beispiele von akuter Lumbago werden anderen mechanischen Störungen der Wirbelsäule zugeschrieben, wie eine plötzliche Einklemmung der Synovialmembran in einem der Wirbelbogengelenke oder eine momentane Subluxation mit nachfolgender Bandüberlastung, besonders an einem Wirbelbogengelenk, das aufgrund einer Bandscheibendegeneration oder einer Spondylarthrose instabil ist. In solchen Fällen kann eine akute Schmerzattacke in Intervallen von Monaten oder Jahren wiederkehren.

Die Behandlung sollte gewöhnlich für eine Ruhigstellung der Wirbelsäule sorgen – entweder durch Bettruhe oder durch ein Gips- oder Stoffmieder, wie bei der Behandlung des Bandscheibenvorfalles. Eine volle Wiederherstellung ist oft innerhalb von 1 bis 2 Wochen zu beobachten.

Spondylolyse

Bei der Spondylolyse besteht ein Defekt im Bogen des 5. (selten des 4.) Lendenwirbelkörpers. Es fehlt die knöcherne Verbindung zwischen dem oberen und dem unteren Gelenkfortsatz, wobei dieser Defekt durch fibröses Gewebe (Abb. 151) überbrückt ist. Wenn dieses Gewebe sich dehnt oder nachgibt, führt die nachfolgende Wirbelverschiebung zu einer der Formen der Spondylolisthesis (s. u.). Obwohl dieser Defekt bis heute als angeboren angesehen wurde, glaubt man heute weiterhin, daß er durch einen Unfall hervorgerufen sein könnte oder auch das Ergebnis einer Streßfraktur während der Kindheit oder der Jugendzeit sein kann.

Klinisch finden sich bei der Spondylolyse (Defekt ohne Wirbelverschiebung) meist keine Beschwerden; man glaubt aber, daß die Spondylolyse manchmal die Ursache für einen tiefen Schmerz im Bereich der Lendenregion darstellt. *Röntgenologisch* kann man den Defekt nur auf Schrägaufnahmen sicher erkennen.

Behandlung. Diese ist oft nicht notwendig. Schmerzen können durch ein Stoffmieder gelindert werden. Wenn der Schmerz ungewöhnlich viel Beschwerden verur-

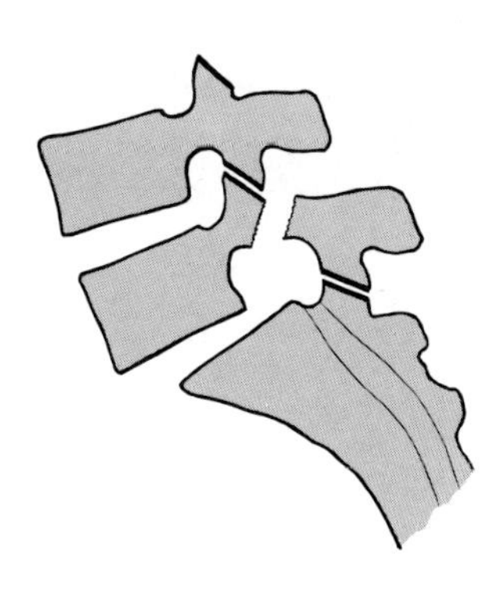

Abb. 152. Spondylolisthesis aufgrund eines Defektes im Wirbelbogen (schematisch). Der Körper und die oberen Gelenkfortsätze sind nach vorne gerutscht. Der Dornfortsatz und die unteren Gelenkfortsätze sind in normaler Beziehung zum Os sacrum geblieben (röntgenologisch sieht man den Defekt am besten auf der schrägen Aufnahme)

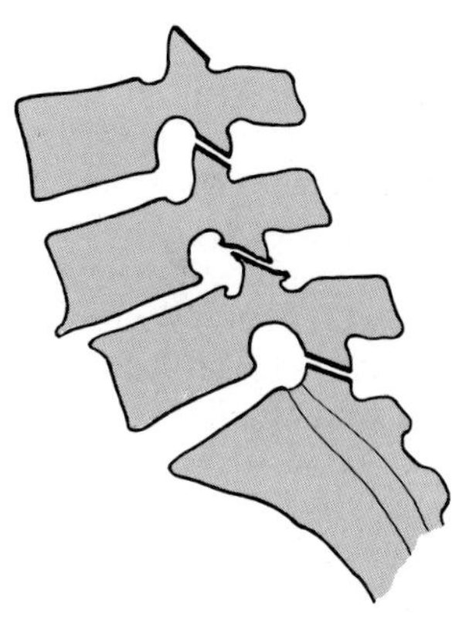

Abb. 153. Sekundäre Spondylolisthesis (Pseudospondylolisthesis) aufgrund einer Spondylarthrose. Vorwärtsgleiten des Wirbelkörpers bei Arthrose im Wirbelbogengelenk mit Knorpelverlust. Diese Situation kann in jeder Höhe der Lendenwirbelsäule auftreten: Die Abbildung zeigt diese Situation zwischen dem 4. und 5. Lumbalwirbel

sacht, kann man versuchen, den Defekt in der Pars interarticularis auf beiden Seiten durch Verschraubung oder durch Einlegen eines schmalen Knochentransplantates (Buck, 1970) zu schließen. Als Alternative kann man eine lokale Fusion der Wirbelsäule durchführen (S. 188).

Spondylolisthesis

Spondylolisthesis ist der Ausdruck für eine spontane Verschiebung eines Lendenwirbelkörpers auf dem nächst tieferliegenden Segment. Die Verlagerung findet in der Regel nach vorne statt. Sie kann aber auch nach hinten gerichtet sein.

Ursache. Es gibt drei prädisponierende Faktoren: 1) Spondylolyse (ein Defekt in der Pars interarticularis des Wirbelbogens, S. 200; 2) Arthrose der Wirbelbogengelenke und 3) (selten) eine angeborene Fehlbildung der Gelenkfortsätze.

Pathologie. Bei der normalen Wirbelsäule wird die Vorwärtsverschiebung eines Wirbelkörpers durch die Verbindung seiner Gelenkfortsätze mit denen des darunterliegenden Segmentes verhindert. Bei der Spondylolisthesis ist dieser Mechanis-

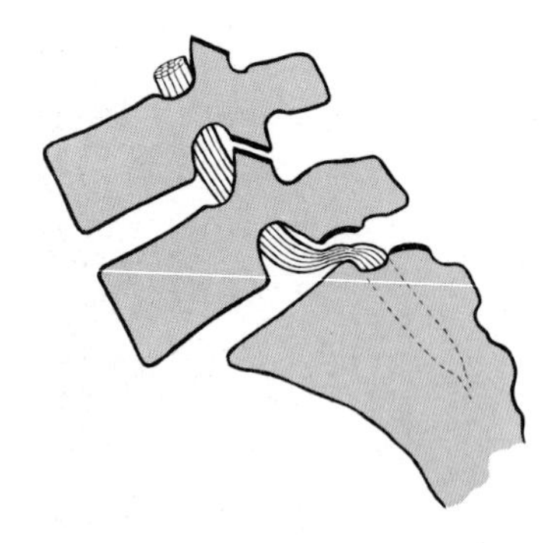

Abb. 154. Sekundäre Spondylolisthesis aufgrund einer angeborenen Fehlentwicklung der Gelenkfortsätze am lumbosakralen Übergang. Die Cauda equina ist zwischen dem Körper des Os sacrum und dem dislozierten 5. Lendenwirbelkörper eingeklemmt. Bei diesem Typ der Spondylolisthesis sind neurologische Symptome zu erwarten

mus gestört, und die Befestigungen an der Bandscheibe allein sind nicht stark genug, um die Wirbelkörper in der Reihe zu halten.

Bei dem am besten bekannten Typ erlaubt ein Defekt im Wirbelbogen (Abb. 151) die Trennung des Wirbels in zwei Hälften. Der Wirbelkörper mit den Pedikeln und den oberen Gelenkfortsätzen (und die ganze Wirbelsäule darüber) rutscht nach vorne, während hinten die Bögen und die unteren Gelenkfortsätze zurückbleiben (Abb. 152). Am häufigsten ist der 5. Lendenwirbelkörper und gelegentlich der 4. Lendenwirbelkörper betroffen. Die Verschiebung kann allmählich – insbesondere während des Heranwachsens – zunehmen und erreicht manchmal einen beachtlichen Grad. Es kann zu einer Irritation einer der austretenden Nervenwurzeln mit nachfolgendem Ischias kommen. Trotz der schweren knöchernen Verschiebung kommt es bei diesem Typ der Spondylolisthesis aber nur in Ausnahmefällen zu einer ernsthaften Beeinträchtigung der Nerven der Cauda equina.

Bei dem zweiten Typ der Spondylolisthesis werden Wirbelbogengelenke instabil aufgrund einer Arthrose mit Degeneration des Gelenkknorpels, welcher für einen festen Sitz der Gelenkflächen wesentlich ist (Abb. 153). Dies kann in jeder Höhe der Wirbelsäule, meistens jedoch zwischen dem 4. und 5. Lendenwirbel auftreten. Bei diesem Typ der Spondylolisthesis kommt es zu einer Wirbelverschiebung, gelegentlich eher nach rückwärts als nach vorwärts (Abb. 136). In jedem Fall aber handelt es sich dabei um eine geringe Verschiebung, und neurologische Störungen sind ungewöhnlich.

Beim dritten und weniger häufigen Typ sind die Wirbelbogengelenke instabil, weil die Gelenkfortsätze kongenital mißgebildet oder nur rudimentär angelegt sind. Sie stellen somit keine Barriere gegen eine Vorwärtsverschiebung der Wirbelsäule dar. Dieser Defekt kommt am häufigsten am lumbosakralen Übergang vor. Die Verschiebung kann schwer sein, und da der ganze Wirbel zusammen mit dem Bogen verschoben ist, kann die Cauda equina gezerrt werden mit den sich daraus ergebenden schweren neurologischen Störungen (Abb. 154).

Klinik. Das klinische Bild der Spondylolisthesis ist nicht einheitlich: es hängt von der verursachenden Läsion und vom Grad der Verschiebung ab. In einigen Fällen verursacht die Fehlstellung keine Beschwerden. Wenn Beschwerden auftreten, haben sie die Form von chronischen Rückenschmerzen mit und ohne Ischias. Der

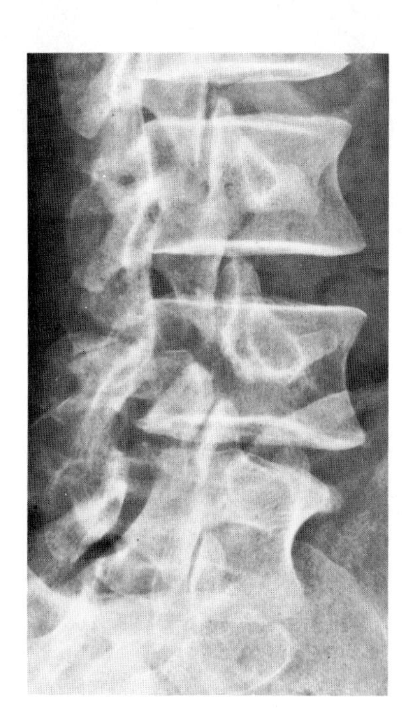

Abb. 155. Schrägaufnahme der unteren Lendenwirbelsäule eines Patienten mit Spondylolisthesis, die einen Defekt in der Pars interarticularis des Bogens des 4. Lendenwirbelkörpers zeigt (Zentrum der Abbildung). Solche Schrägaufnahmen sind wichtig in der Differentialdiagnose der Spondylolisthesis mit Bogendefekt zur Abgrenzung von den beiden anderen Arten der Spondylolisthesis

Rückenschmerz wird beim Stehen stärker. Bei der *Untersuchung* findet sich oft eine sichtbare oder tastbare Stufe oberhalb des Os sacrum, die auf eine Vorwärtsverschiebung der Wirbelsäule zurückzuführen ist. Dies ist aber nur deutlich, wenn die Verschiebung ausgeprägt ist. Die Beweglichkeit der Wirbelsäule ist – wenn überhaupt – nur leicht eingeschränkt. *Abdomen:* Wenn die Verschiebung schwer ist, ist die Wirbelsäule nach vorne verschoben, und die Lendenwirbel können durch das Abdomen tastbar sein. *Untere Extremität:* Eine leichte Irritation der Wurzeln des N. ischiadicus zeigt sich oft am Laségueschen Zeichen beim Anheben des gestreckten Beines. Schwere neurologische Störungen beobachtet man aber selten, außer in den Fällen, in denen eine kongenitale Mißbildung der Gelenkfortsätze eine Verschiebung des gesamten Wirbels mit dem Wirbelbogen erlaubt (Abb. 154). Die *Röntgenaufnahmen* zeigen die Verschiebung. Schrägaufnahmen zeigen, ob ein Bogendefekt vorliegt oder nicht (Abb. 155).

Diagnose. Die Spondylolisthesis wird von anderen Ursachen für Rückenschmerzen und Ischias aufgrund der Röntgenbilder unterschieden.

Behandlung. Wenn eine Spondylolisthesis keine Beschwerden verursacht, ist eine Behandlung nicht notwendig. *Nicht-operative Behandlung:* Leichte Beschwerden lassen sich oft durch ein gut sitzendes Korsett lindern. Dies sollte man – bevor eine Operation in Betracht gezogen wird – versuchen. *Operation:* Sie sollte nur in Betracht gezogen werden, wenn die Beschwerden (Rückenschmerz oder neurologische Störung) schwer sind. Die Operation besteht in der Entlastung der gedehnten und komprimierten Nerven mit anschließender Versteifung der betroffenen Wirbelsäulensegmente durch Knochenspäne (S. 188).

Spinale Stenose
(Claudicatio spinalis)

Bei dem Syndrom der spinalen Stenose ist das Stehen und Gehen über eine bestimmte Dauer hinaus von zunehmend starken Schmerzen in der Glutealregion und einem oder beiden Beinen begleitet. Dies wird einer Beeinträchtigung der Nerven und ihrer Blutgefäße im eingeengten Spinalkanal zugeschrieben.

Pathologie. Die Größenverhältnisse des Wirbelkanals in der Lumbalregion zeigen eine beachtliche Variationsbreite bei einzelnen Individuen. Der Querschnitt des Wirbelkanals variiert ebenfalls. Er kann manchmal gerundet und manchmal dreieckig sein. Dabei kann bei manchen Menschen eine angeborene Einengung des Wirbelkanals bestehen, die zwar genug Raum für die Cauda equina läßt, wenn nicht andere pathologische Verhältnisse vorliegen. Es besteht jedoch nur wenig oder kein Spielraum mehr, so daß bei einer weiteren Einengung des Wirbelkanals durch sekundäre Ursachen wie z. B. Osteophyten an den Wirbelbogengelenken oder eine Vorwölbung durch eine Bandscheibe die normale Funktion der Nerven der Cauda equina infolge eines Raummangels und einer Beeinträchtigung der Blutzufuhr gestört sein kann. Bis zu einem gewissen Grad ist die Beeinträchtigung mehr umschrieben, als daß sie die Cauda equina als Ganzes betrifft. Die Nervenwurzeln, die im engen lateralen Rezessus des dreieckigen Kanals liegen, sind besonders gefährdet. Lange Zeit macht sich die Beeinträchtigung der Nervenfunktion mehr in Form von intermittierenden als ständigen Beschwerden bemerkbar, indem die Beeinträchtigung rasch reversibel ist, wenn der Patient eine sitzende Position einnimmt.

Klinik. Die klinische Anamnese ist charakteristisch. Der Patient, oft im mittleren Alter, klagt, daß er beim Gehen nach einer bestimmten Zeitspanne von etwa 10–15 Minuten heftige Schmerzen in einem oder in beiden Beinen verspürt, die so stark werden, daß er gezwungen ist, sich hinzusetzen. In den meisten Fällen entwickeln sich ähnliche Symptome, wenn der Patient für die gleiche Zeit steht, also selbst wenn er nicht geht. Erleichterung wird nur erzielt durch Sitzen oder Liegen in Sitzhaltung mit angezogenen Beinen. Das Laufen einzustellen reicht allein nicht aus. Das Sitzen erleichtert die Beschwerden innerhalb von wenigen Minuten, und der Patient kann dann wieder für eine weitere Zeitspanne gehen oder stehen.

Untersuchung. Bei der Untersuchung lassen sich manchmal nur geringe Anomalien finden, obwohl sich häufig Merkmale zeigen, die an eine degenerative Veränderung der Lendenwirbelsäule denken lassen, z. B. eine Beeinträchtigung der Beweglichkeit.

Diagnostische Maßnahmen: *Röntgenaufnahmen:* Die gewöhnliche Röntgenaufnahme kann den Eindruck vermitteln, daß der Spinalkanal enger als normal ist; außerdem kann sie eine weitere Einengung des Kanals durch dorsal gelegene Osteophyten an den Rändern der Wirbelkörper oder an den Wirbelbogengelenken zeigen. *Myelographie:* Weitere Untersuchungen sollten die Myelographie und die Computertomographie einschließen. Die Myelographie zeigt einen Stop des Kontrastmittels in Höhe des betroffenen Teils des lumbalen Spinalkanals, wenn die Wirbelsäule aufgerichtet ist. Wenn die Untersuchung im Sitzen wiederholt wird, kann die Kontrastmittelpassage im Wirbelkanal normal sein. Die *Computertomographie* zeigt sehr deutlich die Form des Spinalkanals; die Größenverhältnisse können gemessen und mit dem Normalbefund verglichen werden. Sie kann auch knöcherne oder bindegewebige Wucherungen zeigen, die einen normalen oder einen kongenital schmäleren Wirbelkanal einengen. Die *Ultraschalluntersuchung* wurde ebenfalls verwendet, um den Durchmesser des knöchernen Wirbelkanals zu messen.

Diagnose. Das Syndrom der spinalen Stenose zeigt oberflächlich eine Ähnlichkeit mit der Claudicatio intermittens infolge einer vaskulären Erkrankung. Eine Verwechslung kann durch die wichtige Unterscheidung vermieden werden, daß der Schmerz bei der spinalen Stenose anders als bei der arteriellen Erkrankung nicht nur beim Gehen, sondern auch beim Stehen vorhanden ist. Darüber hinaus zeigt die Untersuchung des vaskulären Systems keine Anomalien. Die Diagnose wird am besten durch die Myelographie gesichert.

Behandlung. Beim voll ausgeprägten Krankheitsbild sollte die Behandlung in einer Operation bestehen, bei der der Spinalkanal durch eine Entfernung seiner hinteren Wand (Dornfortsätze und Bögen) dekomprimiert wird. Außerdem wird der laterale Recessus erweitert. Die Länge der Dekompression entspricht der Ausdehnung der spinalen Stenose, wie sie im Röntgenbild und im Myelogramm erkennbar ist.

Tumoren des Stammes und der Wirbelsäule

Diese Tumoren werden in zwei Kategorien eingeteilt: 1) Tumoren, die die Wirbelsäule und das Rückenmark sowie die Nervenwurzel betreffen und 2) andere Tumoren des Stammes.

Tumoren, die in Beziehung zur Wirbelsäule, zum Rückenmark oder zu den Nervenwurzeln stehen

Einteilung und Pathologie. *Tumoren des Rückenmarks und der Meningen:* Diese beinhalten Meningeome, intradurale Neurofibrome und seltener Gliome. *Tumoren der Nerven:* Das wichtigste Beispiel ist das Neurofibrom, das einzeln oder multipel auftreten kann. Wenn dieser Tumor von einem Nerv im Foramen intervertebrale ausgeht, kann er einwärts – mit Kompression des Rückenmarks – und auswärts zur Oberfläche wachsen („Sanduhr-Tumor"). *Knochentumoren:* Gutartige Tumoren der Wirbelsäule sind weniger häufig als bösartige. Gutartige Tumoren sind das Chondrom, der Riesenzelltumor und das Wirbelhämangiom. Bösartige Tumoren können primär sein (Sarkom, Plasmazellmyelom, Chordom), aber viel häufiger handelt es sich um Metastatasen, die in der Regel von einem Karzinom der Lunge, der Mamma, der Prostata, der Schilddrüse oder der Niere (Hypernephrom) abstammen.

Klinik. Diese Tumoren machen sich je nach Lokalisation und Art des Tumors unterschiedlich bemerkbar. In großen Zügen können die Auswirkungen in drei Gruppen eingeteilt werden: 1) lokale Destruktion des Skeletts, 2) Kompression des Rückenmarks, 3) Beeinträchtigung der peripheren Nerven.

Lokale Destruktion des Skeletts. Die häufigste Ursache ist ein maligner Knochentumor der Wirbelsäule (Abb. 156) – in der Regel ein metastasierendes Karzinom. Das Hauptsymptom ist der Schmerz, der konstant ist und langsam an Schwere zunimmt. Häufig finden sich zusätzlich neurologische Manifestationen durch die Beteiligung des

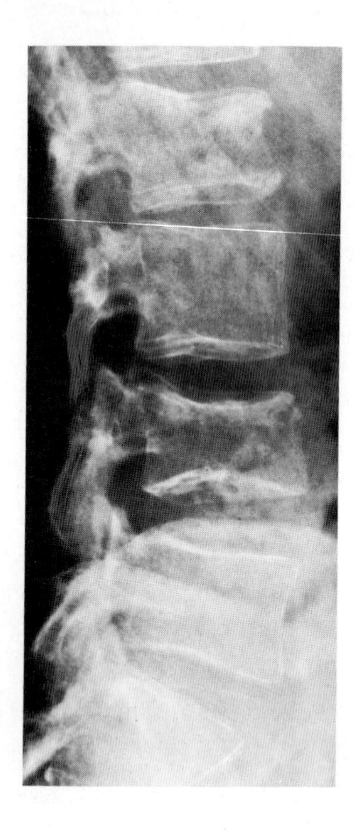

Abb. 156. Teilweiser Zusammenbruch des 2. und 4. Lendenwirbelkörpers bei einem Patienten mit Plasmazellmyelom. Beachte, daß die Bandscheibenräume nicht zerstört sind

Rückenmarks oder der Nervenwurzeln. Die objektiven Lokalbefunde variieren von Fall zu Fall. Manchmal ist der Tumor tastbar, wie z. B. im Falle eines Sakraltumors; manchmal erkennt man eine Deformierung klinisch durch den Zusammenbruch der knöchernen Struktur oder es kann eine deutliche Einschränkung der Wirbelsäulenbeweglichkeit mit reflektorischem Muskelspasmus vorliegen.

Kompression des Rückenmarks. Diese kann vorkommen bei Tumoren des Rückenmarks selbst oder seiner Meningen, bei Nerventumoren (Neurofibrome) oder bei Tumoren der knöchernen Wirbelsäule. Die klinischen Manifestationen hängen von der genauen Lokalisation des Tumors ab. Typischerweise folgt – wenn das Rückenmark langsam komprimiert wird – dem anfänglichen Wurzelschmerz (gürtelförmig bei thorakaler Lokalisation, Beinschmerzen bei lumbaler Lokalisation), entsprechend der Höhe der Läsion, eine motorische und sensible Störung mit Beeinträchtigung der Blasen- und Mastdarmfunktion.

Beeinträchtigung der peripheren Nerven. Periphere Nerven – vor allem Nerven der Cauda equina – können beteiligt sein bei Tumoren der Nerven selbst (Neurofibrome), bei Tumoren der Wirbelsäule (gutartig oder bösartig) oder bei Tumoren im peripheren Verlauf von Nerven (z. B. ein Rippentumor und ein Tumor der innerhalb des Beckens gelegen sein oder von der Beckenwand ausgehen kann). Das klinische Bild hängt von dem einzelnen betroffenen Nerv oder den Nerven und vom Ausmaß des Befalls ab. Typischerweise wird man einen konstanten, zunehmenden und letztlich schweren Schmerz im Verlauf des betroffenen Nerven finden, mit sensibler Beeinträchtigung, zunehmender motorischer Schwäche und Schwächerwerden der Reflexe im Ausbreitungsgebiet des Nerven. Eine Harnverhaltung ist gewöhnlich das hervorstechende Zeichen eines Tumors, der die Cauda equina schädigt.

Radiologische Diagnostik. Eine *einfache Röntgenaufnahme* hilft in der Regel einen von der knöchernen Wirbelsäule ausgehenden Tumor (Abb. 156) oder einen den Knochen von außen angreifenden Tumor zu entdecken. Bei einer Wirbelzerstörung durch einen Tumor bleiben die angrenzenden Bandscheiben typischerweise erhalten. Allein diese Tatsache hilft zwischen einem Tumor und einem Zusammenbruch aufgrund einer Infektion, bei der die Bandscheiben zu einem frühen Zeitpunkt zerstört sind (vgl. Abb. 134 u. 156), zu unterscheiden. Die *Myelographie* ist unumgänglich, wenn ein Tumor des Rückenmarks oder der Cauda equina vermutet wird. Röntgenaufnahmen der Lunge können einen primären Lungentumor oder Metastasen zeigen. Röntgenaufnahmen des übrigen Skelets können bei der Diagnose eines generalisierten Tumors, wie dem Plasmazellmyelom, hilfreich sein. Die *Knochenszintigraphie* kann eine Läsion anzeigen, noch bevor sie radiologisch nachweisbar ist. Mit der *Computertomographie* lassen sich auch kleine Tumoren im Wirbelkörper nachweisen. Sie kann auch zur Erkennung von Weichteiltumoren im Bereich der Wirbelsäule und des Beckens herangezogen werden.

Diagnose. An die Möglichkeit eines Tumors muß man bei der Differentialdiagnose von Rückenschmerzen und Schmerzen in den Beinen immer denken, vor allem wenn sie mit den röntgenologischen Zeichen einer Wirbelarrosion, eines Wirbelzusammenbruchs oder neurologischen Störungen des Rumpfes, der Beine und der Eingeweide verbunden sind. Andere Ursachen für eine Wirbelarrosion oder einen Kollaps sind ein früheres Trauma, eine pathologische Fraktur aufgrund einer rarifizierenden Erkrankung des Knochens, eine tuberkulöse oder eitrige Infektion und die Syphilis. Andere Ursachen von Rückenmarks- oder Cauda equina-Störungen sind ein Bandscheibenvorfall, eine schwere Achsenabweichung der Wirbelsäule bei Skoliose oder Kyphose, eine tuberkulöse oder eitrige Infektion, eine Spondylose, eine Spondylolisthesis, ein Herpes zoster und primär neurologische Erkrankungen, wie die multiple Sklerose oder eine Erkrankung der motorischen Neuronen.

Wenn man in der Anamnese einen schleichenden Beginn mit ständiger Zunahme der Beschwerden ohne Unterbrechung findet, muß man immer an die Möglichkeit eines Tumors denken. Es sollte immer sorgfältig nach dem Primärtumor gesucht werden.

Andere Tumoren des Rumpfes

Tumoren des Sternums und der Rippen

Das Sternum und die Rippen enthalten reichlich rotes Mark, was günstig für die Entwicklung von hämatogenen Metastasen oder für Absiedelungen beim Plasmazellmyelom ist. Die histologische Untersuchung des Sternalmarks (durch Sternalpunktion) ist oft von diagnostischer Bedeutung bei Verdacht auf Metastasen, denn das Material wird oft Tumorzellen enthalten, auch wenn klinisch noch keine Metastasen zu erkennen sind.

Tumoren der Scapula

Der häufigste Tumor der Scapula ist das Chondrom. Es wächst vom flachen Körper des Knochens nach außen und wird daher als Ekchondrom bezeichnet. Dieser Tumor kann eine beachtliche Größe erreichen. Es besteht die Gefahr einer malignen Umwandlung zum Chondrosarkom. Aus diesem Grund sollte ein Chondrom, das sich zu vergrößern scheint, immer im Gesunden entfernt werden. Ein großer Teil der Scapula kann entfernt werden, ohne daß dadurch eine ernsthafte Störung verursacht wird.

Tumoren des Beckengürtels

Die Beckenknochen sind – ähnlich wie die Scapula – manchmal der Sitz eines Chondroms (Ekchondrom). Dieser Tumor kann eine beachtliche Größe erreichen, und es besteht ein gewisses Risiko zur malignen Entartung.

Der beachtliche Gehalt an rotem Mark macht auch die Beckenknochen für Karzinommetastasen anfällig, und sie sind häufig auch der Sitz von Tumorablagerungen beim Plasmazellmyelom.

Chronische lumbale Bandüberlastung

(Haltungsbedingter Rückenschmerz)

Der Ausdruck chronisch ligamentäre Überlastung und haltungsbedingter Rückenschmerz beschreibt eine schlecht definierte Gruppe von Erkrankungen, die durch einen persistierenden Rückenschmerz ohne nachweisbare Pathologie charakterisiert ist. Diese Krankheitsbilder sind häufig und machen einen beträchtlichen Teil der Fälle von Rückenschmerzen aus, die man in der orthopädischen Praxis sieht.

Ursache. Man nimmt an, daß die Rückenmuskeln die tiefen Bänder bei der Stabilisierung der Haltung nicht ausreichend unterstützen. Prädisponierende Ursachen sind eine Geburt, Übergewicht, eine allgemeine Muskelschlaffheit und eine entkräftende Erkrankung.

Pathologie. Eine genaue Läsion ist nicht nachweisbar.

Klinik. Bei den Patienten handelt es sich fast immer um Frauen. Den Beginn des Schmerzes datieren diese Patientinnen oft auf den Zeitpunkt einer Geburt, manchmal einer Operation oder einer entkräftenden Erkrankung. Oft aber ist das Einsetzen der Beschwerden zeitlich unklar. Der Schmerz findet sich charakteristischerweise im Bereich der Lendenregion oder im Bereich des lumbosakralen Überganges und er verschlimmert sich beim Vornüberneigen. Bei der *Untersuchung* finden sich keine pathologischen Befunde. Die *Röntgenbilder* sind normal.

Diagnose. Diese hängt vom Ausschluß anderer nachweisbarer pathologischer Läsionen durch eine sorgfältige klinische und röntgenologische Untersuchung ab. Eine Anamnese von langbestehenden lumbalen Rückenschmerzen mit einem völligen Fehlen klinischer oder röntgenologischer Besonderheiten sollte immer an diese Gruppe von Erkrankungen denken lassen.

Verlauf und Prognose. Beschwerden bestehen oft über viele Jahre trotz Behandlung. Die Erkrankung ist in den meisten Fällen eher die Ursache für ein störendes Unbehagen als für eine ernste Beeinträchtigung im Rahmen der normalen Lebensaktivitäten.

Behandlung. Oft ist eine Beruhigung des Patienten alleine schon ausreichend. Wenn nach einer Behandlung gefragt wird, gibt es drei zur Verfügung stehende

Methoden: 1) Physiotherapie, 2) Manuelle Therapie und 3) Miederversorgung. Bei jungen Patienten sollte eine physiotherapeutische Behandlung in Form von aktiven Übungen zur Kräftigung der Rückenmuskeln, mit oder ohne Wärme und Massage, für wenigstens zwei Monate durchgeführt werden. Wenn diese Behandlung wirkungslos bleibt, ist versuchsweise eine manuelle Therapie der Lendenwirbelsäule und der Iliosakralgelenke, mit und ohne Anästhesie, angezeigt: wiederholter Längszug und Muskelübungen können der manuellen Therapie folgen. Wenn der Schmerz trotz dieser Maßnahmen bestehen bleibt, ist das Anpassen eines Mieders ratsam. Beim älteren und kraftlosen Patienten ist die Physiotherapie selten von Nutzen, und man sollte früh zur Verordnung eines verstärkten Mieders (Abb. 150) übergehen. Die dauernde Einnahme von Analgetika sollte bei dieser Art des Rükkenschmerzes vermieden werden.

Kokzygodynie

Im weitesten Sinn bedeutet die Kokzygodynie jede schmerzhafte Erkrankung im Bereich des Steißbeins. In der Praxis ist dieser Ausdruck auf ein einheitliches klinisches Krankheitsbild beschränkt, bei dem ein dauernder Schmerz über Wochen und Monate nach einem lokalen Trauma bestehen bleibt, obwohl eine nachweisbare pathologische Läsion fehlt. Möglicherweise handelt es sich um eine Erkrankung von begrenzter Dauer.

Ursache. Typischerweise entwickelt sich eine Kokzygodynie nach einem Trauma – gewöhnlich nach einem Fall auf das Steißbein. Indessen kann in der Anamnese ein Hinweis auf ein Trauma auch fehlen.

Pathologie. In manchen Fällen liegt wahrscheinlich eine Überlastung des Sakrokokzygealgelenkes vor. In anderen Fällen nimmt man als Läsion eine Kontusion des Periosts über dem unteren Kreuzbeinanteil oder dem Steißbein an.

Klinik. Der Schmerz ist im Bereich des Kreuz- und Steißbeins lokalisiert; die Schmerzen werden beim Sitzen stärker. Bei schweren Fällen findet sich auch ein Schmerz bei der Defäkation. Im Stehen und Liegen ist der Patient gewöhnlich schmerzfrei. Bei der *Untersuchung* findet sich eine lokale Druckschmerzhaftigkeit im Bereich des Kreuz- und Steißbeins. In manchen Fällen kann der Schmerz bei Bewegung des Steißbeins ausgelöst werden. Die *Röntgenaufnahmen* zeigen keinen pathologischen Befund.

Diagnose. Es ist wichtig an andere Schmerzursachen in diesem Gebiet zu denken, besonders an Infektionen des Sarkokokzygealgelenkes und an Tumoren des Kreuz- und Steißbeins. Zusätzlich sollte eine rectale Untersuchung erfolgen und Röntgenbilder angefertigt werden.

Behandlung. In den meisten Fällen ist eine Behandlung nicht erforderlich. Es ist aber notwendig, ernste organische Erkrankungen auszuschließen und danach den Patienten damit zu beruhigen, daß die Erkrankung harmlos ist und damit gerechnet werden kann, daß sie spontan wieder verschwindet. Verschiedene Behandlungsmethoden werden empfohlen, wie Kurzwellendiathermie, manuelle Therapie und Injektionen mit einem Lokalanästhetikum oder Hydrokortison. Keines dieser Mittel jedoch ist einheitlich erfolgreich. In Ausnahmefällen von ungewöhnlich starkem und andauerndem Schmerz kann das Steißbein entfernt werden.

Fibrositis
(Myogelosen)

Das allgemeine Thema Fibrositis wurde auf S. 127 besprochen. Die unklare Diagnose einer „Fibrositis" wird oft in Fällen von Schmerzen im Bereich der Brust- und Lendenwirbelsäule gestellt. Die Fibrositis ist aber in der Tat eine seltene Erkrankung – manche Autoren verneinen sogar die Existenz dieser Krankheit. In vielen Fällen, in denen eine Fibrositis angenommen wird, ist die Ursache des Schmerzes wahrscheinlich eher eine Bandüberlastung oder eine Bandscheibenläsion.

Die Ursache der Fibrositis ist unbekannt, und es gibt keine nachweisbaren pathologischen Veränderungen. Die sog. Fibrositis-Knoten können histologisch nicht identifiziert werden.

Klinik. Es findet sich ein stechender Schmerz in der Rückenmuskulatur von unterschiedlicher Intensität, oft beeinflußt durch klimatische Veränderungen. Es können „rheumatische" Schmerzen in anderen Körperteilen vorliegen. Bei der *Untersuchung* findet sich eine lokale Empfindlichkeit bei Palpation der betroffenen Muskeln, und man kann kleine Knoten fühlen. Abgesehen davon findet man keinen pathologischen Befund. Die Wirbelsäulenbeweglichkeit ist frei, und es liegt keine Muskelverspannung vor. Die Röntgenbilder zeigen keinen pathologischen Befund.

Behandlung. Sie besteht in der Physiotherapie in Form von lokaler Wärme mit oder ohne Massage, oder in einer Übungsbehandlung.

Senile Osteoporose

Obwohl die Beschwerden bei der senilen Osteoporose hauptsächlich im Rücken angegeben werden, ist die senile Osteoporose streng genommen eine Allgemeinerkrankung des Skeletts und wurde als solche auf S. 123 beschrieben. Die Symptome von seiten der Wirbelsäule sind ein anhaltender Schmerz, eine Kyphose, eine Anfälligkeit für Kompressionsfrakturen der Wirbelkörper und eine deutliche Rarifizierung der Wirbelkörper.

Erkrankungen der Iliosakralgelenke

Erkrankungen der Iliosakralgelenke sind ziemlich selten, sie stellen aber trotzdem eine wichtige Ursache für Rückenbeschwerden oder fortgeleitete Schmerzen in die Beine dar.

Spondylarthritis ankylopoetica

Obwohl die ankylosierende Spondylitis gewöhnlich ein größeres Gebiet der Wirbelsäule befällt, beginnt sie immer in den Iliosakralgelenken, und es ist möglich, daß sich der Patient anfangs mit einem Schmerz im Bereich der Iliosakralgelenke vorstellt. Die Erkrankung wurde ausführlich an früherer Stelle in diesem Kapitel beschrieben (S. 188). Bei der Sakroiliitis finden sich ähnliche röntgenologische Befunde wie bei der Spondylarthritis ankylopoetica ohne daß jedoch die Wirbelsäule betroffen ist.

Tuberkulose eines Iliosakralgelenkes

Bei dem Patienten handelt es sich um ein Kind oder um einen jungen Erwachsenen. Die Erkrankung bleibt gewöhnlich auf eine Seite beschränkt, kann aber auch beidseitig vorkommen. Wie bei der Tuberkulose anderer Gelenke findet sich eine Destruktion des Gelenkknorpels und eine Verdickung der Synovialmembran, oft mit einer Knochenarrosion und einer Abszeßbildung.

Klinik. Klinisch bestehen die Hauptsymptome in einem Schmerz hinter dem betroffenen Gelenk und in der Fossa iliaca oder der Leistenbeuge. Ein diffuser, schlecht lokalisierbarer Schmerz kann nach unten in das Bein ausstrahlen. Die Untersuchung zeigt eine Einschränkung der Beweglichkeit der unteren Wirbelsäule, und eine Kompression des Beckens von beiden Seiten verstärkt den Schmerz. Ein Abszeß ist häufig hinten oder in der Fossa iliaca tastbar. Die Röntgenaufnahmen zeigen eine lokale Rarifizierung mit Verlust der genauen Gelenkkontur.

Behandlung. Sie entspricht der für andere an Tuberkulose erkrankten Gelenke (S. 55). Die allgemeine Behandlung besteht in Bettruhe und Chemotherapie. Die lokale Behandlung besteht in der Immobilisierung des Rumpfes und des Beckens in einem Gipsverband, bis die Erkrankung zur Ruhe kommt. Danach erlauben manche Orthopäden dem Patienten mit einem Gürtel zur Ruhigstellung der Iliosakralgelenke aufzustehen, während andere eine operative Fusion (Arthrodese des befallenen Gelenkes) empfehlen, um einem Wiederaufflammen der Erkrankung vorzubeugen. Abszesse sollten punktiert oder drainiert werden.

Andere Formen der Arthritis an den Iliosakralgelenken

Eine eitrige Arthritis kann vorkommen. Sie ist aber selten. Die allgemeinen Zeichen dieser Erkrankung entsprechen denen der eitrigen Arthritis an anderen Gelenken – wie auf S. 43 beschrieben.

Die chronische Polyarthritis kann die Iliosakralgelenke zusammen mit anderen Gelenken der Wirbelsäule befallen (S. 185).

Eine Arthrose der Iliosakralgelenke ist – wenn überhaupt – sehr selten die Ursache einer ernsten Beeinträchtigung.

Überlastung der Iliosakralbänder

Eine Überlastung der Iliosakralregion wurde früher häufig in Fällen von Schmerzen diagnostiziert, die vorwiegend in der oberen Glutealregion lokalisiert waren. Heute glaubt man, daß in der Mehrzahl der Fälle der Schmerz nicht vom Iliosakralgelenk ausgeht, sondern von Erkrankungen der unteren Lendenwirbelsäule – oft durch einen Bandscheibenschaden – in die Glutealregion ausstrahlt. In Ausnahmefällen jedoch kommt eine echte Überlastung der Iliosakralbänder vor.

Klinik. Klinisch handelt es sich bei den Patienten gewöhnlich um erwachsene Frauen. Die Beschwerden werden oft zum ersten Mal nach der Geburt bemerkt. Der Schmerz ist genau über den Iliosakralgelenken lokalisiert, und es besteht auch eine Tendenz zur Ausstrahlung von diffusen Schmerzen in den Oberschenkel. Der Schmerz nimmt bei Drehung des Rumpfes zu. Die *Untersuchung* zeigt eine gute Beweglichkeit der Wirbelsäule, wobei Schmerzen nur endgradig auftreten. Eine kräftige Belastung der Iliosakralgelenke durch laterale Kompression auf das Becken oder durch Extension in einem Hüftgelenk – während das andere in voller Beugung gehalten wird – löst den Schmerz aus. Es finden sich keine neurologischen Zeichen. Die *Röntgenbilder* zeigen keinen pathologischen Befund.

Behandlung. Die genuine Überlastung der Iliosakralbänder spricht oft gut auf manuelle Therapie mit und ohne Anästhesie an. Führt diese Behandlung nicht zum Erfolg, sollte man die physiotherapeutischen Maßnahmen versuchen (Wärme, Massage, Übungsbehandlung); wenn diese Therapie ebenfalls fehlschlägt, sollte das Tragen eines Korsetts empfohlen werden (Abb. 150, S. 198).

Außerhalb liegende Erkrankungen, die eine Wirbelsäulenerkrankung vortäuschen

Abdominelle Erkrankungen

Peptisches Ulcus

Der Schmerz bei Ulcus pepticum tritt oft im Rücken wie auch im Epigastrium auf. In Ausnahmefällen fühlt der Patient diesen Schmerz gänzlich im Rücken oder unter dem linken Rippenbogen, wenn das Ulcus einen gürtelförmigen Schmerz vortäuscht, der entlang eines thorakalen Spinalnerven ausstrahlt.

Viszeroptose

Eine Ptose der an der hinteren Abdominalwand hängenden Eingeweide kann ein weiterer Grund für Rückenschmerzen sein. Eine Insuffizienz der Rückenmuskeln mit nachfolgender Bandüberlastung ist meist ebenso vorhanden. Der durch diese Ursache entstehende Schmerz kann durch das Tragen eines Mieders zur Unterstützung der Bauch- und Lumbosakralregion gemildert werden.

Renale oder perirenale Infektionen

Selten kann ein perinephritischer Abszeß mit einer Rückenerkrankung verwechselt werden. Die üblichen Zeichen sind ein Schmerz im Rücken und in den Lenden, allgemeines Krankheitsgefühl, Fieber und eine Leukozytose.

Nierenstein

Der Schmerz kann hauptsächlich im Rücken empfunden werden, obwohl er beinahe immer mehr in die Richtung der Lenden als zur Mittellinie hinausstrahlt. Er wird oft durch Bewegungen verstärkt – z. B. beim Fahren in einem Bus oder beim Sprung von der Bordsteinkante. In der Anamnese findet man eine Hämaturie oder Koliken. Die Beweglichkeit der Wirbelsäule ist nicht eingeschränkt. Die Röntgenaufnahmen zeigen den Stein.

Gallenstein und Cholecystitis

Ein Schmerz unter dem rechten Rippenbogen von einer Gallenblasenerkrankung ist leicht mit einem gürtelförmigen Schmerz zu verwechseln, der entlang eines Interkostalnerven aufgrund einer Wirbelsäulenerkrankung ausstrahlt.

Erkrankungen des Beckens

Beckentumoren

Ein Tumor innerhalb des Beckens kann den Plexus sacralis oder seine Äste irritieren und Schmerzen verursachen, die der Ausbreitung des N. ischiadicus entsprechen. Er kann somit das Bild einer Ischialgie vortäuschen, wie es bei einem Bandscheibenvorfall oder einem Wirbelsäulentumor vorkommt. Ein Beckentumor ist bei der rektalen oder vaginalen Untersuchung in der Regel tastbar. Diese Untersuchung sollte bei Fällen von ausstrahlenden Schmerzen in die untere Extremität Teil der Routineuntersuchung sein. Die Computertomographie kann bei der Diagnosestellung von Hilfe sein.

Gynäkologische Erkrankungen

Die Bedeutung der gynäkologischen Erkrankungen als Ursache von Rückenschmerzen wurde übertrieben. In der Tat gibt es keinen vernünftigen Grund für die Zuordnung von Rückenbeschwerden zu gynäkologischen Erkrankungen, abgesehen von größeren nachweisbaren intrapelvinen Erkrankungen.

Erkrankungen der unteren Gliedmaßen

Arthrose der Hüfte

Der Schmerz, der bei einer Arthrose in der Hüfte auftritt, täuscht manchmal einen Ischiasschmerz vor, wie er bei einer Wirbelsäulenerkrankung vorkommt. Ganz charakteristisch strahlt der Hüftschmerz von der Leiste nach unten in die Vorderseite des Oberschenkels bis zum Knie aus. Die Irritation der Wurzel des 4. Lumbalnerven durch eine Wirbelsäulenerkrankung verursacht Schmerzen in ziemlich ähnlicher Ausbreitung. Die beste Vorbeugung gegen einen Irrtum ist die Untersuchung der Hüftbeweglichkeit bei in das Bein ausstrahlenden Schmerzen.

Gefäßerkrankungen

Arterieller Verschluß

Man sollte immer daran denken, daß ein Verschluß der Aorta, der Arteriae iliacae oder deren Hauptäste bei Anstrengungen zu ischämischen Muskelschmerzen führen kann. Aufgrund der Verteilung dieses Schmerzes in die untere Lendenwirbelsäule und das Gesäß kann er leicht mit einem Rückenschmerz oder mit einer Ischialgie als Folge eines Bandscheibenvorfalls oder einer anderen Wirbelsäulenerkrankung verwechselt werden. Ein Hinweis zur richtigen Diagnose ist die Angabe des Patienten, daß der Schmerz nur während Anstrengungen einsetzt und bei Beendigung derselben sofort nachläßt. In solch einem Fall ist der Puls der A. femoralis oder der A. poplitea in der Regel schwach oder er fehlt. Es ist aber hervorzuheben, daß die Pulse der A. tibialis posterior und der A. dorsalis pedis ohne weiteres tastbar sein können, selbst wenn ein kompletter Verschluß an oder in der Nähe der Aortenbifurkation vorliegt. Einfache Röntgenaufnahmen können eine Verkalkung der Aorta oder der Beckengefäße zeigen. Mit einer Arteriographie läßt sich die genaue Lokalisation und die Ausdehnung des Verschlusses feststellen.

Aortenaneurysma

Starke Rückenschmerzen können bei Patienten mit einem Aortenaneurysma als Beschwerden im Vordergrund stehen.

Kapitel 5

Schulterregion

Die mechanischen Vorgänge im Schulterbereich sind ziemlich komplex. Das Schultergelenk besteht aus drei Komponenten – dem Skapulohumeralgelenk oder eigentlichem Schultergelenk, dem Akromioklavikulargelenk und dem Sternoklavikulargelenk. Das Skapulohumeralgelenk erlaubt ein freies Bewegungsausmaß für Abduktion, Flexion und Rotation unter der Kontrolle der skapulohumeralen Muskeln. Die anderen beiden Gelenke zusammen erlauben eine Rotation der Scapula auf dem Thorax von 90 Grad und ein Gleiten der Scapula in anteroposteriorer Richtung unter der Kontrolle der zervikoskapularen und thorakoskapularen Muskeln.

Im Bereich der Schulter gibt es eine Reihe von Gelenkerkrankungen. Bemerkenswert ist jedoch, daß eine Arthrose, die in den meisten Gelenken häufig vorkommt, im Skapulohumeralgelenk selten ist. Dagegen bietet die Schulter verschiedene eigene Erkrankungen – wie z. B. der Riß der Muskel-Sehnenmanschette, das schmerzhafte Bogensyndrom und die Schultersteife („frozen" shoulder). Zusammen stellen diese einen großen Anteil der Schulterbeschwerden dar.

Schmerzen in der Schulter und im Arm werden häufig fehlinterpretiert. Besondere Sorgfalt ist notwendig, um einen in der Schulter selbst entstehenden Schmerz von Schmerzen zu unterscheiden, die in der Halswirbelsäule, dem Thorax oder dem Abdomen ihren Ausgang nehmen.

Besondere Gesichtspunkte bei der Untersuchung von Schulterbeschwerden

Anamnese

Besonderheiten des Schulterschmerzes. Wichtig ist, durch Befragen die genaue Lokalisation und Verteilung des Schmerzes festzustellen. Der wahre Schulterschmerz beschränkt sich selten auf die Schulter allein. Typischerweise strahlt er von einem Punkt nahe der Akromionspitze nach unten auf die Lateralseite des Oberarmes etwa bis zur Gegend des Deltamuskelansatzes aus. Der wahre Schulterschmerz breitet sich nur selten über die Ellenbogengegend nach distal aus.

Ein Schmerz, welcher im Akromioklavikulargelenk oder Sternoklavikulargelenk entsteht, bleibt auf diese Gelenke lokalisiert und strahlt nicht nach unten in den Arm aus.

Tabelle 6. Klinische Routineuntersuchung bei Schultererkrankungen

1. Lokale Untersuchung der Schultergegend

Inspektion
- Knochenkonturen und Achsenstellung
- Weichteilkonturen
- Farbe und Beschaffenheit der Haut
- Narben oder Fisteln

Palpation
- Hauttemperatur
- Knochenkonturen
- Weichteilkonturen
- Lokale Druckempfindlichkeit

Beweglichkeit
- Zu unterscheiden ist zwischen der Beweglichkeit im Skapulohumeralgelenk und der Bewegung der Scapula selber während Abduktion, Flexion, Extension, Außen- und Innenrotation.
- Schmerz bei Bewegung?
- Muskelverspannung?
- Krepitation bei Bewegung?

Kraft
- Zervikoskapulare und thorakoskapulare Muskeln (Kontrolle der Schulterblattbewegung) – Elevation der Scapula, Rückwärtsführen der Scapula, Abduktion – Rotation der Scapula.
- Skapulohumerale Muskeln (Kontrolle der Bewegung im skapulohumeralen Gelenk) – Abduktion, Adduktion, Flexion, Extension, Außen- und Innenrotation.

Akromioklavikulargelenk
- Untersuchung hinsichtlich Schwellung, Überwärmung, Druckempfindlichkeit, Bewegungsschmerzen und Stabilität.

Sternoklavikulargelenk
- Untersuchung hinsichtlich Schwellung, Überwärmung, Druckempfindlichkeit, Bewegungsschmerz und Stabilität.

2. Untersuchung von außerhalb der Schultergegend liegenden Ursachen von Schulterbeschwerden

Diese Untersuchung ist wichtig, wenn eine befriedigende Erklärung für Beschwerden bei der lokalen Untersuchung der Schulter nicht gefunden werden kann. Die Untersuchung sollte einbeziehen:

1) Halsregion mit Plexus brachialis;
2) Thorax, besonders im Hinblick auf Herz und Pleura;
3) Abdomen, hinsichtlich subdiaphragmatischer Erkrankungen.

3. Allgemeinuntersuchung

Allgemeine Untersuchung des übrigen Körpers

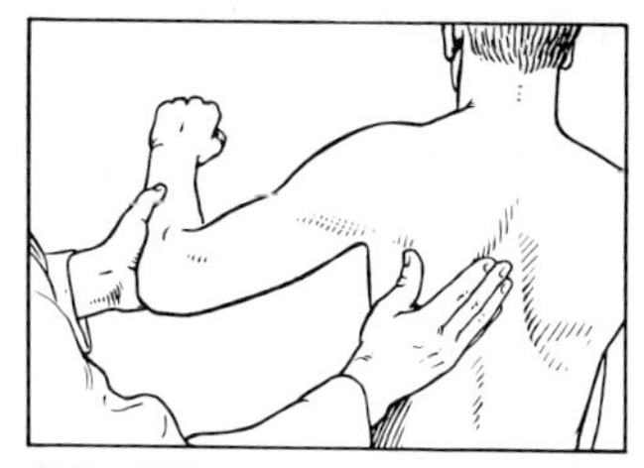

Abb. 157

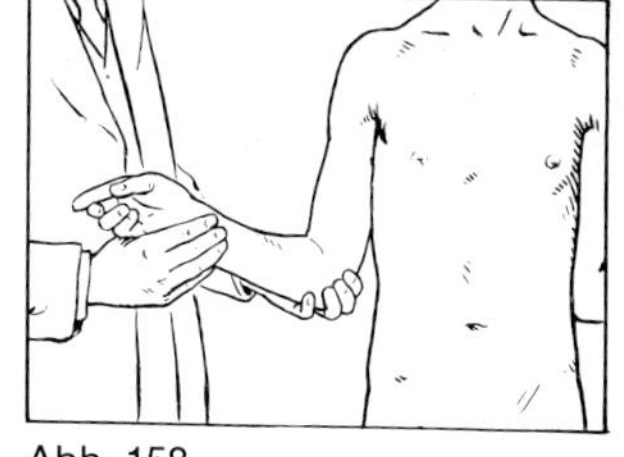

Abb. 158

Abb. 157. Untersuchung der Schulterabduktion. Eine Hand faßt die Scapula, während die andere den Ellenbogen unterstützt. Auf diese Weise läßt sich der Anteil der Abduktion im Skapulohumeralgelenk und der Skapularotation am totalen Bewegungsausmaß der Schulter feststellen

Abb. 158. Untersuchung der Rotation im Schultergelenk. Der Ellenbogen ist um 90° gebeugt und damit die Unterarmrotation aufgehoben. Der Unterarm dient als Zeiger und läßt das Ausmaß der Rotation erkennen

In die Schultergegend projizierter Schmerz. Der durch eine Läsion des Plexus brachialis bedingte Schmerz dehnt sich oft von der unteren Nackenregion über die Schulterspitze in den Arm aus. Im Gegensatz zum echten Schulterschmerz strahlt er häufig unterhalb des Ellenbogens in Unterarm und Hand aus und kann von Parästhesien begleitet sein – oft beschrieben als „Ameisenlaufen", „taubes" oder „eingeschlafenes" Gefühl. Ein auf die Schulter bezogener Schmerz kann auch durch eine Erkrankung des Thorax oder der oberen Abdominalregion entstehen.

Untersuchung

Der Patient muß bis zur Gürtellinie ausgezogen sein. Bei der Untersuchung sollte er am besten stehen oder auf einem hohen Stuhl sitzen. Der untersuchende Orthopäde steht während der Untersuchung die meiste Zeit hinter dem Patienten, um die Stellung der Scapula leichter beobachten zu können.

Für die einzelnen Schritte der routinemäßigen Untersuchung findet sich in Tabelle 6 eine entsprechende Aufstellung.

Bewegungen der Schulter

Bei der Untersuchung der Schulterbeweglichkeit ist es wichtig zu bestimmen, wieviel der Bewegung im Skapulohumeralgelenk stattfindet und wieviel andererseits der Rotation der Scapula zuzuschreiben ist. Eine genauere Unterscheidung zwischen den beiden Bewegungsarten ist nur durch Tasten der unteren Skapulahälfte während der Bewegung möglich. (Abb. 157). Bei der normalen Schulter findet etwa die Hälfte der Abduktion im Skapulohumeralgelenk und die andere Hälfte durch Rotation der Scapula statt. Erkrankungen der Schulter verursachen häufiger eine Einschränkung der Beweglichkeit des Skapulohumeralgelenkes als eine Einschränkung der Schulterblattbeweglichkeit.

Stellen Sie sich hinter den Patienten. *Abduktion:* Der Patient wird aufgefordert, beide Arme seitwärts vom Körper zu heben, so daß die Handflächen sich oberhalb des Kopfes

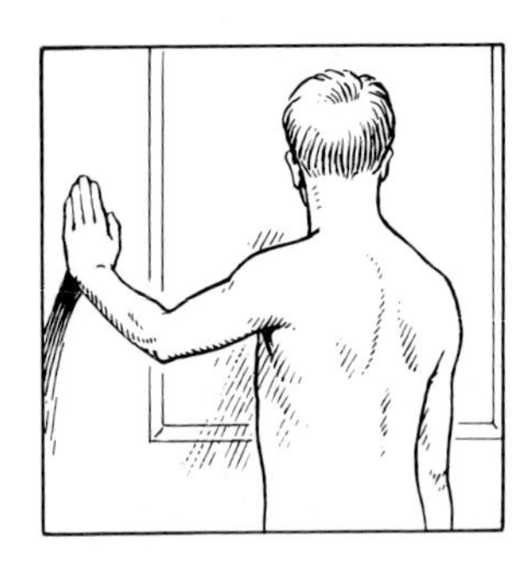

Abb. 159. Untersuchung bei Schwäche des M. serratus anterior

treffen. Das Abduktionsmaß ist zu messen und gleichzeitig ist festzustellen, welcher Anteil der Bewegung dem Skapulohumeralgelenk und der Rotation der Scapula auf dem Thorax zuzuschreiben ist. *Flexion:* Der Patient wird aufgefordert, die Arme vorwärts in Richtung der Vertikalen zu heben. Man beobachtet wieder durch Tasten der Scapula welcher Anteil der Bewegung im Skapulohumeralgelenk stattfindet. *Extension:* Der Patient hebt die Ellenbogen rückwärts. *Außenrotation:* Die Ellenbogen werden bei einer Beugung von 90 Grad seitlich am Körper gehalten (Abb. 158): Die Unterarme wirken dann als Zeiger für die Ausmessung des Winkels (normales Ausmaß = 80 Grad). *Innenrotation:* Der Patient soll seinen Handrücken auf die Lumbalregion legen und den Ellenbogen vorwärts führen (normales Ausmaß = 110 Grad).

Einschätzung der Muskelkraft

Bei der Einschätzung der Kraft der Schultermuskeln müssen zwei Gruppen unterschieden werden: 1) die zervikoskapularen und thorakoskapularen Muskeln; 2) die skapulohumeralen Muskeln.

Die zervikoskapularen Muskeln und thorakoskapularen Muskeln. Diese kontrollieren die Bewegungen der Scapula. Jede Gruppe ist nacheinander zu beurteilen und beide Seiten sind zu vergleichen. *Elevatoren der Scapula* (M. levator scapulae, obere Fasern des M. trapecius): Der Patient wird aufgefordert die Schultern gegen Widerstand nach oben zu ziehen. *Retraktoren der Scapula* (M. romboideus und mittlere Trapeziusfasern): Der Patient wird aufgefordert, die Schultern nach rückwärts zu führen. *Abduktoren und Rotatoren der Scapula* (M. serratus anterior mit mittleren und unteren Trapeziusfasern): Der Patient soll mit der Hand horizontal nach vorne gegen eine Wand (Abb. 159) oder gegen den Widerstand des Untersuchers stoßen. Wenn der M. serratus anterior geschwächt ist, tritt die Scapula flügelartig hervor (Abhebung des vertebralen Randes des Schulterblattes nach rückwärts).

Die skapulohumeralen Muskeln. Diese kontrollieren die Bewegungen des Skapulohumeralgelenkes. Man soll die Kraft jeder Muskelgruppe einschätzen und nacheinander die Abduktoren, Adduktoren, Flexoren, Extensoren, Außenrotatoren und Innenrotatoren prüfen. Wenn der Patient keine Kraft hat, aktiv das Skapulohumeralgelenk aus der Armhängelage heraus zu abduzieren, soll man feststellen, ob er die Abduktionsstellung einhalten kann, nachdem der Arm passiv in eine Abduktionsstellung von ca. 90 Grad gehoben wurde. Die Möglichkeit die Abduktionsstellung zu halten, aber nicht sie zu starten, ist charakteristisch für die isolierte Ruptur der Supraspinatussehne (Abb. 168 u. 169, S. 227).

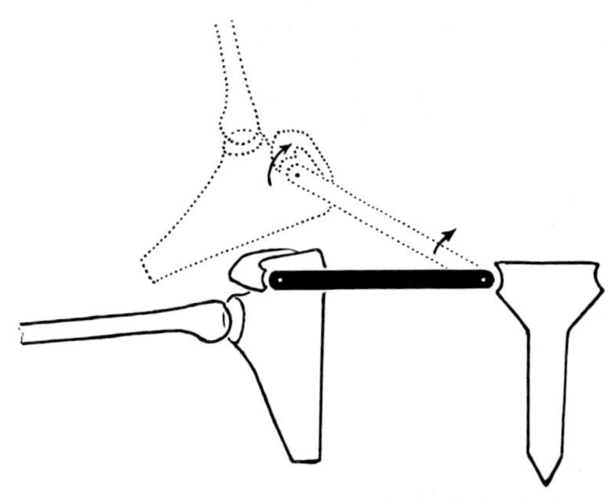

Abb. 160. Mechanik der Skapularotation. Das Schlüsselbein dient als Bindeglied mit einem Gelenk an jedem Ende, durch welches die Scapula vom Brustbein weg gehalten wird. Die volle Rotation der Scapula schließt sowohl eine Bewegung im Akromioklavikulargelenk als auch im Sternoklavikulargelenk ein

Das Akromioklavikular- und Sternoklavikulargelenk

Die Clavicula kann als ein Bindeglied betrachtet werden, mit einem Gelenk an jedem Ende zur Scapula und zum Sternum (Abb. 160). Die Bewegung der Scapula muß über einen Drehpunkt an einem oder beiden Enden dieser Verbindung erfolgen. Bei der normalen Schulter bewegt sich die Scapula bei gleichzeitiger Bewegung im akromioklavikularen und sternoklavikularen Gelenk hauptsächlich während der Elevation des Armes über 90 Grad und wenn die Schultern rückwärts oder vorwärts gezogen werden. Um das akromioklavikulare und sternoklavikulare Gelenk zu untersuchen, soll man vor dem Patienten stehen. Bei der Untersuchung soll man auf jeder Seite auf das Vorhandensein einer Deformität, einer Schwellung, einer erhöhten Hauttemperatur, einer lokalen Druckempfindlichkeit und eines Bewegungsschmerzes achten – besonders bei maximaler Elevation des Armes und extremer Rückwärtsführung der Schultern. Außerdem soll man prüfen, ob eine Tendenz zur Subluxation oder Luxation der Gelenke bei der Bewegung vorliegt.

Radiologische Untersuchung

Das skapulohumerale Gelenk. Die Routineaufnahme besteht in einer einfachen a.p.-Projektion während sich der Arm in anatomischer Stellung befindet. Wenn eine zusätzliche Information gewünscht wird, sollte man eine spezielle axilläre Projektion mit Abduktion des Armes von 90 Grad und seitlicher Darstellung des Humerus oder stereoskopische Aufnahmen anfertigen. Weitere Aufnahmen zeigen das obere Ende des Humerus in verschiedenen Graden der Rotation. Eine Arthrographie nach Injektion von Kontrastmittel in das Gelenk zeigt, ob die Kapsel intakt ist oder nicht.

Das Akromioklavikulargelenk und das Sternoklavikulargelenk. Hier sind zur Darstellung spezielle Projektionen üblich.

Außerhalb der Schulter gelegene Ursachen für Schulter- und Armschmerzen

In vielen Fällen, bei denen ein Schmerz in der Schulter und im Arm die Hauptbeschwerden darstellt, finden sich lokal keine Besonderheiten. Die Beschwerden stammen von einer Läsion außerhalb des Schultergelenkes. So stellt ein Schmerz über der Schulter häufig das Beschwerdebild bei Erkrankungen der Halswirbelsäule dar, besonders wenn der Plexus brachialis oder seine Wurzeln betroffen sind. Ein Schulterschmerz kann auch entstehen, wenn durch eine Erkrankung im Thorax oder im Abdomen das Zwerchfell irritiert ist. Die Möglichkeit solcher außerhalb der Schulter gelegenen Erkrankungen muß bei der Untersuchung des Schulterschmerzes immer in Betracht gezogen werden. Glücklicherweise ist bei sorgfältiger Befragung und klinischer Untersuchung die Unterscheidung eines innerhalb der Schulter gelegenen Schmerzes von einem außerhalb gelegenen nicht schwer. Es ist darauf hinzuweisen, daß Läsionen, welche die Schulter betreffen, immer lokale Beschwerden an der Schulter selbst hervorrufen, die bei der Untersuchung leicht demonstriert werden können. Wenn die Schulter klinisch unauffällig ist, dann ist es unwahrscheinlich, daß sie selber Sitz der Krankheit ist. Die Aufmerksamkeit sollte dann auf andere Ursachen außerhalb der Schulter gerichtet sein.

Klassifikation der Erkrankungen der Schultergegend

- Erkrankungen der Schulter (Skapulohumeralgelenk)
  - Gelenkerkrankungen
    - Eitrige Arthritis
    - Chronische Polyarthritis
    - Tuberkulöse Arthritis
    - Arthrose
  - Mechanische Störungen
    - Rezidivierende Schulterluxation
    - Kompletter Riß der Sehnenmanschette
    - Schmerzhaftes Bogensyndrom (einschließlich des Kalkdepots in der Sehne)
    - Ruptur der langen Bizepssehne
  - Verschiedenes
    - Tenosynovitis der langen Bizepssehne
    - Schultersteife

- Erkrankungen des Akromioklavikulargelenkes
    - Arthrose
    - Persistierende Luxation oder Subluxation

- Erkrankungen des Sternoklavikulargelenkes
    - Arthritis
    - Persistierende oder rezidivierende Luxation

Erkrankungen der Schulter
(Skapulohumerales Gelenk)

Eitrige Arthritis der Schulter
(Allgemeine Beschreibung der eitrigen Arthritis, S. 43)

Eine eitrige Arthritis der Schulter ist selten. Sie tritt meist bei Kindern auf, bei denen sich die Infektion von einem osteomyelitischen Herd in der proximalen Humerusepiphyse auf die Schulter ausbreitet.

Das klinische Bild ähnelt jenem der eitrigen Arthritis anderer Gelenke. Der Beginn ist plötzlich und von Fieber begleitet. Die Schulter ist geschwollen, überwärmt und in der Beweglichkeit eingeschränkt. Die Behandlung folgt den empfohlenen Richtlinien auf S. 46.

Chronische Polyarthritis der Schulter
(Allgemeine Beschreibung der chronischen Polyarthritis, S. 46)

Die Schulter ist bei der chronischen Polyarthritis seltener betroffen als mehr peripher gelegene Gelenke, wie Finger-, Hand- und Fußgelenke. Oft sind beide Schultern gleichzeitig mit verschiedenen anderen Gelenken erkrankt.

Wie bei anderen oberflächlichen Gelenken ist das klinische Bild besonders durch lokalen Schmerz, Einsteifung, Überwärmung, Schwellung durch Synovialis-Verdickung und leichte Bewegungseinschränkung charakterisiert.

Behandlung. Diese entspricht im wesentlichen derjenigen der chronischen Polyarthritis im allgemeinen, wie auf S. 49 beschrieben. Wichtig sind Übungsbehandlungen, um ein ausreichendes Bewegungsausmaß aufrechtzuerhalten.

Operative Behandlung. Der Schultergelenkersatz kann bei einer sehr schweren Beeinträchtigung indiziert sein. Eine zweiteilige Prothese mit der konvexen Komponente aus Metall und der konkaven Komponente aus Plastik wird mit Knochenzement verankert. Die Schmerzerleichterung ist anfangs oft zufriedenstellend. Eine gute aktive Beweglichkeit kann jedoch in der Regel nicht erwartet werden. Wie beim Ersatz anderer Gelenke besteht das Risiko der allmählichen Lockerung, so daß die Operation nur nach strenger Indikation durchgeführt werden sollte.

Tuberkulöse Arthritis der Schulter
(Allgemeine Beschreibung der tuberkulösen Arthritis, S. 52)

Die tuberkulöse Arthritis der Schulter ist in westlichen Ländern eine seltene Erkrankung geworden. Sie tritt wesentlich seltener auf als die Tuberkulose der Wirbelsäule, des Hüft- und des Kniegelenkes.

Pathologie und Klinik sind die gleichen wie bei der tuberkulösen Arthritis in anderen größeren Körpergelenken. Der Schmerz steht an erster Stelle der Beschwerden und die Untersuchung zeigt eine diffuse Schwellung des Gelenkes mit erheblicher Bewegungseinschränkung des Skapulohumeralgelenkes. Es kann zur Ausbil-

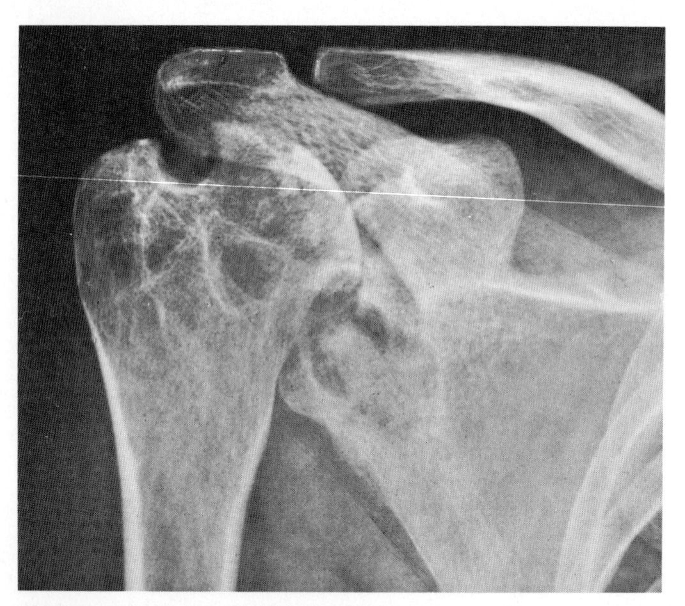

Abb. 161. Tuberkulöse Arthritis der Schulter. Verlust des Gelenkknorpels und ausgeprägte Knochenerosion an den Gelenkflächen

dung eines Abszesses kommen. Röntgenbilder im Frühstadium zeigen eine diffuse Kalksalzminderung in der gesamten skapulohumeralen Region. Später kommt es zu einer Verschmälerung des Gelenkspaltes und unter Umständen zu einer Arrosion des darunterliegenden Knochens (Abb. 161). In Zweifelsfällen ist eine Synovialisbiopsie notwendig, um die Diagnose zu sichern.

Die Behandlung erfolgt nach denselben Richtlinien wie für andere tuberkulöse Gelenke (S. 55) mit der Chemotherapie als hauptsächlicher Maßnahme. In günstigen Fällen, bei denen die Behandlung frühzeitig beginnen konnte, kann man eine gute Wiederherstellung der Gelenkfunktion erhoffen. Wenn jedoch Knorpel oder Knochen zerstört sind, kann eine Ausschaltung der Gelenkfunktion durch eine Arthrodese notwendig werden (Abb. 11, S. 27).

Arthrose der Schulter

(Allgemeine Beschreibung der Arthrose, S. 56)

Im Gegensatz zu anderen Gelenken ist die Schulter sehr selten von einer Arthrose betroffen. Ist sie erkrankt, findet sich gewöhnlich ein prädisponierender Faktor, wie eine frühere Verletzung oder Erkrankung, eine avaskuläre Nekrose des Humeruskopfes oder ein hohes Alter. Die Seltenheit der Schulterarthrose wird dadurch erklärt, daß die Schulter frei von Druckbelastung ist.

Pathologie. Der Gelenkknorpel ist abgenutzt. Der darunterliegende Knochen ist eburnisiert und an den Gelenkrändern findet sich eine Hypertrophie in Form von Osteophyten.

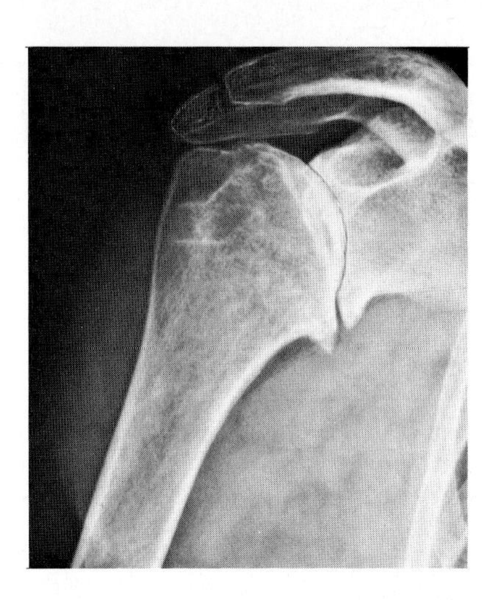

Abb. 162. Arthrose der Schulter bei einer alten Frau. Verlust des Gelenkknorpels, Randosteophyten und Sklerose der Gelenkflächen. Eine Arthrose im Schultergelenk ist selten

Klinik. Gewöhnlich ist der Patient älter. Die Arthrose ist bei jüngeren Patienten im Schultergelenk ungewöhnlich. Der Patient klagt hauptsächlich über Schmerzen in der Schulter mit Ausstrahlung in den Oberarm. *Bei der Untersuchung* findet sich keine lokale Hautüberwärmung und keine Synovialisverdickung. Eine weiche Schwellung ist auf einen häufig vorhandenen intraartikulären Erguß zurückzuführen. Die Beweglichkeit ist eingeschränkt. Die *Röntgenbilder* zeigen eine Verschmälerung des Gelenkspaltes; die Gelenklinien sind scharf gezeichnet und es besteht eine subchondrale Sklerose; die Gelenkränder zeigen Osteophyten (Abb. 162).

Behandlung In vielen Fällen ist eine Behandlung nicht notwendig, wenn dem Patienten das Leiden erklärt worden ist. Ist eine Behandlung angezeigt, sollte sie in konservativen Maßnahmen bestehen. Kurzwellentherapie, Massage und leichte Übungsbehandlung sind oft wirksam. Ein stärkerer Schultergelenkerguß sollte punktiert werden. Nur selten ist eine Operation erforderlich. Entweder kommt ein operativer Gelenkersatz (s. chronische Polyarthritis, S. 221) oder, entsprechend den vorliegenden Verhältnissen, eine Arthrodese in Betracht.

Rezidivierende Schulterluxation nach vorne

Eine traumatische Schulterluxation verursacht strukturelle Veränderungen im skapulohumeralen Gelenk, welche zu wiederholten Luxationen prädisponieren.

Pathologie. Diese besteht aus 2 Komponenten (Abb. 163–165). 1) Die Kapsel und mit ihr der Limbus ist vom vorderen Rand der Pfanne abgerissen. Sie bleibt aber weiter unten am Skapulahals angeheftet, wo sie sich mit dem Periost verbindet. Auf diese Weise entsteht vorne am Pfannenrand eine intrakapsuläre Tasche, in welche der Humeruskopf hineinluxiert (Abb. 164). 2) Die Gelenkfläche des Humeruskopfes wird posterolateral eingedrückt, wahrscheinlich durch das initiale Trauma (Abb. 164 u. 165). Der daraus resultierende Defekt in der Kontur der Gelenkfläche erlaubt dem Kopf, über den Vorderrand der Gelenkpfanne zu rutschen, wenn sich

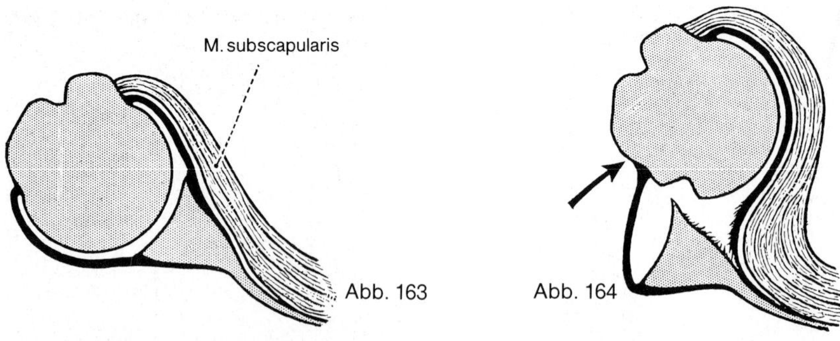

Abb. 163 u. 164. Horizontalschnitt durch die linke Schulter mit Darstellung der Pathologie bei rezidivierender Schulterluxation.
Abb. 163 zeigt die normalen Verhältnisse. In **Abb. 164** ist der Oberarmkopf nach vorne luxiert. Er hat die Kapsel vom Rand der Schulterblattpfanne abgelöst und an der Vorderfläche des Skapulahalses eine Tasche gebildet, in welche der Oberarmkopf luxiert. Der Oberarmkopf wird durch den scharfen Pfannenrand eingedrückt, wodurch der typische Defekt an der Gelenkfläche entsteht

der Arm in Außenrotation und Abduktion befindet. Die Luxation findet nach vorne statt und es ist hervorzuheben, daß der Humeruskopf innerhalb der Kapsel bleibt, während bei der nicht-rezidivierenden Luxation der Humeruskopf den Gelenkraum durch einen Kapselriß hindurch verlassen hat (Strachan, 1980).

Klinik. Immer findet sich eine Anamnese mit einer initialen gewaltsamen Luxation. Nach diesem Ereignis rezidiviert die Luxation durch nur geringe Gewalteinwirkungen, charakteristischerweise während der kombinierten Abduktion und Außenrotation (z. B. beim Anziehen eines Mantels). *Bei der Untersuchung* findet sich keine Besonderheit. *Röntgenuntersuchung:* Routineaufnahmen (mit dem Arm in anatomischer Position) lassen keine krankhaften Veränderungen erkennen. Spezialaufnahmen jedoch mit dem Arm in Innenrotation von 60 bis 80 Grad zeigen den charakteristischen Knochendefekt am Humeruskopf (Abb. 166).

Behandlung. Eine konservative Behandlung ist wirkungslos. Wenn die Luxation häufig rezidiviert, ist eine Operation gerechtfertigt. Die zuverlässigste Methode ist die Bankart-Operation, bei welcher die Kapsel wieder am Vorderrand der Schultergelenkpfanne angeheftet wird, und die Operation nach Putti-Platt, bei welcher die Subskapularissehne durch Überlappen oder Raffung verkürzt wird, um die Außenrotation einzuschränken.

Rezidivierende Schulterluxation nach hinten

Die hintere Luxation der Schulter ist viel seltener als die vordere Luxation. Oft ist die Ursache ein Elektroschock oder ein epileptischer Anfall. Die Luxation neigt zum Rezidiv. Die Pathologie entspricht der rezidivierenden Luxation nach vorne: 1) Kapsel, Limbus und Periost sind vom Rücken des Skapulahalses abgehoben und 2) der Humeruskopf ist oben medial eingedrückt. Die Luxation entsteht bei Abduktion und Innenro-

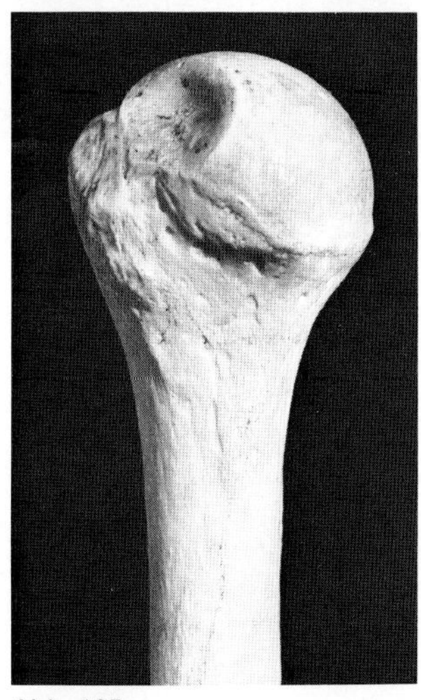

Abb. 165

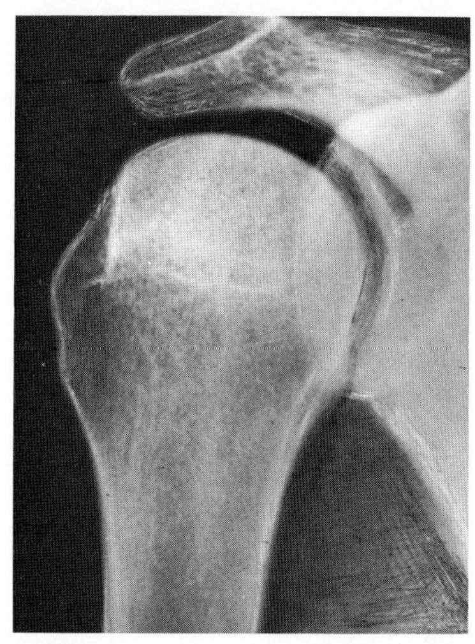

Abb. 166

Abb. 165. Typischer Defekt in der Gelenkfläche des Oberarmkopfes, wie man ihn in den meisten Fällen bei einer rezidivierenden Schulterluxation findet
Abb. 166. Röntgenologische Darstellung mit dem Arm in 80°-Innenrotation. Der Defekt ist im oberen und äußeren Quadranten des Oberarmkopfes sichtbar

tation. Der Schaden kann durch Raffung der Infraspinatussehne entsprechend dem Vorgehen der Putti-Platt-Operation mit Raffung der Subscapularissehne für die vordere Luxation behoben werden. Eine andere Methode besteht in der Vertiefung der Gelenkpfanne durch Anschrauben eines entsprechend zugerichteten Knochenblockes aus dem Darmbein an der Rückseite des Skapulahalses (Knochenblockoperation).

Kompletter Riß der Sehnenmanschette
(Riß der Supraspinatussehne)

Es ist wichtig, komplette Risse der Sehnenmanschette[1] von inkompletten Rissen zu unterscheiden. Der klinische Effekt ist unterschiedlich. Während ein inkompletter Riß eine Ursache des „schmerzhaften Bogensyndroms" (S. 229) ist, beeinträchtigt ein kompletter Riß die Schulterabduktion erheblich.

Ursachen. Die Sehne reißt bei plötzlichen Belastungen, meist in Zusammenhang mit einem Sturz. Die Altersdegeneration der Sehne ist ein konstanter prädisponierender Faktor.

---

[1] Der Begriff **Sehnenmanschette** bezeichnet die Supraspinatussehne zusammen mit den sich anschließenden flachen Sehnen, die sich mit ihr vereinigen, hauptsächlich die Infraspinatussehne hinten und Subskapularissehne vorne; diese bilden eine Manschette über der Schulter, die auch – nicht ganz richtig – Rotatorenmanschette genannt worden ist. Distal gehen die die Manschette bildenden Sehnen in die Schultergelenkkapsel über.

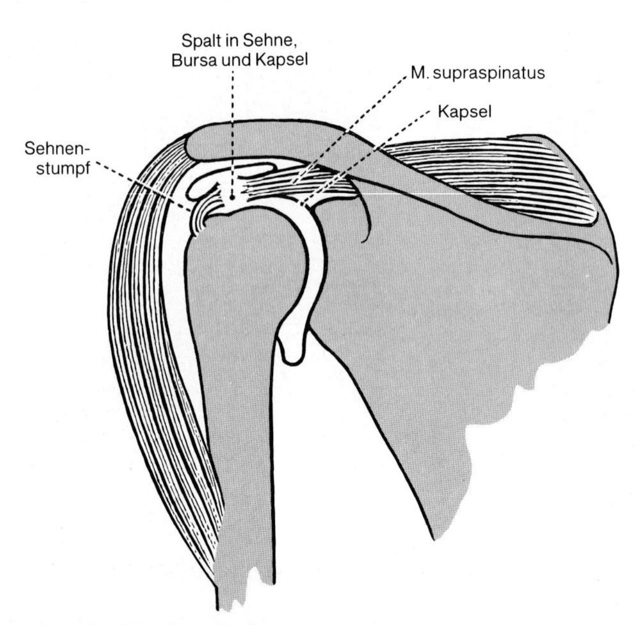

Abb. 167. Schematische Darstellung eines Risses der Supraspinatussehne. Die Bursa subacromialis kommuniziert mit dem Schultergelenk durch einen Spalt

Pathologie. Der Riß betrifft hauptsächlich die Supraspinatussehne. Er kann sich aber auch in die benachbarte Subskapularis- und Infraspinatussehne ausdehnen. Der Riß liegt nahe der Sehneninsertion und bezieht gewöhnlich die Gelenkkapsel ein, in welche die Sehnen inserieren. Die Kanten des Spaltes weichen auseinander, wodurch eine Öffnung entsteht, welche eine Verbindung zwischen dem Schultergelenk und der Bursa subacromialis darstellt (Abb. 167).

Klinik. Es handelt sich bei den Patienten meist um Männer über 60 Jahre. Nach einer übermäßigen Anstrengung oder einem Sturz klagen sie über Schmerzen an der Schulterspitze mit Ausstrahlung in den Arm. Sie sind nicht in der Lage den Arm zu heben. *Bei der Untersuchung* findet sich eine lokale Druckempfindlichkeit unter dem Akromionrand. Wenn der Patient versucht den Arm zu abduzieren, besteht keine Bewegungsmöglichkeit im Skapulohumeralgelenk, jedoch ist eine Abduktion von 45 bis 60 Grad durch die Skapulabewegungen alleine möglich (Abb. 168). Es findet sich ein volles passives Bewegungsausmaß. Wenn der Arm mit Unterstützung bis etwa 90 Grad abduziert wird, ist der Patient in der Lage, die Abduktionsstellung durch Aktion des M. deltoideus zu halten (Abb. 169). So ist das wesentliche und charakteristische Merkmal beim Riß der Supraspinatussehne die Unfähigkeit, die Abduktion im Skapulohumeralgelenk einzuleiten. Man erklärt sich das damit, daß bei Beginn der Abduktion eine kombinierte Aktion notwendig ist. Dabei übernimmt der M. deltoideus die Hauptarbeit. Der M. supraspinatus stabilisiert den

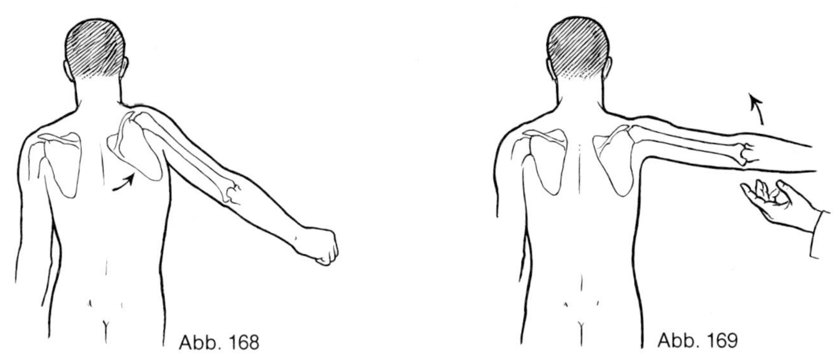

Abb. 168 u. 169. Vollständiger Riß der Sehnenmanschette (gerissene Supraspinatussehne). **Abb. 168.** Aktive Abduktion aus der Ruheposition ist nur durch Rotation des Schulterblattes möglich. Der M. deltoideus ist unfähig, die Abduktion im Skapulohumeralgelenk ohne Hilfe des M. supraspinatus einzuleiten. **Abb. 169.** Wenn der Arm passiv bis zur Horizontalen gehoben wird, kann die Abduktion aktiv durch den M. deltoideus erfolgen

Humeruskopf in der Gelenkpfanne (wie der Fuß eines Arbeiters gegen eine Leiter, welche vom Boden gehoben wird).[1]

Diagnose. Ein kompletter Riß der Sehnenmanschette muß von anderen Ursachen der gestörten skapulohumeralen Abduktion unterschieden werden, besonders vom schmerzhaften Bogensyndrom und von der Schwäche der Abduktoren (wie nach einer Poliomyelitis oder einer Nervenverletzung). Die Unfähigkeit, eine skapulohumerale Abduktion zu starten, bei jedoch vorhandener Kraft die Abduktion aufrechtzuerhalten, sobald der Arm passiv gehoben wurde, ist charakteristisch für eine weitgehend durchgerissene Supraspinatussehne. Beim schmerzhaften Bogensyndrom ist die Abduktionskraft erhalten, aber die Bewegung schmerzhaft. Im Falle eines kompletten Risses zeigt die Arthrographie eine Verbindung zwischen Gelenk und Bursa subacromialis.

Behandlung. Bei alten Patienten sollte man in der Regel eine Operation vermeiden, weil der Degenerationszustand der Sehne eine befriedigende Reparatur nicht durchführbar erscheinen läßt: Die Störung wird mit der Zeit unauffälliger und in der Tat kann sich die Kraft der aktiven Abduktion (durch Funktion des Deltamuskels alleine) manchmal wieder einstellen, obwohl der Einriß bestehen bleibt. Bei jüngeren Patienten sollte die Operation mit Naht des Sehnenrisses durchgeführt werden. Nach der Operation wird der Arm auf einer Schiene oder einem Gips in Abduktionsstellung für 3 Wochen gelagert und danach intensive aktive Schulter-

---

[1] Es hat sich bei normalen Versuchspersonen herausgestellt, daß während einer temporären Ausschaltung des M. supraspinatus mit Procain durch Blockierung des N. suprascapularis die Abduktionskraft erhalten bleibt. Der M. deltoideus kann erfolgreich allein agieren. Möglicherweise ist deshalb die Masse des M. supraspinatus wichtig, um ein Austreten des Humeruskopfes nach oben aus der Gelenkpfanne heraus mit daraus folgendem Verlust des normalen Drehpunktes zu verhindern.

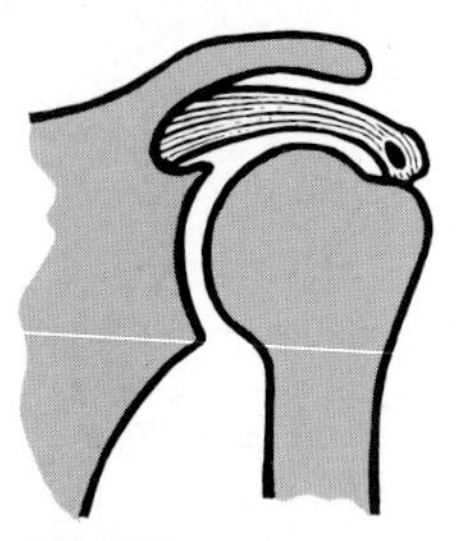

Abb. 170

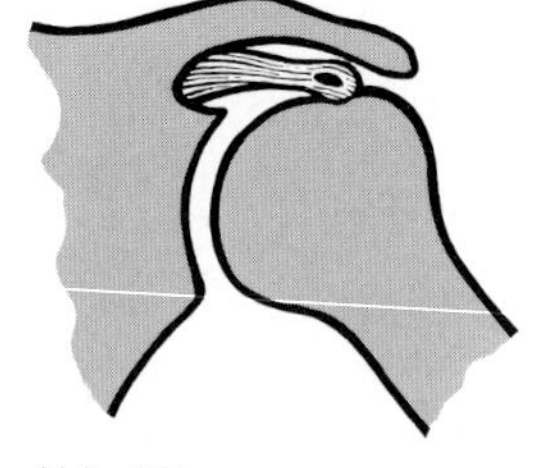

Abb. 171

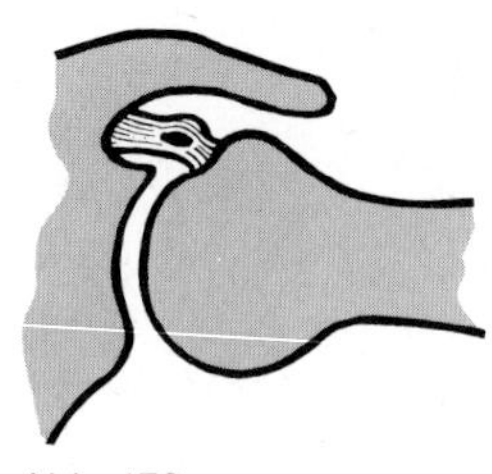

Abb. 172

Abb. 170–172. Mechanische Ursache des schmerzhaften Bogensyndroms. Der schwarze Punkt soll eine schmerzhafte Läsion in der Nähe der Supraspinatusinsertion darstellen. **Abb. 170.** Bei hängendem Arm ist die Läsion frei von Druck. **Abb. 171.** Bei mittlerer Abduktion klemmt sich die Läsionstelle zwischen Humerus und Acromion ein. **Abb. 172.** Bei voller Elevation ist die Läsion wieder von Druck befreit

übungen für viele Wochen durchgeführt. Die Resultate der Operationen sind nicht gleichmäßig befriedigend, wahrscheinlich wegen des schlechten Zustandes der degenerierten Sehne.

Schmerzhaftes Bogensyndrom

(Supraspinatussyndrom)

Es handelt sich um ein klinisches Syndrom, welches durch einen Schmerz in der Schulter- und Oberarmregion charakterisiert ist. Dieser Schmerz tritt auf im mittleren Bereich der skapulohumeralen Abduktion, während die endgradige Bewegungsphase schmerzfrei ist. Das Syndrom findet sich bei fünf verschiedenen Schulterläsionen.

Ursache. Der Schmerz wird mechanisch durch Reiben der empfindlichen Gewebe zwischen dem Tuberculum majus des Humerus und dem Acromion (oder dem Ligamentum coracoacromiale) hervorgerufen.

Pathologie. Auch bei normalen Schultern ist der Spalt zwischen dem oberen Ende des Humerus und dem Acromion im Abduktionsbereich zwischen 45 und 160 Grad schmal. Wenn sich hier ein geschwollenes und empfindliches Gewebe unter dem Acromion befindet, besteht die Möglichkeit, daß dieses während der bogenförmigen Bewegung reibt, weil der Spalt sehr schmal ist (Abb. 171). Entsprechend entsteht ein Schmerz. In der Neutralposition und bei voller Abduktion ist der Spalt größer und der Schmerz weniger stark ausgeprägt oder er fehlt (Abb. 170 u. 172).

Fünf primäre Erkrankungen können ein derartiges Syndrom verursachen (Abb. 173):

1) Einriß der Supraspinatussehne. Riß oder Zerrung einiger Sehnenfasern verursachen eine entzündliche Reaktion mit lokaler Schwellung. Die Muskelkraft ist aber

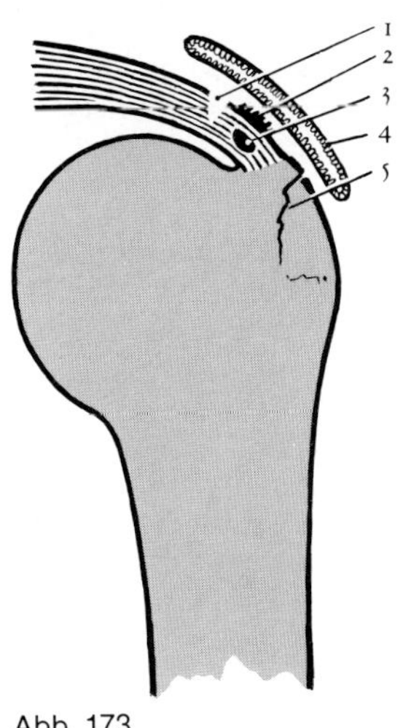

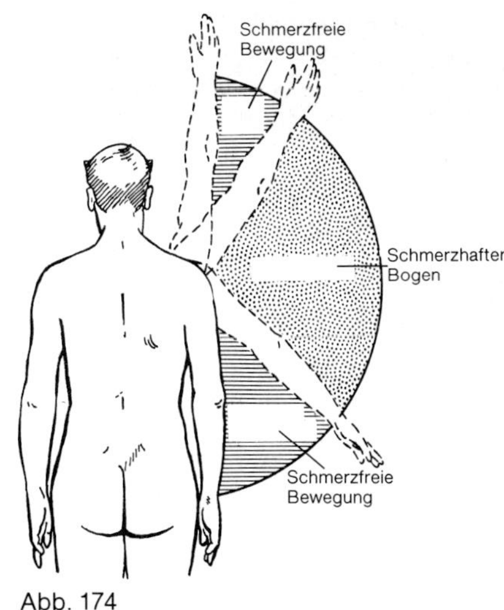

Abb. 173 Abb. 174

Abb. 173. Fünf Ursachen des schmerzhaften Bogensyndroms. Das klinische Bild ist in jedem Fall gleich: 1) Inkompletter Riß der Supraspinatussehne; 2) Supraspinatustendinose; 3) Kalkdepot in der Supraspinatussehne; 4) subakromiale Bursitis; 5) Infraktion des Tuberculum majus

Abb. 174. Schmerzhaftes Bogensyndrom. Der mittlere Anteil des Abduktionsbogens ist schmerzhaft, während die extremen Bogenanteile schmerzfrei sind

nicht nennenswert verschlechtert, was nach einem kompletten Riß der Sehnenmanschette der Fall ist.

2) Supraspinatustendinose. In einem solchen Fall nimmt man einen entzündlichen Prozeß an, der durch die Degeneration der Sehnenfasern hervorgerufen wird.

3) Kalkdepot in der Supraspinatussehne. Ein weißes, kreideartiges Depot bildet sich innerhalb der Sehne, das von einer entzündlichen Reaktion umgeben wird.

4) Subakromiale Bursitis. Die Wände der Bursa sind entzündet und durch eine mechanische Irritation verdickt.

5) Verletzung des Tuberculum majus. Eine Kontusion oder eine nicht verschobene Fraktur des Tuberculum majus ist eine häufige Ursache.

Klinik. Was auch immer die primäre Ursache ist, das klinische Syndrom hat das gleiche Bild, obwohl gradmäßig Unterschiede bestehen. Bei hängendem Arm fehlt der Schmerz oder ist minimal. Während der Abduktion beginnt der Schmerz bei etwa 45 Grad und hält bis zu einer Abduktionsbewegung von etwa 160 Grad an (Abb. 174). Danach vermindert sich der Schmerz oder er verschwindet. Beim Senken des Armes aus der vollen Elevation wird der Schmerz wieder im mittleren Abduktionsbereich empfunden. Oft möchte der Patient den Arm drehen oder zirkumduzieren, um den Arm mit einem Minimum an Schmerz zu senken. Die Schwere des Schmerzes variiert von Fall zu Fall. In Fällen mit Kalkdepot in der Supraspinatussehne kann der Schmerz so intensiv sein, daß der Patient kaum in der Lage ist, die Schulter zu bewegen.

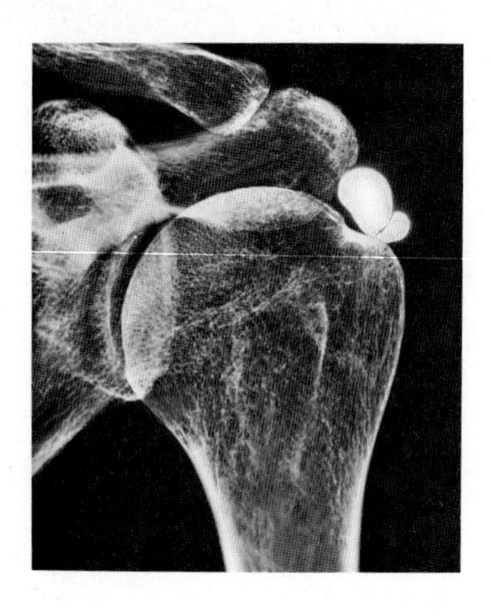

Abb. 175. Radiologische Unterscheidung zwischen einem Kalkdepot und Knochen. Ein Kalkdepot hat ein homogenes Aussehen und unterscheidet sich dadurch von einem abgesprengten Knochenstück, welches eine trabekuläre Zeichnung aufweist

Diagnose. Das schmerzhafte Bogensyndrom wird manchmal mit einer Arthrose im Akromioklavikulargelenk verwechselt, welche auch Schmerzen in einer bestimmten Phase der Abduktion verursachen kann. Jedoch beginnt bei der akromioklavikulären Arthrose der Schmerz während der Abduktion später (nicht vor 90 Grad Abduktion) und verstärkt sich eher, als daß er sich vermindert sobald die volle Elevation erreicht ist. Die Differenzierung zwischen den fünf primären Ursachen dieses Syndroms erfolgt durch Anamnese und Röntgenaufnahme. Eine Anamnese mit einem Unfall läßt eine Überbeanspruchung der Supraspinatussehne oder eine Läsion des Tuberculum majus vermuten, wohingegen ein spontaner Beginn der Beschwerden eine Tendinose, ein Kalkdepot oder eine subakromiale Bursitis vermuten läßt. Das Röntgenbild bestätigt eine Fraktur oder ein Kalkdepot bzw. schließt diese aus (Abb. 175). Ein Kalkdepot unterscheidet sich radiologisch von einem abgesprengten Knochenfragment dadurch, daß es homogen ist und nicht den charakteristischen trabekulären Aufbau des Knochens zeigt.

Behandlung im akuten Fall. Bei leichten Fällen ist eine Behandlung oft nicht nötig. Wenn eine Behandlung gewünscht wird, sollte diese sich nach der primären Ursache des Syndroms richten. In den meisten Fällen sind nicht-operative Maßnahmen wirksam, aber manchmal ist auch eine Operation erforderlich.

Kalkdepot in der Supraspinatussehne: In Fällen mit mittelstarken Beschwerden erfolgt die Behandlung durch Ruhe in einer Schiene sowie Kurzwellendiathermie mit mobilisierenden Übungen, wenn der Schmerz geringer wird. Wenn der Schmerz – wie manchmal in diesen Fällen – intensiv ist, kann eine sofortige Linderung durch Entfernen des zahnpastaartigen Depots durch Aspiration oder eine Inzision der Sehne erreicht werden.

Kontusion oder Fissur des Tuberculum majus. Wichtig sind der aktive Gebrauch des Armes und mobilisierende Übungen.

Überlastung der Supraspinatussehne, Supraspinatus-Tendinose und subakromiale Bursitis: Die meisten dieser Fälle reagieren günstig auf Kurzwellendiathermie und mobilisierende Übungen.

Behandlung in chronischen Fällen. Wenn beim schmerzhaften Bogensyndrom trotz einer ständig durchgeführten konservativen Behandlung starke Schmerzen andauern, kann eine Operation notwendig werden. Zwei Methoden stehen zu Verfügung. Bei der ersten, bekannteren Methode wird das Acromion bis zum Akromioklavikulargelenk exzidiert, um die Möglichkeit einer weiteren Einklemmung des entzündeten Gewebes zwischen Acromion und oberem Ende des Humerus auszuschalten. Bei der anderen Methode wird der Skapulahals durchtrennt und komplett mit dem gesamten skapulohumeralen Gelenk nach unten geschoben, um den Raum zwischen Humeruskopf und Acromion zu erweitern. Diese Operationsmethode befindet sich noch in der Erprobung.

Ruptur der langen Bizepssehne

Die lange Bizepssehne ist eine der Sehnen im Körper, welche ohne starke Beanspruchung oder Verletzung reißen können (die anderen sind die Supraspinatussehne und die Sehne des M. extensor pollicis longus).

Ursache. Unter normaler Beanspruchung reißt die Sehne nicht, wenn sie nicht bereits geschwächt ist. Der prädisponierende Faktor ist die Altersdegeneration, wahrscheinlich beschleunigt durch oft wiederholte Reibung und Abknickung an der Stelle, wo die Sehne in den Sulcus intertubercularis des Humerus eintritt.

Klinik. Es handelt sich meist um Männer mittleren Lebensalters. Beim Heben oder Ziehen mit dem Arm fühlt der Patient plötzlich ein Nachgeben im vorderen Schulterbereich. Er hat nur mäßige Beschwerden und oft verzichtet der Patient auf eine ärztliche Überprüfung. Später bemerkt er eine ungewöhnliche Vorwölbung der Muskeln vorn am Oberarm. *Bei der Untersuchung* – ziemlich bald nach dem Riß – zeigt sich eine leichte Überempfindlichkeit über dem Sulcus bicipitalis des Oberarmes. Wenn der Patient den M. biceps anspannt, wie beim Beugen des Ellenbogens oder beim Supinieren des Unterarmes gegen Widerstand, kontrahiert sich der lange Bizepskopf zu einer runden Masse wie ein Ball.

Auffallenderweise findet sich nur eine geringe Schwäche für die Ellenbogenbeugung und für die Supination.

Behandlung. Die Störung ist gewöhnlich so leicht, daß eine Operation nicht erforderlich ist. Wenn eine Wiederherstellung als notwendig erachtet wird, ist es ausreichend, den distalen Stumpf der Sehne an die Wand des Sulcus bicipitalis zu nähen. Der proximale Stumpf bleibt unbeachtet.

Tenosynovitis der langen Bizepssehne

(Bizepstendinitis)

Es handelt sich um eine seltenere und eher geringfügige Erkrankung, welche durch Schmerz und lokale Druckempfindlichkeit in der Gegend des Sulcus bicipitalis des Humerus und der langen Bizepssehne charakterisiert ist. Man nimmt an, daß es sich um eine Irritation der Sehne durch Reibung innerhalb des Sulcus handelt.

Klinik. Die Beschwerden bestehen in Schmerzen an der Vorderseite der Schulter, welche bei aktiver Bewegung des Armes stärker werden. Die Untersuchung zeigt eine lokale Druckempfindlichkeit im Verlauf der langen Bizepssehne. Der Schmerz kann oft durch

Bewegung der Schulter verstärkt werden, während die Sehne durch forcierte Supination des Unterarmes angespannt wird.

Behandlung. Eine übermäßige Beanspruchung der Schulter sollte vermieden werden. In schweren Fällen kann eine Zeitlang tagsüber eine Schlinge getragen werden. Oft scheint die Anwendung von Kurzwellendiathermie die Rückbildung der Beschwerden zu beschleunigen.

Schultersteife

(Periarthritis humero-scapularis (PHS), „frozen shoulder")

Die Schultersteife ist eine häufige, jedoch schlecht abgeklärte Erkrankung des Skapulohumeralgelenkes, charakterisiert durch Schmerzen und gleichmäßige Einschränkung sämtlicher Bewegungen, mit Tendenz zu einer langsamen, spontanen Rückbildung.

Ursache. Die Ursache ist unbekannt. Es besteht kein Hinweis auf eine Infektion. Das Trauma ist ein nicht konstanter Faktor und seine Bedeutung ist zweifelhaft.

Pathologie. Die Pathologie ist unklar und bietet eine verwirrende Problematik. Man glaubte, daß es sich um einen Verlust der Gelenkkapselelastizität handelt. Die Natur der zugrundeliegenden Veränderungen muß indessen noch geklärt werden. Wie auch immer sie zustandekommen, die Veränderungen sind reversibel, denn in den meisten Fällen erholt sich das Gelenk fast völlig.

Klinik. Der Patient leidet unter starken Schmerzen in Schulter und Oberarm mit allmählichem oder spontanem Beginn. *Bei der Untersuchung* ist der einzige Befund die gleichmäßige Verschlechterung der skapulohumeralen Beweglichkeit – Abduktion, Flexion, Extension, Rotation –, welche oft auf ein Viertel oder die Hälfte ihres Bewegungsausmaßes reduziert ist. In schweren Fällen erfolgt die Schulterbeweglichkeit lediglich durch Bewegungen des Schulterblattes, welche nicht beeinträchtigt sind. Die *Röntgenbilder* zeigen keinerlei krankhafte Veränderungen.

Diagnose. Andere Ursachen der schmerzhaften Beeinträchtigung der skapulohumeralen Bewegungen, besonders die verschiedenen Formen der Gelenkerkrankungen, müssen durch sorgfältige klinische und röntgenologische Untersuchung ausgeschlossen werden. Das charakteristische Bild der Schultersteife ist die gleichmäßige Beeinträchtigung sämtlicher skapulohumeralen Bewegungen ohne Anzeichen für einen entzündlichen oder destruktiven Prozeß.

Verlauf. Es besteht eine Tendenz zur spontanen Erholung, meist innerhalb von 6 bis 12 Monaten. Der Schmerz verschwindet zuerst, er hinterläßt jedoch im skapulohumeralen Gelenk eine Einsteifung, welche sich danach bei aktiver Bewegung des Armes allmählich löst. Wenn der Arm nicht ausreichend bewegt wird, kann eine dauernde Beeinträchtigung zurückbleiben.

Behandlung. Im frühen, akut schmerzhaften Stadium, wird der Arm in eine Schiene gelegt, welche für kurze Perioden jeden Tag entfernt werden muß, um von der Krankengymnastin unterstützte Schulterbewegungen zu ermöglichen. Leichte

Schmerzmittel oder Phenylbutazon sollten verschrieben werden. Wenn der Schmerz nachläßt, werden aktive Übungen intensiviert und für Wochen oder Monate fortgesetzt, bis die volle Beweglichkeit wiedererlangt ist. Kurzwellendiathermie ist ebenfalls wertvoll. Wenn die Mobilisation nach Verschwinden der Schmerzen nur sehr langsam fortschreitet, sollte die Schulter vorsichtig unter Anästhesie mobilisiert werden. Es ist wichtig, den Patienten bei Beginn der Behandlung darauf hinzuweisen, daß die Wiederherstellung viele Monate dauern kann. Gleichzeitig muß jedoch dem Patienten gesagt werden, daß eine völlige Wiederherstellung möglich ist.

Erkrankungen des Akromioklavikulargelenkes

Arthrose des Akromioklavikulargelenkes

Obwohl die Arthrose im Akromioklavikulargelenk nicht sehr oft auftritt, wird sie viel häufiger gesehen als die Arthrose des Skapulohumeralgelenkes. Pathologisch-anatomisch handelt es sich um eine Degeneration und Abnützung des Gelenkknorpels sowie um Knochenwucherungen (Osteophyten) im Bereich der Gelenkränder.

Klinik. Hervorzuheben ist der genau auf das Akromioklavikulargelenk lokalisierte Schmerz und die Schmerzzunahme bei kräftigem Gebrauch des Armes – besonders bei Arbeiten über Kopfhöhe. *Bei der Untersuchung* kann man eine unregelmäßige knöcherne Verdickung des Gelenkrandes durch Osteophyten fühlen. Es findet sich keine Weichteilverdickung und keine Erhöhung der lokalen Hauttemperatur. Das Ausmaß der Schulterbewegungen ist nicht nennenswert beeinträchtigt, aber der lokale akromioklavikuläre Schmerz ist bei endgradiger Bewegung verstärkt. Dies kann während der Abduktion des Armes leicht demonstriert werden. Der Bewegungsbogen unter 90 Grad ist schmerzlos, aber über 90 Grad entwickelt sich ein Schmerz, der über den weiteren Bewegungsbogen bis zur vollen Elevation besteht (vergleiche das schmerzhafte Bogensyndrom). *Röntgenbilder* zeigen eine Verschmälerung des Gelenkspaltes und Osteophyten.

Behandlung. Oft ist keine Behandlung nötig. Die konservative Behandlung besteht in Kurzwellendiathermie. In schweren Fällen ist eine Operation gerechtfertigt. Sie besteht in der Entfernung des lateralen Endes der Clavicula, wobei das Ligamentum conoideum und trapezoideum erhalten bleiben.

Persistierende akromioklavikuläre Luxation oder Subluxation

Eine dauernde Luxation des lateralen Endes der Clavicula nach oben ist gewöhnlich die Folge einer traumatischen Luxation oder Subluxation des Akromioklavikulargelenkes. In den meisten Fällen ist die Verschiebung leicht und verursacht keine Beschwerden. In Ausnahmefällen entsteht ein Schmerz, der während der vollen Elevation stärker wird. *Bei der Untersuchung* ist das laterale Ende der Clavicula auffallend prominent und zwischen diesem und der Oberfläche des Acromions kann eine Stufe getastet werden.

Behandlung. Gewöhnlich ist eine Behandlung nicht notwendig. Ruhe in einer Schiene für einige Tage ist ausreichend, um eine zeitweilige stärkere Schmerzentwicklung zur

Ruhe zu bringen, die durch eine übermäßige Beanspruchung des Armes entstanden ist. Wenn ein störender Schmerz weiterbesteht, ist eine Operation anzuraten. Eine einfache und wirksame Methode besteht in der Entfernung des lateralen Endes der Clavicula.

Erkrankungen des Sternoklavikulargelenkes

Arthritis des Sternoklavikulargelenkes

Das Sternoklavikulargelenk ist gelegentlich Sitz einer pyogenen, rheumatoiden oder tuberkulösen Arthritis. Jede dieser Entzündungen folgt dem allgemeinen Bild, wie in Kapitel 2 beschrieben. Eine weitere Beschreibung erübrigt sich hier. Andere Gelenkerkrankungen finden sich in diesem Gelenk nur selten.

Persistierende oder rezidivierende Luxation des Sternoklavikulargelenkes

Eine Luxation des medialen Endes der Clavicula nach vorne kann dauernd sein oder bei bestimmten Bewegungen des Schultergürtels entstehen. Oft, aber nicht immer, ist eine Verletzung durch einen Sturz vorangegangen. Die Beschwerden sind leicht und es besteht eine Prominenz in der Gegend dieses Gelenkes mit leichtem lokalen Schmerz. Rezidivierende Verschiebungen des Schlüsselbeins in das Gelenk hinein oder heraus – während der Armbewegungen – können eine lästige Störung darstellen. *Bei der Untersuchung* kann man das luxierte mediale Ende der Clavicula leicht als hervorstehend fühlen. Bei der rezidivierenden Luxation kann man die Clavicula tasten wie sie aus dem Gelenk herausspringt, wenn die Schultern nach hinten genommen werden, und wie sie ins Gelenk hineingeht, wenn die Schultern nach vorne geführt werden.

Eine Luxation erkennt man im *Röntgenbild.* Es ist schwierig, das Gelenk deutlich darzustellen. Spezialprojektionen sind notwendig.

Behandlung. In vielen Fällen ist eine Behandlung nicht nötig. Eine nichtoperative Behandlung ist wirkungslos. Eine Operation ist gelegentlich gerechtfertigt. Die Verschiebung wird beseitigt, und die Clavicula wird durch Konstruktion eines neuen Bandes im Gelenk fixiert. Das Band wird aus der Sehne des M. subclavius oder aus einem Faszienstreifen gebildet.

Entfernt liegende Erkrankungen, die eine Erkrankung der Schulter vortäuschen

Ein Schmerz in der Schulter oder im Arm hat oft keine lokale Ursache und kann durch entfernt gelegene Erkrankungen verursacht werden. Eine solche Möglichkeit muß differentialdiagnostisch immer in Betracht gezogen werden.

Erkrankung des Plexus brachialis oder seiner Wurzeln

Der Schmerz der durch Druck auf den Plexus brachialis oder seine Wurzeln hervorgerufen wird, wird oft irrtümlicherweise einer Affektion der Schulter zugeschrieben. Dieser Schmerz variiert in seiner genauen Ausbreitung entsprechend der Ausdehnung und Art der Läsion. Gewöhnlich strahlt er von der Basis des Nakkens über die Schulterspitze nach vorne, seitlich oder rückwärts in den Arm aus. Von dort strahlt er in den Unterarm, oft in die Hand und die Finger. So unterscheidet sich der Schmerz bei einer Plexus brachialis-Läsion in seiner typischen Form von dem Schmerz bei einer Schultererkrankung, da dieser nicht unterhalb des Ellenbogens ausstrahlt.

Erkrankungen, die projizierte Beschwerden im Verteilungsgebiet des Plexus brachialis verursachen, sind: zervikaler Bandscheibenprolaps, Spondylose u. Spondylarthrose der Halswirbelsäule, Halsrippen, Herpes zoster und Tumoren mit Beteiligung des Rückenmarkes oder entsprechender Nerven des Plexus brachialis. Diese Möglichkeiten wurden in Kapitel 3 beschrieben.

Erkrankungen innerhalb des Thorax

Angina pectoris

In einer kleinen Zahl von Fällen mit Angina pectoris wird der Schmerz hauptsächlich in der Schultergegend empfunden (gewöhnlich auf der linken Seite). Andere Bilder lassen dagegen unmittelbar eine Herzerkrankung vermuten, und die Schulter zeigt keine klinische Besonderheit. Wenn die Anamnese und die Befunde mit Sorgfalt erhoben werden, bestehen kaum Schwierigkeiten, einen Herzschmerz von einem wahren Schulterschmerz zu unterscheiden.

Pleuritis

Eine basale Pleuritis ist manchmal Ursache eines Schulterschmerzes, welcher durch Irritation des N. phrenicus erklärt werden kann, wobei der Schmerz in die Gegend der Hautäste der gleichen Zervikalwurzeln (hauptsächlich C4) projiziert wird. Die Schulter ist klinisch normal und die anderen Symptome reichen zur Erkennung der Erkrankung gewöhnlich aus.

Erkrankungen innerhalb des Abdomens

Cholecystitis

Diese ist Ursache eines projizierten Schmerzes in die rechte Schulter durch Irritation des N. phrenicus unter dem Zwerchfell. Die damit verbundenen abdominellen Beschwerden und Symptome sowie das Fehlen einer klinischen Besonderheit an der Schulter, sollte einen vor diagnostischen Fehlern bewahren.

Subphrenischer Abszeß

Dieser ist auch gelegentlich die Ursache eines in die Schulter projizierten Schmerzes. Allgemeine Beschwerden und Fieber mit normalen klinischen Befund in der Schulter sollten hier eine Fehldiagnose vermeiden lassen.

Kapitel 6

Oberarm und Ellenbogen

Abgesehen von Verletzungen sind Erkrankungen des Oberarmes und des Ellenbogens verhältnismäßig eindeutig und bieten wenig Probleme. Sie entsprechen der allgemeinen Beschreibung der Knochen- und Gelenkerkrankungen, die in Kapitel 2 wiedergegeben sind. So ist der Humerus öfter Sitz von Knocheninfektionen und gelegentlich auch von Knochentumoren, besonders Metastasen. Am Ellenbogen kann – wenn auch nicht besonders häufig – jede Gelenkerkrankung vorkommen. Nach dem Knie ist es das Gelenk, welches besonders oft von einer Osteochondrosis dissecans und der Bildung freier Körper betroffen ist. Der N. ulnaris liegt verletzbar an der Rückseite des Epicondylus humeri ulnaris. An die Möglichkeit einer Beeinträchtigung der Nervenfunktion durch eine Erkrankung oder Verletzung des Ellenbogengelenkes sollte immer gedacht werden.

Spezielle Gesichtspunkte bei der Untersuchung des Oberarmes und des Ellenbogengelenks

Anamnese

Die Befragung folgt hier den üblichen Richtlinien, wie sie in Kapitel 1 beschrieben wurden. Es ist wichtig, die exakte Lokalisation und Ausdehnung des Schmerzes festzustellen und außerdem seine besondere Art zu definieren. Ein Schmerz, der lokal im Humerus entsteht, wird leicht mit einem Schmerz in der Schulter verwechselt, der charakteristischerweise bis zur Mitte etwa auf der Außenseite des Oberarmes ausstrahlt. Der Schmerz im Ellenbogen ist ziemlich genau auf das Gelenk lokalisiert, obwohl ein diffuser starker Schmerz oft auch im Unterarm empfunden wird. Wenn der N. ulnaris an der Rückseite des Ellenbogens in Mitleidenschaft gezogen wird, werden die Beschwerden hauptsächlich in der Hand empfunden.

Am Ellenbogen ist der Hinweis auf eine vorausgegangene Verletzung in der Kindheit oft von Bedeutung. Verletzungen dieser Gegend sind bekanntlich in der Lage, Späteffekte in Form einer verschlechterten Beweglichkeit, einer Deformierung, einer Arthrose, der Bildung freier Körper oder einer Störung des N. ulnaris nach sich zu ziehen.

Untersuchung

Der Arm muß in seiner ganzen Länge frei sein. Der gegenüberliegende Arm muß zum Vergleich ebenfalls entkleidet sein. Ein empfohlener Plan für die routinemäßige klinische Untersuchung von Oberarm und Ellenbogengelenk ist in Tabelle 7 zusammengestellt.

Tabelle 7. Routinemäßige Untersuchung bei Verdacht auf eine Erkrankung des Oberarmes und des Ellenbogengelenks

---

1. Lokale Untersuchung des Armes und des Ellenbogengelenks

Inspektion
- Knochenkonturen und Achsenstellung
- Weichteilkonturen
- Farbe und Beschaffenheit der Haut
- Narben oder Fisteln

Palpation
- Hauttemperatur
- Knochenkonturen
- Weichteilkonturen
- lokale Druckempfindlichkeit

Bewegungen (aktiv und passiv)
- Humeroulnar-Gelenk
- Flexion
- Extension

Radioulnar-Gelenk
- Supination
- Pronation
- Schmerz bei Bewegung?
- Krepitation bei Bewegung?

Kraft
- Flexoren
- Extensoren
- Supinatoren
- Pronatoren

Stabilität
- laterales Seitenband; mediales Seitenband

Nervus ulnaris
- sensible Funktion
- motorische Funktion
- Schwitzen

2. Untersuchung möglicher entfernt liegender Ursachen eines Armschmerzes

Sie ist wichtig, wenn man eine befriedigende Erklärung der Beschwerden bei lokaler Untersuchung nicht findet. Die Untersuchung sollte einschließen:
1) die Halswirbelsäule mit Plexus brachialis
2) die Schulter.

3. Allgemeine Untersuchung

Eine allgemeine Untersuchung des übrigen Körpers ist wichtig. Die Lokalsymptome können lediglich die Manifestation einer allgemeinen Erkrankung sein.

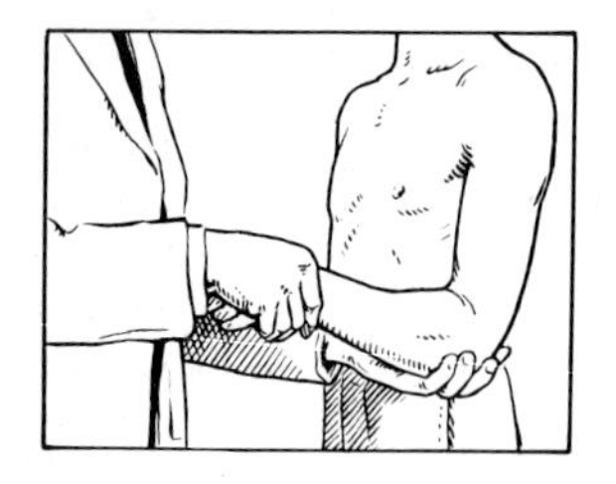

Abb. 176. Untersuchung der Rotation des Unterarmes. Der Ellenbogen ist um 90° gebeugt, um eine Rotation der Schulter auszuschließen

Beweglichkeit des Ellenbogengelenks

Das Ellenbogengelenk hat zwei verschiedene Komponenten: Das Scharniergelenk zwischen Humerus und Ulna bzw. Radius, womit Flexions- und Extensionsbewegungen ermöglicht werden, und das Drehgelenk zwischen dem proximalen Ende von Radius und Ulna, welches eine Rotation des Unterarmes ermöglicht. Es ist darauf hinzuweisen, daß eine freie Rotation des Unterarmes nicht nur vom intakten proximalen Radioulnargelenk abhängt, sondern auch eine freie Beweglichkeit zwischen Radius und Ulna über deren gesamter Länge und im Bereich des distalen Radioulnargelenkes voraussetzt. *Flexion – Extension:* Das normale Bewegungsausmaß beträgt 0 bis 150 Grad[1]. *Supination – Pronation:* Rotationsbewegungen müssen bei rechtwinklig gebeugten Ellenbogengelenken geprüft werden, um die Rotation in der Schulter auszuschalten (Abb. 176). Das normale Bewegungsausmaß beträgt 90 Grad für die Supination (Hohlhandfläche nach oben) und 90 Grad für die Pronation (Hohlhandfläche nach unten). Wenn die Rotation eingeschränkt ist, müssen mögliche Ursachen sowohl am Unterarm, am Handgelenk und am Ellenbogengelenk gesucht werden.

Nervus ulnaris

Wegen der Verletzbarkeit des N. ulnaris im Bereich seines Verlaufes hinter dem Ellenbogen sollte die Untersuchung des N. ulnaris bei jeder Ellenbogenuntersuchung routinemäßig stattfinden. Die Sensibilität am Kleinfinger und der medialen Hälfte des Ringfingers sowie die vom N. ulnaris innervierten kleinen Handmuskeln sind hinsichtlich Atrophie oder Schwäche zu prüfen. Man soll feststellen, ob die Haut im Versorgungsgebiet des N. ulnaris genauso wie der Rest der übrigen Hand schwitzt.

Radiologische Untersuchung

Röntgenaufnahmen des Humerus müssen immer eine a. p.- und seitliche Projektion beinhalten und dabei sowohl das Schulter- als auch das Ellenbogengelenk einschließen.

Die Routineaufnahmen des Ellenbogens bestehen in einer a. p.-Projektion bei geradem Ellenbogen und einer seitlichen Projektion bei halbgebeugtem Ellenbogen. Unter besonderen Umständen kann eine zusätzliche schräge oder tangentiale Projektion vorteilhaft sein. Eine Röntgenaufnahme der Unterarmknochen und des distalen Radioulnargelenkes ist ebenfalls notwendig, wenn die Rotation des Unterarmes eingeschränkt ist.

---

[1] 0 Grad ≙ der anatomischen Position des Armes in gestreckter Stellung.

Entfernt gelegene Ursachen eines Schmerzes im Oberarm

Ein Schmerz im Oberarm wird häufig bei einer Erkrankung an anderer Stelle empfunden – teilweise im Schulter- und im Halsbereich, wenn der Plexus brachialis oder seine Wurzeln beteiligt sind. Der Schulterschmerz strahlt gewöhnlich von der Akromionspitze etwa zur Oberarmmitte lateral aus. Er geht jedoch nicht über das Ellenbogengelenk hinaus. Im Gegensatz dazu wird ein Nervenschmerz bei Beteiligung des Plexus brachialis im Bereich des gesamten Ober- und Unterarmes bis in die Hand und die Finger empfunden. Häufig finden sich dazu Parästhesien in Form von Ameisenlaufen oder Taubheitsgefühl.

Klassifikation der Erkrankungen des Oberarmes und des Ellenbogengelenks

- Erkrankungen des Oberarmes
  - Infektionen
    - Akute Osteomyelitis
    - Chronische Osteomyelitis
  - Tumoren
    - Gutartige Knochentumoren
    - Bösartige Knochentumoren

- Erkrankungen des Ellenbogengelenkes
  - Deformitäten
    - Cubitus valgus
    - Cubitus varus
  - Gelenkerkrankungen
    - Eitrige Arthritis
    - Chronische Polyarthritis
    - Tuberkulöse Arthritis
    - Arthrose
    - Blutergelenk
    - Neuropathisches Gelenkleiden
  - Mechanische Störungen
    - Osteochondrosis dissecans
    - Freie Körper im Ellenbogengelenk
  - Extraartikuläre Erkrankungen
    - Bursitis olecrani
    - Epicondylitis humeri radialis
    - Mechanische Irritation des N. ulnaris

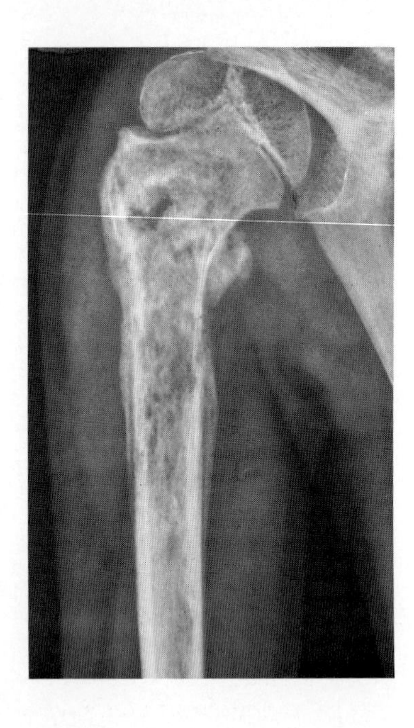

Abb. 177. Akute Osteomyelitis im oberen Humerusbereich. Das Röntgenbild 4 Wochen nach Beginn zeigt eine auffallende Kalksalzverarmung des Knochens mit fleckiger Destruktion und starker subperiostaler Knochenneubildung

Erkrankungen des Oberarmes

Akute Osteomyelitis
(Allgemeine Beschreibung der akuten Osteomyelitis, S. 68).

Die Osteomyelitis ist am Oberarm seltener als am Unterarm. Dennoch ist der Humerus eine bekannte Lokalisation bei einer hämatogenen Ausbreitung, besonders im Bereich der proximalen Metaphyse.

Pathologie. Außer in Kriegszeiten ist der Oberarm selten direkt durch Keime von außen infiziert, denn offene Frakturen sind selten. Es handelt sich meist um hämatogene Infektionen, die von einem Herd an anderer Stelle des Körpers ausgehen. Dieser Typ der Infektion tritt meistens bei Kindern auf und beginnt gewöhnlich in der Metaphyse des Knochens, häufiger im proxiamlen als im distalen Humerusbereich. Da die obere und die untere Metaphyse teilweise innerhalb der Kapsel des Schulter- bzw. Ellenbogengelenkes liegt, kann sich eine metaphysäre Infektion direkt in das Gelenk ausdehnen und eine eitrige Arthritis verursachen (s. Abb. 41, S. 70).

Klinik. Der Patient fühlt sich krank und hat Fieber. Lokal besteht ein starker Schmerz in Höhe der Infektionsstelle. *Bei der Untersuchung* findet man einen intensiven und gut lokalisierbaren Druckschmerz über der betroffenen Gegend, gewöhnlich nahe einem Knochenende. Später entwickelt sich eine Schwellung und Überwärmung. Außerdem kann sich ein fluktuierender Abszeß bilden. Das benachbarte Gelenk ist gewöhnlich durch Ergußbildung geschwollen („sympathischer“ Erguß), auch wenn das Gelenk selbst nicht von der Infektion betroffen ist. Bei Fehlen einer Gelenkinfektion sind Bewegungseinschränkungen nicht oder nur im geringen Maße nachweisbar. *Die Röntgenaufnahmen* zeigen im akuten Zustand keine pathologischen Veränderungen. Nach etwa 2 Wochen finden sich eine oft lokalisierte Kalksalzverminderung und eine subperiostale Knochenneubildung (Abb. 177). Diese Veränderungen können jedoch auch nur geringgradig ausgeprägt sein. *Laboruntersuchungen:* Die Blutkultur kann manchmal im Anfangsstadium positiv sein, es besteht eine ausgeprägte polymorphkernige Leukozytose und die Blutkörperchensenkungsgeschwindigkeit ist erhöht.

Behandlung. Die Behandlung ist die gleiche wie bei der akuten Osteomyelitis an anderer Stelle. Wesentlich sind Ruhe und Chemotherapie, gegebenenfalls mit Drainage des subperiostalen Abszesses.

Chronische Osteomyelitis

(Allgemeine Beschreibung der chronischen Osteomyelitis, S. 73)

Wie bei anderen Knochen ist die chronische Osteomyelitis des Humerus nahezu immer die Folge einer akuten Osteomyelitis, die entweder vernachlässigt wurde oder nur unzureichend auf die Behandlung angesprochen hat. Der Knochen ist oft in seiner gesamten Länge verdickt und in manchen Fällen entleert sich durch eine Fistel ständig oder zeitweise Eiter. Außerdem sind Rezidive der Entzündung mit lokalem Schmerz und Weichteilinduration möglich. *Die Röntgenbilder* zeigen eine irreguläre Verdickung des Knochens mit fleckförmiger Sklerose und Höhlenbildungen, sowie manchmal einen Sequester. Die Behandlung wurde auf S. 74 beschrieben.

Knochentumoren

Gutartige Tumoren

(Allgemeine Beschreibung der gutartigen Tumoren, S. 80)

Riesenzelltumor (Osteoklastom)

Dies ist der einzige gutartige Tumor von großer praktischer Bedeutung in dieser Gegend. Obwohl er nicht häufig auftritt, findet man ihn relativ oft im proximalen Humerusbereich, wo er sich gerne bis zur Gelenkfläche ausdehnt. Der Tumor zeigt sich hauptsächlich bei jungen Erwachsenen, und seine Besonderheiten entsprechen den Riesenzelltumoren des Knochens an anderer Stelle (S. 82). Man sollte sich vor Augen halten, daß dieser an sich gutartige Tumor nach lokaler Entfernung rezidivieren und gelegentlich maligne werden kann.

Behandlung. Das Risiko eines Rezidivs nach Kurettage und Spongiosaplastik muß abgewogen werden gegenüber der zu erwartenden Beeinträchtigung nach radikaler Resektion des gesamten oberen Humerusanteiles. Jeder Fall muß hinsichtlich seiner Besonderheiten betrachtet werden. Wenn jedoch der Tumor schon sehr aus-

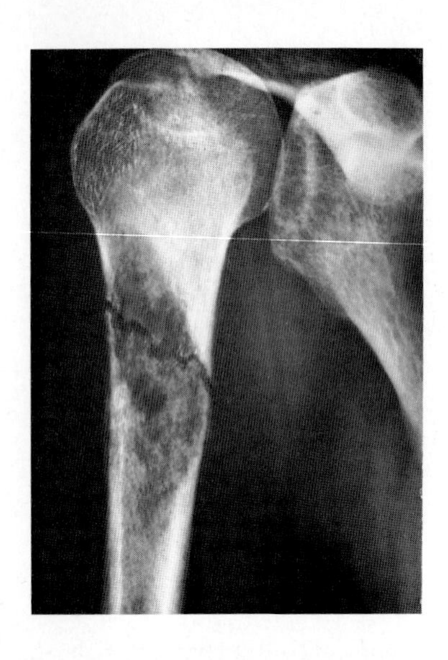

Abb. 178. Tumormetastase im Humerus bei Bronchialkarzinom. Dies ist eine häufige Lokalisation für Metastatasen, welche zu einer pathologischen Fraktur führen können

gedehnt ist, spricht vieles für die radikale lokale Entfernung mit anschließendem Einsetzen einer Spezialprothese.

Bösartige Tumoren
(Allgemeine Beschreibung der bösartigen Knochentumoren, S. 85).

Primäre Knochentumoren sind am Arm seltener als am Bein. Diese primären Tumoren sind selten. Metastasen sind im Vergleich dazu häufig und oft im proximalen Humerusbereich lokalisiert.

Osteosarkom (osteogenes Sarkom)
Die proximale Humerusmetaphyse ist die Lieblingslokalisation dieses hochgradig malignen Tumors am Arm. Er entsteht nur ausnahmsweise in der distalen Metaphyse. Der Tumor befällt Kinder oder junge Erwachsene und hat die üblichen Charakteristika eines solchen Tumors, wie Zerstörung der Metaphyse und Durchbrechung der Corticalis mit Einbruch in die benachbarten Weichteile. Der Tumor metastasiert früh über den Blutweg in die Lunge.

Behandlung. Die Behandlung des Osteosarkoms wurde auf S. 87 diskutiert. Das Osteosarkom der oberen Gliedmaße muß getrennt vom gleichen Tumor an der unteren Extremität gesehen werden, wo er viel häufiger auftritt. Die Amputation wird an der oberen Extremität wesentlich seltener empfohlen, besonders bei einem Krankheitsbild mit nur geringen Heilungschancen. An der oberen Extremität sollte man daher eine radikale lokale Exzision oder eine Bestrahlung mit zusätzlicher Chemotherapie einer Amputation vorziehen.

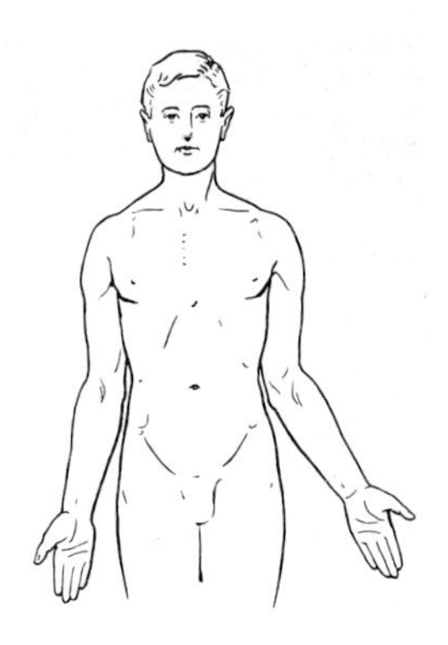

Abb. 179. Cubitus valgus. Diese Fehlstellung kann zu einer mechanischen Irritation des Nervus ulnaris führen

Ewing-Sarkom

Dieses entsteht gelegentlich im Humerusschaft, ist aber selten. Hinsichtlich seines Verhaltens entspricht er der generellen Beschreibung in Kapitel 2.

Plasmazellmyelom

Die Tumorherde beim Plasmazellmyelom entwickeln sich gerne in der proximalen Hälfte des Humerus, welche viel gefäßreiches Mark enthält.

Metastasen

Karcinomabsiedelungen von Tumoren der Lunge, Mamma, Prostata, Niere und Schilddrüse sind im Humerus häufig. Sie treten gerne im Humerusbereich auf, wo sich viel gefäßreiches Mark befindet. Solche Metastasen sind eine häufige Ursache pathologischer Frakturen im Arm. Ein typisches Beispiel wird in Abb. 178 gezeigt.

Erkrankungen des Ellenbogengelenkes

Cubitus valgus

Das normale Ellenbogengelenk zeigt bei voller Streckung eine leichte Valgusstellung – gewöhnlich 10 Grad bei Männern und 15 Grad bei Frauen. Wenn der Winkel größer ist, so daß der Unterarm im Verhältnis zum Oberarm sehr stark abduziert ist, wird die Deformität als Cubitus valgus bezeichnet (Abb. 179).

Ursache. Der Cubitus valgus ist in der Regel die Folge einer vorangegangenen Erkrankung oder einer Verletzung in der Ellenbogengegend. Die häufigsten Ursachen sind: 1) vorangegangene Fraktur des distalen Humerusanteiles mit Fehlstellung; 2) Beeinträchtigung des Epiphysenwachstums auf der Lateralseite durch Verletzung oder Infektion.

Klinik. Abgesehen von der sichtbaren Fehlstellung bestehen keine Beschwerden, wenn sich nicht sekundäre Folgen entwickeln.

Sekundäre Folgen. Die wichtigste Folge eines Cubitus valgus ist die Störung der Funktion des N. ulnaris. Bei starker Valgusfehlstellung wird der Nerv am prominenten medialen Anteil des Gelenkes abgeknickt; die ständige mechanische Irritation kann zu einer Fibrose des Nerven führen. Beschwerden entwickeln sich allmählich nach längerer Zeit: Parästhesien im Bereich der sensiblen Ulnarisversorgung der Hand mit Schwäche und Atrophie der vom N. ulnaris innervierten kleinen Handmuskeln (S. 253).

Ein lange bestehender Cubitus valgus kann auch eine Arthrose des Ellenbogengelenkes, besonders bei Schwerarbeitern, verursachen.

Behandlung. Eine leichte Achsenfehlstellung, die keine Komplikationen verursacht, soll man am besten in Ruhe lassen. Bei starker Abknickung ist die Korrekturosteotomie nahe dem distalen Humerusende gerechtfertigt. Besteht eine Beeinträchtigung der Funktion des N. ulnaris sollte dieser aus seiner Lage im Sulcus in ein neues Bett in die Ellenbeuge verlagert werden.

Cubitus varus

Der Cubitus varus ist das Gegenstück zum Cubitus valgus. Der normale Valguswinkel ist bei voll gestrecktem Ellenbogen vermindert oder weicht in die entgegengesetzte Richtung ab.

Ursache. Die Ursachen sind im wesentlichen ähnlich wie bei Cubitus valgus: 1) vorangegangene Fraktur mit Fehlstellung (besonders suprakondyläre Humerusfraktur); 2) Störung des Epiphysenwachstums auf der Medialseite.

Klinik. Gewöhnlich bestehen abgesehen von der sichtbaren Fehlstellung keine Beschwerden. Gelegentlich kann sich bei lange bestehender Fehlstellung eine Arthrose entwickeln.

Behandlung. Geringere Fehlstellungen läßt man am besten auf sich beruhen. Wenn die Fehlstellung stark ausgeprägt ist, kann sie durch eine Osteotomie am distalen Humerusende korrigiert werden.

Eitrige Entzündung des Ellenbogengelenkes

(Allgemeine Beschreibung der eitrigen Arthritis, S. 43).

Diese Gelenkentzündung ist gewöhnlich eine akute Infektion mit Eiterbildung. Sie kann aber auch in subakuter oder chronischer Form vorkommen.

Pathologie. Wie bei anderen Gelenken erreichen die Keime das Ellenbogengelenk auf drei Wegen: 1) Über den Blutweg (hämatogene Infektion); 2) durch eine penetrierende Wunde; 3) von einem benachbarten osteomyelitschen Herd in Humerus, Radius oder Ulna. Die letztgenannte Möglichkeit ist die häufigste.

Klinik. Die Beschwerden und Symptome bei einer eitrigen Arthritis wurden auf S. 45 beschrieben. Der Beginn ist akut oder subakut, mit Schmerz und Schwellung im Ellenbogengelenk. Es besteht ein allgemeines Krankheitsgefühl mit Fieber. Der Ellenbogen ist z. T. durch Erguß und z. T. durch synoviale Verdickung geschwollen. Die darüberliegende Haut ist überwärmt. Alle Bewegungen sind durch

Schmerz und Muskelanspannung eingeschränkt. *Röntgenaufnahmen,* zuerst normal, zeigen später eine diffuse Kalksalzverarmung und den Verlust des Gelenkspaltes.

Behandlung. Die Behandlung besteht in Punktion und Absaugen des Eiters oder Anlegen einer Drainage in Kombination mit allgemeiner und lokaler Antibiotikabehandlung, wie auf S. 46 beschrieben.

Chronische Polyarthritis des Ellenbogengelenkes

(Allgemeine Beschreibung der chronischen Polyarthritis, S. 46).

Bei der chronischen Polyarthritis können eine oder beide Ellenbogengelenke mit verschiedenen anderen Gelenken betroffen sein.

Pathologie. Die pathologischen Veränderungen entsprechen denjenigen bei der chronischen Polyarthritis an anderen Gelenken. Diese beginnt als chronisch entzündliche Verdickung der Synovialmembran, welche später dazu neigt, den Gelenkknorpel in Mitleidenschaft zu ziehen. Dieser kann gelegentlich nahezu vollständig zerstört werden (Abb. 27, S. 49)

Klinik. Wie bei anderen Gelenken bestehen die hauptsächlichsten Beschwerden in Schmerz, Schwellung durch eine Verdickung der Synovialis, Überwärmung der darüberliegenden Haut und Bewegungseinschränkung.

Röntgenuntersuchung: Zuerst sind keine Veränderungen sichtbar, später zeigt sich eine diffuse Kalksalzverarmung in der Gelenkgegend. Bei lange bestehender Arthritis ist der Gelenkspalt aufgehoben und eine Erosion an den Knochenenden vorhanden (Abb. 27). Die Knochenszintigraphie zeigt eine vermehrte Isotopenanreicherung im Gelenkbereich.

Behandlung. Die primäre Behandlung entspricht den allgemeinen Richtlinien bei der chronischer Polyarthritis.

Operative Behandlung. Wenn eine ausgedehnte Destruktion des Gelenkknorpels zu dauernden störenden Schmerzen führt, ist eine Operation zu erwägen. Eine Ersatzarthroplastik, gewöhnlich durch eine Metallscharnierprothese, wird derzeit erprobt. Die Resultate sind jedoch oft enttäuschend. Die Alternative ist die Resektionsarthroplastik oder, wenn es die Verhältnisse der anderen Gelenke erlauben, die Arthrodese.

Tuberkulöse Arthritis des Ellenbogengelenkes

(Allgemeine Beschreibung der tuberkulösen Arthritis, S. 52)

Die tuberkulöse Arthritis ist am Ellenbogen seltener als in den großen Belastungen ausgesetzten Gelenken wie Hüfte und Knie. Die Pathologie und Klinik der Gelenktuberkulose wurde auf S. 52 beschrieben. Manchmal ist eine Biopsie notwendig, um die Diagnose zu sichern.

Behandlung. Wie bei anderen tuberkulösen Gelenken steht die Behandlung mit Chemotherapeutika an erster Stelle (S. 55). Die *lokale Behandlung* sollte mit einer Immobilisie-

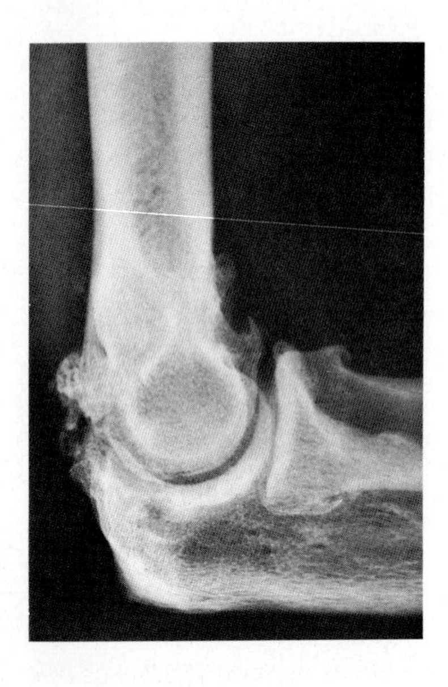

Abb. 180. Arthrose des Ellenbogengelenks. Auffallend sind die Gelenkspaltverschmälerung und die ausgeprägten Osteophyten an den Gelenkrändern. In diesem Fall handelt es sich um eine Arthrose als sekundäre Folge einer Osteochondrosis dissecans

rung in Gips für 3 bis 6 Monate begonnen werden. Während dieser Zeit soll die Erkrankung zum Stillstand kommen. Danach hängt die Behandlung von der im Gelenk vorliegenden Zerstörung ab. Sind keine Anzeichen einer Destruktion des Gelenkknorpels oder des Knochens vorhanden, besteht eine gute Chance, daß sich das Gelenk wieder erholt, und aktive Ellenbogenbewegungen können eingeleitet werden. Wenn aber der Knorpel oder der Knochen zerstört bzw. arrodiert sind, kann das Gelenk nicht mehr normal funktionieren. Unter diesen Umständen sollte die Ruhigstellung in Gips über eine längere Zeit fortgesetzt werden. Die resultierende fibröse Ankylose erlaubt oft eine befriedigende Funktion ohne Schmerzen, wenn auch eine Fixationsschiene getragen werden muß. Dauern die Schmerzen an oder kommt es zur Reaktivierung der Erkrankung, kann eine operative Behandlung angezeigt sein.

Operation: Wenn das Ellenbogengelenk schmerzhaft bleibt und sich in einer Fehlstellung befindet, kann eine Operation erforderlich sein. Es ist die Wahl zu treffen zwischen dem Gelenkersatz (s. unter chronischer Polyarthritis, S. 245), der nur dann indiziert ist, wenn die Krankheit völlig zur Ruhe gekommen ist, der Resektionsarthroplastik und der Arthrodese.

Arthrose des Ellenbogengelenkes

(Allgemeine Beschreibung der Arthrose, S. 56)

Die Arthrose entwickelt sich selten in einem Ellenbogengelenk, das ohne Vorschädigung war. Meist liegt ein prädisponierender Faktor schon über mehrere Jahre vor. Er besteht gewöhnlich in einer zerstörten Gelenkfläche als Folge einer vorangegangenen Fraktur oder einer Osteochondrosis dissecans.

Klinik. Es besteht ein langsam sich steigernder Schmerz im Ellenbogengelenk, der bei zunehmender Belastung des Armes stärker wird. Der Patient bemerkt außerdem eine Verschlechterung der Beweglichkeit. Manchmal kommt es zur plötzlichen Gelenkblockierung, was das Vorhandensein von freien Körpern im Gelenk vermuten läßt. Oft findet sich in der Anamnese eine frühere Verletzung oder Erkrankung des Ellenbogengelenkes. *Bei der Untersuchung* findet sich eine tastbare Verdickung der Gelenkränder durch Osteophyten. Beugung und Streckung sind bei erhaltener Rotation oft beeinträchtigt. Bei Bewegungen ist eine Krepitation festzustellen. Die *Röntgenbilder* zeigen eine Verschmälerung des Gelenkspaltes und ausgeprägte Osteophyten an den Gelenkrändern (Abb. 180). Freie Körper von abgelösten Osteophyten oder Knorpelabscherungen können vorhanden sein.

Behandlung. In vielen Fällen ist eine Behandlung nicht notwendig, wenn dem Patienten die Ursache der Störung einmal erklärt worden ist. Muß aber eine Behandlung eingeleitet werden, sollten zuerst konservative Maßnahmen versucht werden. Physiotherapie in Form von Kurzwellendiathermie ist meist aussichtsreich, besonders wenn eine übermäßige Beanspruchung des Ellenbogengelenkes vermieden werden kann. Ganz selten ist eine Operation ratsam. So kann ein freier Körper, der Gelenkblockierungen hervorruft, mit guter Aussicht auf Erleichterung der Beschwerden entfernt werden. Wenn sich die Arthrose hauptsächlich in der lateralen (humeroradialen) Gelenkhälfte abspielt, ist die Entfernung des Radiusköpfchens oft von Nutzen. Bei einer Arthrose ist im Gegensatz zu einer chronischen Polyarthritis eine radikalere Operation im Sinne eines Gelenkersatzes selten angezeigt.

Blutergelenk des Ellenbogens

(Allgemeine Beschreibung des Blutergelenkes, S. 61)

Die Gelenkerkrankung bei Hämophilie betrifft, abgesehen vom Knie, das Ellenbogengelenk häufiger als jedes andere Gelenk. Wie in anderen Gelenken ist die intraartikuläre Blutung mit nachfolgender Irritation und späterer Degeneration des Gelenkes das Hauptmerkmal. Der Schlüssel zur Diagnose liegt in der Anamnese mit früheren Blutungen oder dem familiären Vorkommen einer Hämophilie. Blutige Gelenkergüsse ohne größeres Trauma sollten immer den Verdacht auf eine Hämophilie wecken. Eine verlängerte Gerinnungszeit ist ebenfalls ein wichtiger Hinweis.

Behandlung. Wenn ein antihämophiler Faktor verfügbar ist, sollte er gegeben und das Gelenk punktiert werden. Das Ellenbogengelenk wird mit einem Verband komprimiert und in einer leichten Gipsschiene ruhig gestellt. Vorsichtige Übungen dürfen nach 2 Wochen begonnen werden. Wenn kein antihämophiler Faktor vorhanden ist, sollte eine Schiene angelegt und auf eine Gelenkpunktion verzichtet werden.

Neuropathisches Gelenkleiden des Ellenbogens

(Allgemeine Beschreibung, S. 62)

Beim neuropathischen Gelenkleiden (Charcot'sche Osteoarthropathie) des Ellenbogens wird das Gelenk allmählich zerstört, da die Schmerzempfindlichkeit aufgehoben ist. Es handelt sich um eine seltene Form der Gelenkerkrankung.

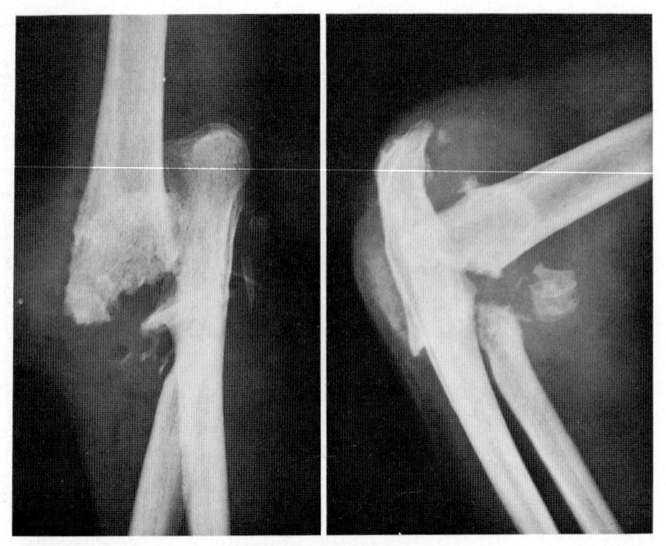

Abb. 181. Neuropathisches Gelenkleiden des Ellenbogens. Ausgeprägte Knochenresorption mit pathologischer Luxation. Die zugrundeliegende Ursache war eine Syringomyelie

Ursache. Die am häufigsten zugrundeliegende Ursache der Erkrankung im Ellenbogengelenk ist eine Syringomyelie.

Pathologie. Die Schutzmechanismen, welche das normale Gelenk vor einer Abnutzung durch die tägliche Belastung bewahren, fehlen, weil die Ligamente nicht mehr schmerzempfindlich sind. Ein Circulus vitiosus entwickelt sich: Sich wiederholende und nicht erkannte Verletzungen verschlechtern die Stabilität des Gelenkes und geben so Veranlassung zu weiteren Verletzungen. Das Endresultat ist eine massive Zerstörung des Gelenkes. Die Veränderungen bestehen aus Degeneration und Abnutzung der Gelenkoberflächen, z.T. mit erheblicher Knochenhypertrophie an den Gelenkrändern. Es kann sich eine pathologische Luxation entwickeln (Abb. 181).

Klinik. Die Hauptbeschwerden bestehen in einer Schwellung und einem Schwächegefühl als Folge der Instabilität.

Im Frühstadium braucht der Schmerz nicht vollständig zu fehlen, aber im allgemeinen ist das Fehlen des Schmerzes das besondere Merkmal. Bei der Untersuchung findet sich eine erhebliche Verdickung und Unregelmäßigkeit der Knochenenden. Das Gelenk ist abnorm locker und die seitliche Wackelbeweglichkeit oft besonders ausgeprägt. Klinisch entsprechen die Symptome der zugrundeliegenden Erkrankung (meist Syringomyelie). Die Röntgenbilder zeigen ein zerstörtes Gelenk, oft mit erheblicher Knochendestruktion (Abb. 181). Die weiteren Untersuchungen sollten auf die Erforschung der zugrundeliegenden neurologischen Erkrankung zielen.

Behandlung. Diese richtet sich nach der zugrundeliegenden Erkrankung. Wenn das Ellenbogengelenk schwer in Mitleidenschaft gezogen ist, sollte es durch eine Schiene aus Plastik oder Leder in Rechtwinkelstellung geschützt werden. Eine Operation ist in der Regel nicht angezeigt.

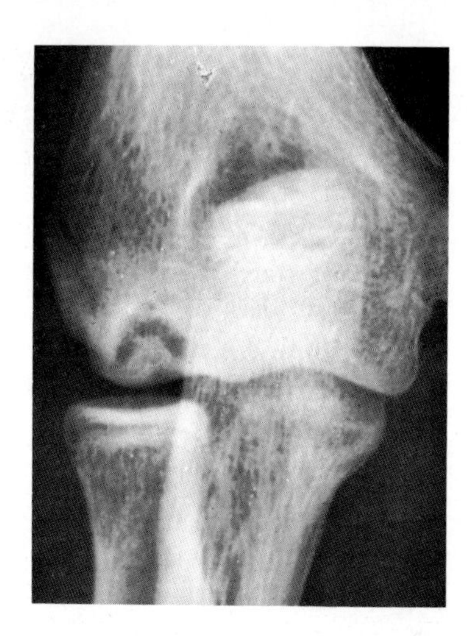

Abb. 182. Osteochondrosis dissecans. Lösung eines Fragmentes aus dem Capitulum humeri. Dies stellt eine typische Lokalisation der Osteochondrosis dissecans im Ellenbogengelenk dar

Osteochondrosis dissecans des Ellenbogengelenkes

(Allgemeine Beschreibung der Osteochondrosis dissecans, S. 66)

Nach dem Knie ist das Ellenbogengelenk die häufigste Lokalisation der Osteochondrosis dissecans. Die Erkrankung ist durch eine Nekrose eines Teiles des Gelenkknorpels und des darunterliegenden Knochens charakterisiert, wobei sich das Fragment evtl. ablöst, um einen intraartikulären freien Körper zu bilden.

Ursache. Die genaue Ursache ist unbekannt. Man hat eine Verschlechterung der Blutversorgung des betroffenen Knochen- und Knorpelsegmentes durch eine Thrombose einer Endarterie vermutet. Verletzungen spielen wahrscheinlich eine Rolle.

Pathologie. Das Capitulum humeri ist der nahezu immer betroffene Teil des Ellenbogengelenks. Das nekrotische Segment des Gelenkknorpels variiert in der Größe, wobei die Oberflächenausdehnung oft 1 cm im Durchmesser, und die Tiefe weniger als ½ cm beträgt. Eine Demarkationslinie bildet sich zwischen dem avaskulären Segment und dem umgebenden normalen Knochen und Knorpel. Nach einem Intervall von einigen Monaten löst sich das avaskuläre Segment als freier Körper (manchmal 2 oder 3), wobei eine Mulde in der Gelenkoberfläche zurückbleibt, welche sich allmählich mit fibrösem Gewebe ausfüllt. Die Zerstörung der Gelenkoberfläche prädisponiert zur späteren Entwicklung einer Arthrose.

Klinik. Im Frühstadium, bevor sich das Fragment gelöst hat, zeigen sich leichte mechanische Irritationssymptome des Gelenkes – im wesentlichen Schmerzen nach Bewegung und intermittierende Schwellungen. *Bei der Untersuchung* in diesem Stadium findet sich oft eine geringe Schwellung durch einen klaren Gelenkerguß sowie eine leichte Beeinträchtigung der Flexion oder Extension. Wenn sich ein freier Körper abgelöst hat, sind die Hauptbeschwerden rezidivierende, plötzliche Blockierungen des Ellenbogengelenkes mit nachfolgender intraartikulärer Ergußbildung.

Radiologische Untersuchung. Im Frühstadium findet sich eine unregelmäßige Zeichnung im Bereich der befallenen Gelenkfläche, gewöhnlich dem Capitulum. Später sieht man eine Mulde, deren Ränder scharf von dem umgebenden Knochen demarkiert sind (Abb. 182). Eventuell löst sich das Fragment aus dem Knochenbett und liegt dann frei im Gelenk – meist im lateralen Bereich.

Behandlung. Die Operation sollte solange hinausgeschoben werden, bis das Knochen- und Knorpelfragment sich weitgehend oder völlig abgelöst hat. Das Fragment wird dann entfernt.

Freie Körper im Ellenbogengelenk

Ursachen. Es gibt vier wichtige Ursachen für freien Körper im Ellenbogengelenk: 1) Osteochondrosis dissecans (ein bis drei Körper); 2) Arthrose (ein bis drei Körper); 3) Fraktur mit Abtrennung eines Fragmentes (ein bis drei Körper); 4) synoviale Chondromatose (50 bis 500 Körper).

Pathologie und Klinik. Die *Osteochondrosis dissecans* wurde auf S. 249 und die *Arthrose* auf S. 246 beschrieben.

Freie Körper nach einer Fraktur. In seltenen Fällen kann sich ein Fragment aus dem Capitulum lösen. Manchmal wird der Epicondylus ulnaris abgetrennt und an den intakten Ansätzen der Beugemuskulatur in das Gelenk hineingezogen.

Synoviale Chondromatose. Hierbei handelt es sich um eine seltene Erkrankung der Synovialmembran, bei der sich zahlreiche synoviale Zotten ausbilden und in Knorpelgewebe umwandeln. Gelegentlich lösen sich diese ab, um eine große Anzahl von freien Körpern zu bilden, von denen viele verkalken.

Klinik. Viele der sog. freien Körper verursachen keine Beschwerden. Oft ist in solchen Fällen das Fragment nicht wirklich lose, sondern hat eine Weichteilanheftung, die es daran hindert im Gelenk zu wandern. Das charakteristische Zeichen des freien Gelenkkörpers ist die plötzliche Blockierung des Ellenbogengelenkes während der Bewegung, verbunden mit intensivem Schmerz. Das Gelenk löst sich meist nach einer gewissen Zeit entweder spontan oder durch spezielle Manöver des Patienten. Nach einigen Stunden kommt es zur Gelenkschwellung. Die Beschwerden verschwinden innerhalb weniger Tage, aber sich wiederholende Einklemmungen sind zu erwarten. *Bei der Untersuchung* ist das Gelenk im Stadium der Schwellung mit Flüssigkeit aufgetrieben: Der Erguß ist klar, hell und gelblich. Zwischen diesen Attacken kann man gelegentlich einen freien Körper fühlen. Oft besteht in der Anamnese ein Hinweis oder eine klinische Besonderheit, die die Ursache solcher freier Körper vermuten lassen. Die *Röntgenbilder* zeigen den oder die freien Körper (Abb. 183) und weisen auf die Art der Primärerkrankung hin.

Behandlung. Symptomlose freie Körper können in der Regel unbehandelt bleiben. Wenn aber freie Körper Blockierungen verursachen, sollten sie operativ entfernt werden.

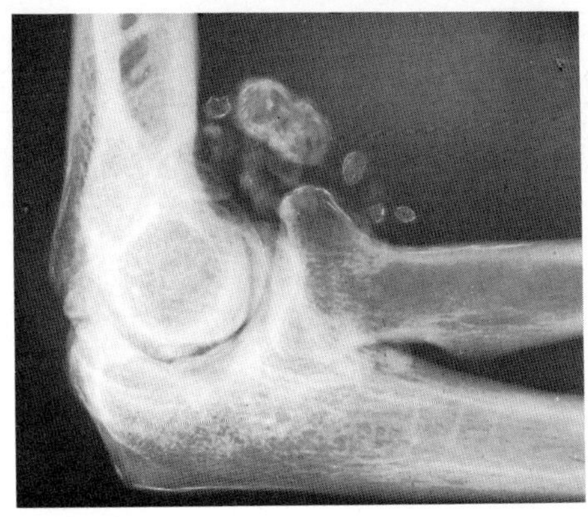

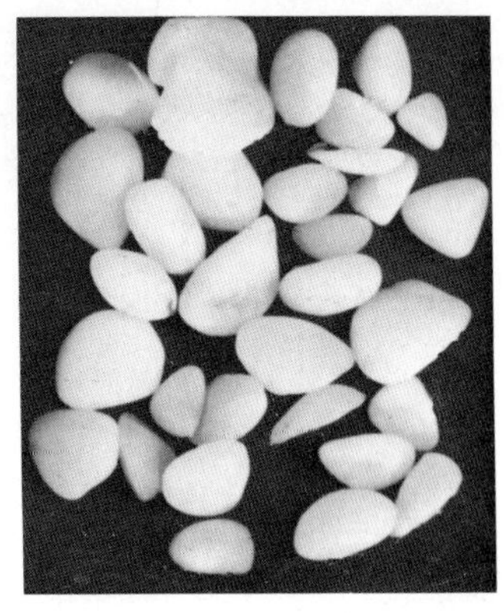

Abb. 183. Multiple freie Körper im Ellenbogengelenk. Ein Fall von synovialer Chondromatose

Epicondylitis humeri radialis
(Tennisellenbogen)

Bei der Epicondylitis humeri radialis handelt es sich um ein häufiges und gut bekanntes Krankheitsbild. Die extraartikuläre Affektion ist durch Schmerz und akute Druckempfindlichkeit am Ursprung der Streckmuskulatur des Unterarmes charakterisiert.

Ursache. Man glaubt, daß eine Überanstrengung am Ansatz der Streckmuskulatur des Unterarmes die Ursache ist. Obwohl der Schmerz manchmal nach dem Tennisspiel auftritt, sind andere Tätigkeiten häufiger dafür verantwortlich zu machen.

Pathologie. Ein pathologisches Substrat ist nicht nachweisbar. Hypothetisch wird angenommen, daß es sich um eine inkomplette Ruptur von Aponeurosefasern am Muskelursprung handelt, der reichlich mit Nervenendigungen versorgt ist. Das Ellenbogengelenk selbst ist nicht erkrankt.

Klinik. Es bestehen Schmerzen an der Lateralseite des Ellenbogens, oft ausstrahlend auf die Rückseite des Unterarmes. *Bei der Untersuchung* findet sich eine genau lokalisierte Druckempfindlichkeit vor dem Epicondylus humeri radialis (Abb. 185). Der Schmerz wird durch Zugwirkung an den Extensorenmuskeln verstärkt, z. B. durch Beugen des Handgelenks und der Finger bei Pronation des Unterarmes. Die Ellenbogengelenksbeweglichkeit bleibt voll erhalten. Die *Röntgenbilder* zeigen keine krankhaften Veränderungen.

Verlauf. Unbehandelt verschwinden die Beschwerden gelegentlich spontan; sie können aber bis zu 2 Jahren und länger anhalten.

Behandlung. In leichten Fällen ist der Patient oft geneigt, eine spontane Rückbildung der Beschwerden abzuwarten, wenn ihm die harmlose Natur der Erkrankung erklärt worden ist. Der Erfolg der nachstehenden Behandlungsmöglichkeiten ist nicht genau voraussehbar.

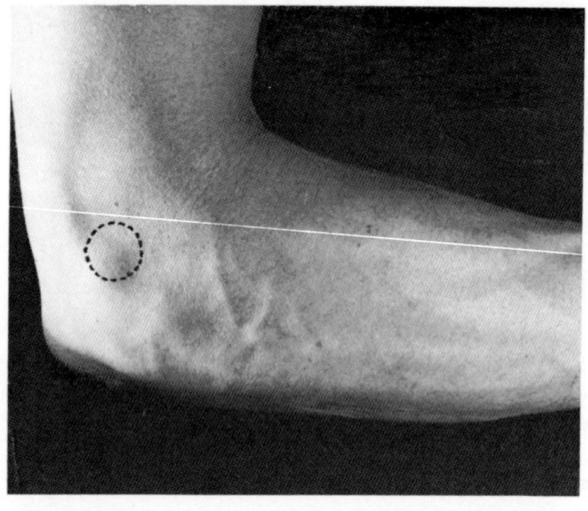
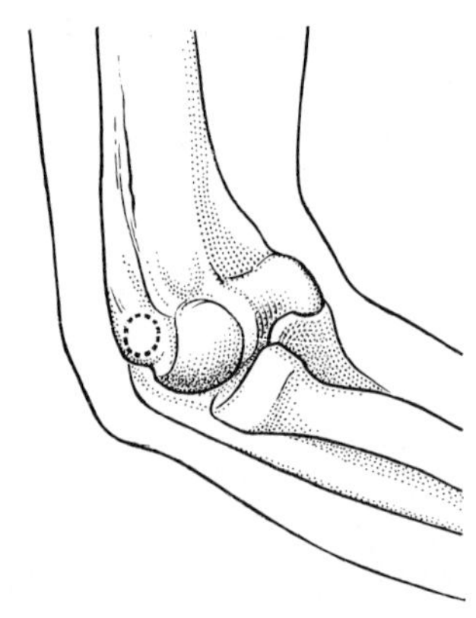

Abb. 184. Beim Tennisellenbogen findet sich der Punkt mit der stärksten Druckempfindlichkeit vor dem Epicondylus humeri radialis und nicht über der größten Prominenz

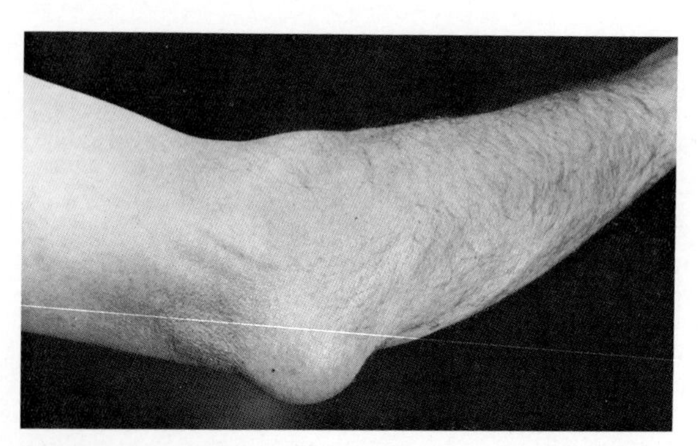

Abb. 185. Bursitis olecrani

Konservative Behandlung. Zuerst sollte eine Hydrokortison-Behandlung zusammen mit einem Lokalanästhetikum am Punkt der größten Druckempfindlichkeit erfolgen. Diese Methode ist oft erfolgreich, aber nur wenn die Injektion genau am schmerzhaften Punkt erfolgt. Dies ist nicht immer leicht, und so kann es manchmal notwendig sein, die Injektion ein- oder zweimal in zweiwöchigen Abständen zu wiederholen. Bei erfolgreicher Behandlung wird der Schmerz für etwa 24 Std stärker, bevor er allmählich abklingt.

Wenn lokale Injektionen keinen Erfolg haben, können folgende Methoden probiert werden: Physiotherapie in Form von Kurzwellenbestrahlung, Tiefenmassage der empfindlichen Gegend, ferner faradische Stimulation der Streckmuskulatur oder Gipsruhigstellung für 4 bis 6 Wochen.

Operative Behandlung. Diese sollte nur bei starken Beschwerden empfohlen werden, die nicht auf eine konservative Behandlung ansprechen. Die Extensoren werden von ihrem Ansatz am Epicondylus humeri radialis abgelöst und so belassen.

Bursitis olecrani

Eine Bursitis olecrani kann durch ein Trauma, einen Infekt oder eine Gicht ausgelöst werden.

Bei der *traumatischen Bursitis* („Studentenellenbogen") ist die Bursa mit klarer Flüssigkeit gefüllt (Abb. 184). Die Behandlung sollte zuerst in der Punktion bestehen, danach sollte Hydrokortison in die Bursa injiziert werden. Wenn die Schwellung erneut auftritt, sollte man die Bursa entfernen.

Die *eitrige Bursitis* wird mit Inzision und anschließender Drainage behandelt.

Bei der *Gicht-Bursitis* kommt es zu einer akuten oder subakuten Entzündung. Weißliche Ablagerungen von Natriumuratkristallen (Tophi) können durch die Wände der Bursa sichtbar werden.

Mechanische Irritation des Nervus ulnaris

Der N. ulnaris ist an der Stelle verletzbar, wo er im Sulcus hinter dem Epicondylus medialis des Humerus liegt. Seine Funktion kann entweder durch Einengung oder durch eine rezidivierende Reibung, während er sich unter Spannung befindet, beeinträchtigt werden. Die Einengung erfolgt meist sekundär durch eine Arthrose mit Randosteophyten im Sulcus nervi ulnaris. Die Reibung unter Spannung entsteht, wenn die Valgusstellung des Ellenbogens vermehrt ist (Cubitus valgus, S. 243). Die zuletztgenannte Schädigung ist oft eine Spätfolge nach suprakondylärer Humerusfraktur in der Kindheit (Ulnaris-Spätlähmung). In beiden Fällen bildet sich im Nerv eine Fibrose. Diese Veränderungen werden irreversibel, wenn die mechanische Ursache nicht beseitigt wird.

Klinik. Der Patient leidet unter Taubheitsgefühl oder einem Einschlafen des vom N. ulnaris versorgten Hautgebietes. Oft stört ihn eine Ungeschicklichkeit bei feinen Fingerbewegungen. *Bei der Untersuchung* finden sich bei voll ausgebildetem Krankheitsbild folgende Symptome: Sensibel – Sensibilitätsminderung oder Verlust der Sensibilität über der Ulnarkante der Hand, über dem Kleinfinger und der ulnaren Hälfte des Ringfingers. Motorisch – Atrophie und Schwäche der vom N. ulnaris innervierten kleinen Handmuskeln. Schwitzen – die Haut im Verteilungsgebiet des N. ulnaris ist trockener als normal, weil die Schweißsekretion gestört ist.

Reizzeit-Spannungskurven (S. 16) für die vom N. ulnaris innervierten Muskeln können das Bild einer partiellen Denervation zeigen, bevor motorische Zeichen klinisch sichtbar werden.

Behandlung. Wenn immer der N. ulnaris von einer Läsion im Ellenbogenbereich betroffen ist, sollte der Nerv in die Ellenbeuge verlagert werden, wo er frei von Druck oder Reibung ist.

Kapitel 7

Unterarm, Handgelenk und Hand

Im täglichen Leben hängt viel von manuellen Tätigkeiten ab. Die praktische und ökonomische Konsequenz einer Beeinträchtigung der Handfunktion ist so groß, daß die Wiederherstellung der Funktionsfähigkeit einer erkrankten oder verletzten Hand eines der großen Anliegen der orthopädischen Chirurgie geworden ist.

Handchirurgie ist eine Kunst und Wissenschaft für sich. In der Tat hat sie sich schnell zu einer eigenen Disziplin entwickelt, welche Wissen und Erfahrung nicht nur auf dem Gebiet der Orthopädie, sondern auch der plastischen Chirurgie, der Gefäßchirurgie und der Neurologie erfordert.

Bei der Behandlung von Erkrankungen der Hand sollte die Wiederherstellung der Funktion immer die primäre Zielsetzung sein. Bei der Beurteilung ist klar zwischen Beschwerden in Ruhe und während der Bewegung zu unterscheiden. Man sollte bedenken, daß eine Hand eine Immobilisierung schlecht verträgt. Wenn auch das Handgelenk für viele Wochen oder Monate straflos immobilisiert werden kann, zieht eine Ruhigstellung von verletzten oder erkrankten Fingern über einen längeren Zeitraum das Problem einer dauernden Gelenkversteifung nach sich. Obwohl Ruhe in den ersten Tagen nach einer Handverletzung oder im akuten Stadium einer Infektion nötig ist, müssen aktive Fingerübungen durchgeführt werden, sobald das Anfangsstadium vorüber ist. Es ist ratsam, die allgemeine Regel zu beachten, daß Finger niemals länger als zwei, höchstens drei Wochen, immobilisiert werden dürfen.

Spezielle Gesichtspunkte bei der Untersuchung des Unterarmes, des Handgelenkes und der Hand

Anamnese

Man sollte sich vergegenwärtigen, daß Beschwerden in der Hand oft durch Erkrankungen der Halswirbelsäule mit Beteiligung des Plexus brachialis, und manchmal auch durch Erkrankungen des Ellbogens verursacht werden. Es ist immer nach einem früheren Unfall oder einer anderen Beeinträchtigung im Bereich der Halsregion oder der oberen Extremität zu fragen.

Untersuchung

Bei der Untersuchung des gesamten Unterarmes sollte dieser bis zum Ellenbogen unbekleidet sein. Der gesunde Arm sollte ebenfalls zum Vergleich frei sein. Ein zu empfehlendes Vorgehen bei der klinischen Untersuchung ist in Tabelle 8 aufgeführt.

Tabelle 8. Routinemäßige Untersuchung bei Verdacht auf eine Erkrankung des Unterarmes, des Handgelenkes und der Hand

---

1. Lokale Untersuchung des Unterarmes, des Handgelenkes und der Hand

Inspektion
- Knochenkonturen
- Weichteilkonturen
- Farbe und Beschaffenheit der Haut
- Narben oder Fisteln

Palpation
- Hauttemperatur
- Knochenkonturen
- Weichteilkonturen
- lokale Druckempfindlichkeit

Beweglichkeit (aktiv – passiv)
- *des Handgelenks:*
  - *Radiokarpal-Gelenk*
    - Flexion – Extension
    - Abduktion – Adduktion
  - *Distales Radioulnar-Gelenk*
    - Supination – Pronation
- *der Fingergelenke:*
  - *Karpometakarpal-Gelenk des Daumens*
    - Flexion – Extension
    - Abduktion – Adduktion
    - Opposition
  - *Metakarpophalangeal-Gelenke*
    - Flexion – Extension
    - Abduktion – Adduktion
  - *Interphalangeal-Gelenke*
    - Flexion – Extension

Kraft
- Kraft jeder Muskelgruppe für
  1) die Handgelenksbewegungen
  2) die Daumen- und Fingerbewegungen und
  3) die Greifbewegung

Stabilität
- Prüfung im Hinblick auf abnorme Beweglichkeit

Nervenfunktionen
- Tests der sensiblen und motorischen Funktion sowie der Schweißsekretion hinsichtlich Beteiligung des N. medianus, N. ulnaris oder N. radialis.

Zirkulation
- Arterienpulse, Wärme und Farbe, kapillarer Rückfluß im Nagelbett und Sensibilität der Haut

---

Tabelle 8. (Fortsetzung)

2. Untersuchung hinsichtlich möglicher entfernt gelegener Ursachen bei Unterarm- oder Handbeschwerden

Diese ist wichtig, wenn eine befriedigende Erklärung für die Beschwerden bei einer lokalen Untersuchung nicht gefunden wird. Die Untersuchung sollte einschließen:

1) Hals und die obere Thoraxapertur mit besonderer Berücksichtigung auf den Plexus brachialis
2) Oberarm
3) Ellenbogen

3. Allgemeine Untersuchung

Genereller Überblick über andere Körperteile. Die lokalen Symptome können lediglich eine Manifestation einer generalisierten Erkrankung sein.

Bewegungen im Handgelenk

Wie beim Ellenbogengelenk sind im Handgelenk zwei Bewegungen möglich: 1) Das Radiokarpal-Gelenk erlaubt einschließlich der interkarpalen Gelenke Beugen und Strecken sowie Abduktion und Adduktion; 2) das distale Radioulnar-Gelenk, welches Supination und Pronation möglich macht. Die Bewegungen jeder Komponente müssen unabhängig voneinander untersucht werden.

Das Radiokarpal-Gelenk. Das normale Bewegungsausmaß der Flexion beträgt 80 Grad, der Extension 90 Grad, der Ulnardeviation etwa 35 Grad und der radialen Deviation etwa 25 Grad. Eine Messung der einzelnen Interkarpal-Gelenke ist nicht durchführbar, und es ist am einfachsten, sie als integrierte Bestandteile des Radiokarpal-Gelenkes aufzufassen.

Folgendermaßen kann das Ausmaß der Flexions-Extensions-Bewegungen beider Seiten schnell und genau verglichen werden. Bei Prüfung der Extension legt der Patient Handflächen und Finger beider Hände vertikal zusammen und hebt die Ellenbogen soweit als möglich, ohne daß die Fingerflächen auseinanderstreben (Abb. 186). Der Winkel zwischen Hand und Unterarm kann leicht auf jeder Seite verglichen werden. Bei Prüfung der Flexion ist das Manöver umgekehrt. Der Patient legt die Handrückenflächen beidseits zusammen, mit vertikal nach unten gerichteten Fingern, und senkt die Ellenbogen soweit als möglich (Abb. 186). Der Winkel zwischen Hand und Unterarm wird auf beiden Seiten verglichen.

Das distale Radioulnar-Gelenk. Das normale Ausmaß beträgt 90 Grad für Supination und 90 Grad für Pronation. Um es exakt zu bestimmen, muß der Ellenbogen des Patienten im Winkel von 90 Grad angewinkelt sein, um Rotationsbewegungen in der Schulter auszuschließen (Abb. 176, S. 238).

Es ist darauf hinzuweisen, daß eine eingeschränkte Rotation nicht notwendigerweise auf eine Erkrankung des Handgelenkes hinweist: Diese kann auch durch eine Erkrankung des Ellenbogengelenks oder des Unterarmes hervorgerufen sein.

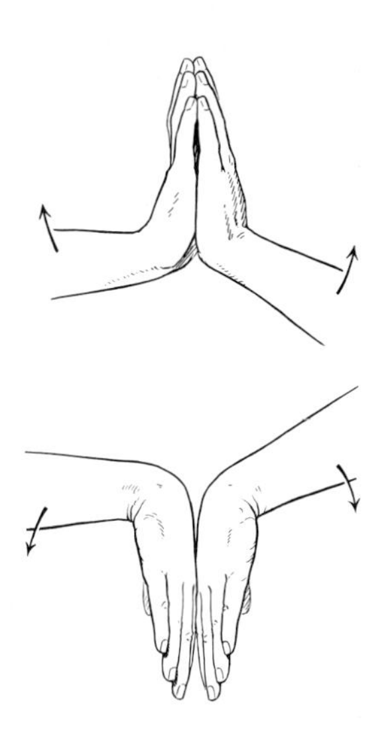

Abb. 186. Eine einfache Methode um das Ausmaß von Extension und Flexion an beiden Handgelenken zu prüfen. In diesem Fall Einschränkung des Bewegungsausmaßes des linken Handgelenkes

Bewegungen im Bereich der Fingergelenke

Diese Bewegungen erfolgen hauptsächlich in drei Gelenkgruppen: 1) das Karpometakarpal-Gelenk des Daumens; 2) die Metakarpophalangeal-Gelenke; 3) die Interphalangeal-Gelenke.

Das Karpometakarpal-Gelenk des Daumens. Dieses Gelenk erlaubt Bewegungen in fünf Richtungen: Flexion oder Bewegung von Metacarpale I nach medial in der Ebene der Handfläche; Extension oder Bewegung von Metacarpale I nach lateral in der Ebene der Handfläche; Adduktion oder Bewegung von Metacarpale I in Richtung auf die Handinnenfläche in einem rechten Winkel zu dieser; Abduktion oder Bewegung von Metacarpale I von der Handfläche weg in einem Winkel von 90 Grad zu dieser; und Opposition oder Rotation von Metacarpale I, um den Daumennagel mit der Handinnenfläche in die gleiche Ebene zu bringen (Abb. 187 u. 188).

Die Metakarpophalangeal-Gelenke des Daumens und der Finger. Diese Gelenke erlauben Flexions-Extensions-Bewegungen in einem Winkel bis 90 Grad (das Ausmaß ist für den Daumen anders) und eine geringe Abduktion sowie Adduktion bezogen auf die Mittellinie des Mittelfingers.

Die Interphalangealgelenke von Daumen und Fingern sind reine Scharniergelenke und erlauben nur Flexion und Extension.

Kraft

Man soll die Kraft für jede Bewegung der Reihe nach testen. Bei der Hand verlangt diese Untersuchung erhebliche Geduld, denn jeder Muskel muß individuell geprüft werden. So ist es beim Daumen notwendig die Abduktoren, die Adduktoren, die Extensoren (longus und brevis), die Flexoren (longus und brevis) und den M. opponens pollicis zu testen. An den Fingern sind die Flexoren (profundus und superficialis), der Extensor digitorum und Extensor indicis, die M. interossei und die M. lumbricales zu testen.

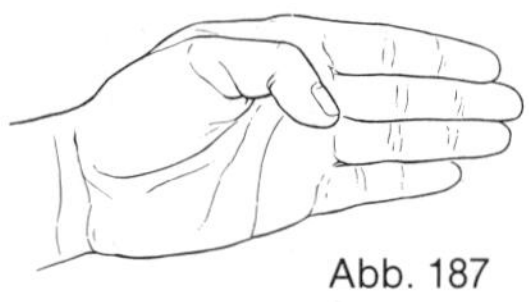

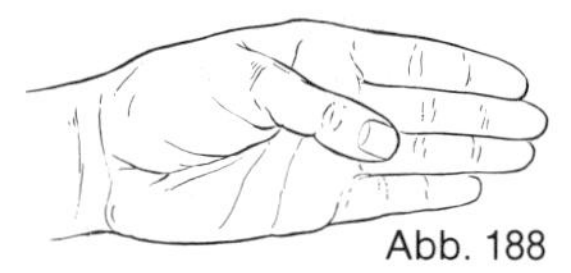

Abb. 187 u. 188. Unterschied zwischen Beugung des Daumens gegen die Handfläche **(Abb. 187)** und Opposition **(Abb. 188).** Bei der Opposition ist das Metakarpale des Daumens so rotiert, daß der Daumennagel in einer Ebene parallel zu der Handfläche liegt

Händedruck: Man soll die Kraft des Griffes prüfen, welcher eine kombinierte Aktion der Flexoren und Extensoren des Handgelenkes und der Flexoren der Finger und des Daumens verlangt.

Nervenfunktion

Der Zustand des N. medianus, N. ulnaris und N. radialis wird durch Prüfung der sensiblen und motorischen Funktion sowie durch Schweißtests bestimmt.

Zirkulation

Die Durchblutung wird durch Messung der Arterienpulse, der Wärme und Verfärbung der Finger, des kapillären Rückflusses im Nagelbett und der Hautsensibilität beurteilt. Es ist darauf hinzuweisen, daß die Berührungssensibilität in den Fingern ein sehr nützlicher Index für die Beurteilung der Durchblutung ist. Die Nerven benötigen für die Impulsleitung eine ausreichende Blutversorgung. Kommt es zu einer Unterbrechung der Zirkulation, ist die Sensibilität schnell aufgehoben.

Entfernt liegende Ursachen von Unterarm- und Handbeschwerden

Manchmal ist es schwierig festzustellen, ob Beschwerden und Symptome im Unterarm oder in der Hand durch eine lokale Erkrankung verursacht werden, oder ob sie durch eine mehr proximal gelegene Läsion bedingt sind. Diese Schwierigkeit besteht hauptsächlich bei neurologischen Erkrankungen. Zum Beispiel können Beschwerden, wie sie bei Kompression des N. medianus im Karpaltunnel auftreten, auch durch einen zervikalen Diskusprolaps hervorgerufen werden. Beschwerden durch eine Kompression des N. ulnaris am Ellenbogen können in gleicher Weise mit denen einer tiefer gelegenen zervikalen Diskusläsion oder Beschwerden verwechselt werden, die durch eine Halsrippe hervorgerufen werden können. Wenn Symptome in der Hand durch einen lokalen Befund nicht befriedigend erklärt werden können, muß sich die weitere Untersuchung auf eine mögliche Ursache im Halsbereich, Oberarm oder Ellenbogen erstrecken.

Röntgenologische Untersuchung

Eine routinemäßige Röntgenuntersuchung sollte eine a. p.- und seitliche Projektion des Unterarmes, des Handgelenkes und der Hand einschließen. Für eine detaillierte Untersuchung der Karpalknochen sind zusätzliche Schrägaufnahmen erforderlich.

Wenn vermutet wird, daß die Beschwerden vom Nacken oder proximalen Anteil des Armes ausgehen, sollten Röntgenaufnahmen der entsprechenden Gegend angefertigt werden.

Klassifikation der Erkrankungen von Unterarm, Handgelenk und Hand

- Erkrankungen des Unterarmes
  - Infektionen des Knochens
    - Akute Osteomyelitis
    - Chronische Osteomyelitis
  - Knochentumoren
    - Gutartige Tumoren
    - Bösartige Tumoren
  - Verschiedenes
    - Volkmannsche ischämische Kontraktur
    - Akute Friktions-Tenosynovitis
- Gelenkerkrankungen der Hand
  - Deformitäten
    - Madelungsche Deformität
  - Arthritis und Arthrose
    - Eitrige Arthritis
    - Chronische Polyarthritis
    - Arthrose
  - Verschiedenes
    - Lunatummalazie
- Extraartikuläre Erkrankungen des Handgelenkes und der Hand
  - Infektionen
    - Akute Infektionen der Faszienräume
    - Chronische infektiöse Tenosynovitis
  - Tumoren
    - Knochentumoren
    - Weichteiltumoren
  - Neurologische Erkrankungen
    - Kompression des N. medianus im Karpaltunnel
  - Verschiedenes
    - Ganglion
    - Dupuytrensche Kontraktur
    - Ruptur oder Durchtrennung von Sehnen
    - De Quervainsche Tendovaginitis
    - Tendovaginitis stenosans des Fingers

Akute Osteomyelitis

(Allgemeine Beschreibung der akuten Osteomylitis, S. 68).

Eine akute Osteomyelitis ist im Bereich des Unterarmes eher ungewöhnlich. Wie an anderer Stelle kann die Infektion auf dem Blutwege erfolgen oder von außen, meist durch eine offene Fraktur, eingebracht werden. Die hämatogene Infektion tritt am häufigsten bei Kindern auf. Sie betrifft häufiger den Radius als die Ulna und die distale Metaphyse mehr als die proximale (Abb. 44, S. 71). Die proximale Metaphyse sowohl von Radius als auch Ulna sind teilweise oder ganz innerhalb der Kapsel des Ellenbogengelenks gelegen. So kann sich eine Infektion der Metaphysen direkt auf das Gelenk ausdehnen und eine eitrige Arthritis verursachen. Am Handgelenk dagegen liegt die Radiusmetaphyse gänzlich außerhalb der Kapsel, und eine direkte Ausdehnung der Infektion auf das Gelenk ist unwahrscheinlich. Die distale Metaphyse der Ulna liegt z. T. innerhalb der Kapsel.

Das klinische Bild und die Behandlung entsprechen denen der akuten Osteomyelitis an anderer Stelle.

Chronische Osteomyelitis
(Allgemeine Beschreibung der chronischen Osteomyelitis, S. 73).

Wie bei anderen Knochen kann sich die chronische Osteomyelitis des Radius und der Ulna aus einer akuten Infektion entwickeln.

Behandlung. In den meisten Fällen sollte die Behandlung den üblichen Richtlinien folgen, wobei eine Ruhebehandlung und antibiotische Therapie durchgeführt wird, wenn es sich um ein Aufflackern der Infektion ohne Eiterabsonderung handelt. Bei einer persistierenden Infektion mit Eiterabsonderung ist eine ausgiebige Drainageoperation und Sequestrektomie zu empfehlen. In resistenten Fällen muß der infizierte Knochenteil manchmal entfernt werden (ohne wesentlichen Funktionsverlust); dies trifft besonders für eine Infektion des distalen Ulnaendes zu.

Knochentumoren am Unterarm

Gutartige Tumoren
(Allgemeine Beschreibung der gutartigen Knochentumoren, S. 80)

Jede Art von benignen Knochentumoren kann in den Unterarmknochen vorkommen. Lediglich das Chondrom und der Riesenzelltumor sollen hier erwähnt werden.

Chondrom

Chondrome der Röhrenknochen treten hauptsächlich in multipler Form – bekannt als Dyschondroplasie, Olliersche Erkrankung oder multiple Chondrome – auf (S. 104). Ihre spezielle Bedeutung am Unterarm liegt in der Tatsache, daß die Tumoren das normale Wachstum des befallenen Knochens stören können. Wenn das Wachstum in einem Knochen verzögert ist, im Nachbarknochen jedoch normal verläuft, ist eine erhebliche Krümmung der Knochen zu erwarten, und es kann eine häßliche Deformierung entstehen.

Behandlung. Eine schwere Deformität durch ungleichmäßiges Wachstum von Radius und Ulna sollte durch eine Osteotomie korrigiert werden, wenn nötig in Kombination mit Resektion des distalen Ulnaendes.

Riesenzelltumor (Osteoklastom)

Das distale Radiusende ist eine der bevorzugten Lokalisationen am Arm für die Entwicklung eines Riesenzelltumors, der – obwohl als gutartig klassifiziert – invasive Tendenzen zeigen kann. Der Tumor kann auch am distalen Ende der Ulna vorkommen. Er dehnt sich in der früheren Epiphysengegend bis dicht unter die Gelenkoberfläche aus (Abb. 60, S. 81).

Behandlung. Wenn das distale Ende der Ulna betroffen ist, sollte der Knochen ausreichend weit proximal des Tumors entfernt werden. Die resultierende Störung kann vernachlässigt werden. Wenn der Tumor sich im distalen Ende des Radius befindet, ist die Behandlung schwieriger. Eine radikale Resektion des betroffenen Knochenanteils ist die sicherste Maßnahme gegen ein Rezidiv dieses nicht ungefährlichen Tumors und sollte im allgemeinen trotz der unvermeidlichen Beeinträchtigung des Handgelenks durchgeführt werden. Eine befriedigendere Wiederherstellung nach Entfernung des distalen Radiusendes ist die Implantation und Fusionierung des distalen Ulnaendes mit den Carpus. Andererseits kann ein Radiusdefekt nach Resektion durch einen Span, gewöhnlich aus der Fibula, ersetzt werden.

Bösartige Tumoren

(Allgemeine Beschreibung der bösartigen Knochentumoren, S. 85)

Radius und Ulna werden selten von malignen Knochentumoren – weder primär noch metastatisch – befallen. Wenn ein Osteosarkom im Unterarm auftritt, ist das distale Radiusende die häufigste Lokalisation.

Volkmannsche ischämische Kontraktur

Es handelt sich um eine Beugefehlstellung des Handgelenkes und der Finger durch eine fixierte Kontraktur der Beugemuskeln des Unterarms.

Ursache. Sie wird durch eine Ischämie der Flexoren als Folge einer Verletzung oder Einengung der A. brachialis in Ellenbogengelenksnähe verursacht.

Pathologie. Die Folgen eines plötzlichen Verschlusses der A. brachialis sind unterschiedlich. In wenigen Fällen kommt es zu einer Gangrän der Finger. Häufiger ist der Kollateralkreislauf in der Lage, die Hand am Leben zu erhalten. Aber die Flexoren des Unterarmes oder die wichtigsten peripheren Nervenstämme werden nicht ausreichend ernährt. Eine Muskelfasernekrose in der Flexorengruppe des Unterarmes, besonders des M. flexor digitorum profundus und des M. flexor pollicis longus – mit nachfolgender Fibrose und Verkürzung – ist das wesentliche Merkmal der Volkmannschen Kontraktur. Diese ist oft mit einer temporären oder dauernden ischämischen Lähmung der peripheren Nerven, besonders des N. medianus, verbunden. Jede größere Fraktur in der Gegend des Ellenbogengelenks oder des proximalen Unterarmes kann zu einem Arterienverschluß führen. Meist handelt es sich um eine suprakondyläre Humerusfraktur mit Verschiebung, wobei die A. brachialis durch das scharfe untere Ende des Schaftfragmentes verletzt wird oder eine Kontusion erleidet (Abb. 189). Die Kontusion alleine ist in der Lage, den

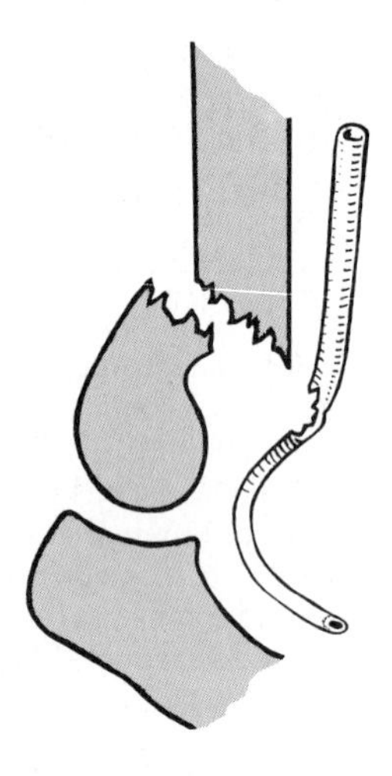

Abb. 189. Darstellung einer Verletzung der Arteria brachialis durch eine suprakondyläre Humerusfraktur mit dem Risiko einer Gangrän oder ischämischen Kontraktur. Ein zu eng angelegter Gips oder Verband kann zu dem gleichen Resultat führen

Blutfluß zu unterbrechen, weil die Arterie in einen Spasmus gerät, und sich das Lumen durch eine Thrombose verschließen kann.

In manchen Fällen ist die Ursache eines Gefäßverschlusses ein zu eng angelegter Gips oder Verband.

Klinik. Die Erkrankung ereignet sich am häufigsten bei Kindern. Nach einer suprakondylären Humerusfraktur oder anderen Verletzungen der Ellenbogengelenksgegend klagt das Kind über Schmerzen im Unterarm. *Bei der Untersuchung* im Anfangsstadium sind die Finger weiß oder blau und kalt. Der Radialispuls fehlt. Die aktiven Fingerbewegungen sind schwach und schmerzhaft. Die passive Extension der Finger ist besonders schmerzhaft und eingeschränkt. Anzeichen für eine Unterbrechung der Nervenleitung können fehlen oder vorliegen – besonders eine Anästhesie der Finger und Lähmung der kleinen Handmuskeln.

In der ausgeprägten Form, welche sich gelegentlich innerhalb weniger Wochen nach dem Unfall entwickelt, handelt es sich um eine erheblich Flexionskontraktur des Handgelenkes und der Finger durch Verkürzung der fibrotischen Unterarmbeuger (Abb. 190). Eine sensible und motorische Lähmung der Hand kann komplizierend hinzukommen, aber sie ist nicht das Wesentliche am Bild der Volkmannschen Kontraktur.

Diagnose. Zu Beginn der Untersuchung sollte das Fehlen der Radialispulse mit ausgeprägter, schmerzbedingter Abneigung die Finger zu strecken immer den Verdacht auf eine Volkmannsche Kontraktur lenken. Wenn zusätzlich eine Anästhesie und Lähmung der Hand besteht, ist die Diagnose praktisch sicher. In ausgeprägten Fällen erleichtern Anamnese und klinisches Bild die Diagnose.

Die Volkmannsche ischämische Kontraktur ist nicht mit der Dupuytrenschen Kontraktur zu verwechseln (S. 287), denn sie befällt sowohl das Handgelenk als auch alle Fingergelenke, und es besteht keine palpable Verdickung in der Palmarfläche der Hand. Darüber hinaus ist die Kontraktur durch die Verkürzung der Fle-

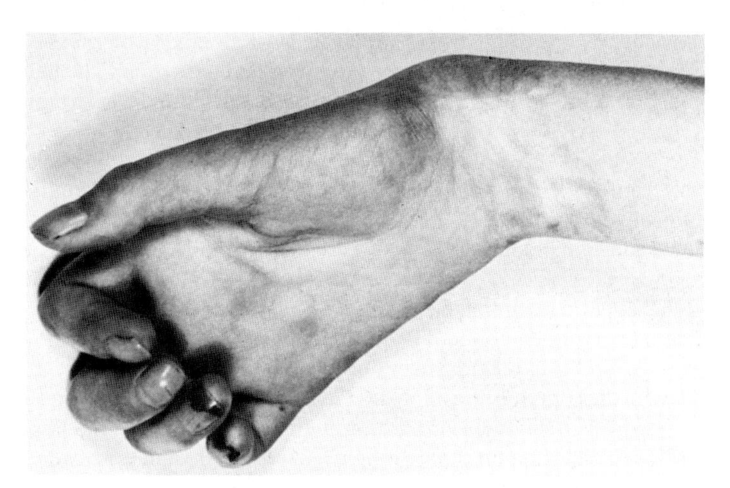

Abb. 190. Typisches Aussehen der Hand bei einer voll ausgebildeten Volkmannschen ischämischen Kontraktur

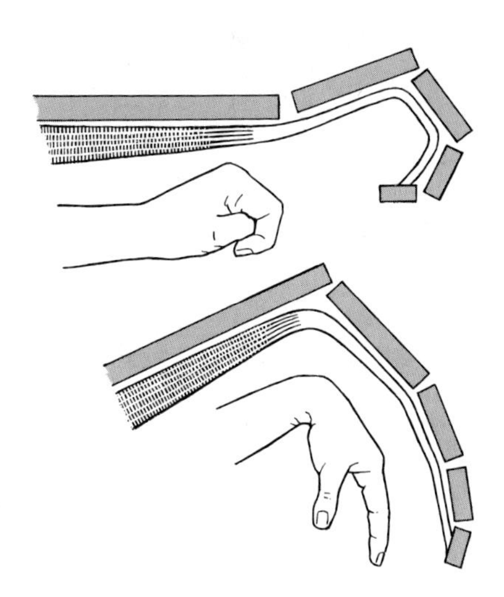

Abb. 191. Bei der Volkmannschen Kontraktur kann das Handgelenk bei gebeugten Fingern teilweise gestreckt werden. Bei gebeugtem Handgelenk können die Finger teilweise gestreckt werden. Die verkürzten fibrotischen Beugemuskeln verhindern eine gleichzeitige Streckung von Handgelenk und Fingern

xorenmuskeln nachweisbar, weil bei Beugung des Handgelenkes die Flexorensehnen entspannt werden und das Ausmaß der Fingerextension zunimmt. Dagegen ist bei Relaxierung der Sehnen durch Beugung der Finger das Ausmaß der Handgelenkextension vermehrt (Abb. 191).

Behandlung. *Im Anfangsstadium* steht das Problem bzw. die Behandlung des plötzlichen Verschlusses der A. brachialis oder einer Verlegung des Blutzuflusses innerhalb einer unter Druck stehenden Faszienloge im Vordergrund. Der Fall muß wie ein Notfall behandelt werden, weil die Folgen des Gefäßverschlusses nach etwa 6 Std. irreversibel werden. Folgende Maßnahmen sollten ergriffen werden: 1) Alle

Schienen, Gipse und Bandagen, welche Ursache einer Kompression sein könnten, sind zu entfernen. Im Fall einer Fraktur muß eine große Fehlstellung soweit wie möglich durch vorsichtige Manipulation und durch einen gut gepolsterten Gipsschienenverband korrigiert werden. In gleicher Weise ist – wenn der Ellenbogen luxiert ist – sofort die Reposition durchzuführen. Heißluftbögen oder Wärmflaschen werden an die drei anderen Extremitäten und den Rumpf gelegt, um eine allgemeine Vasodilatation zu erreichen. Wenn aufgrund dieser Maßnahmen nicht innerhalb einer halben Stunde eine adäquate Zirkulation resultiert, sollte der nächste Schritt erfolgen. 2) Bei der Operation wird die vordere Faszie des Unterarmes freigelegt und in ihrer ganzen Länge gespalten, so daß die Muskeln sich durch den Schlitz vorwölben können. Die A. brachialis wird dann exploriert. Wenn ein Verschluß durch Abknickung oder durch Spasmus der Arterie vorliegt, sollte man versuchen, dies durch Entlastung des Gefäßes und Anwendung von Papaverin zu beseitigen. Führt das nicht zum Erfolg, wird die Arterie durch Injektion mit Kochsalz zwischen den Klemmen gedehnt. Im letzteren Fall kann es notwendig sein, die Arterie zu öffnen und die verletzte Intima zu entfernen. Es kann notwendig sein, den geschädigten Bereich der Arterie zu resezieren und die Kontinuität durch ein Venentransplantat wieder herzustellen.

Im voll ausgebildeten Stadium ist eine Wiederherstellung der normalen Verhältnisse unmöglich: Ein Wiederherstellungseingriff kann nur verbessern, was an Funktion übrig geblieben ist. Die Wahl der Behandlung hängt von den besonderen Umständen jedes Falles ab. In leichten Fällen kann durch intensive Übungen unter Aufsicht eines Physiotherapeuten eine akzeptable Funktion erreicht werden. In schweren Fällen muß die Muskelverkürzung durch eine Verkürzung der Unterarmknochen oder Ablösung und Distalverschiebung des Beugemuskelansatzes (Muskelgleitoperation) erfolgen. In ausgewählten Fällen mit schwerer Muskelinfarzierung werden wahrscheinlich die besten Resultate durch Exzision der nekrotischen Muskeln und nachfolgender Verpflanzung eines gesunden Muskels (z. B. eines Handgelenkflexors oder -extensors) auf die Sehnen des Flexor digitorum profundus und Flexor policis longus erreicht, um die aktive Beugung der Finger wiederherzustellen. Die Muskelverpflanzung kann in geeigneten Fällen mit einer Arthrodese des Handgelenkes kombiniert werden. Wenn der N. medianus irreperabel durch eine Ischämie geschädigt wurde, ist manchmal eine Nervenplastik erfolgreich.

Akute Friktions-Tenosynovitis
(Peritendinitis; Paratendinitis)

Hierbei handelt es sich um eine leicht erkennbare klinische Symptomatik, welche bei jungen Erwachsenen auftritt, deren Tätigkeit sich wiederholende Bewegungen des Handgelenkes und der Hand notwendig machen.

Ursache. Die Sehnenscheidenentzündung wird einer übermäßigen Reibung zwischen den Sehnen und dem umgebenden Paratenon durch Überbeanspruchung der Hand zugeschrieben. Das Krankheitsbild unterscheidet sich gänzlich von der infektiösen Tenosynovitis.

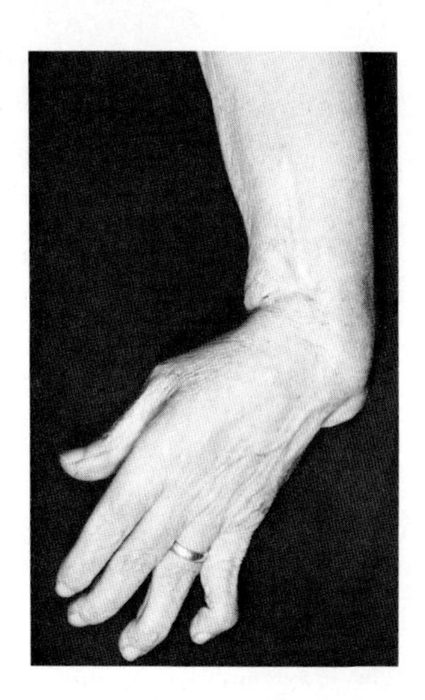

Abb. 192. Relative Verkürzung des Radius mit Subluxation im distalen Radioulnargelenk, radialer Abweichung der Hand und Hervortreten des Ulnaköpfchens (Madelungsche Deformität)

Pathologie. Die am häufigsten betroffenen Sehnen sind die der tiefen Muskeln auf der Rückseite des Unterarmes, besonders die Extensoren des Daumens und die radialen Extensoren des Handgelenkes. Es besteht eine leichte, entzündliche Reaktion mit lokaler Schwellung und Ödem über den Sehnen und dem darüberliegenden Gewebe.

Klinik. Nach außergewöhnlich aktivem Gebrauch des Handgelenkes oder der Hand über einen Zeitraum von mehreren Tagen und Wochen empfindet der Patient einen Schmerz über dem Handgelenk und dem distalen Unterarm. Der Schmerz wird durch den Gebrauch der Hand verstärkt. *Bei der Untersuchung* findet sich eine lokalisierte Schwellung entsprechend dem Verlauf der betroffenen Sehne – gewöhnlich der Extensoren des Daumens oder des Handgelenkes. Während der Patient das Handgelenk und die Finger beugt und streckt fühlt er eine charakteristische Krepitation: Sie wird durch die mit Fibrin belegte Sehne, welche in dem entzündeten Paratenon gleitet, hervorgerufen. Diese typische Krepitation ist der diagnostische Hinweis auf die Friktions-Tenosynovitis.

Behandlung. Das Handgelenk wird in einem Gips für drei Wochen ruhiggestellt, wobei die Finger freigelassen werden. Dies ermöglicht eine ausreichende Ruhe, damit sich die Entzündung zurückbilden kann. Übermäßiger Gebrauch der Finger und des Daumens sollte für zwei Monate vermieden werden.

Gelenkerkrankungen der Hand

Madelungsche Deformität

Die Madelungsche Deformität ist eine angeborene Subluxation oder Luxation des distalen Ulnaendes. Diese Deformität wird häufig durch eine Erkrankung oder Verletzung wie z. B. eine Fraktur des distalen Radiusendes mit nachfolgender Verkürzung her-

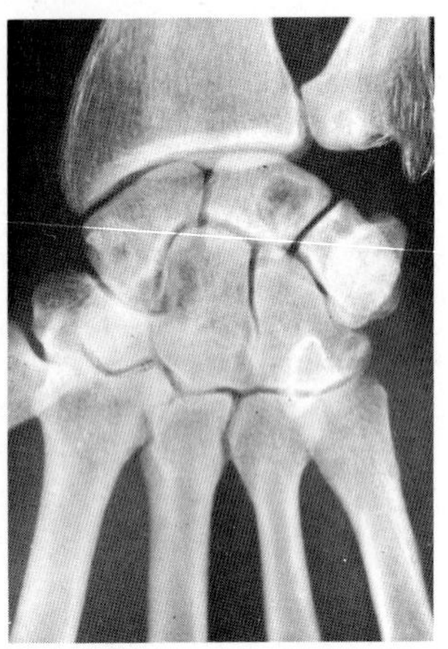

Abb. 193

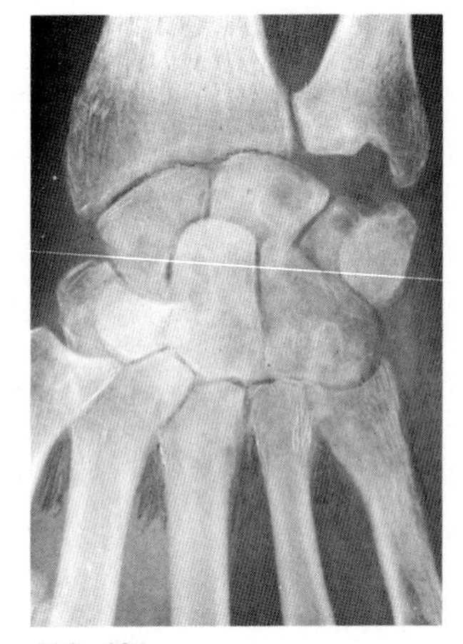

Abb. 194

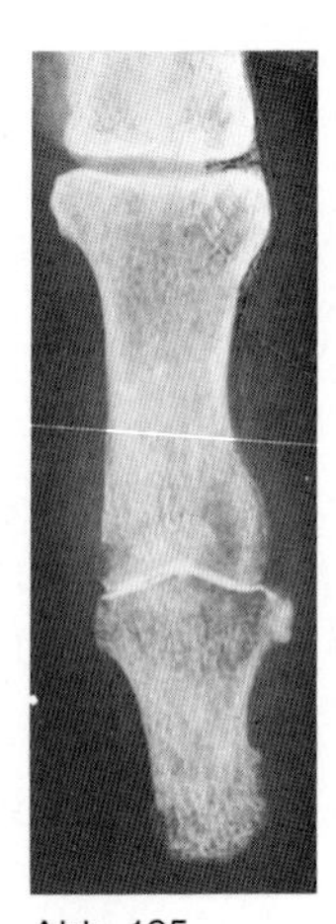

Abb. 195

Abb. 193–194. Eitrige Arthritis des Handgelenkes.
Abb. 193. Röntgenaufnahme zu Beginn der Erkrankung ohne besondere Auffälligkeiten.
Abb. 194. 4 Wochen nach Beginn. Ausgesprochene Kalksalzverarmung und leichte aber deutliche Gelenkspaltverschmälerung mit Hinweis auf Destruktion des Gelenkknorpels.
Abb. 195. Eitrige Arthritis mit Destruktion des Interphalangealgelenkes am Daumen

vorgerufen. Die Fehlstellung wechselt in ihrer Stärke von einer leichten Prominenz des distalen Ulnaendes an der Rückseite des Handgelenkes bis zu einer kompletten Luxation des distalen radioulnaren Gelenkes mit starker radialer Abweichung der Hand (Abb. 192).

Bei sehr stark ausgebildeten Deformierungen kann ein kongenitales Fehlen des Radius vorliegen.

Behandlung. Wenn die Fehlstellung eine Operation erfordert, sollte das untere Ulnaende entfernt werden. In schweren Fällen mit ausgeprägter radialer Deviation der Hand kann es notwendig sein, auch den Radius (oder die Ulna, wenn der Radius fehlt) mit dem Carpus knöchern zu verenigen, um so eine befriedigende Korrektur zu erreichen.

Eitrige Arthritis des Handgelenkes

(Allgemeine Beschreibung der eitrigen Arthritis, S. 43)

Die eitrige Arthritis des Handgelenkes ist selten. Die Infektion kann hämatogen sein oder von einer penetrierenden Wunde aus erfolgen. Eine Ausbreitung von einem osteomyelitischen Herd her ist selten, z. T. weil die Osteomyelitis im Bereich der Unterarmknochen selten ist und z. T. weil die distale Radiusmetaphyse gänzlich außerhalb der Gelenkkapsel liegt (die distale Metaphyse der Ulna liegt teilweise intrakapsulär).

Klinik. Die Beschwerden und Symptome entsprechen denen einer eitrigen Arthritis anderer, oberflächlich gelegener Gelenke: Akutes Einsetzen mit Beeinträchtigung des Allgemeinbefindens, Schmerz und Schwellung über dem Gelenk, vermehrte lokale Wärme, erhebliche Beeinträchtigung der Beweglichkeit. *Röntgenaufnahmen* im Frühstadium zeigen keine krankhaften Veränderungen (Abb. 193). Später, wenn die Infektion andauert, besteht eine diffuse Kalksalzverarmung mit Verlust des Gelenkspaltes und möglicherweise einer Knochendestruktion (Abb. 194).

Behandlung. Eine entsprechende antibiotische Therapie wird eingeleitet. Das Handgelenk wird auf einer Schiene in Funktionsstellung immobilisiert – etwa in einer Extensionsstellung von 20 Grad.

Das Gelenk wird punktiert oder mittels Inzision drainiert, und ein entsprechendes Antibiotikum wird in das Gelenk injiziert. Wenn die Infektion überwunden ist, werden aktive Bewegungen des Handgelenkes eingeleitet.

Eitrige Arthritis der Fingergelenke

Jedes Fingergelenk kann sich durch Eitererreger entzünden. Die distalen Interphalangealgelenke der Finger sind in Gefahr, durch eine sich ausbreitende Eiterung in dem benachbarten Fingerkuppenraum oder durch eine penetrierende Wunde infiziert zu werden. Diese Infektionen verursachen eine bleibende Gelenkzerstörung mit Einschränkung der Beweglichkeit oder Ausbildung einer Ankylose.

Klinik. Das befallene Gelenk ist geschwollen, heiß und gerötet. Die Beweglichkeit ist erheblich eingeschränkt. *Röntgenbilder* zeigen zunächst keine Veränderungen. Später finden sich eine Kalksalzverminderung und eine Verschmälerung des Gelenkspaltes (Abb. 195).

Behandlung. Die wesentlichen Maßnahmen bestehen in einer Antibiotikatherapie, Drainage und Spülung des Gelenkes – wenn eine Eiterung vorliegt – und einer Immobilisierung während des akuten Infektionsstadiums. Die Schienung muß, sobald die Infektion überwunden ist, beendet werden und aktive Übungen sind einzuleiten.

Chronische Polyarthritis des Handgelenkes und der Hand

(Allgemeine Beschreibung der chronischen Polyarthritis, S. 46)

Die chronische Polyarthritis befällt häufig das Handgelenk und die Hand und ist die Ursache einer erheblichen Funktionsbeeinträchtigung und einer erheblichen Deformierung. Meist sind viele oder alle Gelenke der Hand betroffen, obwohl die Krankheit in einem einzelnen Gelenk beginnt. Die befallenen Gelenke sind als Folge der synovialen Verdickung geschwollen und die Beweglichkeit ist eingeschränkt. In den späteren Stadien sind Gelenkknorpel und der darunterliegende Knochen erodiert und die Finger neigen zu einer Abweichung nach ulnar (Abb. 196). Die *Röntgenbilder* zeigen zunächst keine Veränderungen. Später findet sich eine diffuse Kalksalzverarmung der Knochen. Noch später zeigt sich bei einem progressiven Verlauf die Zerstörung des Gelenkknorpels in Form einer Verschmälerung des Gelenkspaltes (Abb. 197). Zusätzlich kann der subchondrale Knochen arrodiert sein.

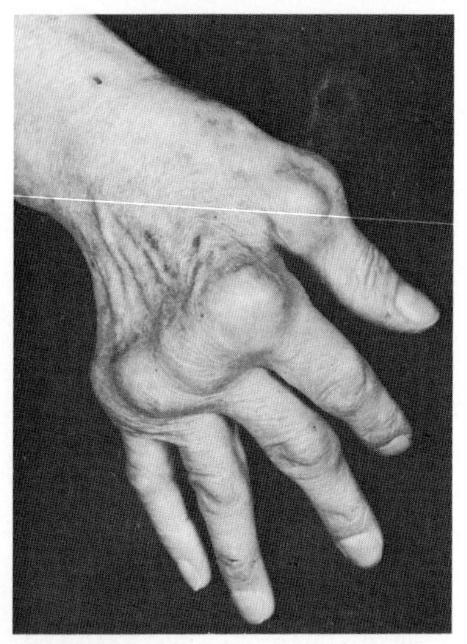

Abb. 196

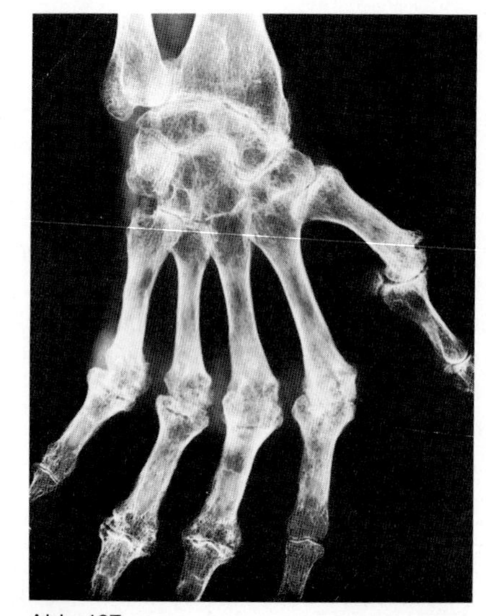

Abb. 197

Abb. 196. Typisches Erscheinungsbild einer Hand nach lange bestehender chronischer Polyarthritis im Handgelenk und in den Fingergelenken
Abb. 197. Das Röntgenbild zeigt einen Knorpelverlust mit subchondraler Knochenarrosion. Bemerkenswert ist die Ulnardeviation der Finger

So wichtig die Gelenkveränderungen bei der chronischen Polyarthritis der Hand sind, so schwerwiegend kann auch die Beeinträchtigung sein, die durch die Beteiligung der Weichteile erfolgt. Diese Weichteilveränderungen können verschiedene Formen annehmen, von denen die wichtigsten aufgeführt werden. 1) *Chronische Tenosynovitis:* Massen von stark verdickter, gefäßreicher Synovialis umgeben die Beuge- oder Strecksehnen vom Handgelenk bis zu den Fingern. Ein sekundärer Effekt einer derartigen Schwellung in Höhe des Handgelenkes ist die Kompression des N. medianus im Karpaltunnel. 2) *Sehnenruptur:* Sowohl die Streck- als auch die Beugesehnen neigen zur spontanen Ruptur durch Erweichung oder Auffaserung, wenn sie innerhalb der entzündeten Synovialscheiden liegen. 3) *Kontraktur der Intrinsicmuskeln:* Eine durch diese Erkrankung hervorgerufene fixierte Kontraktur der Intrinsicmuskeln der Hand kann eine Fibrose nach sich ziehen. Sie führt zur Unfähigkeit die Interphalangealgelenke voll zu beugen, wenn das Metakarpophalangealgelenk in Streckstellung gehalten wird.

Behandlung. Die Behandlung dieser komplexen Störungen der Hand ist schwierig und oft unbefriedigend. Die im Verlauf von Monaten und Jahren fortzuschreitende Tendenz dieser Erkrankung bedeutet oft, daß die Hand in schwerster Weise verkrüppelt. Dennoch kann in einzelnen Fällen viel getan werden, um den Ablauf der Erkrankung zu verlangsamen und eine Fehlstellung zu vermeiden, entweder durch konservative Behandlung allein oder durch konservative Behandlung in Verbindung mit einer Operation.

Konservative Behandlung. Der generelle Behandlungsplan entspricht demjenigen, der für die chronische Polyarthritis im allgemeinen aufgestellt wurde (S. 49). Normalerweise wird Aspirin und Phenylbutazon verordnet. Die Gabe von Kortison und entsprechenden Medikamenten sollte wegen ihrer unerwünschten Nebeneffekte nach Möglichkeit vermieden werden. *Die Physiotherapie* ist wertvoll. Sie sollte in Form von Warmwasserbädern oder Kurzwellendiathermie, verbunden mit mobilisierenden Übungen und aktiver Bewegung der Hand, erfolgen. Während einer akuten Exazerbation kann das Handgelenk zeitweise auf einer Gips- oder Plastikschiene immobilisiert werden. Eine Immobilisation für die Fingergelenke ist nicht zu empfehlen.

Operative Behandlung. In sorgfältig ausgewählten Fällen kann die Operation eine wichtige Unterstützung der konservativen Behandlung sein, wenn sie diese auch niemals ersetzen kann. Zu einer Operation sollte man sich nicht leichtherzig, sondern erst nach sorgfältiger Überlegung und ausgiebiger Diskussion mit dem Patienten entschließen. Andererseits lohnt sich die Operation im Frühstadium der Erkrankung mehr, bevor die Fehlstellung durch Veränderungen in den Gelenken und den Weichteilen fixiert und irreversibel wird. In Abhängigkeit von der Art des einzelnen Falles kann die Operation folgendermaßen durchgeführt werden.

Synovektomie. Die Exzision der Massen verdickten Synovialgewebes aus den Sehnenscheiden oder Gelenken kann den Destruktionsprozeß der Erkrankung verlangsamen.

Sehnenwiederherstellung oder -ersatz. Ruptuierte Sehnen können durch Naht oder mit einem Transplantat wiederhergestellt werden; außerdem kann ihre verlorengegangene Funktion durch eine Sehnentransfer-Operation kompensiert werden (S. 30).

Durchtrennung von kontrakten Intrinsicmuskeln. Die Einschränkung von Fingerbeweglichkeit und Greiffunktion durch eine fixierte Kontraktur der Intrinsicmuskeln kann durch eine partielle Durchtrennung der aponeurotischen Einstrahlung der Intrinsicmuskeln in den Streckapparat an der Rückseite jedes Fingers gebessert werden.

Arthroplastik. Wenn das Metakarpophalangeal- oder das Interphalangeal-Gelenk stark zerstört ist, kann eine Arthroplastik mit Neuformung der Gelenkflächen oder durch Einsetzung einer flexiblen Silikon („Silastik“)-Prothese angezeigt sein. Der Patient muß jedoch auf eine Kooperation in einem langen Rehabilitationsprogramm nach der Operation vorbereitet sein. Die erreichte Besserung ist nicht immer anhaltend.

Arthrodese. Für Gelenke, die schmerzhaft, steif und deformiert sind, ist die Arthrodese in Gebrauchsstellung manchmal die beste Lösung.

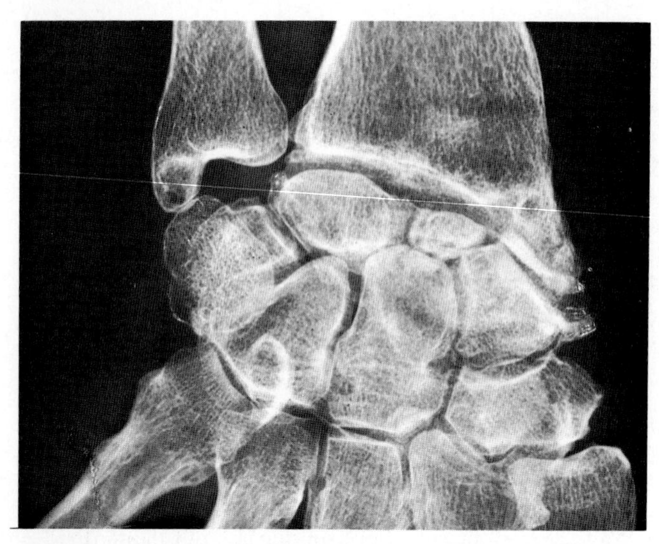

Abb. 198. Arthrose des Handgelenkes als Folge einer nicht geheilten Fraktur des Kahnbeins. Auffallend sind der verschmälerte Gelenkspalt, die Sklerose und die Randwulstbildungen des Knochens an den Gelenkrändern, besonders auf der Radialseite des Handgelenkes

Arthrose des Handgelenkes

(Allgemeine Beschreibung der Arthrose, S. 56)

Obwohl selten im Vergleich zu einer Arthrose der Hüfte oder des Kniegelenkes, stellt eine Handgelenkarthrose eine bekannte Folge nach bestimmten Verletzungen oder Gelenkerkrankungen dar.

Ursache. Eine Abnützungsarthrose entwickelt sich selten in einem vorher normalen Handgelenk. Die Abnützung ist nahezu immer im Zusammenhang mit einer vorangehenden Verletzung oder Erkrankung der Gelenkflächen zu sehen. Am häufigsten prädisponieren eine Trümmerfraktur des distalen Radiusendes mit Gelenkbeteiligung, eine Kahnbeinfraktur mit avaskulärer Nekrose des distalen Fragmentes, eine Lunatumverrenkung, die Kienböcksche Erkrankung des Mondbeines sowie eine „ausgebrannte" chronische Polyarthritis zu einer Arthrose.

Pathologie. Die wesentliche Veränderung ist die Degeneration und Abnutzung des Gelenkknorpels. Die Veränderungen können sowohl alle Karpalgelenke als auch die radiokarpalen Gelenke befallen.

Klinik. Monate oder Jahre nach einer der prädisponierenden Erkrankungen bemerkt der Patient einen allmählich zunehmenden Schmerz und eine Einsteifung im Handgelenk, die bei Aktivität zunehmen. *Bei der Untersuchung* ist das Handgelenk durch eine knöcherne Unregelmäßigkeit leicht verdickt, die Schwellung ist jedoch nicht ausgeprägt. Die Hauttemperatur ist normal und die Bewegungen sind erheblich eingeschränkt und endgradig schmerzhaft. *Die Röntgenbilder* zeigen eine

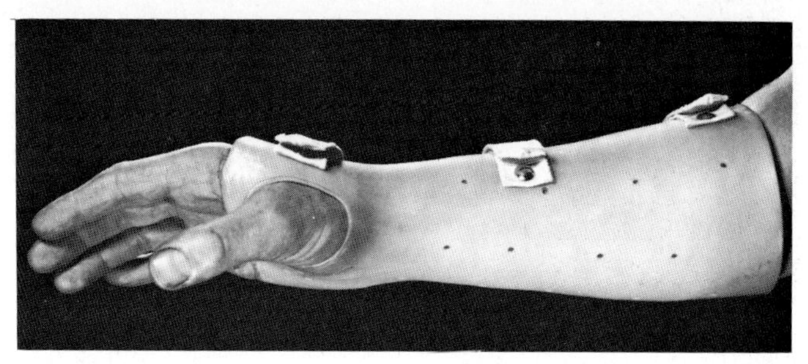

Abb. 199. Handgelenksschiene aus Plastik. Eine derartige Schiene wird manchmal bei der konservativen Behandlung der Handgelenksarthrose verwendet

Gelenkspaltverschmälerung und eine Knochenausziehung oder Randwulstbildung an den Gelenkrändern. Die ursächliche Erkrankung – wie z. B. eine nicht geheilte Kahnbeinfraktur – ist ebenfalls sichtbar (Abb. 198).

Behandlung. In leichten Fällen sollte keine Behandlung vorgenommen werden, besonders wenn der Patient es vermeiden kann, das Handgelenk einer zu starken Beanspruchung auszusetzen. Wenn eine aktive Behandlung notwendig erscheint, muß zwischen konservativen und operativen Methoden unterschieden werden.

Konservative Maßnahmen können nur die bestehenden Beschwerden mindern, sie können sie niemals beseitigen; trotzdem sollte man sie versuchen. Die nützlichste Methode ist die Physiotherapie in Form von Kurzwellendiathermie und Ruhigstellung des Handgelenkes auf einer angepaßten Schiene (Leder oder Plastik).

Eine operative Behandlung ist manchmal notwendig, wenn die Beschwerden stark sind. Die einzig verläßliche Methode ist die totale Arthrodese des Handgelenkes mit Versteifung des radiokarpalen und der interkarpalen Gelenke. Das distale Radioulnargelenk und der Diskus in diesem Gelenk werden nicht berührt, so daß die Rotation des Unterarmes weiter möglich ist.

Arthrose der Fingergelenke

Die Metakarpophalangealgelenke und die Interphalangealgelenke der Hand sind häufig Sitz einer Arthrose beim älteren Menschen. Solche Manifestationen sind relativ unbedeutend, und in den meisten Fällen ist eine Behandlung nicht erforderlich. Ein besonderes Beispiel – die Arthrose des Daumensattelgelenkes (Karpometakarpal-Gelenk des Daumens) – verlangt weitere Beachtung.

Arthrose des Daumensattelgelenkes

Hierbei handelt es sich um eine häufige Erkrankung bei älteren Frauen, die aber auch bei jüngeren Personen auftreten kann, wenn eine vorangegangene Verletzung, wie z. B. eine Fraktur der Basis des Metacarpale I mit Gelenkbeteiligung, vor-

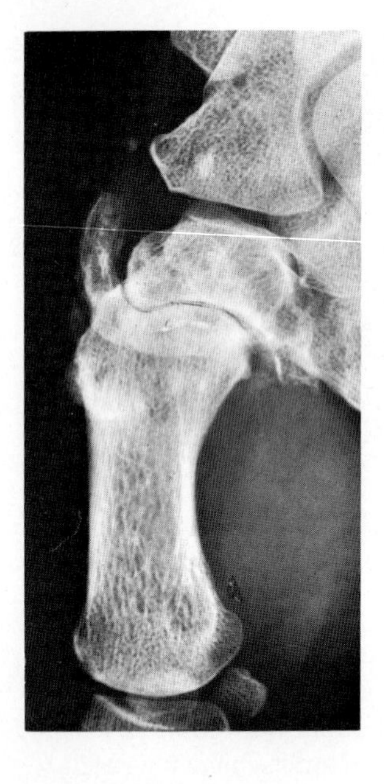

Abb. 200. Arthrose des Daumensattelgelenkes. Bemerkenswert sind die Verschmälerung des Gelenkspaltes und die ausgeprägten Osteophyten

gelegen hat. Die Arthrose kann die Funktion des Daumens erheblich beeinträchtigen.

Klinik. Bei Gebrauch des Daumens treten Schmerzen im Daumensattelgelenk auf. Die Beschwerden nehmen mit den Jahren allmählich zu, bis Tätigkeiten wie Nähen oder Stopfen unmöglich werden. *Bei der Untersuchung* ist das Gelenk zwischen Multangulum majus und Metacarpale I prominent und leicht verdickt. Aktive und passive Bewegungen des Metacarpale I verursachen Schmerzen. Das Ausmaß der Beweglichkeit variiert selbst bei gesunden Personen stark, so daß die Messung nur von geringem praktischen Wert ist. Die *Röntgenbilder* zeigen eine Verschmälerung des Gelenkspaltes sowie eine schärfere Konturierung oder Wulstbildung an den Gelenkrändern (Abb. 200). In vielen Fällen ist das Gelenk subluxiert.

Behandlung. Im Frühstadium wird am besten nichts unternommen. Bei leichten Beschwerden kann eine Kurzwellenbestrahlung erfolgen. Wenn die Beschwerden stören, kann eine Operation in Frage kommen. Die Entscheidung ist zwischen Arthroplastik und Arthrodese zu treffen. Die Arthroplastik erfolgt am einfachsten durch Entfernung des Multangulum majus, wobei die entstehende Höhle sich allmählich mit Bindegewebe füllt. Diese Methode ergibt zufriedenstellende Resultate bei älteren Patienten und stellt bei ihnen die Methode der Wahl dar. Wenn aber – wie bei einem Arbeiter in jüngerem Alter – noch eine kräftige Hand gebraucht wird, sollte die Arthrodese des Daumensattelgelenkes bevorzugt werden.

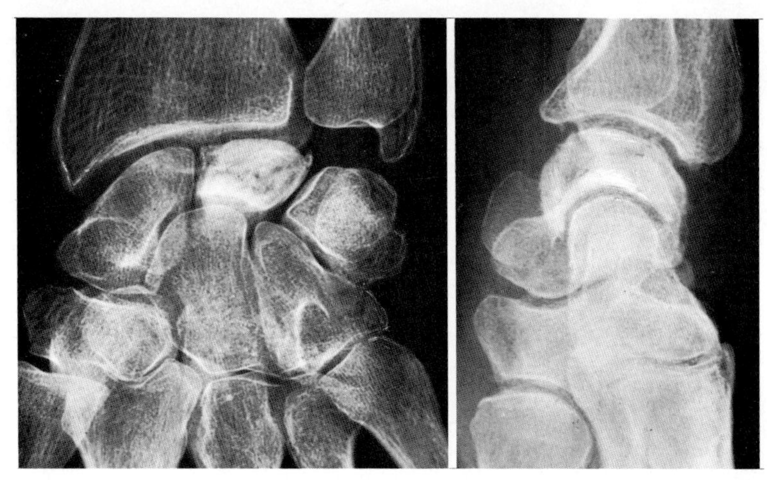

Abb. 201. Kienböcksche Erkrankung des Mondbeins. Vermehrte Knochendichte, Fragmentierung und beginnende Kompression des Knochens

Lunatummalazie

(Kienböcksche Erkrankung, Osteonekrose des Os lunatum, Mondbeintod)

Die Kienböcksche Erkrankung ist eine seltene Erkrankung des Os lunatum und ist durch eine temporäre Erweichung, Fragmentierung und Neigung zur Deformation des Knochens charakterisiert. Sie neigt später zur Arthrose des Handgelenkes.

Ursache. Die genaue Ursache ist nicht bekannt. Eine Störung der Blutversorgung, möglicherweise durch die Thrombose eines ernährenden Gefäßes, wird als wesentlicher Faktor angenommen, wobei aber die Pathogenese unklar bleibt. Verletzungen durch eine sich wiederholende schwere Beanspruchung des Handgelenkes (z. B. durch die Arbeit mit einem Meißel) werden manchmal in der Anamnese aufgeführt.

Pathologie. Die Erkrankung ähnelt der Osteonekrose sich entwickelnder kindlicher Epiphysen (S. 94), wie bei der Perthesschen Erkrankung. Der Knochen wird im ganzen körnig und kleine dichte Fragmente wechseln mit Erweichungsbezirken ab. In diesem Zustand schrumpft der Knochen sehr leicht und wird unter dem Druck der Muskeltätigkeit und durch die Benutzung des Handgelenkes allmählich zu einer dünnen, untertassenähnlichen Masse zusammengedrückt. Der darüberliegende Knorpel stirbt ab. Nach etwa 2 Jahren baut sich das Knochengewebe wieder normal auf, der Knochen bleibt jedoch deformiert und ohne weichen Knorpelüberzug. Der Knochen verhält sich daher „ungelenk" und führt allmählich zur Entwicklung einer Arthrose des Handgelenkes.

Klinik. Es bestehen Schmerzen im Handgelenk, besonders ausgeprägt in der Gegend des Os lunatum. Der Schmerz wird bei aktivem Gebrauch des Handgelenkes stärker. Wegen der Schmerzen ist die Kraft beim Handgriff vermindert. *Bei der Untersuchung* zeigt sich eine Druckempfindlichkeit über dem Os lunatum. Die Handgelenkbewegungen sind erheblich eingeschränkt und verursachen Schmerzen, wenn sie forciert werden.

Von besonderem diagnostischen Wert sind die *Röntgenbilder*. Im Frühstadium erscheint das Mondbein etwas dichter als der umliegende Knochen und im Vergleich zur Gegenseite etwas verkleinert, wenn auch anfänglich nur in sehr geringem Maße (Abb. 201). Später hat der Knochen ein fragmentiertes Aussehen, wobei verstreut kleine Bezirke mit verstärkter Dichte zu sehen sind. Die Abflachung des Knochens wird stärker. Noch später werden die Zeichen einer Arthrose deutlich.

Behandlung. Die Behandlung ist oft ziemlich unbefriedigend. Sie hängt von der Dauer der Beschwerden und dem Grad der Destruktion des Handgelenkes ab. Im frühesten Stadium, wenn die röntgenologischen Veränderungen gerade erst sichtbar sind, ist es wahrscheinlich nützlich, das Handgelenk in Gips für etwa 3 Monate zu immobilisieren. Sobald aber die Erkrankung klar erkennbar ist, wird eine chirurgische Behandlung empfohlen. Ist das Handgelenk frei von einer Arthrose, so ist es wahrscheinlich am besten, das Os lunatum zu exzidieren und durch eine Silikon („Silastik")-Prothese zu ersetzen. Hierdurch werden meist bessere Resultate erzielt als mit einer Exzision ohne Ersatz. In späten Fällen, wenn die Arthrose schon ausgeprägt ist, ist die Entfernung des Os lunatums wertlos. Die Behandlung sollte dann die gleiche sein wie bei der Arthrose des Handgelenkes (Abb. 290, S. 271).

Extraartikuläre Erkrankungen des Handgelenkes und der Hand

Akute Infektionen der Faszienräume der Hand

Akute Infektionen der Hand stellen einen erheblichen Anteil der Tätigkeit einer Unfallabteilung dar und haben bei den Arbeitsunfällen eine große Bedeutung. Wenn sie nicht wirksam behandelt werden, können sie zu einer langanhaltenden oder sogar dauernden Beeinträchtigung der Arbeitsfähigkeit führen.

Klassifikation. Wenn man von den oberflächlichen Infektionen absieht, sind sechs Infektionsarten wichtig: 1) Nagelbettinfektion (Paronychie); 2) Fingerkuppen-Infektion (Panaritium); 3) andere subkutane Infektionen; 4) Infektionen des Thenarraumes; 5) Infektionen des mittleren Palmarraumes; 6) Sehnenscheideninfektion.

Ursache. Alle genannten Formen werden durch eine Infektion mit Eitererregern verursacht. Der häufigste Keim ist der Staphylococcus aureus. Auch Streptokokken und gelegentlich andere Bakterien kommen vor. Eine kleine Verletzung, wie ein Nadelstich, eine Hautabschürfung oder eine Blase, stellt oft die Eintrittstelle für die Infektion dar.

Pathologie. Die Keime erreichen die Gewebeschichten durch direkte Übertragung von außen, oft durch eine einfache Verletzung wie z. B. einen Nadelstich oder eine Hautabschürfung. Sie setzen eine akute Entzündungsreaktion in Gang, welche in vielen Fällen in eine Eiterung übergeht. Ohne wirksame Behandlung kann sich die Infektion in die benachbarten Gewebe ausbreiten. Gelegentlich führt sie zu einer Lymphangitis oder Sepsis.

Abb. 202. Schematische Darstellung der Eiterlokalisation bei einer Infektion des Nagelfalzes (Paronychie) und der Fingerkuppe (Panaritium). Bei einer Nagelfalzinfektion findet sich der Eiter unter der Cuticula, der sich wie dargestellt unter dem Nagel ausbreiten kann. Bei einer Infektion der Fingerkuppe befindet sich der Eiter im von Bindegewebssträngen durchzogenen Fettgewebe unmittelbar vor der distalen Phalanx

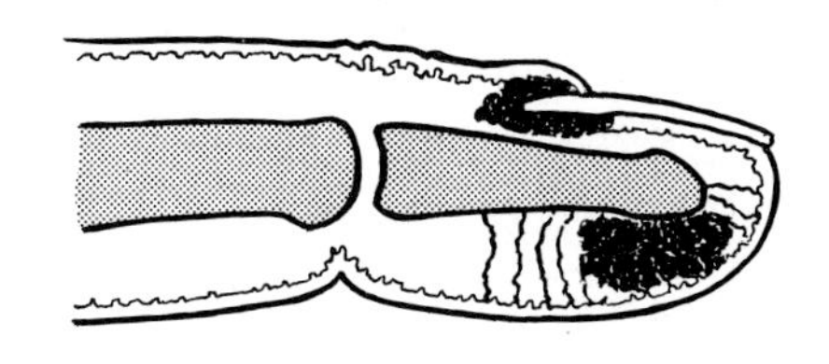

Abb. 203. Drainage des Abszesses bei Paronychie. Bei einer leichten Infektion genügt es, die Cuticula lediglich zu heben ohne sie einzuschneiden; eine bessere Drainage erfolgt jedoch mit einer vertikalen Schnittführung durch die Cuticula an einer oder beiden Seiten. Wenn sich der Eiter unter dem Nagel ausdehnt, ist es notwendig, auch die proximale Nagelhälfte zu entfernen

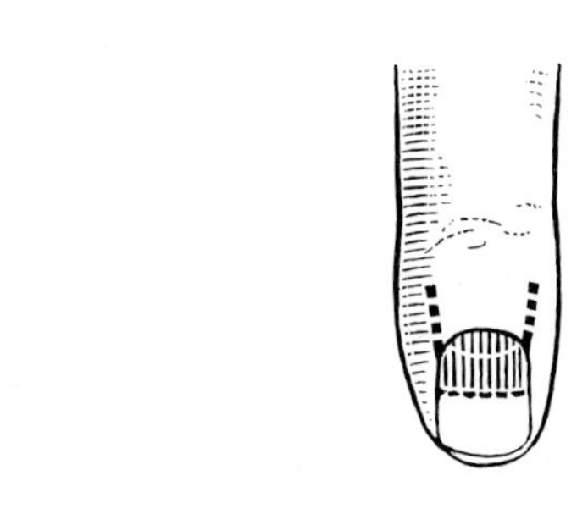

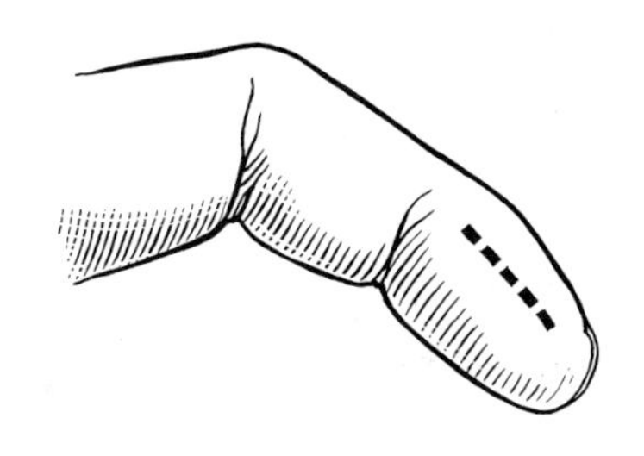

Abb. 204. Inzision bei Drainage eines Fingerkuppenabszesses. Die Inzision wird über der Kuppe an der Vorderseite der Phalanx vertieft, wobei die Abszeßhöhle direkt eingesehen werden kann

Anatomie. Eine Kenntnis der Anatomie der Fascienräume[1] der Hand ist unerläßlich für die Behandlung der Handinfektionen.

Der Nagelfalz und der subunguale Raum. Der subkutikuläre Spalt des Nagelfalzes steht potentiell mit dem subungualen Raum unter dem Nagel in Verbindung (Abb. 202). Die Infektion beginnt im Nagelfalz und kann sich leicht unter den Nagel ausbreiten. Der Abszeß kann nicht wirksam drainiert werden, wenn nicht ein Teil des Nagels entfernt wird.

Der Fingerkuppenraum. Der Raum zwischen der Vorderfläche der knöchernen Endphalanx und der Haut wird von derben, bindegewebigen Schichten eingenommen, die den Raum in zahlreiche mit Fett gefüllte Zellen unterteilen (wie bei einer Honigwabe) und im rechten Winkel zur Hautoberfläche angeordnet sind (Abb. 202). Eine Infektion

[1] Der Ausdruck „Raum" ist in dieser Verbindung unrichtig. Gemeint ist ein Spalt zwischen einander anliegenden Gewebsschichten und unter normalen Verhältnissen handelt es sich lediglich um einen potentiellen Raum.

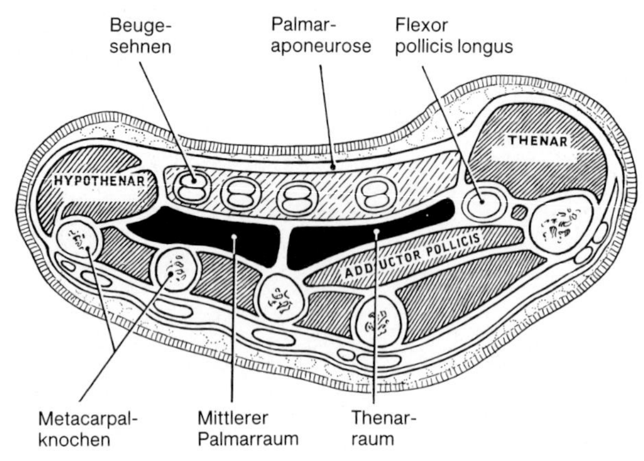

Abb. 205. Die tiefen palmaren Räume – Thenarraum und mittlerer Palmarraum –, dargestellt in einem schematischen Querschnitt

in einem solchen festen Gewebe spielt sich innerhalb eines geschlossenen Raumes ab: Der Gewebsdruck steigert sich sehr schnell und verursacht oft einen klopfenden Schmerz.

Andere subkutane Räume. Eine Infektion kann in der subkutanen Schicht an jeder beliebigen Stelle der Hand entstehen. Häufige Lokalisationen sind die Grund- und Mittelphalanx sowie die Schwimmhautfalte zwischen den Fingern. Weniger häufig sind die Hohlhand und der Handrücken befallen. Diese oberflächlichen Räume sind deutlich von den tiefen palmaren Räumen abgegrenzt und dürfen mit diesen nicht verwechselt werden.

Der Thenar-Raum. Dieser liegt tief unter der radialen (lateralen) Hälfte der Hohlhand. Es handelt sich um den Raum zwischen dem M. adductor pollicis dorsal und der Flexorensehne des Zeigefingers sowie dem ersten und zweiten M. lumbricalis volar. Medial ist der Raum von dem mittleren Palmarraum durch ein fibröses Septum getrennt, welches tief von der Faszie, die die Flexorensehne bedeckt, entspringt und sich zu der die M. interossei und den M. adductor policis bedeckenden Fascie hin ausbreitet (Abb. 205 u. 206). Der Raum verlängert sich nach vorne in die zarte Scheide, welche den ersten M. lumbricalis umgibt. Manchmal kommuniziert er auch mit dem zweiten Lubricaliskanal. Die Lumbricaliskanäle stellen so eine potentielle Verbindung zwischen den subkutanen Räumen der Schwimmhautfalte und dem Thenarraum dar: In Wirklichkeit aber sind solche Infektionen selten.

Der mittlere Palmarraum. Dieser liegt unter der ulnaren (medialen) Hälfte der Handfläche. Es handelt sich um den Raum zwischen den M. interossei und den Metakarpalknochen dorsal und den Flexorensehnen (in ihrer Scheide) des Mittel-, Ring- und kleinen Fingers volar (Abb. 205). Lateral ist der Raum vom Thenarraum durch ein fibröses Septum getrennt, das bereits beschrieben wurde. Der Raum erweitert sich nach vorne hin in die Scheiden des 2., 3. und 4. M. lumbricalis. Auch hier breitet sich trotz der potentiellen Kommunikation zwischen dem Raum der Schwimmhautfalten und dem mittleren Palmarraum entlang den Lubricaliskanälen eine Infektion im Bereich der Schwimmhäute sehr selten in die Tiefe aus.

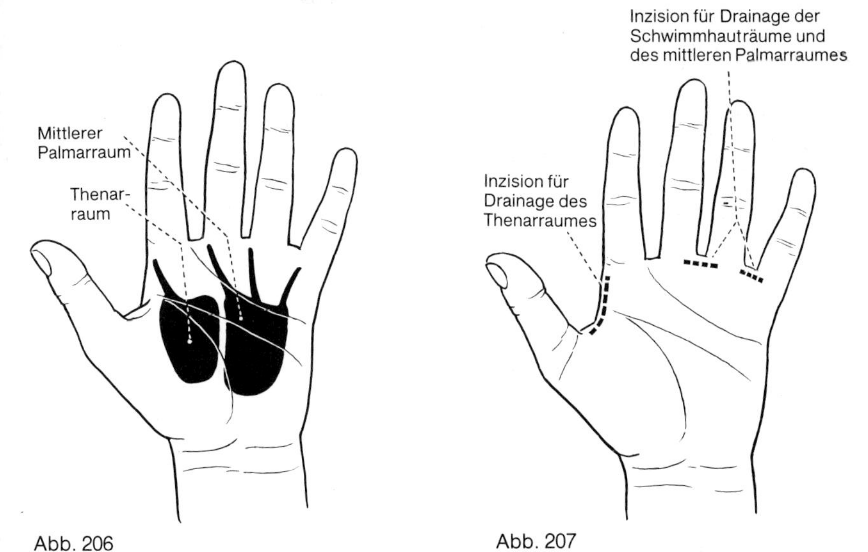

Abb. 206. Ausdehnung der tiefen Palmarräume. Der Thenarraum steht im Zusammenhang mit dem 1. Lumbricaliskanal und der mittlere Palmarraum mit dem 2., 3. und 4. Lumbricaliskanal
Abb. 207. Inzisionen zur Drainage durch die Schwimmhauträume

Sehnenscheiden der Flexoren. Unterscheiden muß man zwischen den festen fibrösen Scheiden, welche nur im Bereich der Finger bestehen, und den lockeren Synovialscheiden, welche die fibrösen Scheiden auskleiden und sich wie beim Daumen und Kleinfinger proximal in die Handflächen ausdehnen. Bei akuten Infektionen der Sehnenscheiden (akute infektiöse Tenosynovitis) findet sich der Eiter innerhalb der Synovialscheiden. Die Flexorenscheiden des Zeige-, Mittel- und Ringfingers enden proximal in Höhe der queren palmaren Hautfalte (Abb. 208). Die Scheiden des Daumens und des kleinen Fingers dehnen sich proximal in Richtung der Handinnenfläche aus, um 2 bis 3 cm oberhalb des Handgelenks zu enden. Das proximale Ende der Sehnenscheide für den Daumen ist als sog. radiale Bursa bekannt. Die Scheide für den kleinen Finger öffnet sich nach proximal in die ulnare Bursa, welche die Sehnengruppen des M. flexor digitorum superficialis und des M. flexor digitorum profundus enthält (Abb. 208).

Klinik. Im allgemeinen sind die Beschwerden der akuten Handinfektionen lokaler Schmerz, Schwellung und Funktionsverlust. Oft besteht auch eine Beeinträchtigung des Allgemeinbefindens, verbunden mit Fieber. *Bei der Untersuchung* finden sich eine Schwellung, eine Rötung der Haut (außer bei tiefen Infektionen) und eine lokale Druckempfindlichkeit im Infektionsbereich. Spezielle Besonderheiten einzelner Läsionen werden auf den folgenden Seiten beschrieben.

Behandlungsprinzipien. Das Ziel der Behandlung besteht darin, die Infektion zu beherrschen, bevor es zu einer Eiterung kommt. So kann eine Operation häufig vermieden werden. Die wesentlichen Punkte dieser abwartenden Behandlung sind

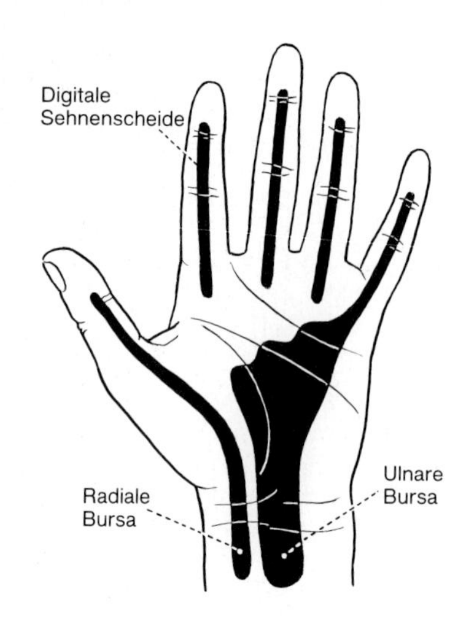

Abb. 208. Die Synovialscheiden der Beugesehnen. Während die Sehnenscheiden von Zeige-, Mittel- und Ringfinger proximal an der Fingerbasis enden, dehnen sich die Scheiden für Daumen und Kleinfinger nach proximal aus, um sich mit der radialen Bursa bzw. der ulnaren Bursa zu vereinigen

Ruhigstellung der Hand, Hochlagerung des Armes und Antibiotikagabe. In leichteren Fällen kann es ausreichend sein, die Hand in einer Schlinge zu lagern. In schweren Fällen aber ist es das beste, die Hand in einer leichten, dorsal angelegten Schiene erhöht zu lagern. Die Frage nach den geeigneten Antibiotika ist schwierig, weil die Empfindlichkeit der Keime zunächst nicht bekannt ist. Bedauerlicherweise werden die Patienten nicht immer früh genug vorgestellt, um auf diese Weise erfolgreich behandelt zu werden. Wenn sich eine Eiterung bereits entwickelt hat, was sich durch starken, klopfenden Schmerz, intensive lokale Druckempfindlichkeit, Fieber und Funktionsverlust anzeigt, sollte der Abszeß sofort gespalten werden. Sobald die Drainage durchgeführt ist, sollte die Wunde mit Vaselin-Gaze-Streifen für 2 Tage leicht offengehalten werden. Danach sollte ein trockener Verband angelegt und mit den aktiven Fingerbewegungen begonnen werden.

Es hat viele Diskussionen über die Technik des Drainierens bei Handinfektionen gegeben, und manche Orthopäden neigen dazu, nur die eigenen Methoden als richtig anzusehen. Es ist notwendig zu betonen, daß der Erfolg nicht so sehr von einer besonderen Methode als von der Beachtung bestimmter allgemeiner Prinzipien abhängt. Diese sind: 1) Die Operation sollte unter günstigen Bedingungen und ohne unnötige Eile ausgeführt werden. Die alte Methode, eine schnelle Inzision in einer Rauschnarkose durchzuführen, ist nicht mehr zu vertreten. Die Anästhesie kann allgemein oder regional (Nervenblock) sein, sollte jedoch genügend Zeit für eine ausgiebige Exploration des Abszesses in Blutsperre lassen, so daß die volle Freilegung gesichert ist. 2) Die Inzision muß so angelegt werden, daß sie eine vollständige Leerung des Abszesses ermöglicht. 3) Die Inzision darf benachbarte wichtige Strukturen nicht gefährden. 4) Die Inzision ist so vorzunehmen, daß die resultierende Narbe keinen Nachteil bringt. Innerhalb dieser Grenzen gibt es mehrere Wege eine Drainageoperation durchzuführen.

Spezielle Gesichtspunkte bei einzelnen Läsionen

Nagelbettinfektion (Paronychie)

Diese ist eine der häufigsten, aber leichtesten Infektionen im Bereich der Hand.

Klinik. Es bestehen Schmerz, Rötung, Schwellung auf einer oder beiden Seiten des Nagelbettes und an der Nagelbasis. Über der geröteten Stelle besteht eine lokale Druckempfindlichkeit. Wenn sich die Eiterung tief unter dem Nagel ausgebreitet hat, besteht eine deutliche Empfindlichkeit bei Druck auf den Nagel.

Komplikationen. Diese sind: 1) Ausdehnung auf die Fingerkuppe; 2) chronische Paronychie als Folge einer unzureichenden Behandlung der akuten Infektion.

Behandlung. Bei diesem Infektionstyp sind konservative Maßnahmen oft erfolgreich wenn sie innerhalb weniger Stunden nach Einsetzen der Infektion beginnen. Wenn sich eine Eiterung entwickelt hat, sollte der unter der Haut befindliche Abszeß drainiert werden, indem die Cuticula vom Nagel gelöst oder diese nach vertikaler Inzision an einer oder beiden Ecken in Form eines kurzen Lappens angehoben wird (Abb. 203). Hat sich der Eiter unter dem Nagel ausgebreitet, muß die proximale Hälfte des Nagels entfernt werden.

Fingerkuppeninfektion (Panaritium)

Diese ist fast so häufig wie die Nagelbettinfektion.

Klinik. Die Fingerkuppe ist geschwollen, gespannt und druckempfindlich. Es besteht ein starker, klopfender Schmerz mit ausgesprochener Druckempfindlichkeit. Dieser läßt vermuten, daß es sich um eine Eiterung handelt.

Komplikationen. Diese sind 1) Osteomyelitis der Endphalanx, die oft zu Nekrose und Sequestrationen der distalen Hälfte führt; 2) eitrige Arthritis des distalen Interphalangealgelenkes; 3) sehr selten Ausbreitung der Infektion auf die Sehnenscheide der Flexorensehnen (eitrige Tenosynovitis).

Behandlung. Konservative Maßnahmen sind, außer im Frühstadium, selten wirksam. Eine Drainage erfolgt am besten durch eine seitliche Inzision vorne an der Endphalanx (Abb. 204). Sie wird nach unten über die Fingerkuppe vertieft, sollte 0,5 cm vor der distalen Hautfalte enden, damit nicht die Beugesehnenscheide versehentlich eröffnet wird. Eine andere Methode besteht in einer Inzision direkt in die Kuppe über dem Zentrum des Abszesses, eine bevorzugte Technik, wenn der Abszeß direkt unter der Oberfläche liegt.

Subkutane Infektionen

(mit Ausnahme der Fingerkuppeninfektionen)

Diese Infektionen sind häufig.

Klinik. Die Infektion kann an jeder Stelle der Hand oder der Finger auftreten. Häufige Stellen sind das Mittel- und Endglied und die Schwimmhautfalten. Es kommt zu einer lokalisierten Schwellung mit Rötung und Druckempfindlichkeit. In vielen Fällen hat sich die Infektion durch die Haut hindurch von einem Infekt im Unterhautzellgewebe oder einer Blase entwickelt. Man darf eine subkutane Infektion nicht mit einer tiefen Infektion verwechseln.

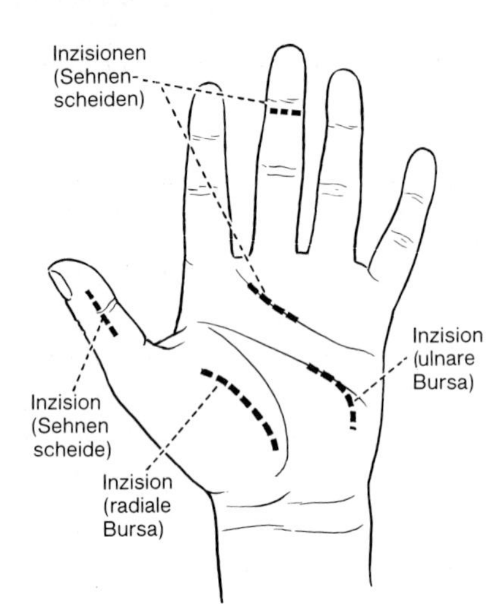

Abb. 209. Inzisionen für Drainage und Spülung von Sehnenscheiden und Bursen

Komplikationen. Diese sind 1) Ablösung der Haut über der Läsion; 2) Ausdehnung in die Tiefe oder in die Sehnenscheiden der Flexoren.

Behandlung. Drainage mit kurzer Inzision an richtiger Stelle ohne Verletzung wichtiger Strukturen oder Bildung einer hinderlichen Narbe. Im Falle einer Schwimmhautfalteninfektion darf die Inzision nicht die Hautfalte teilen: Eine kurze, quere Inzision in der Handfläche direkt proximal der Falte ist vorzuziehen (Abb. 207).

Infektion des Thenarraumes

Diese ist sehr selten. Sie kann durch Ausdehnung einer subkutanen Läsion oder einer Sehnenscheideninfektion entstehen.

Klinik. Die radiale Hälfte der Handfläche ist aufgetrieben und die Schwellung dehnt sich zum dorsalen Anteil der Falte zwischen Daumen und Zeigefinger aus.

Behandlung. Drainage durch Inzision über der Dorsalfläche der 1. Schwimmhautfalte (Abb. 207).

Infektion des mittleren Palmarraumes

Diese ist ebenfalls ungewöhnlich. Sie entsteht durch Ausdehnung einer subkutanen Läsion oder einer Sehnenscheideninfektion.

Klinik. Die ulnare Hälfte der Hand ist aufgetrieben. Die Fingerbewegungen sind eingeschränkt und schmerzhaft.

Behandlung. Drainage durch die Schwimmhautfalte zwischen Mittel- und Ringfinger oder zwischen Ring- und Kleinfinger (Abb. 207).

Sehnenscheideninfektion

Diese ist selten, aber wichtig, weil eine sofortige Behandlung wesentlich ist, wenn die Funktion der Finger erhalten bleiben soll.

Klinik. Der Finger ist in seiner ganzen Länge geschwollen und über der Sehnenscheide akut schmerzhaft. Er wird in halb gebeugter Stellung gehalten, und der Patient kann den Finger wegen des Schmerzes nicht strecken.

Komplikationen. Diese sind 1) Nekrose der Sehne und Adhäsionen zwischen Sehne und Sehnenscheide, wodurch eine dauernde Einsteifung des Fingers in halber Beugung verursacht wird; 2) Ausdehnung der Infektion mit Beteiligung der radialen Bursa (ausgehend von der Flexorensehnenscheide des Daumens) oder der ulnaren Bursa (ausgehend von der Sehnenscheide des Kleinfingers (Abb. 208).

Behandlung. Sofortige Behandlung mit Antibiotika. Eröffnung der Sehnenscheide proximal in der Handfläche und am distalen Ende (Abb. 209), Spülung mit Antibiotikalösung durch einen kleinen, entlang der Sehnenscheide eingeführten Schlauch; der Schlauch wird zurückgezogen und die Wunden leicht offen gelassen.

Wenn die radiale oder die ulnare Bursa infiziert sind, müssen sie durch eine zusätzliche Inzision in der Handinnenfläche drainiert und gespült werden (Abb. 209).

Chronisch infektiöse Tenosynovitis

Die chronische Entzündung der Sehnenscheide im Bereich des distalen Unterarmes und der Hand kann sich durch eine leichte Infektion ausbilden. Sie unterscheidet sich vollkommen von einer akuten Sehnenscheidenentzündung und geht ihr nicht voraus. Sie ist heute selten.

Ursache. In den meisten Fällen ist sie durch eine Infektion mit Tuberkelbakterien bedingt. Manchmal sind auch andere Keime verantwortlich. Ein ähnliches Krankheitsbild kann im Rahmen einer chronischen Polyarthritis ohne den Nachweis einer bakteriellen Infektion entstehen (S. 267).

Pathologie. Die Sehnenscheiden der Flexoren am distalen Unterarm und in der Hand sind am häufigsten befallen. Seltener dehnt sich die Infektion auf die Sehnenscheiden der Extensoren aus. Die betroffenen Sehnenscheiden sind stark verdickt und weisen die Veränderungen der chronischen Entzündung auf. In den meisten Fällen handelt es sich histologisch um eine Tuberkulose. Die Sehnenscheiden enthalten viel Flüssigkeit und können auch eine große Ansammlung von kleinen Fibrinkörpern aufweisen. Die Sehnen selbst sind nur leicht betroffen.

Klinik. Die Schwellung beginnt langsam, mit leichtem Schmerz in der Gegend der betroffenen Sehnenscheiden – gewöhnlich der Beugesehnen des Unterarmes und der Hand. Die Funktion der Finger ist eingeschränkt. *Bei der Untersuchung* ist die Schwellung auf die Sehnenscheiden begrenzt. Charakteristischerweise befällt sie die distalen 5 bis 6 cm der Volarfläche des Unterarmes und den proximalen Anteil der Handfläche (Abb. 210). Manchmal sind die Sehnenscheiden der Flexoren von Finger und Daumen auch geschwollen und geben den Fingern ein spindelförmiges Aussehen. In vielen Fällen kann man eine Fluktuation zwischen der Schwellung am Unterarm und der Hand fühlen. Dieses klinische Zeichen hängt von der Flüssigkeitsansammlung in den Sehnenscheiden ab und findet sich nicht immer. Das voll entwickelte Krankheitsbild mit Schwellung am Unterarm und der Handfläche mit Fluktuation zwischen beiden wird als *kommunizierendes palmares Ganglion* bezeichnet.

Zu Beginn verringert sich das Bewegungsausmaß von Finger und Daumen – wenn überhaupt – nur leicht. Später besteht eine geringfügige Einschränkung der Beugung

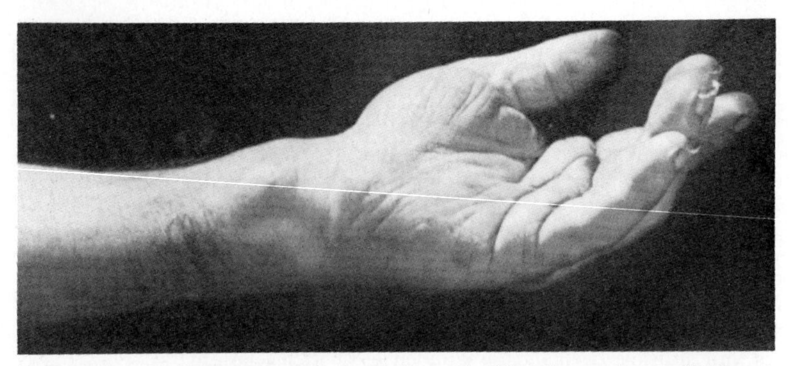

Abb. 210. Kommunizierendes Palmarganglion. Die Schwellungen in der Hohlhand und an der Volarseite des Handgelenkes stehen in der Tiefe unter dem Retinaculum der Flexoren miteinander in Verbindung. Zwischen diesen kann eine Flukuation ausgelöst werden

und der Streckung der Finger mit entsprechendem Funktionsverlust. Eine tuberkulöse Infektion kann an anderer Stelle des Körpers nachgewiesen werden.

Diagnose. Eine anhaltende Schwellung mit allmählichem Einsetzen entlang der Sehnenscheiden des distalen Unterarms und der Hand läßt immer eine chronische Tenosynovitis vermuten. Die Fluktuation zwischen der Unterarmschwellung und der Schwellung in der Hand bestätigt dies. Wenn man an anderer Stelle des Körpers eine aktive Tuberkulose findet, kann die Tenosynovitis ebenfalls auf eine Tuberkulose zurückgeführt werden.

Behandlung. In leichten Fällen, in denen die Funktion der Finger nicht eingeschränkt ist, genügt eine konservative Behandlung. Handgelenk und Unterarm werden für zwei bis drei Monate in einem Gips geschient und dabei die Finger freigelassen. Bei Vorliegen einer Tuberkulose sollten entsprechend Tuberkulostatika gegeben werden (s. S. 55).

In schweren und nicht auf konservative Therapie ansprechenden Fällen ist eine Operation zu empfehlen. Sie besteht in der Ausschneidung der verdickten und ödematösen Synovialmembran. Nach der Operation werden die Fingerbewegungen unter Aufsicht eines Physiotherapeuten täglich trainiert. Meist läßt sich eine ausreichende Fingerbeweglichkeit wiederherstellen. Eine bleibende Unfähigkeit, die Finger bis zur Handfläche zu beugen, muß jedoch in Kauf genommen werden.

Knochentumoren der Hand

Gutartige Tumoren

(Allgemeine Beschreibung gutartiger Knochentumoren s. S. 80)

Der einzige Knochentumor, der hier Beachtung verdient, ist das gutartige Chondrom.

Chondrom

Ein Chondrom oder gutartiger Knorpeltumor tritt in zwei Formen auf: 1) Als Enchondrom, welches innerhalb des Knochens wächst und sich dort ausdehnt; 2) Als Ekchon-

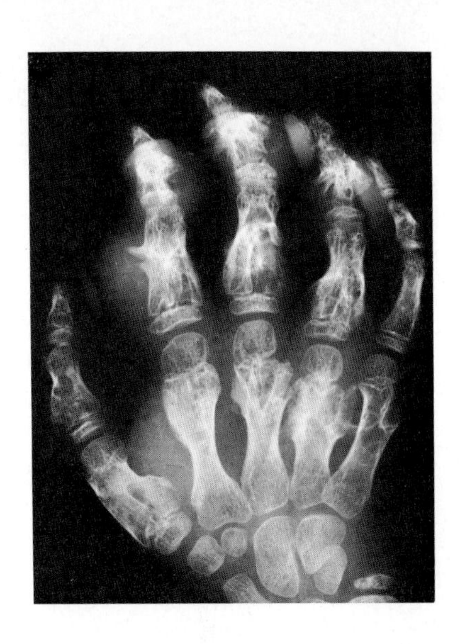

Abb. 211. Multiple Enchondrome in den Metakarpalia und den Phalangen

drom, welches nur außen an der Oberfläche des Knochens wächst. Beide Formen treten in den Metacarpalia und den Phalangen der Hand auf. Der Tumor kann solitär sein, kann aber auch – bei der sog. Dyschondroplasie, multiplen Chondromen oder der Ollierschen Erkrankung – sowohl die Knochen der Hand als auch jeden Röhrenknochen, Beckenknochen oder die Scapula befallen und eine häßliche Auftreibung und Deformierung der Finger hervorrufen (Abb. 211). Eine maligne Entartung ist bei einem solitären Knochenchondrom der Hand selten, aber möglich in Fällen mit multiplen Chondromen.

Behandlung. Ist der Tumor klein, sollte abgewartet werden. Eine Operation ist nur notwendig, wenn sich der Tumor vergrößert. Große Tumoren sollten exzidiert werden, wobei die Knochensubstanz mit Spongiosaknochenspänen wiederaufgefüllt werden sollte.

Bösartige Tumoren

(Allgemeine Beschreibung der bösartigen Knochentumoren, S. 85)

Maligne Knochentumoren der Hand sind selten. Beachtung verdienen nur das Chondrosarkom und Karzinommetastasen.

Chondrosarkom

Das Chondrosarkom kann von einem gutartigen Chondrom ausgehen, besonders wenn die multiple Form vorliegt.

Karzinom

Ein Karzinom, besonders das Bronchialkarzinom, metastasiert in seltenen Fällen in einen Fingerknochen mit gleichzeitiger Zerstörung. Es kann einen Infekt vortäuschen, so daß die richtige Diagnose anfangs übersehen werden kann.

Weichteiltumoren der Hand

(Allgemeine Beschreibung der Weichteiltumoren, S. 127)

Besonders erwähnt werden soll ein ungewöhnlicher Tumor, der selten außerhalb der Hand gefunden wird – der Riesenzelltumor der Sehnenscheide (lokalisierte noduläre Tenosynovitis).

Riesenzelltumor der Sehnenscheide

Hierbei handelt es sich um einen gutartigen Tumor, welcher manchmal rezidiviert, wenn er nicht vollständig entfernt worden ist.

Er nimmt seinen Ausgang von der Sehnenscheide oder von der fibrösen Ausdehnung der Extensorensehne des Fingers. Wenn er sich ausbreitet, dringt er zwischen den Gewebsschichten vor, wobei er den Weg des geringsten Widerstandes nimmt. Gelegentlich bildet er eine dicke Masse, welche den Finger fast wie ein Kragen umgibt.

Schneidet man den Tumor auf, hat er ein fleischiges Aussehen. Das histologische Bild zeigt verschiedene Zelltypen einschließlich Rundzellen, Riesenzellen vom Fremdkörpertyp, Cholesterol enthaltende Xanthomzellen und Fibroblasten.

Behandlung. Der Tumor sollte vollständig entfernt werden.

Kompression des Nervus medianus im Karpaltunnel

(Karpaltunnel-Syndrom)

Die Kompression des N. medianus beim Durchtritt unterhalb des Retinaculum flexorum ist eine häufige Ursache für Störungen in der Hand, besonders bei Frauen mittleren oder höheren Alters.

Ursache. Jede Raumforderung innerhalb des Karpaltunnels kann verantwortlich sein. Bekannte Ursachen sind eine chronisch entzündliche Verdickung der Sehnenscheiden (wie bei der chronischen Polyarthritis), eine Arthrose des Handgelenkes, eine Verdickung des distalen Radiusendes nach einer Fraktur und ein Ödem. In vielen Fällen läßt sich eine primäre Ursache nicht finden.

Pathologie. Der N. medianus liegt unterhalb des Ligamentum carpi transversum der Flexoren in Nachbarschaft zu den Flexorensehnen der Hand. Wenn der verfügbare Raum innerhalb dieses derbwandigen Tunnels eingeschränkt wird, wird der Nerv gegen das Ligament gedrückt. Wird das Ligamentum carpi transversum gespalten, zeigt sich, daß der Nerv darunter komprimiert worden ist. Der N. ulnaris liegt nicht unter dem Ligament, deshalb ist er auch einer Kompression auf diese Art und Weise nicht ausgesetzt.

Klinik. Die Erkrankung findet sich am häufigsten bei Frauen im mittleren oder höherem Alter. Die Beschwerden sind sensibler und motorischer Art. Es wird über ein Gefühl des Eingeschlafenseins, der Taubheit oder des Mißempfindens in den radialen dreieinhalb Fingern (d. h. im Ausbreitungsgebiet des N. medianus) geklagt, und die Patienten fühlen sich bei feinmotorischen Arbeiten, wie z. B. beim Nähen beeinträchtigt. Quälende Parästhesien sind oft während der Nacht besonders stark: Der Patient muß seine Finger schütteln, um seine Beschwerden zu lindern.

Bei der Untersuchung variieren die Befunde mit der Stärke und der Dauer der Kompression. Anfangs finden sich keine objektiven Anhaltspunkte. Später findet sich eine Herabsetzung der Sensibilität im Ausbreitungsgebiet des N. medianus. In stark ausgeprägten Fällen kann eine Atrophie und Schwäche der vom N. medianus innervierten kleinen Handmuskeln beobachtet werden. *Weitere Untersuchungen:* Elektrische Untersuchungen können eine Herabsetzung der Nerven-Leitgeschwindigkeit im befallenen Anteil des N. medianus zeigen.

Diagnose. Andere Ursachen neurologischer Störungen an der Hand sind auszuschließen, insbesondere solche, die ihren Ursprung im Halsbereich in Form einer Störung des Plexus brachialis haben, und Läsionen des N. medianus an anderer Stelle.

Behandlung. Das Ligamentum carpi transversum wird durchtrennt, um den Nerven zu dekomprimieren.

Ganglion

Das Ganglion ist die häufigste zystische Schwellung an der Dorsalseite des Handgelenkes.

Pathologie. Bezüglich des Ursprungs der Ganglien werden unterschiedliche Ansichten vertreten. Einige Autoren glauben, daß die Ganglien auf einem degenerativen Prozeß beruhen. Andere halten sie für benigne Sehnenscheiden- oder Gelenkkapseltumoren. Die Wände bestehen aus Bindegewebe ohne echte endotheliale Auskleidung. Die Zyste steht an einigen Stellen mit der Gelenkkapsel oder der Sehnenscheide in Verbindung. Es findet sich jedoch keine Kommunikation zwischen der Gelenkhöhle oder Sehnenscheide und dem Inneren der Zyste. Die Zyste kann ein- oder mehrkammrig sein. Sie enthält klare, visköse Flüssigkeit.

Klinik. Die Ganglien finden sich am häufigsten am Handrücken, wo man sie bei Erwachsenen jeden Alters häufig sieht (Abb. 212). Sie treten seltener in der Handfläche und an den Fingern auf. Gelegentlich finden sich keine anderen Beschwerden als die Schwellung selbst und manchmal ein leichter Schmerz. *Bei der Untersuchung* kann die Schwellung weich, häufiger aber prall-elastisch sein. Sie wird oft für eine knöcherne Prominenz gehalten, aber eine sorgfältige Untersuchung zeigt eine Fluktuation.

Komplikationen. Ein Ganglion, das in der Tiefe aus dem Handgelenk oder aus der Handfläche seinen Ursprung nimmt, kann mechanisch den N. ulnaris oder den N. medianus in Mitleidenschaft ziehen. Entsprechend findet sich eine motorische und gewöhnlich sensible Beeinträchtigung im Ausbreitungsgebiet des betroffenen Astes.

Behandlung. Ein Ganglion ist harmlos und bei Fehlen von Schmerz oder Komplikationen läßt man es am besten auf sich beruhen. Manchmal kann man ein Ganglion durch kräftigen lokalen Druck subkutan verteilen. Diese eher robuste Behandlung ist harmlos und für einige Zeit wirksam. Das Ganglion kann jedoch langsam

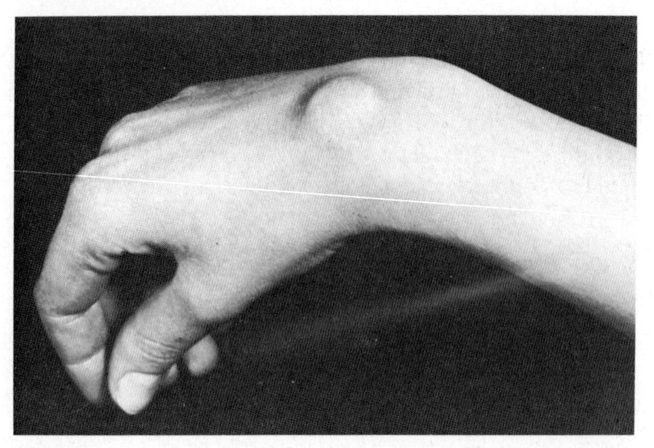

Abb. 212. Einfaches Ganglion am Handrücken. Dies ist die häufigste Lokalisation

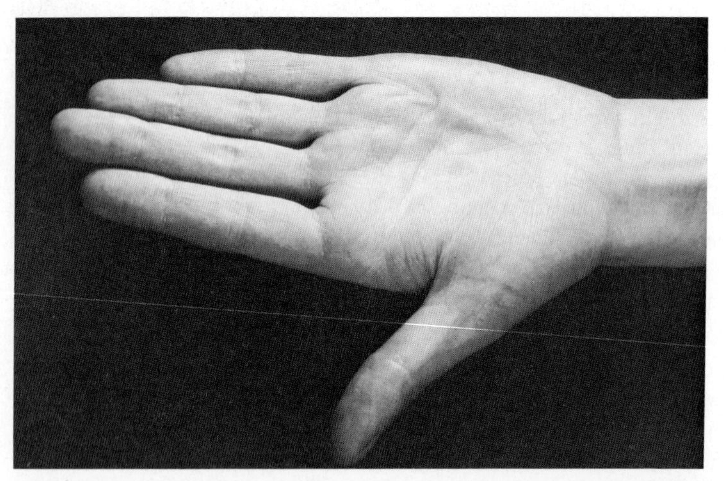

Abb. 213. Dupuytrensche Kontraktur im Frühstadium. Knotenförmige Verdickung der Palmaraponeurose mit leichter Faltenbildung der Haut proximal des Ringfingergrundgelenkes; zunächst keine Beugekontraktur des Fingers

rezidivieren. Eine andere Methode eine temporäre Erleichterung zu bekommen, besteht in der Punktion und Aspiration des Zysteninhalts mit einer dicken Kanüle. Eine Dauerheilung kann man nur durch komplette Exzision des Ganglions erreichen – ein nicht immer leichter Eingriff wegen der Dünnwandigkeit des Sackes, der oft tief zwischen den Sehnen verläuft, wo er einreißen kann, so daß möglicherweise ein Teil zurückbleibt.

Ein Ganglion, das einen peripheren Nerven komprimiert, sollte ohne Verzögerung entfernt werden.

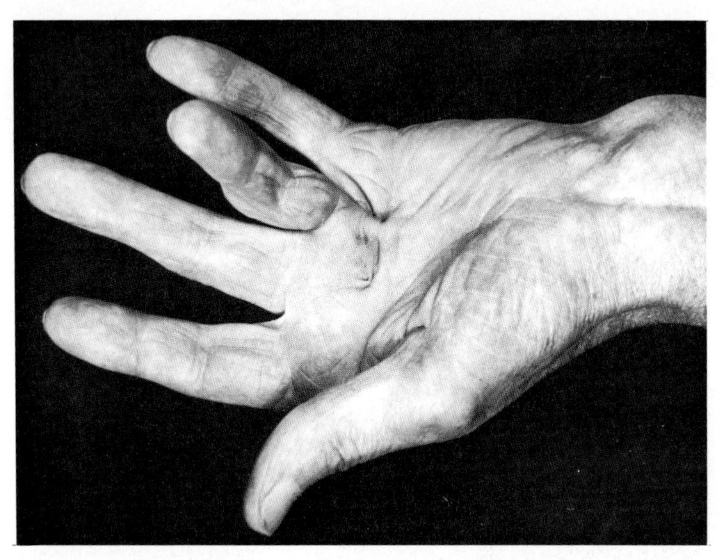

Abb. 214. Typisches Beispiel einer Dupuytrenschen Kontraktur der Palmaraponeurose, bei welcher der Ringfinger in eine Beugung hineingezogen wird. Auffallend ist die Strangbildung der verdickten Aponeurose direkt unter der Haut

Dupuytrensche Kontaktur

(Kontraktur der Palmaraponeurose)

Es handelt sich um ein leicht zu diagnostizierendes Krankheitsbild, welches im voll ausgebildeten Stadium durch eine Beugekontraktur eines oder mehrerer Finger infolge Verdickung und Verkürzung der Palmaraponeurose gekennzeichnet ist.

Ursache. Sie ist unbekannt. Es gibt eine erbliche Prädisposition. Bei Vorliegen dieser Prädisposition kann ein Unfall möglicherweise eine Rolle spielen. Seine genaue Bedeutung ist aber unsicher. Epileptiker sind besonders häufig befallen.

Pathologie. Die Palmaraponeurose (Palmarfaszie) ist normalerweise eine dünne, aber feste Membran, deren Fasern von der Einmündung der Sehne des M. palmaris longus an der Volarseite des Handgelenkes ihren Ursprung nehmen, um an den Grund- und Mittelphalangen der Finger anzusetzen. Sie liegt unmittelbar unter der Haut. Bei der Dupuytrenschen Kontraktur verdickt sich die Aponeurose oder ein Teil derselben erheblich (oft bis zu einem halben Zentimeter und mehr). Die Aponeurose unterliegt einer langsam zunehmenden Kontraktur, wobei die Finger im Grundgelenk und proximalen Interphalangealgelenk gebeugt werden. Die ulnare Hälfte der Aponeurose ist hauptsächlich betroffen, und eine schwere Beugekontraktur findet sich am Ring- und Kleinfinger bei nur mäßiger Deformierung des Mittelfingers (Abb. 213 u. 214). Die Gelenke selber sind zunächst nicht befallen. Bei längerdauernden Fällen entwickelt sich jedoch sekundär eine Kapselkontraktur.

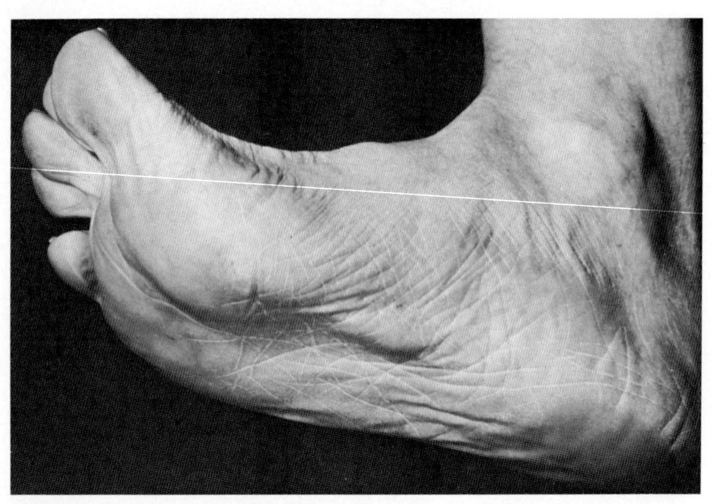

Abb. 215. Typischer Knoten an der Fußsohle bei Dypuytrenscher Kontraktur

Die Plantaraponeurose des Fußes ist gelegentlich auch befallen. Am Fuß nimmt die Läsion gewöhnlich mehr die Form eines festen Knotens unter dem Rist an, als daß sich eine Kontraktur der Zehen entwickelt (Abb. 215).

Klinik. Die Erkrankung ist bei Männern viel häufiger als bei Frauen. Oft sind beide Hände befallen. Das früheste Symptom ist ein kleiner verdickter Knoten in der mittleren Handfläche über der Basis des Ringfingers (Abb. 213). Von diesem Punkt breitet sich die Verdickung allmählich aus, wobei sich feste, zügelartige Bänder bilden, die sich in den Ring- und Kleinfinger oder in beide ausdehnen und eine volle Streckung im Fingergrundgelenk und proximalen Interphalangealgelenk verhindern (Abb. 214). Die Haut ist unmittelbar an diesen Fascientsträngen adhärent und oft eingezogen. Die Beugefehlstellung nimmt im Laufe von Monaten und Jahren zu.

In manchen Fällen sind diese Veränderungen in der Handfläche mit einer Verdickung über der Dorsalseite der Interphalangealgelenke (Fingerknöchelpolster) verbunden. Die Füße können ebenfalls Knoten an der Sohle aufweisen.

Behandlung. Die einzige wirksame Behandlung ist die Operation. Dies besagt nicht, daß in jedem Fall eine Operation notwendig ist: Eine sich nicht rapide verschlechternde Kontraktur soll man besonders beim älteren Patienten besser auf sich beruhen lassen. Die Operation besteht in der Exzision des verdickten Teiles der Palmaraponeurose nach genauestem Herauspräparieren. Die einfache Durchtrennung der festen kontrakten Stränge ist unbefriedigend, weil die Kontraktur zum Rezidiv neigt.

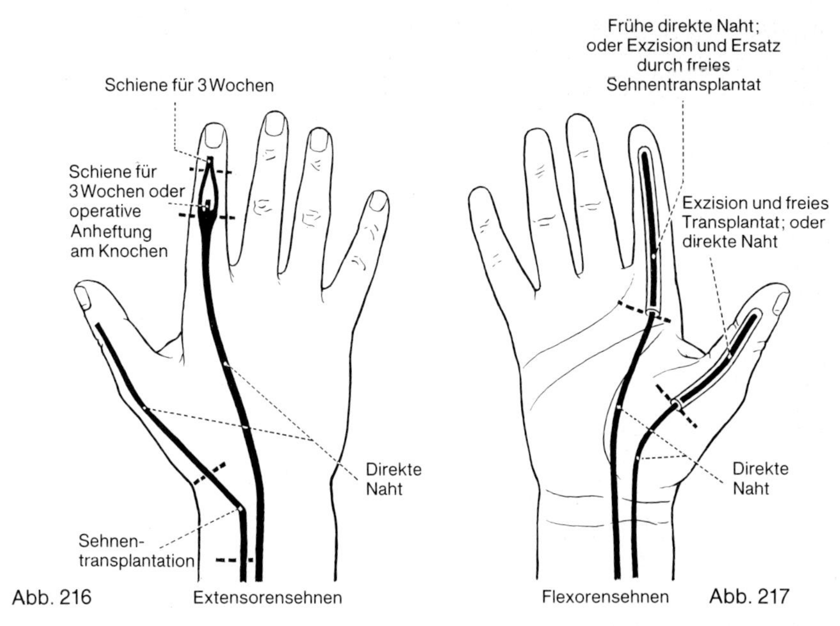

Abb. 216 u. 217. Behandlung der Sehnenverletzungen an verschiedenen Lokalisationen. **Abb. 216.** Strecksehnen. **Abb. 217.** Beugesehnen. Einzelheiten sind aus dem Text ersichtlich

Ruptur oder Durchtrennung von Sehnen der Hand

Die meisten Sehnendurchtrennungen an der Hand werden durch scharfe Gegenstände, wie Glas oder Messer verursacht. Bestimmte Sehnen neigen zur Ruptur: So reißt eine Extensorensehne der Finger durch eine plötzliche gewaltsame Fingerbeugung leicht aus der Insertion an der Endphalanx, und die Sehne des M. extensor pollicis longus neigt zur spontanen Ruptur nach Fraktur des distalen Radiusendes, da sie allmählich aufgerieben wird, wenn sie über den rauhen Knochen gleitet.

Klinik und Diagnose. Der Verlust einer Sehne ist klinisch schnell feststellbar. Wenn die Symptome sich mit der Anamnese decken, ist die Diagnose gewöhnlich klar.

Behandlung. Diese variiert entsprechend der befallenen Sehne und der Art der Verletzung oder Ruptur (s. Abb. 216 u. 217). Manchmal ist die Behandlung unnötig oder nicht erwünscht. Häufiger aber ist die operative Rekonstruktion zu empfehlen: Die Sehne wird entweder direkt genäht oder durch ein freies Sehnentransplantat oder durch einen Sehnentransfer – je nach den besonderen Umständen – ersetzt.

Besondere Bilder bei einzelnen Läsionen

Verletzungen der Extensorensehnen

Abriß der Extensorensehne vom Endglied

Diese ist bekannt als „Hammer"- oder „Baseball"-Finger. Der Abriß wird durch eine plötzliche forcierte Beugung im distalen Interphalangealgelenk hervorgerufen – z. B. durch einen plötzlichen Schlag eines Balls auf die Fingerkuppe. In einigen wenigen Fällen reißt mit der Sehne ein kleines Knochenfragment heraus. Der Patient ist nicht in der Lage das distale Interphalangealgelenk voll zu strecken (Abb. 218).

Behandlung. Die sofortige Behandlung besteht in der Schienung des Fingers für drei Wochen in voller Streckung des distalen Interphalangealgelenkes und Beugung des proximalen Interphalangealgelenkes von 90 Grad – eine Stellung, welche die Entlastung des distalen Teiles der Extensoren ermöglicht. Die abgerissene Sehne vereinigt sich immer mit dem Knochen, aber oft unter gleichzeitiger Verlängerung, wobei die Fehlstellung bestehen bleibt. Der Patient muß entscheiden, ob er diese Beeinträchtigung akzeptiert oder die Operation wünscht. Die Operation bedeutet eine Verkürzung der Extensorensehne durch Exzision eines entsprechenden Stückes in Höhe der Mittelphalanx.

Ruptur des Mittelzügels der Extensorensehne

Diese wird durch eine plötzlich forcierte Flexion im proximalen Interphalangealgelenk hervorgerufen, wobei der mittlere Zügel der Extensorensehne von seinem Ansatz an der Mittelphalanx abreißt. Der Patient ist nicht in der Lage das proximale Interphalangealgelenk voll zu strecken. Das distale Gelenk kommt in Überstreckstellung.

Behandlung. Es stellt sich die Wahl zwischen Immobilisierung in einer Schiene in Streckstellung für drei Wochen oder operativer Wiederherstellung. Bei einer frischen Verletzung ergibt die einfache Schienung wahrscheinlich bessere Resultate.

Durchtrennung der Extensorensehnen am Handrücken

Diese Verletzung hat eine gute Prognose. Es besteht eine Tendenz zur spontanen Vereinigung der Sehnenstümpfe mit Wiederherstellung der normalen Funktion.

Behandlung. Die primäre Naht sollte durchgeführt werden, wenn die Verletzung frisch ist. Ist dies nicht der Fall, kann eine abwartende Behandlung für zwei bis drei Monate erfolgen, während der man auf spontane Wiederherstellung der Funktion hoffen kann. Wenn die Läsion weiterbesteht, sollte man die Anfrischung und direkte Naht der durchtrennten Sehnenenden empfehlen.

Ruptur der Sehne des M. extensor pollicis longus als Komplikation nach einer Fraktur des distalen Radiusendes

Die Sehne gibt nach, nachdem sie durch ständige Reibung an der Frakturstelle des distalen Radiusendes aufgefasert ist. Die ausgedehnte Auffaserung macht eine direkte Naht unsicher.

Behandlung. Die Sehne des M. extensor indicis wird in Höhe des Halses von Metacarpale II durchtrennt und in Richtung auf den Daumen geführt. Dort wird sie mit dem angefrischten distalen Stumpf des M. extensor pollicis longus vernäht (Abb. 219).

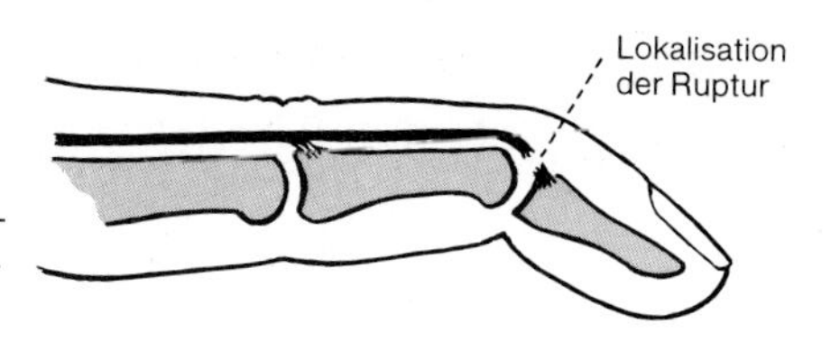

Abb. 218. Hammerfinger. Abriß der Extensorensehne ist am distalen Ansatz. Das Endgelenk kann nicht vollständig gestreckt werden

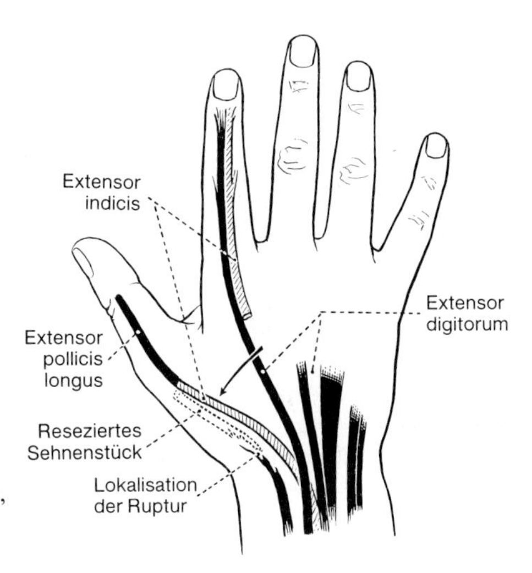

Abb. 219. Verpflanzung der Sehne des Extensor indicis, als Ersatz für die gerissene Sehne des Extensor pollicis longus. Die Sehne des Extensor indicis wird in Höhe des Halses von Metacarpale II durchtrennt, in Richtung auf den Daumen geführt und hier mit dem angefrischten distalen Stumpf des Extensor pollicis longus vereinigt. Die Verpflanzung ist einer direkten Naht vorzuziehen, wenn die Enden der gerissenen Sehne aufgefasert sind

Verletzungen der Beugesehnen

Durchtrennung innerhalb der fibrösen Sehnenscheiden des Fingers

Eine Durchtrennung in diesem Bereich bietet das schwierigste Problem sämtlicher Sehnenverletzungen. Die Ergebnisse der operativen Wiederherstellung sind nicht voraussehbar, und in vielen Fällen versagt die Operation für die Wiederherstellung einer ausreichenden aktiven Fingerbeweglichkeit.

Behandlung. Wenn die Sehne des M. flexor superficialis alleine durchtrennt und die Profundussehne intakt ist, erübrigt sich eine Behandlung, da keine nennenswerte Störung vorliegt.

Wenn die Sehne des Flexor profundus alleine durchtrennt und die Sehne des Flexor superficialis intakt ist, kann ein Verlust der aktiven Beugung im distalen Interphalangealgelenk oft hingenommen werden. Der Versuch einer Sehnenreparatur sollte wegen der unsicheren Ergebnisse besser unterlassen werden. Die Arthrodese des distalen Interphalangealgelenkes in leichter Beugung reduziert den Ausfall auf ein zu vernachlässigendes Maß.

Wenn beide Sehnen durchtrennt sind, sollte eine operative Wiederherstellung oder eine spätere Korrektur durchgeführt werden. Wenn die Verletzung kurze Zeit zurückliegt (bis zu einer Woche), die Wunde sauber ist, gute Bedingungen vorliegen und ein erfahrenes Team zur Verfügung steht, ist die primäre Wiederherstellung oft die Methode der Wahl. In allen anderen Fällen sollte nur die Haut genäht werden. Die Rekonstrukti-

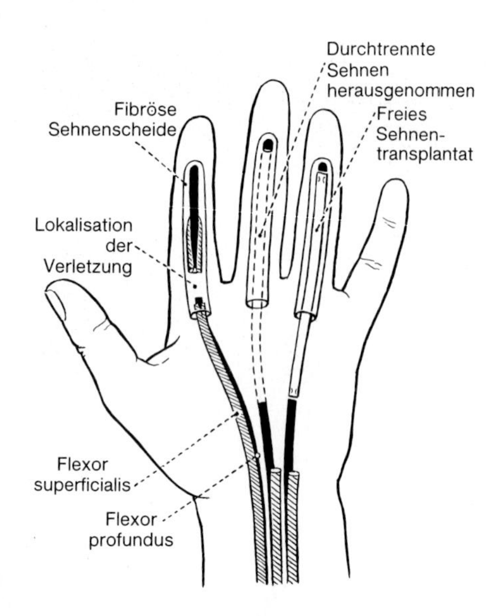

Abb. 220. Sehnentransplantat für die Rekonstruktion von verletzten Beugesehnen innerhalb der Sehnenscheiden. Die aufeinanderfolgenden Phasen der Operation sind am Zeige-, Mittel- und Ringfinger dargestellt. Die Benutzung eines freien Sehnentransplantates macht eine Sehnennaht innerhalb der Sehnenscheide unnötig

on der Sehnen kann aufgeschoben werden bis die Wunde gut geheilt ist und die Gelenke beweglich sind.

Technik. Die direkte Naht der Sehnenenden erfordert ein hohes technisches Können sowie eine lange Erfahrung. Die Superficialis- und die Profundussehne sollten gewöhnlich mit feinem rostfreien Stahldraht genäht werden.

Eine späte Rekonstruktion bei Fällen, die für eine primäre Naht nicht geeignet waren, erfordert ebenso technisches Können. Die Standardmethode besteht in der Entfernung der gesamten Superficialissehne (um mehr Raum in der Scheide zu schaffen) und im Ersatz des gesamten Fingeranteiles der Flexor profundus-Sehne durch ein freies Sehnentransplantat (von der Palmaris longus-Sehne oder von einem Zehenextensor). Das Transplantat wird proximal an die Profundussehne in der Hohlhand genäht und distal in ein Bohrloch der distalen Phalanx versenkt (Abb. 220). Diese Methode macht eine Sehnenvereinigung innerhalb der Sehnenscheide unnötig.

In einer neueren Zweistadien-Modifikation dieser Technik wird eine neue Synovialscheide dadurch vorbereitet, daß ein flexibler Silikon-Kautschuk („Silastic")-Stab für sechs Wochen vor der Insertion des Sehnentransplantates eingelegt wird.

Durchtrennung der Sehne des M. flexor pollicis longus am Daumen

Das Problem ist weniger schwierig als jenes, das sich bei Durchtrennung beider Flexorensehnen bei einem Finger bietet. Die Wiederherstellung kann entweder mittels direkter Naht oder durch Ersatz des Fingerteiles der Sehne in Form eines freien Transplantates – wie oben bei den Fingern beschrieben – erfolgen.

Durchtrennung von Beugesehnen in der Hohlhand oder in Höhe des Handgelenkes

Eine direkte Naht ist anzustreben. Sie soll primär erfolgen, wenn die Wunde sauber ist. Die Prognose ist gut, wenn nur eine Sehne betroffen ist, aber unsicher in Fällen mit mul-

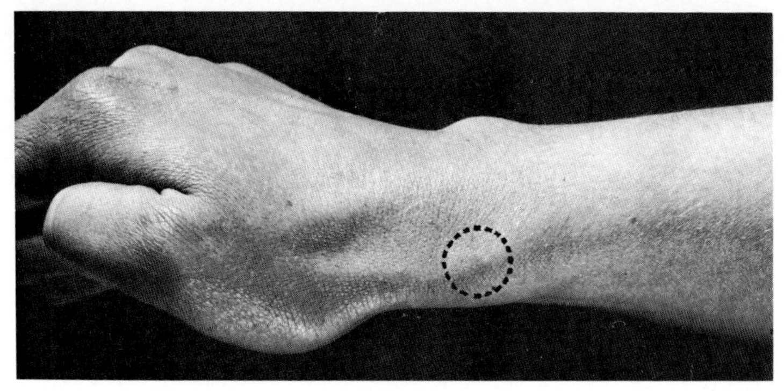

Abb. 221. Lokalisation der Druckschmerzhaftigkeit bei De Quervainscher Tendovaginitis

tiplen Sehnenverletzungen am Handgelenk, besonders wenn zusätzlich Nerven verletzt wurden.

De Quervainsche Tendovaginitis

(Tendovaginitis des M. abductor pollicis longus und M. extensor pollicis brevis)

Hierbei handelt es sich um ein häufiges und gut bekanntes Krankheitsbild, welches durch Schmerzen über dem Processus styloideus des Radius und eine palpable Verdickung im Verlaufe der Sehnen des M. abductor pollicis longus und des M. extensor pollicis brevis gekennzeichnet ist.

Ursache. Die genaue Ursache ist unbekannt. Eine übermäßige Reibung durch Überbeanspruchung kann ein Faktor sein, weil sich das Krankheitsbild häufig nach wiederholten Tätigkeiten wie Auswringen von Wäsche zu entwickeln scheint.

Pathologie. Die fibrösen Scheiden des M. abductor pollicis longus und des M. extensor pollicis brevis sind verdickt, wo sie über der Spitze des Processus styloideus radii liegen. Die Sehnen selber erscheinen normal. Die Veränderungen sind möglicherweise auch analog einer anderen Form der Tendovaginitis, wie man sie beim „Trigger"-Finger sieht (s. u.).

Klinik. Die Erkrankung findet sich am häufigsten bei Frauen mittleren Alters. Das Hauptsymptom ist der Schmerz bei Benutzung der Hand, besonders wenn der M. abductor pollicis longus und der M. extensor pollicis brevis durch Bewegung angespannt werden (wie beim Heben einer Tasse). Bei der Untersuchung besteht eine lokale Druckempfindlichkeit an der Stelle, wo die Sehnen über den Processus styloideus radii verlaufen (Abb. 221). Die verdickten fibrösen Scheiden sind gewöhnlich als fester Knoten zu tasten. Die passive Anspreizung des Handgelenkes oder Daumens läßt den Patienten vor Schmerz zusammenzucken.

Diagnose. Das klinische Bild ist so charakteristisch, daß die Diagnose keine großen Schwierigkeiten bereiten sollte.

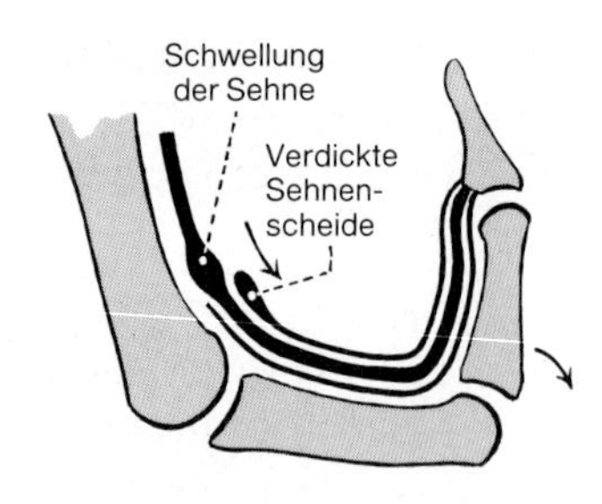

Abb. 222. Mechanismus des „Trigger"-Fingers. Der geschwollene Anteil der Sehne gleitet nur zögernd durch den verengten Eingang der fibrösen Sehnenscheide. Wenn genügend Kraft aufgewendet wird, findet das Eintreten mit einem Schnappen statt. Die Verdickung fühlt man als einen tastbaren Knoten an der Fingerbasis

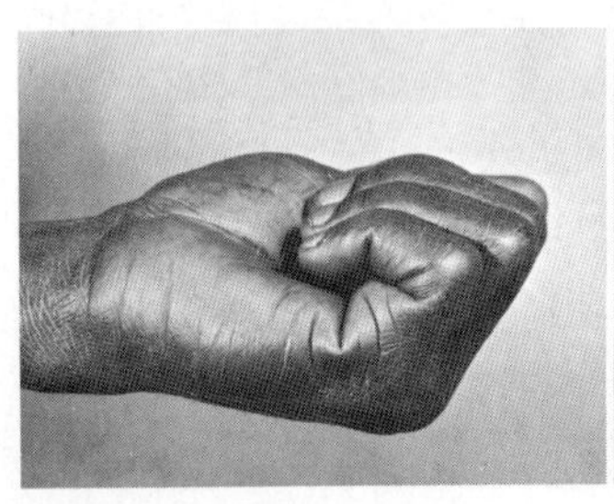

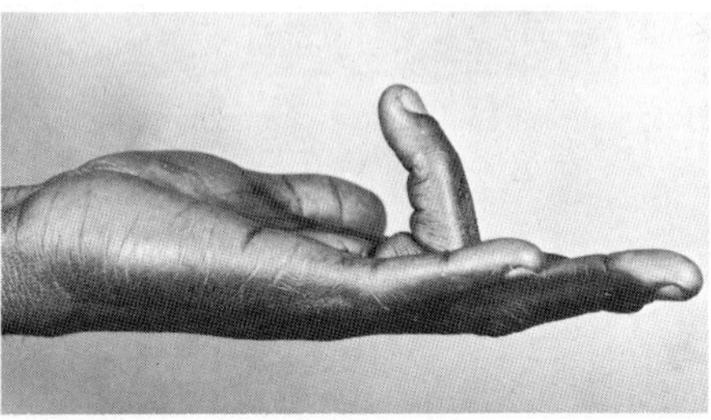

Abb. 223. „Trigger"-Finger. Die Finger können ohne Schwierigkeit gebeugt werden, aber wenn der Patient versucht die Finger zu strecken, klemmt der betroffene Finger in der dargestellten Position

Behandlung. Mit Ruhebehandlung oder nach lokaler Hydrokortison-Injektion zeigt sich eine Tendenz zu sehr langsamer Rückbildung der Beschwerden. Die Operation jedoch führt mit weitgehender Sicherheit zur Heilung, so daß sie immer empfohlen werden sollte, wenn die Beschwerden stark sind. Es ist lediglich die Spaltung der hindernden Sehnenscheiden notwendig.

Tendovaginitis stenosans des Fingers

(„Trigger"-Finger; schnellender Finger)

Bei dieser ziemlich häufigen Erkrankung stört eine Verdickung und Einengung des Sehnenscheideneinganges das freie Gleiten der darin enthaltenen Beugesehne.

Ursache. Diese ist unbekannt.

Pathologie. Der proximale Teil der fibrösen Sehnenscheide an der Basis des Fingers oder des Daumens ist verdickt, und der Eingang der Sehnenscheide ist verengt. Die darin enthaltene Sehne wird im Bereich der Einengung eingeschnürt und schwillt proximal an. Das geschwollene Segment kann durch die veränderte Sehnenscheidenöffnung nur mit Schwierigkeit eintreten, wenn der Versuch gemacht wird, den Finger aus der Beugestellung heraus zu strecken (Abb. 222).

Klinik. Dieses Krankheitsbild findet sich 1) an Fingern im mittleren Lebensalter (besonders Frauen), und 2) am Daumen bei Säuglingen und jungen Kindern.

Der Erwachsenentyp. Es wird über eine Druckempfindlichkeit an der Basis des betroffenen Fingers und über eine Einklemmung des Fingers bei voller Beugung geklagt (Abb. 223). Die Einklemmung kann entweder mit starker Anstrengung oder durch passive Streckung des Fingers mit der anderen Hand überwunden werden, wobei sich die Beugung mit einem charakteristischen Schnappen löst. *Bei der Untersuchung* findet sich ein palpabler Knoten am befallenen Finger oder Daumen – d.h. über dem Eingang der fibrösen Beuge-Sehnenscheide. Das Schnappen kann nicht durch passive Bewegungen reproduziert werden; es läßt sich nur demonstrieren, wenn der Patient den Finger aktiv beugt.

Der Kindertyp (kontrakter Daumen der Kinder). Das Kind ist nicht in der Lage den Daumen zu strecken, der in Beugestellung fixiert ist. Bei der Untersuchung kann die Streckung des Daumens möglich sein. Ein palpabler Knoten findet sich an der Basis des Daumens an der Stelle, wo sich die fibröse Beugesehnenscheide öffnet – d.h. in Höhe des Köpfchens des Metacarpalknochens. Man sollte beachten, daß dieses Bild bei Kindern oft fälschlicherweise für eine Daumenluxation oder eine kongenitale Deformität gehalten wird.

Behandlung. Sowohl beim Erwachsenen als auch beim Kind kann durch die einfache Operation mit Längseröffnung des Eingangs der fibrösen Beugesehnenscheide eine Heilung erreicht werden.

Entfernt liegende Erkrankungen, die eine Erkrankung des Unterarmes oder der Hand vortäuschen

Erkrankungen des Halses

Bestimmte Erkrankungen des Halses führen zu Störungen innerhalb des Plexus brachialis oder seiner Wurzeln und zeigen deshalb ihre überwiegenden Beschwerden – oder ihre einzigen Beschwerden – im unteren Armbereich oder an der Hand. Die bei weitem häufigste Ursache solcher Beschwerden ist eine Arthrose der Halswirbelsäule (zervikale Spondylose) oder ein zervikaler Bandscheibenvorfall. Weniger häufige Ursache peripherer Beschwerden sind eine Halsrippe, Tumoren der Wirbelsäule oder des Rückenmarkes und Weichteiltumoren mit Nervenbeteiligung. Alle diese Erkrankungen wurden in Kapitel 3 beschrieben.

Selten kommt es bei Erkrankungen des Halses zu einer Störung des Unterarmes oder der Hand durch eine Mitbeteiligung der A. subclavia. Beispiele sind Beschwerden bei in einer Halsrippe sowie bei einem Arterienverschluß infolge Tumor oder Aneurysma.

Tumor in Höhe des Thoraxeinganges

Ein raumfordernder Prozeß im Bereich des Thoraxeinganges ist gelegentlich Ursache für periphere Beschwerden im Arm. Die häufigste Ursache ist ein Lungenspitzentumor (Pancoast-Tumor), welcher die Nerven des Plexus brachialis beeinträchtigt.

Erkrankungen des Oberarmes

In seltenen Fällen kann eine Erkrankung des Oberarmes die Hauptbeschwerden im Unterarm oder der Hand hervorrufen, gelegentlich infolge Beteiligung der großen Nervenstämme. Eine bekannte Ursache ist die Krückenlähmung, bei welcher es zu einer Schwäche oder Lähmung der Streckmuskulatur des Handgelenkes, der Finger und des Daumens infolge wiederholten Krückendruckes auf den N. radialis in der Achselhöhle kommt. Gelegentlich wird die A. axillaris auf die gleiche Weise in Mitleidenschaft gezogen, wobei ischämische Manifestationen an den Fingern entstehen können.

Erkrankungen des Ellenbogens

Erkrankungen des Ellenbogens können vage projizierte Schmerzen im Unterarm hervorrufen. Hierbei ist besonders der Tennis-Ellenbogen zu nennen, bei welchem sich der Schmerz entlang den Unterarmextensoren oft bis zur Hand ausdehnt. Fast immer sind die lokalen Beschwerden im Ellenbogenbereich stärker als die Schmerzen in der Umgebung. Eine Fehldiagnose kommt auf diese Weise in seltenen Fällen vor.

Im Falle einer Friktionsneuritis des N. ulnaris bestehen die Beschwerden und Symptome hauptsächlich in der Hand. Es kann deshalb eine lokale Störung der Hand selbst vermutet werden, wenn man nicht an die Möglichkeit einer Läsion in Ellenbogenhöhe denkt.

Kapitel 8

Die Hüftregion

Die Hüfte bietet einige der interessantesten Probleme in der Orthopädie. Verletzungen und Erkrankungen der Hüfte sind aus praktischer und volkswirtschaftlicher Sicht wichtig, da sie oft ein langes Leiden und eine erhebliche Beeinträchtigung der körperlichen Leistungsfähigkeit verursachen. Medizinisch gesehen ist die Hüftgegend aus verschiedenen Gründen interessant: Die Mechanik des Gelenkes ist komplex. Die Hüfte stellt im Hinblick auf eine exakte Untersuchung eines der schwierigsten Gelenke dar. Patienten mit Hüfterkrankungen können – besonders für Studenten – als Testfälle für die klinische Beobachtungsgabe bei der orthopädischen Untersuchung angesehen werden.

Besondere Gesichtspunkte bei der Untersuchung von Hüftbeschwerden

Anamnese

Die Besonderheiten des Hüftschmerzes. Der Schmerz in der Hüftgegend führt häufig zu Fehldeutungen, denn oft findet sich die Ursache des Schmerzes in der Wirbelsäule oder im Becken und hat keine Beziehung zum Hüftgelenk selbst. Man muß deshalb vorsichtig sein, einen solchen Schmerz einer Hüfterkrankung zuzuschreiben, ohne zuerst die Möglichkeit einer hüftfernen Ursache berücksichtigt zu haben. Der in der Hüfte selbst entstehende Schmerz wird häufig in der Leiste sowie an der Vorder- oder Innenseite des Oberschenkels empfunden. Der Schmerz wird oft auch in das Knie lokalisiert und ist dann manchmal das dominierende Beschwerdebild. Im Gegensatz dazu wird der von der Wirbelsäule ausgehende „Hüftschmerz" hauptsächlich in der Glutealgegend empfunden, von wo er in die untere Rückengegend oder die Außenseite des Oberschenkels ausstrahlt.

Der wirkliche Hüftschmerz wird beim Gehen stärker, wogegen der Glutealschmerz mit Ursprung in der Wirbelsäule durch Bücken und Tragen verstärkt wird und beim Gehen oft nachläßt.

Alter bei Beginn von Hüfterkrankungen. Viele der wichtigen Hüfterkrankungen beginnen in der Kindheit und hier oft in einem besonderen Zeitabschnitt. Dieser ist so typisch für einige Erkrankungen, daß das Alter des Patienten beim Beginn der Beschwerden Hinweise auf die wahrscheinliche Ursache der Beschwerden gibt, wie in Tabelle 9 gezeigt wird. (Zur besseren Einprägung wurden in der Tabelle lediglich Anhaltszahlen eingesetzt, bei denen ein gewisser Spielraum gegeben ist).

Tabelle 9. Alter zum Zeitpunkt der Diagnose einiger wichtiger Hüfterkrankungen

Alter zum Zeitpunkt der Diagnose (Jahre)	Erkrankung
0–2	Kongenitale Hüftluxation
2–5	Tuberkulöse Koxitis; Coxitis fugax
5–10	Perthessche Erkrankung; Coxitis fugax
10–20	Epiphysenlösung
20–50	Koxarthrose (sekundär nach vorausgegangenem Unfall oder nach einer Erkrankung)
50–100	Koxarthrose (primär)

Tabelle 10. Klinische Routineuntersuchung bei Verdacht auf eine Hüfterkrankung

1. Lokale Untersuchung der Hüftgegend

(Patient in Rückenlage)

Lage des Beckens
  Bestimmung der Lage des Beckens. Dieses soll, wenn möglich, in einen rechten Winkel zu den Beinen gebracht werden

Inspektion
  Konturen der Knochen und Achsenstellung
  Konturen der Weichteile
  Farbe und Beschaffenheit der Haut
  Narben und Fisteln

Palpation
  Hauttemperatur
  Knochenkonturen
  Weichteilkonturen
  Lokaler Druckschmerz

Messung der Beinlänge
  Wirkliche oder wahre Länge
    Spina iliaca anterior superior – Malleolus medialis (Winkel zwischen Becken und Beinen soll auf beiden Seiten gleich sein). Bei Unterschieden soll die Lokalisation der Verkürzung bestimmt werden:
    a) oberhalb des Trochanter major
      (Bryantsches Dreieck;
      Nelatonsche Linie;
      Shoemakersche Linie)
    b) unterhalb des Trochanter major
    (Messung der einzelnen Knochen)
  „Scheinbare" oder falsche Beinlängendifferenz
    Proc. xiphoideus des Sternums – medialer Malleolus (Beine parallel in einer Linie mit dem Rumpf)

Tabelle 10. (Fortsetzung)

Untersuchung bei Kontrakturen
einschließlich der Untersuchung nach Thomas zur Feststellung und Messung einer Hüftbeugekontraktur

Bewegungen (aktiv und passiv)
  Flexion; Extension
  Abduktion; Abduktion in Flexion
  Adduktion
  Außenrotation; Innenrotation
  (Patient in Bauchlage)

Kraft
(geprüft gegen den Widerstand des Untersuchers)
Einschätzung der Kraft jeder Muskelgruppe

Untersuchung hinsichtlich abnormer Beweglichkeit
  Test für Längs-Bewegungen des Femur
  Ortolani-Test (bei Neugeborenen)

  (Patient im Stehen)

Prüfung der Haltungsstabilität
  Trendelenburgscher Test

Gang

2. Untersuchung möglicher, außerhalb der Hüfte gelegener Ursachen bei Hüftbeschwerden

Dies ist wichtig, wenn keine befriedigende Erklärung für die Hüftbeschwerden bei der Untersuchung der Hüfte selbst gefunden werden kann. Die Untersuchung sollte einbeziehen:
  1) die Wirbelsäule und die Kreuz-Darmbein-Gelenke
  2) das Abdomen und das Becken
  3) die größeren Blutgefäße

3. Allgemeine Untersuchung

Allgemeine Untersuchung anderer Körperregionen. Die lokalen Symptome können nur eine Manifestation bei einer generalisierten Erkrankung sein.

Untersuchung

Für eine ausreichende Untersuchung der Hüfte sollte sich der Patient weitgehend ausziehen. Die Untersuchung findet zuerst im Liegen, anschließend im Stehen und danach beim Gehen statt.

Einzelheiten der klinischen Untersuchung

Eine Zusammenfassung der empfohlenen klinischen Routineuntersuchung wird in Tabelle 10 wiedergegeben.

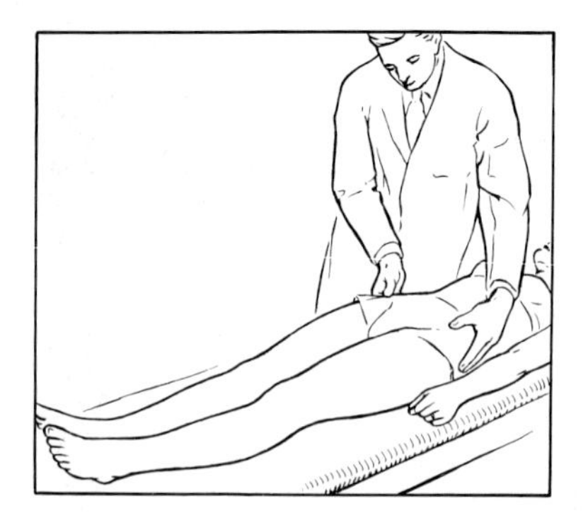

Abb. 224. Erster Schritt bei der klinischen Untersuchung der Hüfte: Bestimmung der Beckenlage

Bestimmung der Beckenstellung

Diese Bestimmung ist wichtig als Voraussetzung für weitere Untersuchungen. Aus der Lage bei der Spinae iliacae anteriores superiores kann man feststellen, ob das Becken im rechten Winkel zu den Beinen steht (Abb. 224). Ist dies nicht der Fall, soll versucht werden, das Becken rechtwinklig zu den Beinen einzustellen. Gelingt dies nicht, liegt eine nicht korrigierbare Adduktion oder Abduktion in einer oder beiden Hüften vor. In diesem Falle sollte die Tatsache, daß das Becken geneigt ist, festgehalten und während der weiteren Untersuchung beachtet werden.

Messung der Beinlänge

Die Methoden der Beinlängenmessung verwirren oft den Unerfahrenen. Es ist wichtig, daß diese Methoden richtig verstanden werden. Genauigkeit beim Messen ist nicht nur von wissenschaftlicher Bedeutung. Sie ist von praktischer Wichtigkeit, wenn Korrekturoperationen oder ein Schuhausgleich in Betracht gezogen werden.

Zuerst sollte die reale oder *wahre Länge* jedes Beines gemessen werden. Zweitens ist es notwendig festzustellen, ob eine „scheinbare" oder *falsche* Beinlängendifferenz durch eine fixierte Beckenneigung besteht (Abb. 225 u. 226). Während die wahre Beinlänge immer gemessen werden muß, ist das Messen der „scheinbaren" Beinlängendifferenz nur angezeigt, wenn eine nicht-korrigierbare Beckenneigung besteht.

Messung der wahren Beinlänge. Idealerweise sollte die Messung vom Hüftkopfmittelpunkt aus beginnen. Da ein diesbezüglicher Anhaltspunkt an der Körperoberfläche fehlt, ist diese Messung nicht durchführbar. Die Messung muß deshalb vom nächstgelegenen knöchernen Anhaltspunkt – nämlich der Spina iliaca anterior superior – ausgehen. Nach distal erfolgt die Messung gewöhnlich bis zum medialen Malleolus.

Die vordere obere Spina liegt bekanntlich lateral der Drehachse der Hüftbewegungen. Dies spielt keine Rolle, wenn der Winkel zwischen Bein und Becken auf jeder Seite gleich ist. Die Messungen werden aber verfälscht, wenn der Winkel zwischen Bein und Becken einen Seitenunterschied aufweist. Dies versteht man am besten anhand der Abb. 227. Man sieht, daß sich der mediale Malleolus bei Abduktion des Beines der korrespondierenden Spina nähert, während er sich bei Adduktion des Beines von der Spina entfernt. Steht eine Hüfte in Adduktion und die andere in Abduktion (eine häufige Situation bei Hüfterkrankungen) erhält man falsche Meßergebnisse, da die Beinlänge auf

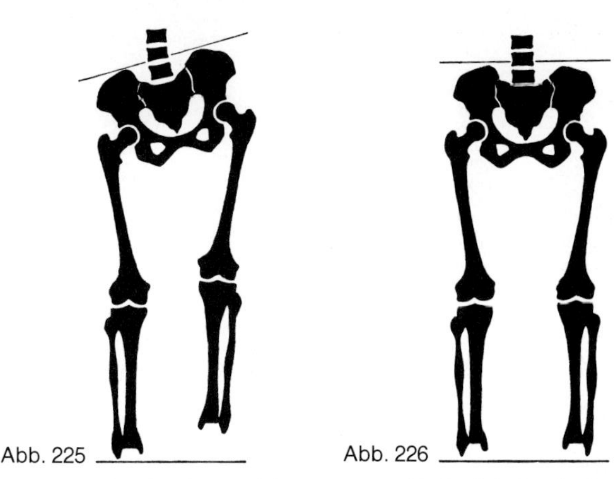

Abb. 225 u. 226. Ein „scheinbarer" oder falscher Beinlängenunterschied wird durch eine nicht-korrigierte seitliche Beckenkippung hervorgerufen **(Abb. 225).** Befindet sich das Becken im rechten Winkel zu den Beinen, verschwindet der „scheinbare" Beinlängenunterschied **(Abb. 226)**

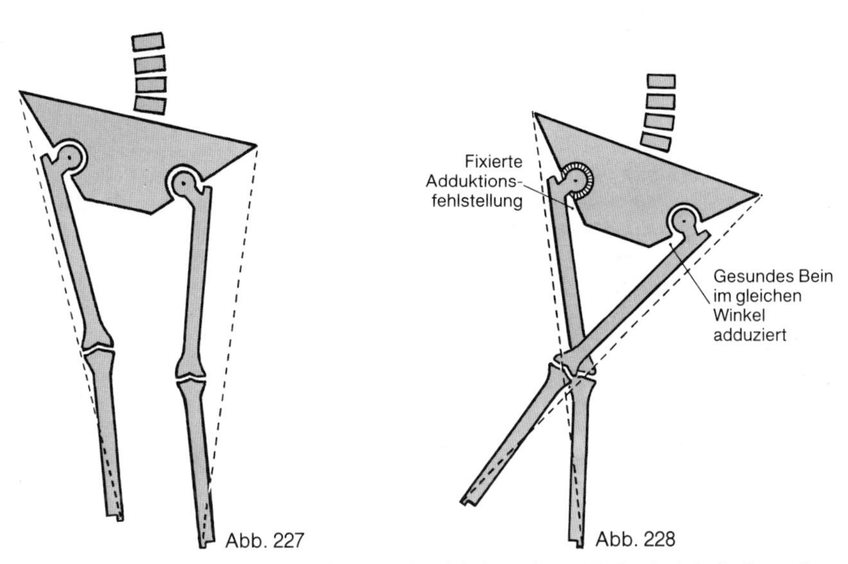

Abb. 227. Da die Spina iliaca anterior superior sich lateral vom Hüftgelenk befindet, nähert sich der Fuß bei Abduktion der Spina, während er sich bei Adduktion von ihr entfernt. Aus diesem Grunde sind Messungen der wahren Länge ungenau, wenn der Adduktions- oder Abduktionswinkel nicht auf beiden Seiten gleich ist

Abb. 228. Korrekte Messung der wahren Beinlänge bei Vorhandensein einer Adduktionskontraktur einer Hüfte. Das andere Hüftgelenk muß im gleichen Winkel adduziert werden (Lage des Bandmaßes durch gestrichelte Linie gekennzeichnet)

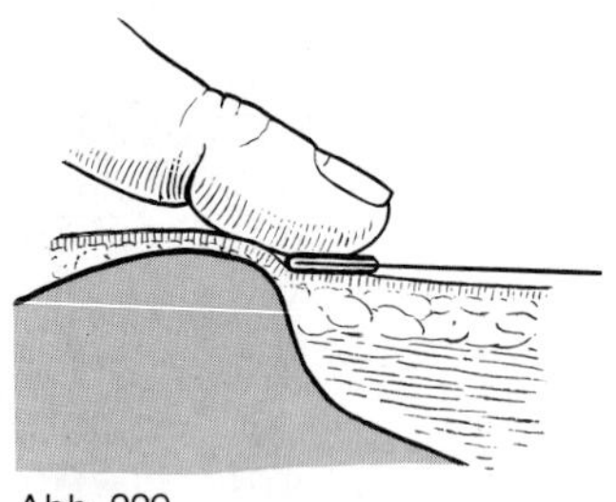

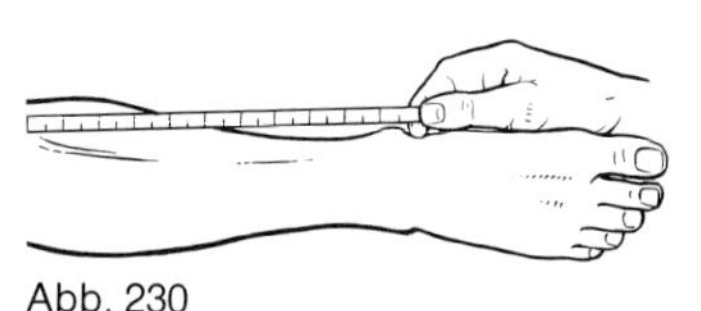

Abb. 229. Fixierung des Bandmaßes an der Spina iliaca anterior superior des Beckens
Abb. 230. Ausführung der Messung mit dem Bandmaß in Höhe des Malleolus medialis

der adduzierten Seite größer und auf der abduzierten Seite kleiner wird. *Es gilt deshalb die Regel, beide Beine in einer vergleichbaren Stellung zum Becken zu lagern, um auf diese Weise einen genauen Vergleich der wahren Beinlänge durch Messung zu erhalten.* Ist ein Bein adduziert und kann nicht in Neutralposition gebracht werden, muß das andere Bein zur Messung im gleichen Winkel ebenfalls adduziert werden, indem man es über das erste Bein legt (Abb. 228). Ähnlich verfährt man, wenn eine Hüfte in Abduktion fixiert ist. Die andere Hüfte muß dann im gleichen Winkel abduziert werden, bevor die wahren Beinlängen gemessen werden.

Fixierung des Bandmaßes an der Spina anterior superior. Das flache Metallende eines gewöhnlichen Bandmaßes wird unmittelbar distal der Spina iliaca anterior superior angelegt und mit dem Daumen nach oben gegen den Knochen gedrückt (Abb. 229). Damit wird das Maßband gut fixiert.

Messen am medialen Malleolus. Die Spitze des Zeigefingers wird unmittelbar distal des medialen Malleolus aufgelegt und angedrückt. Der Daumennagel wird gegen die Spitze des Zeigefingers gepreßt, wobei das Maßband zwischen beiden Fingern eingeklemmt wird (Abb. 230). Der Meßpunkt wird durch den Daumennagel gekennzeichnet.

Bestimmung der Höhe der wahren Beinverkürzung. Bei Vorliegen einer wahren Beinverkürzung muß festgestellt werden, ob die Verkürzung oberhalb des Trochanter major (was den Verdacht auf eine Ursache innerhalb oder an der Hüfte nahelegt) oder unterhalb des Trochanter major liegt (was an eine Verkürzung im Bereich der Beine denken läßt).

Verkürzung proximal des Trochanter major[1]. Die Meßmethoden oberhalb des Trochanter major sind: 1) Messung des Bryantschen Dreiecks; 2) Konstruktion der Nelatonschen Linie; 3) Konstruktion der Shoemakerschen Linie.

Bryantsches Dreieck. Im Prinzip ist dies nichts anderes als eine Methode, den Abstand zwischen Trochanter major und Beckenkamm auf beiden Seiten zu messen[2]. Am Patien-

---

[1] Diese Messungen werden nur selten durchgeführt, da die Information durch ein Röntgenbild viel einfacher ist. Trotzdem wird vom Studenten die Kenntnis dieser Meßmethoden gelegentlich erwartet.

[2] Eine einfachere und ebenso aussagekräftige Methode ist die beidseitige Distanzmessung zwischen der Spitze des Trochanter major und dem höchsten Punkt des Beckenkammes.

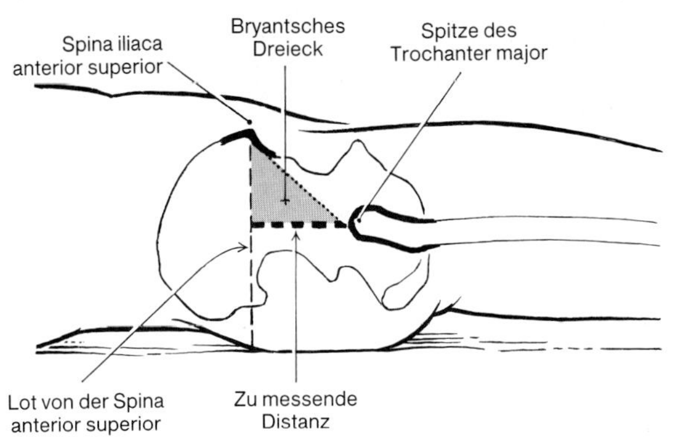

Abb. 231. Das Bryantsche Dreieck, welches feststellt, ob der Trochanter major auf einer Seite höher steht als auf der anderen. Die kräftige unterbrochene Linie zeigt die zu messende Seite des Dreieckes

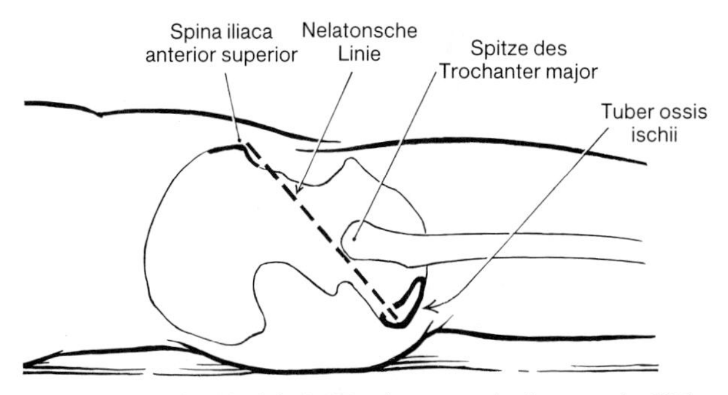

Abb. 232. Nelatonsche Linie, welche anzeigt, ob sich der Trochanter major in normaler Höhe befindet. Normalerweise liegt die Spitze des Trochanter auf oder etwas unterhalb der Verbindungslinie zwischen Spina iliaca anterior superior und Tuber ossis ischii

ten, der auf dem Rücken liegt, wird das Lot von der Spina iliaca anterior superior des Beckens auf die Unterlage gefällt. Im rechten Winkel zu dieser Linie wird eine zweite Linie von der Spitze des Trochanter major nach cranial gezogen (Abb. 231). Diese zweite Linie ist die wesentliche Linie des Dreiecks; ihre Länge wird auf beiden Seiten verglichen. (Die dritte Seite des Dreiecks ist unwichtig. Sie verbindet die Spina iliaca anterior superior mit der Spitze des Trochanter major.)

Messungen des Bryantschen Dreiecks geben einen Vergleich des Abstandes zwischen Becken und Trochanter major auf beiden Seiten. Eine relative Verkürzung auf einer Seite zeigt, daß das Femur infolge einer Läsion innerhalb oder nahe der Hüfte nach kranial verschoben ist. Wenn beide Seiten nicht normal sind, ist die Messung des Bryantschen Dreiecks nutzlos.

Nelatonsche Linie. Der Patient liegt auf der gesunden Seite. Ein Maßband oder eine Schnur wird auf der erkrankten Seite vom Tuber ossis ischii zur Spina iliaca anterior superior des Beckens gespannt (Abb. 232). Normalerweise liegt der Trochanter major auf

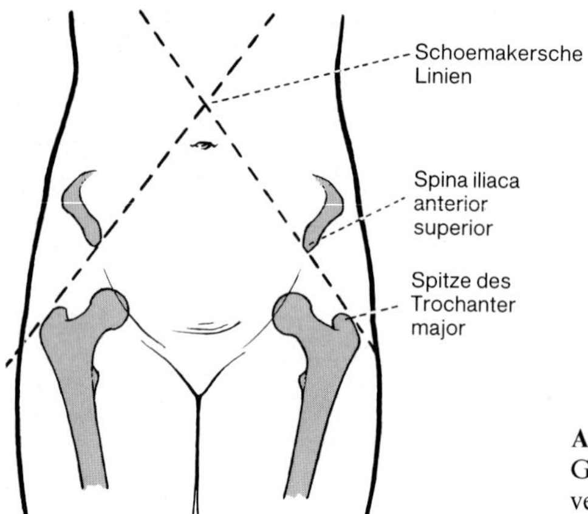

Abb. 233. Schoemakersche Linie beim Gesunden. Ist das Femur nach cranial verschoben, geht die Linie unterhalb des Nabels vorbei

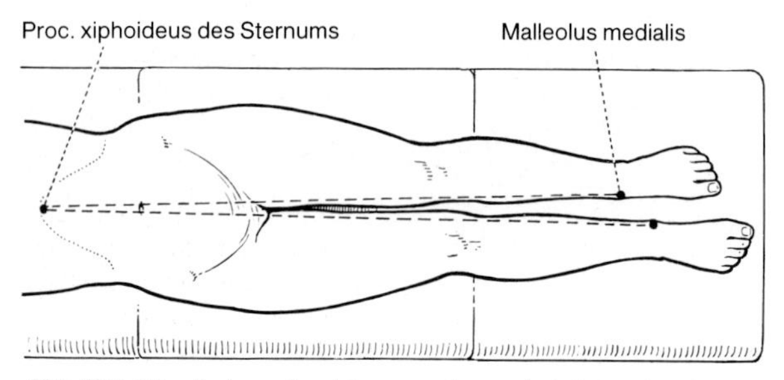

Abb. 234. Für die korrekte Messung der „scheinbaren" Beinlängendifferenz müssen die Beine parallel und in eine Linie mit dem Rumpf gebracht werden

oder kaudal von dieser Linie. Wenn der Trochanter cranial von dieser Linie liegt, ist das Femur proximalwärts verlagert.

Schoemakersche Linie. Es handelt sich um eine ähnliche Meßmethode. In Rückenlage wird eine Linie auf jeder Seite des Körpers vom Trochanter major über die Spina iliaca anterior superior nach oben gezogen. Normalerweise treffen sich beide Linien in der Mittellinie oberhalb des Nabels (Abb. 233). Ist ein Femur auf Grund einer Verkürzung oberhalb des Trochanter major nach cranial verschoben, treffen sich die Linien abseits der Mittellinie auf der gegenüberliegenden Seite. Wenn beide Femura aufwärts verschoben sind, treffen sich die Linien in oder nahe der Mittellinie, jedoch unterhalb des Nabels.

Verkürzung distal des Trochanter major. Eine wahre Verkürzung wird manchmal hervorgerufen durch eine Erkrankung unterhalb des Trochanter major, z. B. bei einem kongenitalen Entwicklungsfehler, einem gestörtem Epiphysenwachstum oder einer früheren Fraktur mit Überlappung der Fragmente. Um diese Möglichkeit zu untersuchen, sollten detaillierte Messungen des Beines (Spitze des Trochanter major – Kniegelenkspalt – Malleolus medialis) auf jeder Seite erfolgen.

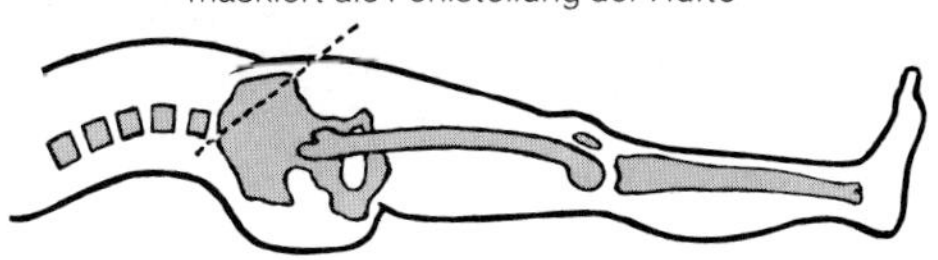

Abb. 235

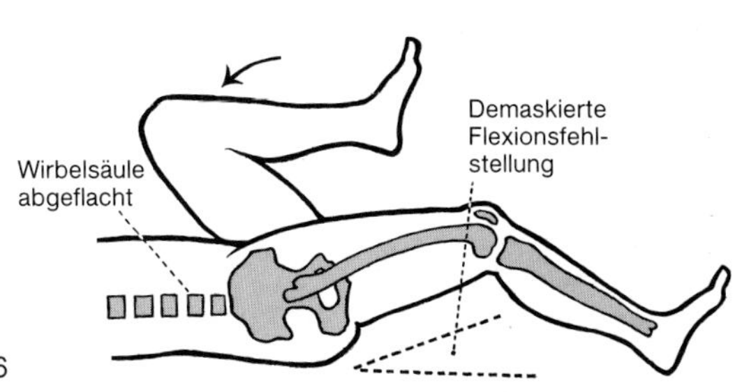

Abb. 236

Abb. 235 u. 236. Thomasscher Test bei Hüftbeugekontraktur. **Abb. 235.** Die Beugefehlstellung bleibt durch Aufbiegung der Wirbelsäule und des Beckens verborgen. **Abb. 236.** Die Fehlstellung zeigt sich bei Beugung der gesunden Hüfte und Aufhebung der Lendenlordose und Beckenneigung durch weitere Hüftbeugung

Messung der „scheinbaren" Beinlängendifferenz. Eine „scheinbare" oder falsche Beinlängendifferenz ist einer nicht-korrigierbaren Seitneigung des Beckens zuzuschreiben (Abb. 225). Die Ursache ist in der Regel eine fixierte Adduktionskontraktur einer Hüfte mit dem Anschein einer Verkürzung auf dieser Seite oder eine fixierte Abduktionskontraktur mit einer scheinbaren Verlängerung. In seltenen Fällen kann eine fixierte Schrägstellung des Beckens durch eine schwere Lumbalskoliose hervorgerufen sein.

Um eine „scheinbare" Beinlängendifferenz zu messen, müssen die Beine zueinander parallel und in einer Linie mit dem Rumpf gelegt werden. Die Messung wird von einem Punkt in der Mittellinie des Rumpfes (z. B. dem Xiphoid des Sternums) zu jedem medialen Malleolus hin durchgeführt (Abb. 234).

Besteht eine wahre Beinlängendifferenz, muß diese in Anrechnung gebracht werden, wenn die „scheinbare" Beinlängendifferenz bestimmt werden soll.

Untersuchung einer fixierten Gelenkfehlstellung

Eine Kontraktur der Gelenkkapsel oder der Muskeln kann eine fixierte Fehlstellung der Hüfte hervorrufen und verhindern, daß die Hüfte in Neutralposition gebracht werden kann. Eine fixierte Flexion, Adduktion und Außenrotation finden sich bei bestimmten Formen der Koxarthrose.

Adduktionskontraktur. Diese erkennt man durch die Bestimmung der Beziehung zwischen Beinen und Becken. Liegt eine fixierte Adduktion vor, kann die Querachse des Beckens (Verbindungslinie der beiden Spinae iliacae anteriores superiores) nicht in einen rechten Winkel zu dem betroffenen Bein gebracht werden, sondern sie liegt in einem spitzen Winkel dazu.

Abduktionskontraktur. Der Winkel zwischen Querachse des Beckens und dem Bein ist größer als 90 Grad.

Beugekontraktur. Diese wird durch den Untersuchungstest nach Thomas bestimmt. Prinzip: Hat ein Patient eine Beugekontraktur der Hüfte, kompensiert er diese in Rükkenlage durch Aufbiegung von Wirbelsäule und Becken in eine verstärkte Lordose (Abb. 235).

Dadurch kommt das betroffene Bein flach auf der Unterlage zu liegen. Um den Winkel der Beugekontraktur zu messen, ist es notwendig, die Lordose im Becken-Lendenwirbelsäulenbereich auszugleichen. Dies erreicht man durch Aufrichtung des Beckens (und damit der Lendenwirbelsäule) mittels des in Hüft- und Kniegelenk gebeugten gesunden Beines (Abb. 236).

Technik des Thomas'schen Handgriffs. Eine Hand wird zwischen die Lendenwirbelsäule und die Tischunterlage gelegt, um das Ausmaß der Lendenlordose abzuschätzen. Liegt bei flacher Auflage des Beines keine Lordose vor, ist keine Beugekontraktur vorhanden. In diesem Fall besteht keine Notwendigkeit, den Test durchzuführen. Findet sich hingegen eine beträchtliche Lordose im Sinne einer bogenförmigen Aufbiegung des Rückens, wird diese in folgender Weise ausgeglichen: Die gesunde Hüfte wird maximal gebeugt. Das Bein wird dann weiter in Beugung gedrückt und dabei das Becken um seine Querachse gedreht, bis die Lordose der Lendenwirbelsäule verschwindet. Während dieses Manövers wird das in Beugung fixierte Bein automatisch in dem Maße von der Unterlage gehoben, wie die Lendenlordose vermindert wird (Abb. 236). Der Winkel, um den der Oberschenkel von der Tischunterlage gehoben wird, entspricht dem Winkel der Beugekontraktur.

Außenrotationskontraktur. Zur Beurteilung der Rotationsstellung des Oberschenkels untersucht man die Patella, welche normalerweise bei Neutralposition der Hüfte nach vorne schaut. Wenn eine Außenrotationskontraktur des Beines besteht, kann das Bein nicht in Neutralposition gedreht werden. Der Winkel, um den das Bein bei maximaler Einwärtsdrehung gegenüber der Neutralposition zurückbleibt, ist der Winkel der Außenrotationskontraktur.

Bewegungen

Die genaue Prüfung der Hüftbewegungen verlangt viel Sorgfalt, weil eine Einschränkung der Hüftbeweglichkeit leicht durch eine Mitbewegung des Beckens übersehen wird. Es ist deshalb wichtig, eine Hand auf das Becken zu legen, um jede Mitbewegung wahrzunehmen, während die andere Hand das Bein führt und unterstützt.

Flexion. Eine Mitbewegung des Beckens läßt sich am besten durch Umgreifen der Bekkenschaufel wahrnehmen (Abb. 237). Nur auf diese Weise ist es möglich zwischen wahrer Hüftbeugung und vorgetäuschter Beugung infolge Beckenkippung zu unterscheiden. Das normale Ausmaß der wahren Hüftbeugung beträgt ungefähr 120 Grad, variiert aber entsprechend dem Körperbau des Patienten.

Extension. Im Gegensatz zu dem, was oft geschrieben wurde, beträgt die Hüftextension null Grad. Eine scheinbare Rückwärtsbewegung des Oberschenkels wird durch eine Beckenkippung und Extension der Wirbelsäule, nicht durch eine Extension des Hüftgelenkes hervorgerufen.

Abduktion. Das zu untersuchende Bein wird mit einer Hand gehoben, während die andere Hand das Becken von einer Spina iliaca anterior superior zur anderen Spina überbrückt (Abb. 238). Auf diese Weise kann die wahre Abduktion der Hüfte von einer fal-

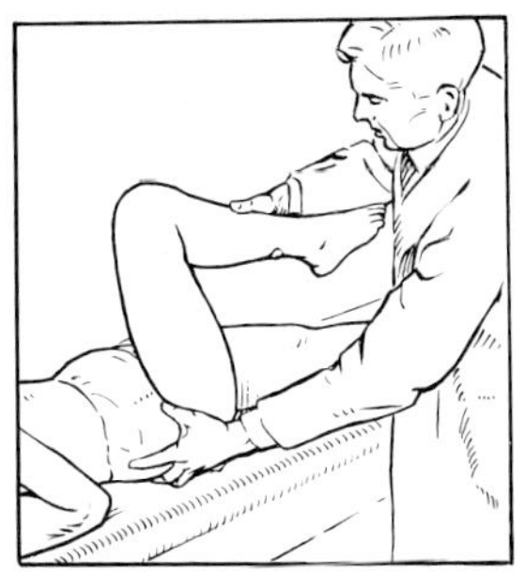
Abb. 237

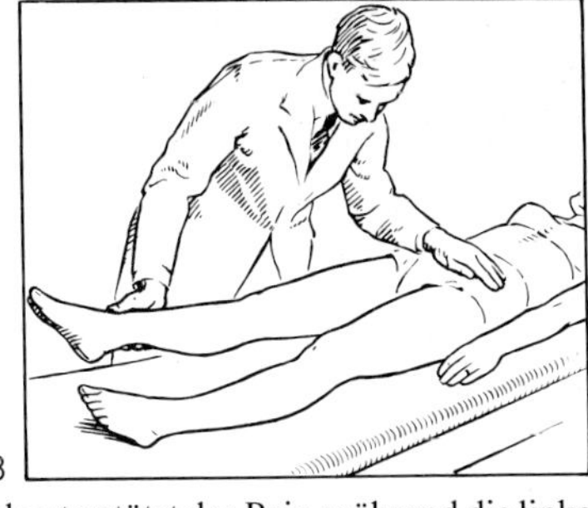
Abb. 238

Abb. 237. Prüfung der Hüftbeugung. Die rechte Hand unterstützt das Bein, während die linke Hand die Beckenschaufel zwecks Feststellung einer Beckenkippung umgreift

Abb. 238. Prüfung der Hüftabduktion. Die rechte Hand unterstützt das Bein, während die linke Hand durch Palpation der beiden vorderen Spinae eine eventuelle Seitwärtsneigung des Beckens feststellt

schen Abduktion durch zusätzliche Beckenneigung unterschieden werden. Das normale Ausmaß der wahren Abduktion der Hüfte beträgt 30 bis 40 Grad (bei Kindern mehr).

Abduktion in Beugung. Diese ist oft die erste Bewegung, die eine Einschränkung bei der Koxarthrose erfährt. Der Patient beugt seine Hüften und Kniegelenke durch Anpressen der Fersen an die Gesäßbacken. Er läßt dann die Kniee in Richtung auf die Unterlage auseinanderfallen. Das normale Winkelausmaß beträgt etwa 70 Grad (bei Kleinkindern 90 Grad).

Adduktion. Das zu untersuchende Bein wird über das andere Bein gekreuzt. Wiederum muß Sorge getragen werden, zwischen wahrer Adduktion und falscher Adduktion infolge zusätzlicher Beckenneigung zu unterscheiden. Das normale Ausmaß der Adduktion beträgt etwa 30 Grad.

Außen- und Innenrotation. Das Ausmaß soll durch einen in die Kniescheibe hineingedachten imaginären Zeigestab, nicht durch die Position des Fußes geschätzt werden. Das normale Bewegungsmaß der Außen- und Innenrotation beträgt ungefähr 40 Grad.

Untersuchung einer abnormen Beweglichkeit

Bei ausgeprägter Instabilität der Hüften kann manchmal – vor allem bei Kindern mit kongenitaler Hüftluxation – eine Bewegung in der Längsachse demonstriert werden. Um diesen Test auszuführen, wird das Bein fest mit einer Hand umfaßt und im Wechsel in Längsachse nach oben gestoßen oder nach unten gezogen, während die andere Hand des Untersuchers den Rumpf über der Darmbeinschaufel fixiert.

Bei Kleinkindern ist es im Hinblick auf eine Hüftluxation wichtig, mit dem Test nach Ortolani (und anderen) zu untersuchen. Dieser ist auf S. 313 beschrieben.

Untersuchung der Haltungsstabilität: der Trendelenburgsche Test

Mit diesem Test wird die Stabilität der Hüfte geprüft. Dabei wird die Fähigkeit der Hüftabduktoren (M. gluteus medius und minimus) untersucht, das Becken auf dem Femur zu stabilisieren.

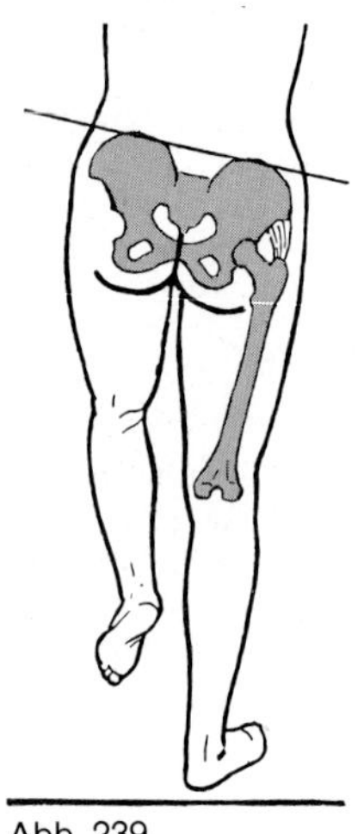

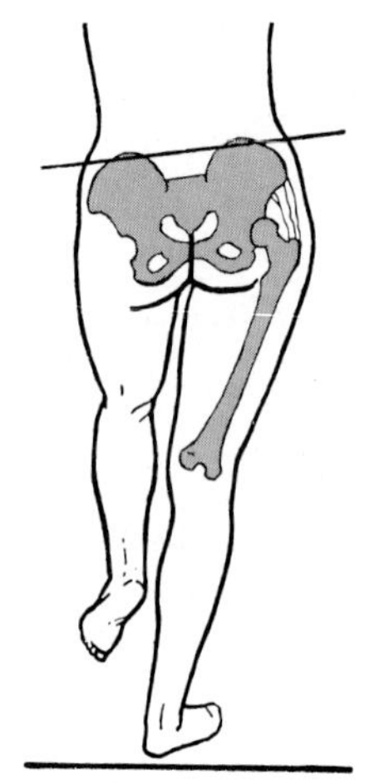

Abb. 239. Negativer Trendelenburgscher Test. Die Hüftabduktoren agieren normal; sie ziehen das Becken aufwärts, wenn das gegenseitige Bein vom Boden gehoben wird
Abb. 240. Positiver Trendelenburgscher Test. Die Hüftabduktoren sind nicht in der Lage, das Absinken des Beckens zu verhindern, wenn das Bein auf der Gegenseite gehoben wird

Prinzip des Testes. Wenn ein Bein im Stehen von der Unterlage gehoben wird, hebt sich das Becken normalerweise auf dieser Seite durch Anspannung der Hüftabduktoren des Standbeines (Abb. 239). (Dieser automatische Mechanismus erlaubt dem angehobenen Bein, sich beim Gehen vom Boden zu lösen.) Sind die Abduktoren zu schwach, können sie das Becken nicht entgegen dem Körpergewicht halten. Das Becken neigt sich deshalb abwärts, anstatt auf der Seite des angehobenen Beines nach oben gezogen zu werden (Abb. 240).

Technik. Man steht hinter dem Patienten und fordert ihn auf, sich zuerst auf das gesunde Bein zu stellen und das andere vom Boden zu heben. Danach sollte er sich auf das betroffene Bein stellen und das gesunde Bein von der Unterlage heben. Durch Inspektion oder Palpation mit der Hand auf dem Darmbeinkamm beobachtet man, ob sich das Becken auf der Seite des angehobenen Beines hebt oder senkt. Untersucht wird immer das Standbein. Wenn sich das Becken auf der entgegengesetzten Seite normal hebt, ist der Test negativ (Abb. 239). Senkt sich das Becken, ist der Test positiv (Abb. 240). Das bedeutet, daß die Hüftabduktoren nicht in der Lage sind, das Becken auf dem Femur zu stabilisieren.

Ursachen des positiven Trendelenburgschen Testes. Es gibt 3 grundlegende Ursachen: 1) Lähmung der Hüftabduktoren (z. B. Poliomyelitis); 2) erhebliche Annäherung des Ansatzes der Muskeln an ihren Ursprung durch Aufwärtsverschiebung des Trochanter major, so daß die Muskeln erschlaffen (z. B. schwere Coxa vara, kongenitale Hüftluxation); 3) Fehlen eines stabilen Drehpunktes (z. B. nicht verheilte Schenkelhalsfraktur). Manchmal können zwei dieser Ursachen wirksam sein: Zum Beispiel kann bei einer Hüftluxation sowohl ein instabiler Drehpunkt als auch eine Annäherung zwischen Ursprung und Ansatz der Hüftabduktoren eine Rolle spielen.

Gang

Man beobachtet wie der Patient steht und prüft sein Gangbild beim Laufen. Ein Patient mit einer instabilen oder schmerzenden Hüfte benutzt gerne mit der gegenseitigen Hand einen Stock.

Außerhalb der Hüfte gelegene Ursachen für Schmerzen in der Hüftregion

Wenn die Untersuchung der Hüfte selbst die vom Patienten geäußerten Beschwerden nicht ausreichend erklärt, muß nach möglichen Ursachen außerhalb des Hüftgelenkes gesucht werden. Die Aufmerksamkeit sollte besonders auf die Wirbelsäule und die Kreuzdarmbeingelenke gerichtet werden (einschließlich neurologischer Untersuchung der Beine), und das Abdomen sowie das Becken miteinbeziehen (wenn notwendig mit rektaler und bimanueller Untersuchung) und auch das Gefäßsystem (Qualität der peripheren Pulse) berücksichtigen.

Diagnostische Darstellungsmethoden

Röntgenologische Untersuchung. Als Routine sollten eine a. p.-Aufnahme des gesamten Beckens mit beiden Hüften und zusätzlich axiale Aufnahmen jeder Hüfte angefertigt werden. In besonderen Fällen wird die *Tomographie* und *Arthrographie* (Röntgenaufnahme nach intraartikulärer Injektion eines Röntgenkontrastmittels) angewandt. Wenn die Möglichkeit besteht, daß die geklagten Beschwerden mit einer Erkrankung des Rükkens zusammenhängen, sollten zusätzliche Aufnahmen der Wirbelsäule und der Kreuzdarmbeingelenke angefertigt werden.

Knochenszintigraphie. Diese Methode ist besonders zur Früherkennung von metastatischen Absiedlungen im Becken und im proximalen Femur wertvoll. Sie kann auch für die Diagnosestellung von entzündlichen Erkrankungen im Bereich der Hüfte hilfreich sein.

Die Computertomographie ermöglicht die Darstellung des Oberschenkels und des Beckens in Querschnitten und ist unter besonderen Umständen von Nutzen. Es läßt sich z. B. die Lage des Acetabulums (Grad der Anteversion) und des Schenkelhalses oder die Ausdehnung von Knochen und Weichteiltumoren im Hüft- und Beckenbereich beurteilen.

Klassifikation der Erkrankungen in der Hüftgegend

Gelenkerkrankungen der Hüfte
- Kongenitale Deformitäten
  - Kongenitale Hüftluxation
- Arthritis – Arthrose
  - Coxitis fugax bei Kindern
  - Eitrige Koxitis
  - Koxitis bei chronischer Polyarthritis
  - Tuberkulöse Koxitis
  - Koxarthrose

Osteonekrose
  Perthessche Erkrankung
Mechanische Erkrankungen
  Epiphysiolysis capitis femoris

Extraartikuläre Erkrankungen im Hüftbereich
Deformitäten
  Coxa vara
Infektionen
  Tuberkulose der Bursa trochanterica
Mechanische Störungen
  Schnappende Hüfte

Gelenkerkrankungen der Hüfte

Kongenitale Hüftluxation

Es handelt sich um eine spontane Luxation der Hüfte, die entweder vor, während oder kurz nach der Geburt entsteht. In den westlichen Ländern ist sie eine der häufigsten kongenitalen Fehlbildungen. Sie ist von besonderer Bedeutung, weil eine fehlende oder ungenügende Behandlung für den Patienten ein lebenslanges Leiden nach sich ziehen kann.

Ursachen. Vieles ist noch unbekannt, aber es wird heute als sicher angenommen, daß eine Reihe von Faktoren ursächlich an der Hüftluxation beteiligt sind – einige genetische und einige umweltbedingte. Ein einzelner Faktor reicht nicht immer aus, um eine Luxation zu verursachen; es ist wahrscheinlich so, daß eine Kombination von Faktoren daran beteiligt ist. 1) *Genetisch bedingte Gelenkschlaffheit.* Bei einem Teil der Patienten findet sich eine allgemeine Bänderschwäche, die auch bei einem Elternteil oder bei Verwandten vorhanden sein kann. Dies führt zu einer mangelnden Stabilität im Hüftgelenk, so daß die Luxation bei bestimmten Gelenkstellungen leicht auftreten kann. 2) *Hormonal bedingte Gelenkschlaffheit.* Es wird diskutiert, daß bei schwangeren Frauen von dem fötalen Uterus ein Ligamentrelaxierendes Hormon (Relaxin) als Antwort auf Östrogene und Progesterone abgegeben wird, das die fötale Blutzirkulation erreicht. So ist es möglich, daß eine durch diese Ursache bedingte Schlaffheit der Hüftgelenksbänder das gehäufte Auftreten dieser Luxation bei Mädchen erklärt. Dieser Faktor bedarf noch weiterer Abklärung. 3) *Genetisch bedingte Dysplasie der Hüfte.* Es bestehen kaum Zweifel, daß die Fehlentwicklung des Acetabulum und wahrscheinlich auch des Hüftkopfes als eigenständige Krankheit vererbt werden kann. Der Defekt prädisponiert zur Luxation, die in der Tat oft schon vor der Geburt auftritt (wenn die Luxation nicht eintritt, kann sich der Defekt im späteren Leben in Form eines übermäßig flachen Acetabulum mit der Tendenz zur Subluxation und späteren Arthrose zeigen.) 4) *Steißlage.* Eine Hüftluxation tritt nach einer Steißlage etwas häufiger auf als bei einer normalen Geburt. Es ist möglich, daß die Hüftstreckung während der

Geburt eine Luxation fördern kann, wenn vorher schon eine Prädisposition in Form von schlaffen Bändern oder einer Acetabulumdysplasie bestand. 5) *Vom Uterus ausgeübter Druck.* Die Tatsache, daß die Luxation bei Erstgeborenen häufiger ist, läßt vermuten, daß der Druck, der von der Uteruswand auf die Extremitäten des Föten ausgeübt wird, dazu beitragen kann eine Luxation zu begünstigen, wenn eine Prädisposition bereits vorliegt. Die Bedeutung dieser verschiedenen Faktoren ist noch weitgehend unklar, aber es häufen sich Hinweise, die daran denken lassen, daß es zwei unterschiedliche Typen von kongenitaler Hüftluxation gibt: Der eine wird hauptsächlich durch eine Bänderschwäche verursacht, welche entweder genetisch oder hormonell bedingt ist. Hierbei tritt die Luxation wie zufällig auf, wenn begünstigende Bewegungen, wie z.B. die Streckung der Hüften während der Geburt als sekundärer Faktor dazukommen. Die Luxation ist bei diesem Typ oft einseitig und gut zu korrigieren. Bei dem anderen Typ kommt es hauptsächlich durch eine genetisch bedingte Dysplasie des Acetabulum zu einer Luxation. Diese ist immer beidseitig und oft wesentlich schwieriger zu behandeln.

Pathologie. *Hüftkopf:* Im Falle einer andauernden Luxation erscheint der Knochenkern verspätet und seine Entwicklung ist verzögert. Der Hüftkopf wandert seitlich vom Acetabulum aufwärts. *Schenkelhals:* In den meisten Fällen ist der Schenkelhals über den normalen Antetorsionswinkel für Kinder von 25 Grad hinaus nach vorne gedreht. *Hüftpfanne:* Das Ossifikationszentrum für das Pfannendach entwickelt sich spät wie beim Hüftkopf. Der Knochen steigt in einem steilen Winkel aufwärts, anstatt ein nahezu horizontales Pfannendach zu bilden. Der knorpelige Teil des Pfannendaches ist oft zunächst gut ausgebildet, entwickelt sich aber bei fortbestehender Luxation nicht normal; die Pfanne bekommt eine flache Kontur mit steil ansteigendem Dach. *Limbus:* Der Limbus ist oft in die Pfannenhöhlung eingeschlagen und kann die vollständige Reposition der Luxation verhindern. *Kapsel:* Diese ist in dem Maße ausgezogen, wie der Hüftkopf nach oben verschoben ist.

Klinik. Mädchen sind sechsmal so oft betroffen wie Knaben. In einem Drittel aller Fälle sind beide Hüften erkrankt. Findet keine spezielle Untersuchung statt, bleibt die Hüfterkrankung unbemerkt, bis das Kind zu laufen beginnt. Die Kinder lernen oft später laufen und entwickeln ein Hinken oder einen Watschelgang. *Bei der Untersuchung* zu diesen Zeitpunkt sind die Hauptmerkmale bei einseitigen Fällen eine Asymmetrie (hauptsächlich der Gesäßfalten) und eine Verkürzung des betroffenen Beines (Abb. 241). Bei doppelseitigen Fällen sind die auffallenden Merkmale eine Verbreiterung der Dammgegend und eine ausgeprägte Lendenlordose. Mit Ausnahme der Abduktion, die charakteristischerweise leicht eingeschränkt ist (Abb. 242), ist das Gelenk frei beweglich. In den meisten Fällen ist das betroffene Bein in der Längsachse abnorm beweglich (Teleskopbewegung). *Röntgenologische Untersuchung:* Im ausgeprägten Zustand gibt es drei wichtige radiologische Merkmale (Abb. 243): 1) Der Knochenkern des Hüftkopfes tritt spät auf, und seine Entwicklung ist verzögert. 2) Das knöcherne Pfannendach verläuft ausgesprochen steil. 3) Der Hüftkopf (dargestellt durch die Lage des Knochenkernes) ist aufwärts und seitlich aus seiner Normalposition im Pfannenmittelpunkt herausluxiert. Die *Ar-*

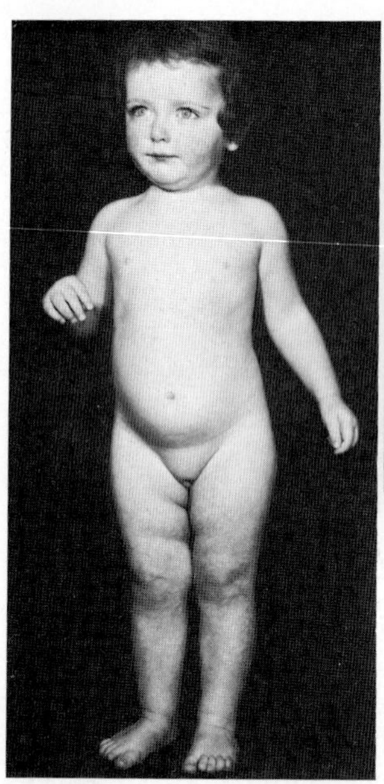

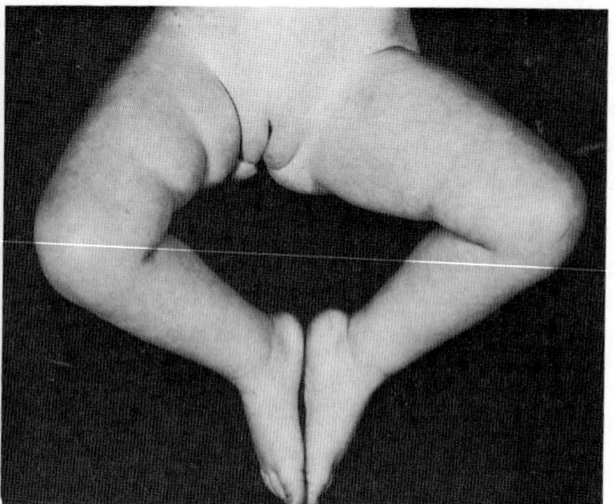

Abb. 242

Abb. 241 u. 242. Kongenitale Hüftluxation rechts. Bein rechts etwas kürzer als links, verdächtig durch typische zusätzliche Hautfalten am Oberschenkel. **Abb. 242** zeigt die eingeschränkte Abduktionsausmaße der erkrankten Hüfte – ein weiteres wichtiges und typisches Merkmal

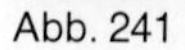

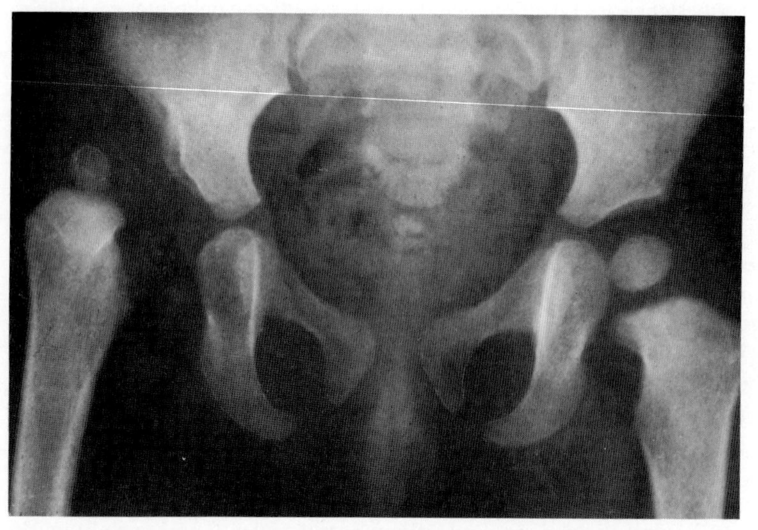

Abb. 243. Kongenitale Luxation der rechten Hüfte bei einem Kind im Alter von 2 Jahren. Die drei hervorzuhebenden Punkte sind die verzögerte Entwicklung des Hüftkopfkernes, das steil verlaufende Pfannendach sowie die seitliche und nach oben gerichtete Verschiebung des proximalen Femuranteils

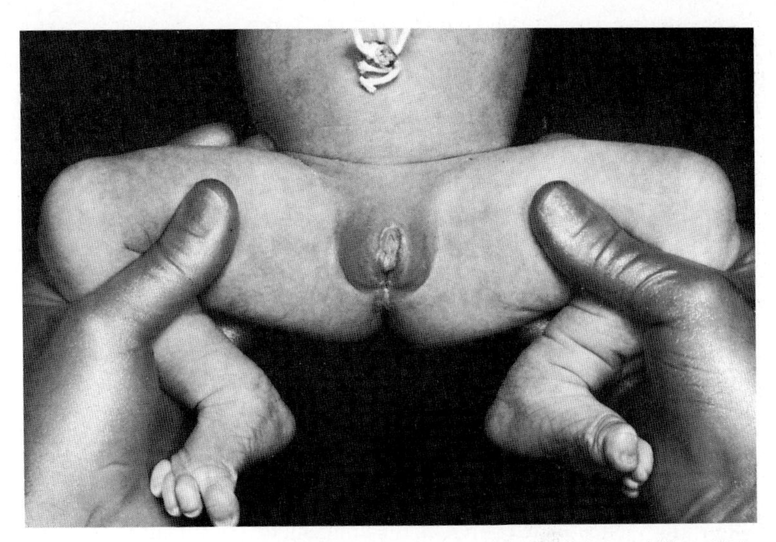

Abb. 244. Untersuchung der Hüften bei einem Neugeborenen hinsichtlich Instabilität. Während man die Hüfte in vollem Umfang abduziert, wird ein Druck nach vorne durch den Mittelfinger hinter dem Trochanter major ausgeübt. Einzelheiten s. Text

thrographie (Röntgenaufnahme nach der Einspritzung von Kontrastmittel in das Gelenk) ist nützlich, um die Umrisse der knorpeligen Elemente des Gelenkes darzustellen.

Diagnose. *Beim Neugeborenen:* Beinahe immer kann eine Luxation oder Instabilität der Hüfte in den ersten Lebenstagen durch ein diagnostisches Manöver (Barlow 1962) entdeckt werden, welches dem Test von Ortolani (1937) entspricht. Das Kind liegt auf dem Rücken. Der Arzt umfaßt von vorne den oberen Teil jedes Oberschenkels so, daß sich die Finger hinten und der Daumen vorne befinden. Die Kniegelenke des Kindes sind voll gebeugt und die Hüftgelenke sind um 90° gebeugt (Abb. 244). Während beide Oberschenkel nacheinander allmählich in Richtung auf den Untersuchungstisch abduziert werden, übt der Mittelfinger hinter dem Trochanter major einen Druck nach vorne aus, während abwechselnd dazu der Daumen vorne einen Druck nach hinten ausübt. Ein oder zwei pathologische Befunde können entdeckt werden: 1) ein dislozierter Femurkopf, der mit einem palpablen und hörbaren Ruck oder Stoß in das Acetabulum zurückschnappt, oder 2) der mit dem Daumen nach hinten ausgeübte Druck führt zu einer Luxation des instabilen Gelenkes. Das Barlowsche Manöver muß mit der Prüfung der Abduktion bei gebeugten Hüften kombiniert werden (Abb. 242). Wenn die Abduktion eingeschränkt ist, kann dies auf eine persistierende oder nicht reponierbare Luxation hinweisen. In einem solchen Fall kann das Fehlen des Ortolani-Zeichens den Beobachter zu der falschen Annahme führen, daß alles in Ordnung sei. In einem solchen Fall kann auch, falls die Luxation einseitig ist, eine Verkürzung beobachtet werden, wenn die Kniee bei gebeugten Hüften zusammengeführt werden. Bei Neugeborenen kann die Röntgenaufnahme irreführen, weil der große Anteil des strahlendurchlässigen Knorpels im Femurkopf und Acetabulum eine Interpretation sehr schwierig macht. Dennoch kann sie bei Neugeborenen mit einer persistierenden oder nicht reponierbaren Luxation hilfreich sein.

Bei älteren Kindern: Ein verspäteter Beginn des Laufenlernens oder eine Anomalie des Ganges in der frühen Kindheit sollten immer Verdacht erregen. Das wichtigste klinische Zeichen bei Kindern von 1 bis 2 Jahren ist eine eingeschränkte Abduktion bei gebeugter Hüfte (Abb. 242). Wenn aus irgendeinem Grund Verdacht besteht, daß mit den Hüftgelenken nicht alles in Ordnung ist, sollte auf einer röntgenologische Untersuchung bestanden werden.

Verlauf und Prognose. Je früher die Luxation reponiert wird, um so besser ist die Prognose. Selbst unter besten Bedingungen kann nur die Hälfte oder zwei Drittel der nach dem ersten Lebensjahr behandelten Patienten erwarten, dauernd ohne Beschwerden zu bleiben. Eine allmähliche Reluxation ist allzu häufig, und Schmerzen infolge sekundärer degenerativer Veränderungen entwickeln sich oft im mittleren Lebensalter. Es ist deshalb wichtig, daß mittels sorgfältiger Untersuchung eines jeden Neugeborenen, die kongenitale Hüftluxation innerhalb der ersten Lebenswoche entdeckt wird. Eine einfache Behandlung kann zu diesem Zeitpunkt nahezu immer eine normale Hüftentwicklung ermöglichen.

Behandlung

Sie variiert je nach Alter des Patienten bei der ersten Konsultation. Vier Gruppen sollen diskutiert werden: 1) Neugeborene (Instabilität oder Luxation); 2) Das Alter von 6 Monaten bis zu 6 Jahren; 3) Das Alter von 7 bis 10 Jahren; 4) Jugendliche und Erwachsene.

Neugeborene (innerhalb der ersten 6 Monate)

Dies sind die Fälle, bei denen die Instabilität oder die Luxation bei der Neugeborenenuntersuchung festgestellt wird. Bei den meisten dieser Fälle wird die Hüfte spontan innerhalb von drei Wochen stabil. Dementsprechend empfiehlt es sich, die Entscheidung über eine definitive Behandlung bis zum Zeitpunkt der Neuuntersuchung drei Wochen nach der Geburt hinauszuschieben; man wird finden, daß ein großer Teil der Kinder keine Behandlung benötigt. Im Intervall zwischen der 1. Untersuchung und der Neuüberprüfung nach drei Wochen werden die Gliedmaßen frei beweglich gelassen. Es ist lediglich wichtig, die Kinder breit zu wickeln, um eine leichte Abduktion der Hüftgelenke zu fördern.

Wenn sich nach 3 Wochen die Hüfte stabilisiert hat, ist eine Behandlung nicht notwendig, und die Eltern können zunächst beruhigt werden. Trotzdem ist es wichtig, daß das Kind im Alter von 5 bis 6 Monaten wieder vorgestellt wird, wenn das Röntgenbild verwertbare Befunde geben kann, und nochmals im Alter von 1 Jahr.

Wenn jedoch die Hüfte nach 3 Wochen immer noch instabil ist, sollte eine Schienung in leichter (nicht extremer) Abduktion für 3 Monate empfohlen werden. Die Schienung kann in Gips oder mit einer der vielen Abduktionsbandagen, die für diesen Zweck angeboten werden, vorgenommen werden.

Bei den selteneren Fällen von Neugeborenen mit persistierender oder nicht reponierbarer Luxation (s. vorhergehendes Kapitel) wäre eine Schienung bei noch luxierter Hüfte nicht nur nutzlos, sondern auch schädlich. Die Behandlung eines solchen Falles sollte die gleiche sein, wie in dem nächsten Kapitel beschrieben.

Alter von 6 Monaten bis zu 6 Jahren

Diese Fälle bilden immer noch die Hauptgruppe. Durch die regelmäßig durchgeführte Diagnostik in der frühen Kindheit sollte sich der Anteil der so spät behandelten Kinder zunehmend vermindern. Es gibt drei wesentliche Behandlungsprinzipien: 1) die Sicherung der Reposition; 2) Bedingungen zu schaffen, die eine dauernde Stabilität ermöglichen; 3) regelmäßige Kontrolle der Hüfte, um eine Fehlentwicklung des Acetabulum zu erkennen und, wenn notwendig, eine geeignete Behandlung einzuleiten.

Reposition der Luxation. Es ist wünschenswert, eine Reposition auf nicht operativem Wege zu erreichen und nur zu operieren, wenn konservative Methoden fehlschlagen. In der Praxis ist eine sog. geschlossene Reposition oft bei Babies bis zum Alter von 18 Monaten möglich; danach aber erhöht sich der Anteil der Kinder, die eine operative Behandlung benötigen, so daß die operative Reposition nach dem Alter von 3 Jahren beinahe ein Routineeingriff wird.

Geschlossene Reposition. Die Standardmethode besteht darin, einen Gewichtszug an den Beinen auszuüben. Während der Zug aufrechterhalten wird, werden die Hüften allmählich jeden Tag etwas mehr abduziert, bis nach 3 oder 4 Wochen 80 Grad Abduktion erreicht sind. Anschließend kann ein Schrägzug um den oberen Oberschenkelteil angelegt werden. In vielen Fällen wird die Reposition durch diese Methode allein erreicht. Wenn jedoch die Hüfte nach vier Wochen nicht reponiert ist, macht man den Versuch, die Reposition in Narkose zu erreichen. Es ist wesentlich, daß die Reposition vollständig ist, damit der Femurkopf konzentrisch in die Gelenkpfanne eingepaßt ist. Wenn notwendig, kann eine Arthrographie durchgeführt werden um festzustellen, ob die Reposition vollständig ist oder ob ein Interponat die Reposition verhindert. Wenn die völlige Reposition gesichert ist, werden die Gliedmaßen anfänglich für eine Zeit in einem Gips immobilisiert, gewöhnlich in Innenrotation und leichter Abduktion (Abb. 245). Diese Methode hat die früher oft angewandte sog. „Frosch-Position" mit rechtwinkliger Beugung und Abduktion der Hüfte verdrängt. Diese Stellung gefährdete die Blutversorgung des Hüftkopfes mit dem entsprechenden Risiko einer Hüftkopfnekrose ähnlich derjenigen beim M. Perthes.

Operative Reposition. Wenn die Reposition durch Zug und Abduktion ohne oder mit manueller Hilfe nicht erreicht werden kann, sollte ohne Verzögerung operiert werden. Intraoperativ wird man gewöhnlich feststellen, daß eine tiefe Einstellung des Hüftkopfes in der Pfanne durch einen eingeschlagenen Limbus oder gelegentlich durch ein stark ausgebildetes Ligamentum teres oder auch eine straffe Psoassehne verhindert wird. Jedes dieser Repositionshindernisse wird entfernt oder gelöst, damit der Femurkopf voll in das Acetabulum eintreten kann. Nach Darstel-

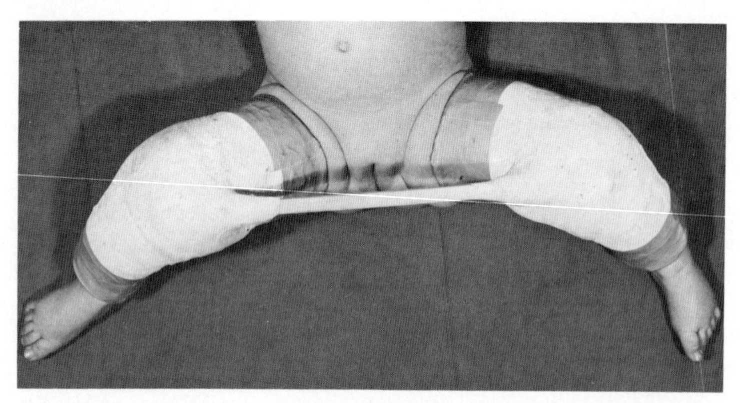

Abb. 245. Eine Methode, die Hüften in Abduktion und Innenrotation zu halten. Extreme Abduktions- und Rotationsstellung werden vermieden, um eine Schädigung der Blutversorgung der Hüftkopfepiphyse zu verhindern

lung des Femurkopfes sollte der Antetorsionswinkel des Schenkelhalses festgehalten werden. Dieser ist oft größer als der Normalwinkel von 25 Grad. Nach der Operation werden die Gliedmaßen auf die gleiche Art in einem Gips immobilisiert wie bei der geschlossenen Reposition.

Sicherung der Reposition. Die Hauptgefahr für die dauerhafte Stabilität bei einem Kind, dessen Hüften luxiert waren und reponiert wurden, entsteht durch eine starke Antetorsion des Schenkelhalses, welche ein häufiges, wenn auch nicht konstantes Merkmal bei Kindern über 18 Monaten darstellt. Die starke Antetorsion übt ihre nachteilige Wirkung vor allem dann aus, wenn das Kind die aufrechte Haltung beim Gehen einnimmt: bei gestreckten Hüften bringt die starke Antetorsion den Hüftkopf nach vorne. Röntgenaufnahmen können zeigen, daß der Hüftkopf dann exzentrisch im Acetabulum zu liegen kommt. Wenn dies nicht korrigiert wird, kann diese initiale Subluxation zu einer erneuten Luxation führen.

Die Diagnose einer starken Antetorsion ist einfach, wenn eine operative Reposition vorgenommen wurde, denn bei sichtbar dargestellter Hüfte kann der Antetorsionswinkel unter direkter Sicht gemessen werden. Wurde die Reposition geschlossen vorgenommen, bereitet die Diagnosestellung eine gewisse Schwierigkeit und ist bis zu einem gewissen Grade auf Schätzung angewiesen. Es gibt zwar Methoden der röntgenologischen Ausmessung (Dunn 1952, Harris 1965), die aber bei einem kleinen Kind nicht immer leicht und erfolgreich angewandt werden können. Eine mehr empirische Methode wird oft benutzt, indem a.p.-Röntgenaufnahmen der Hüfte zuerst in Neutralposition und dann in Innenrotation durchgeführt werden. Eine bessere Zentrierung der Hüftkopfepiphyse in der Pfanne bei Innenrotation der Hüfte läßt vermuten, daß eine starke Antetorsion die Stabilität gefährdet. Es gibt zwei Methoden der Korrektur bei verstärkter Antetorsion des Schenkelhalses: 1) nicht operativ; 2) operativ (Derotationsosteotomie).

Nichtoperative Behandlung der Antetorsion. Eine langdauernde Schienung der Hüftgelenke in Beugung und mäßiger Abduktion bei einem begrenzten Ausmaß an erlaubtem Gehen scheint eine günstige Wirkung auf die spontane Rückbildung der Antetorsion zu haben. Die Korrektur kann jedoch ein Jahr oder mehr in Anspruch nehmen.

Derotationsosteotomie. Die starke Antetorsion kann leicht durch eine Rotation des Femurs mittels einer Osteotomie des proximalen Femuranteiles korrigiert werden. Das Femur wird intertrochantär durchtrennt, damit das distale Fragment in Bezug zum proximalen Ende des Femurs nach außen rotiert werden kann. Die Fragmente werden dann mit einer Platte und Schrauben fixiert. Nach der Operation wird im Gips bis zum knöchernen Durchbau ruhiggestellt, gewöhnlich über einen Zeitraum von 6 Wochen. Danach wird der Gips entfernt.

Fehlentwicklung des Acetabulum. Wenn die Behandlung erst nach dem ersten Lebensjahr beginnt, entwickelt sich das Acetabulum durch den Reiz des Hüftkopfes nicht normal und bleibt übermäßig flach. Der Hüftkopf wird nicht gut in der Pfanne gehalten und ist z.T. nicht durch das Pfannendach gedeckt. Wenn dieser Fehler nicht korrigiert wird, kann der Hüftkopf allmählich nach oben abrutschen, so daß das Gelenk in eine Subluxationsstellung gerät. Der Hüftkopf korrespondiert nicht mehr mit der Gelenkpfanne. Die Behandlung einer solchen Pfanneninsuffizienz ist operativ und sollte so schnell wie möglich durchgeführt werden. Vier verschiedene Operationsmethoden zur Verbesserung des Acetabulum sollen vorgestellt werden: 1) Die Osteotomie des Os innominatum (Saltersche Beckenosteotomie); 2) perikapsuläre Osteotomie des Os ilium (Pembertonsche Beckenosteotomie); 3) Pfannendachplastik mit Knochenspan (Wainwrightsche Operation); 4) Verschiebeosteotomie des Beckens nach Chiari.

Beckenosteotomie nach Salter (Salter 1961, 1969). Das Os innominatum wird oberhalb des Acetabulum komplett durchtrennt. Die Osteotomie endet medial in der Incisura ischiadica. Die gesamte untere Hälfte des Knochens mit dem intakten Acetabulum wird dann nach außen und vorne gedreht mit Drehpunkt an der Symphyse (Abb. 246). Der Effekt besteht darin, daß der Hüftkopf besser vom Pfannendach bedeckt und damit die Stabilität des Hüftgelenkes entsprechend verbessert wird.

Perikapsuläre Beckenosteotomie nach Pemberton (Pemberton 1964, 1965, 1974). Diese Operation verfolgt das gleiche Ziel einer vermehrten Deckung des Hüftkopfes durch das Pfannendach. Man macht eine gebogene Osteotomie von der Außenfläche des Os ilium durch die Beckenwand, wenige Millimeter proximal vom Kapselansatz am oberen Rand des Acetabulum. Die Osteotomie geht bis zur Y-Fuge, die ein flexibles Scharniergelenk darstellt, über dem das Dach des Acetabulum nach unten über den Hüftkopf gebogen wird. Der dreieckige Osteotomiespalt wird durch einen Knochenspan offengehalten, der aus dem Os ilium entnommen wurde (Abb. 247).

Pfannendachplastik mit Knochenspan (Wainwright 1976). Diese Operation verfolgt ebenfalls den Zweck, das Pfannendach zu vergrößern. Sie ist geeignet für ältere Kinder oder sogar Erwachsene. Eine größere Fläche der äußeren Iliumwand

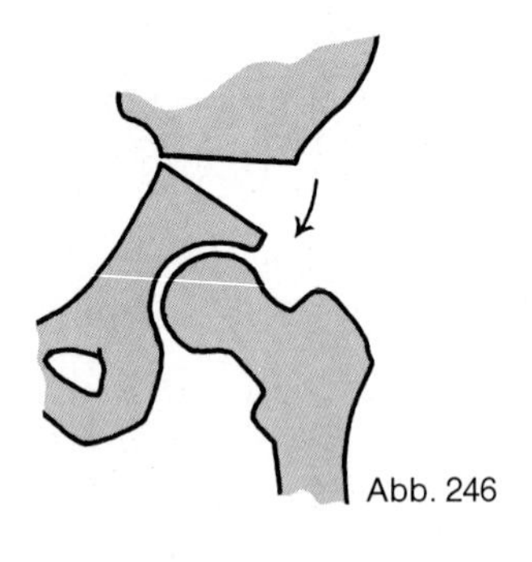
Abb. 246

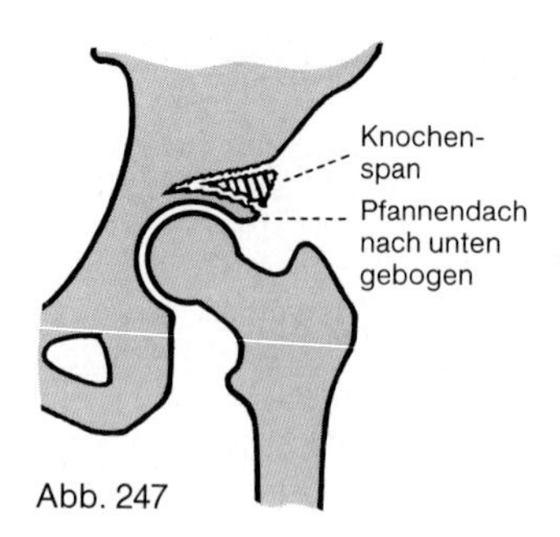

Abb. 247

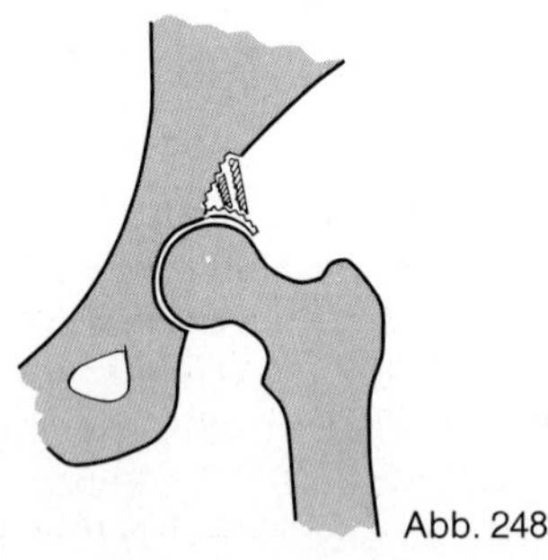
Abb. 248

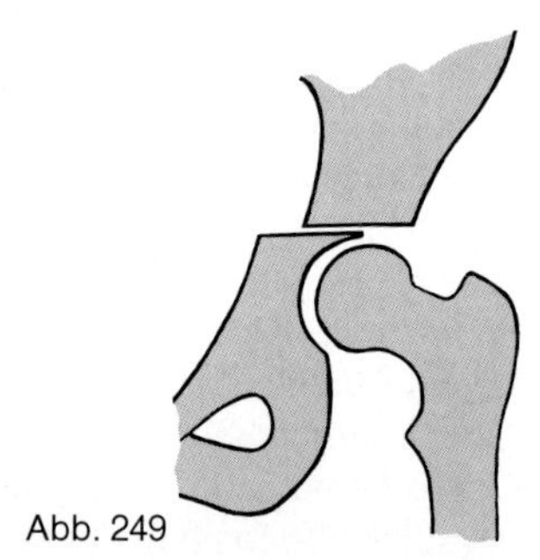
Abb. 249

Abb. 246–249. Vier Methoden zur Verbesserung eines umzureichend entwickelten Pfannendaches, um eine bessere Überdachung des Hüftkopfes zu erzielen.
Abb. 246. Beckenosteotomie nach Salter. **Abb. 247.** Perikapsuläre Beckenosteotomie nach Pemberton. **Abb. 248.** Pfannendachplastik mit Beckenspan (Wainwright). **Abb. 249.** Verschiebeosteotomie des Beckens nach Chiari. Einzelheiten s. Text

wird zusammen mit dem oberen, äußeren Kapselansatz des Hüftgelenkes nach unten gedrückt (Abb. 248). Der auf diese Weise nach unten geklappte Knochenlappen wird durch Knochenspäne an Ort und Stelle gehalten.

Beckenverschiebeosteotomie nach Chiari. Der Beckenknochen wird fast horizontal direkt oberhalb des Acetabulums durchtrennt und dann das untere Fragment, mit dem Acetabulum nach medial verschoben (Abb. 249). Die Osteotomiefläche des oberen Fragmentes bildet so eine Erweiterung des Pfannendaches mit Kapsel und neu geformtem fibrösem Gewebe.

Alter von 7 bis 10 Jahren
Bei diesen älteren Kindern mit unbehandelter Luxation muß zuerst einmal entschieden werden, ob die Behandlung überhaupt noch durchgeführt werden sollte. Bei einigen dieser Kinder mit gut entwickelten und symmetrisch auf beiden Seiten plazierten Sekundärpfannen ist die funktionelle Beeinträchtigung nur sehr gering. Das Aussehen und das Gangbild können akzeptabel sein. Dementsprechend ist es oft ratsam sich gegen einen Repositionsversuch zu entscheiden. Im Gegensatz dazu

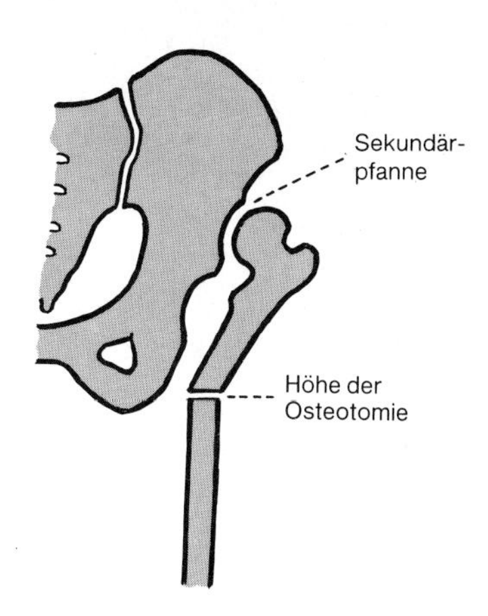

Abb. 250. Tiefe Abduktionsosteotomie (Schanz) bei schmerzhafter nicht-reponierter kongenitaler Hüftluxation des Erwachsenen. Die Osteotomie liegt in Höhe des Tuber ossis ischii

gibt es andere Patienten mit hochstehenden Hüftköpfen und schlecht entwickelten Sekundärpfannen, welche durch eine operative Reposition bis zum Alter von 10 Jahren oder manchmal etwas später viel Nutzen haben können. Dies trifft besonders dann zu, wenn die Luxation nur einseitig ist. Die Behandlung besteht in solchen Fällen aus einer offenen Reposition der Luxation mit subtrochanterer Verkürzung des Femur. Jede stärkere Antetorsion des Schenkelhalses wird gleichzeitig durch eine Rotation in Höhe der Verkürzungsosteotomie korrigiert. Entweder zur gleichen Zeit oder später wird auch eine der oben erwähnten Operationen durchgeführt, durch die eine Vertiefung des Acetabulum erreicht werden soll. Ein ganz offensichtlicher Vorteil der Reposition der Luxation bei diesen älteren Kindern besteht darin, daß günstige Voraussetzungen für einen späteren Gelenkersatz geschaffen werden, sofern dieser im späteren Leben notwendig werden sollte.

Alter von 11 Jahren aufwärts

Nach Vollendung des 11. Lebensjahres ist die Behandlung einer frisch diagnostizierten kongenitalen Hüftluxation nicht zu empfehlen, wenn nicht sekundäre degenerative Veränderungen zu schweren Schmerzen führen. Wenn zunehmende Schmerzen eine operative Behandlung rechtfertigen, hängt die Wahl der Methode weitgehend davon ab, ob die Luxation ein- oder beidseitig ist. Ist nur eine Hüfte betroffen, kann ein totaler Gelenkersatz manchmal empfohlen werden; ist dies nicht der Fall, sollte man die Zweckmäßigkeit einer Arthrodese bedenken, die eine befriedigende Lösung darstellen kann. Wenn beide Hüften befallen sind, sollte man gewöhnlich die Abduktionsosteotomie in Höhe des Tuber ossis ischii (Schanz) empfehlen (Abb. 250). Diese Operation stabilisiert das Hüftgelenk durch Einschränkung der Beckenadduktion auf dem Femur; dadurch wird das Trendelenburgsche Absinken beim Gehen beseitigt. Gleichzeitig bekommt das adduzierte obere Fragment eine bessere Abstützung am Becken. Die Stabilität wird zusätzlich durch die mediale Abknickung des Femurschaftes verbessert.

Coxitis fugax

(Sogenannte flüchtige Hüftgelenkentzündung; Observation hip; Beobachtungshüfte)

Die Coxitis fugax in der Kindheit ist eine kurzdauernde Affektion der Hüfte mit unklarer Pathologie. Sie ist klinisch durch Schmerz, Hinken und Einschränkung der Hüftbeweglichkeit charakterisiert.

Ursache. Diese ist unbekannt. Möglicherweise spielt ein Trauma eine Rolle. Diese Ursache ist jedoch keineswegs bewiesen worden.

Pathologie. Diese ist unbekannt. Möglicherweise besteht eine leichte Entzündung der Synovialmembran, die durch ein kleineres Trauma ausgelöst wird.

Klinik. Die Erkrankung betrifft meist Knaben bis zum Alter von 10 Jahren. Das Kind klagt über Schmerzen in der Leiste sowie am Oberschenkel und hinkt. *Bei der Untersuchung* ist das einzige Symptom eine Einschränkung der Hüftbeweglichkeit. Die *Röntgenbilder* zeigen keine pathologischen Veränderungen.

Diagnose. Die Coxitis fugax ist nur deshalb wichtig, weil sie klinisch den Anfangsstadien der Tuberkulose des Hüftgelenkes oder der Perthesschen Erkrankung ähnelt, bevor charakteristische radiologische Zeichen sichtbar werden. Die Diagnose einer Coxitis fugax sollte nur gestellt werden, wenn sich die Hüfte erholt hat, nicht aber, wenn die Symptome noch vorhanden sind. Während Beschwerden und Symptome andauern, sollte das Kind mit Verdacht auf Tuberkulose oder Perthessche Erkrankung unter Beobachtung im Bett gehalten werden. Eine völlige Erholung innerhalb weniger Wochen schließt eine Tuberkulose aus und rechtfertigt nachträglich die Diagnose einer vorübergehenden Synovitis.

Verlauf. Die völlige Wiederherstellung mit normaler Hüftbeweglichkeit tritt innerhalb von 4–6 Wochen ein.

Behandlung. Die einzige notwendige Behandlung besteht in Bettruhe, bis der Schmerz verschwindet und die volle Beweglichkeit wiederhergestellt ist.

Eitrige Koxitis

(Allgemeine Beschreibung der eitrigen Arthritis, S. 39)

Eine eitrige Koxitis ist selten. Sie tritt meist bei Kindern auf, bei welchen die Koxitis oft sekundär als Folge einer Osteomyelitis des proximalen Femuranteiles entsteht. Die Krankheit zeigt bei Kleinkindern bestimmte Besonderheiten.

Pathologie. Die Keime (gewöhnlich Staphylokokken oder Streptokokken) können das Gelenk direkt über die Blutbahn erreichen, oder aber die Infektion kann sich von einem benachbarten Osteomyelitisherd ausbreiten. Selten ist eine penetrierende Wunde verantwortlich zu machen. Bei neugeborenen Babies kann die Infektion Eingang durch den Nabel finden. Es besteht eine akute entzündliche Reaktion im Gelenkbereich mit einem von trüber Flüssigkeit oder Eiter gebildeten Erguß. In günstigen Fällen kann eine Ausheilung mit einer Restitutio ad integrum stattfinden; oft aber ist das Gelenk für immer zerstört. Bei Kindern kann sich eine knö-

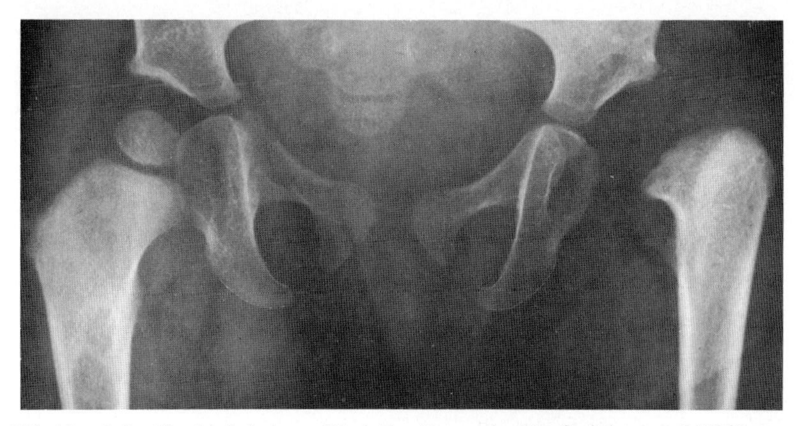

Abb. 251. Alte eitrige Koxitis bei einem Kind. Zerstörung der Kopfepiphyse und Hüftluxation. Bemerkenswert ist das normale Pfannendach, wodurch sich das Krankheitsbild von einer kongenitalen Hüftluxation unterscheidet

cherne Ankylose nicht entwickeln, da der Hüftkopf und die Hüftpfanne mehr aus Knorpel als aus Knochen bestehen. Die vollständige Destruktion des in Entwicklung begriffenen Hüftkopfes kann zu einer sekundären Luxation der Hüfte (pathologische Luxation) führen. Durch Zerstörung der Wachstumsfuge im proximalen Femuranteil kann das Femur kurz bleiben. Zusätzlich kann eine Verkürzung auftreten, wenn die Luxation weiterbesteht, und das Femur am Becken nach oben gleitet. Auf diese Weise kann die Verkürzung bei Erreichen des Adoleszentenalters sehr ausgeprägt sein.

Bei älteren Kindern und bei Erwachsenen führt die eitrige Koxitis entweder zur knöchernen oder bindegewebigen Ankylose.

Klinik. Die Klinik unterscheidet sich so stark bei Kindern und Erwachsenen, daß eine getrennte Beschreibung notwendig ist.

Eitrige Koxitis bei Kindern. Die Erkrankung beginnt innerhalb des ersten Lebensjahres. Oft ist eine entzündliche Erkrankung an anderer Stelle des Körpers bekannt (z. B. eine Nabelentzündung), die jedoch nur wenig beachtet wurde. Dann wird das Kind kränklich und bekommt Fieber. *Bei der Untersuchung* ist anfangs nicht immer klar, daß die Hüfte der Sitz der Erkrankung ist. Eine sorgfältige Untersuchung jedoch zeigt eine Schwellung der Hüftgegend und eine Einschränkung der Gelenkbeweglichkeit. Manchmal zeigt sich ein subkutaner Abszeß im Gesäß- oder Oberschenkelbereich. *Röntgenologische Untersuchung:* Im Frühstadium besteht keine Veränderung der Knochenzeichnung, während die Weichteilschatten eine Schwellung im Hüftbereich vermuten lassen. Schreitet die Infektion fort und wird die Hüftkopfepiphyse zerstört, kommt es nicht zum Erscheinen des Knochenkernes, der vor dem Erreichen des 1. Lebensjahres sichtbar werden sollte. In einem solchen Fall zeigen aufeinanderfolgende Röntgenaufnahmen eine allmähliche Luxation des Hüftgelenkes. Diese „pathologische" Luxation kann von der kongenita-

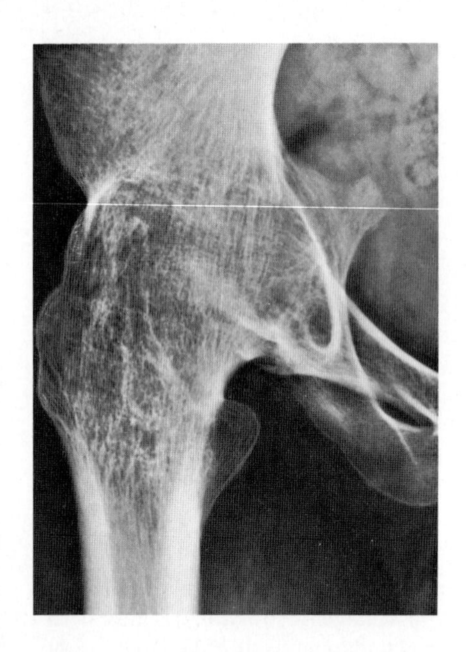

Abb. 252. Knöcherne Hüftgelenksankylose als Folge einer eitrigen Koxitis. Die Infektion hatte sich von einem Osteomyelitisherd im Bereich der oberen Femurmetaphyse auf das Hüftgelenk ausgedehnt

len Luxation durch die Ausbildung eines normalen Pfannendaches und das Fehlen der Kopfepiphyse unterschieden werden (Abb. 251). *Untersuchungen:* Bei Punktion der Hüfte läßt sich Eiter aspirieren, in welchem Keime nachgewiesen werden können.

Eitrige Koxitis bei älteren Kindern und Erwachsenen. Der Beginn ist akut oder subakut, verbunden mit schwerem Hinken und Schmerzen in der Hüfte, die sich beim Belastungsversuch verstärken. Die Erkrankung verläuft mit Fieber. *Bei der Untersuchung* kann die Hüftgegend als Folge der Gelenkschwellung etwas aufgetrieben erscheinen. Sämtliche Hüftbewegungen sind erheblich eingeschränkt und bei forcierter Bewegung schmerzhaft.
Röntgenologische Untersuchung: Im Frühstadium brauchen sich keine Veränderungen zeigen. Manchmal jedoch ist der Gelenkspalt zwischen Acetabulum und Hüftkopf als Folge der Auftreibung des Gelenkes mit Eiter erweitert. Wenn die Infektion fortbesteht, kommt es zu einer Verminderung der Knochendichte, und der Gelenkspalt wird schmäler. Zuletzt kann sich eine knöcherne Ankylose des Gelenkes entwickeln (Abb. 252).

Die Knochenszintigraphie zeigt eine Anreicherung im Bereich der Hüfte.

Untersuchungen: Die Blutkörperchensenkungsgeschwindigkeit ist erhöht. Es besteht eine polymorphkernige Leukozytose. Bei der Gelenkpunktion gewinnt man Eiter, aus welchem Keime gezüchtet werden können.

Behandlung. Diese besteht aus Ruhe und entsprechender antibiotischer Therapie nach Testung der Keime.

Lokale Behandlung: Diese besteht in Ruhigstellung des Gelenks und Extension. Das Gelenk wird täglich punktiert, bis sich kein Eiter mehr neu bildet; nach jeder Punktion wird eine Lösung mit dem ausgetesteten Antibiotikum injiziert. In schweren Fällen wird eine wirksamere Drainage durch Eröffnung des Gelenkes erreicht. Ist die Infektion überwunden, werden aktive Bewegungen eingeleitet.

Pathologische Luxation als Komplikation einer eitrigen Koxitis bei Kindern, mit völliger Zerstörung der proximalen Femurepiphyse. Eine definitive Behandlung dieser seltenen aber verkrüppelnden Erkrankung kann erst im Adoleszentenalter erfolgen. Während der Kindheit besteht das Hauptziel darin, eine zunehmende Luxation des Femur nach kranial und damit eine weitere Verkürzung zu verhindern. Ist die Infektion beherrscht, sollte das Acetabulum operativ vertieft werden, um das proximale Femurende besser in die Pfanne einstellen zu können; sofern notwendig, kann zusätzlich eine Shelf-Operation des Beckens erfolgen. Wenn sich in der Adoleszenz die Knochenentwicklung dem Ende nähert, kann bei schmerzhafter Hüfte eine Arthrodese empfohlen werden.

Chronische Polyarthritis

(Allgemeine Beschreibung der chronischen Polyarthritis, S. 46)

Bei der chronischen Polyarthritis sind die Hüftgelenke oft nicht beteiligt. Wenn sie aber betroffen sind, entstehen schwerwiegende Folgen.

Klinik. Die Veränderungen können eine oder beide Hüften betreffen, im allgemeinen zusammen mit verschiedenen anderen Gelenken. Die Hauptsymptome sind Einschränkung der Beweglichkeit und Schmerzen, die bei Aktivität zunehmen. *Bei der Untersuchung* ist keine Schwellung sichtbar, weil das Gelenk tief liegt. Aus dem gleichen Grund ist die Temperatur der darüberliegenden Haut nicht erhöht, wie bei einer Affektion mehr oberflächlich gelegener Gelenke. Die Hüftbeweglichkeit ist eingeschränkt und die Bewegung ist schmerzhaft, wenn sie forciert wird. Es kann sich eine Flexionskontraktur oder eine Adduktionskontraktur entwickeln. Die Gluteal- und Oberschenkelmuskeln sind atrophisch. *Röntgenologische Untersuchung:* Anfänglich bestehen keine röntgenologischen Veränderungen. Später findet sich eine diffuse Kalksalzminderung im Gelenkbereich. Noch später führt die Zerstörung des Gelenkknorpels zu einer Verschmälerung des Gelenkspaltes zwischen Femur und Acetabulum (Abb. 253). *Die Knochenszintigraphie* zeigt eine Anreicherung im Hüftbereich. *Untersuchungen:* Die Blutkörperchensenkungsgeschwindigkeit ist während der aktiven Phase erhöht. Der Latex-Fixations-Test und der Waaler-Rose-Test können positiv sein.

Verlauf. Die Erkrankung wird nach Monaten oder Jahren inaktiv, aber das Hüftgelenk erholt sich selten wieder ganz. Bei langdauernden Fällen kommen zu dem ursprünglich entzündlichen Prozeß degenerative Veränderungen hinzu. Damit entsteht eine sekundäre Koxarthrose.

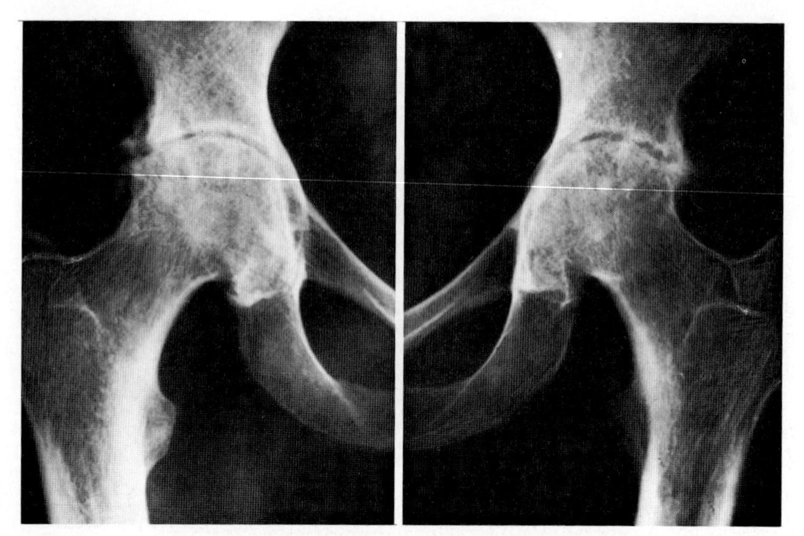

Abb. 253. Lange bestehende chronische Polyarthritis beider Hüften mit Aufhebung des Gelenkspaltes als Zeichen der Destruktion des Gelenkknorpels. Die Randosteophyten zeigen, daß sich zusätzlich zu der alten rheumatischen Erkrankung eine Arthrose entwickelt hat

Behandlung. Die übliche Behandlung ist die gleiche wie bei der chronischen Polyarthritis im allgemeinen. Die lokale Behandlung des Hüftgelenkes hängt von der Aktivität und dem Schweregrad der entzündlichen Reaktion ab. In sehr schweren Fällen ist Bettruhe notwendig. Sofern es sich aber um eine mittlere oder leichte Reaktion handelt, sind Übungen und aktive Belastung innerhalb der Schmerzgrenzen zu befürworten. Intraartikuläre Injektionen mit Hydrokortison bringen gelegentlich eine Besserung. Verschiedene physiotherapeutische Methoden sollen angewendet werden, um die Beschwerden zu verringern und eine Rückbildung zu beschleunigen. Für ein tiefes Gelenk wie das Hüftgelenk ist die Kurzwellendiathermie eine sehr wirksame Maßnahme.

Operative Behandlung: Bei starken Schmerzen und deutlicher Einschränkung der Gehfähigkeit ist die Operation gerechtfertigt. Da gewöhnlich eine Reihe anderer Gelenke ebenso wie die Hüftgelenke beteiligt sind, ist eine Hüftarthrodese nur selten indiziert. Nahezu immer ist deshalb die Implantation einer Totalendoprothese zu empfehlen (Abb. 259).

Tuberkulöse Koxitis

(Allgemeine Beschreibung der tuberkulösen Arthritis, S. 39)

Das Hüftgelenk ist eines der Gelenke, welches häufig von einer Tuberkulose befallen werden. In den westlichen Ländern hat die tuberkulöse Koxitis in den letzten Jahren erheblich abgenommen und ist heute eher selten.

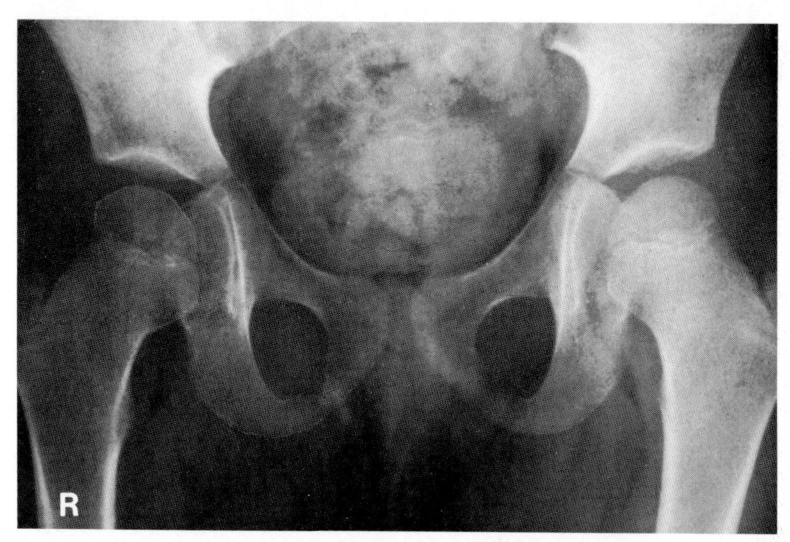

Abb. 254. Frühes Stadium einer tuberkulösen Koxitis der rechten Hüfte. Der Kalksalzgehalt des Knochens ist vermindert, aber der Gelenkspalt ist nicht verschmälert. Das Gelenk kann gerettet werden

Klinik. Bei den Patienten handelt es sich meist um Kinder im Alter von 2 bis 5 Jahren oder um junge Erwachsene. In der Anamnese findet man oft Angaben über Kontakt mit einer an aktiver Lungentuberkulose leidenden Person. Die Symptome sind Schmerz und Hinken. Der Allgemeinzustand ist in der Regel verschlechtert. *Bei der Untersuchung* ist oft eine Schwellung in der Hüftgegend zu palpieren. Alle Bewegungen der Hüfte sind erheblich eingeschränkt. Versuche, die Bewegungen der Hüfte zu forcieren, bewirken Schmerz und Muskelanspannung. Die Glutaeal- und Oberschenkelmuskeln sind atrophisch. Ein sog. „kalter" Abszeß ist manchmal im proximalen Oberschenkelbereich oder am Gesäß palpabel. Eine tuberkulöse Erkrankung kann noch an einer anderen Stelle des Körpers vorhanden sein.

Röntgenologische Untersuchung: Das früheste Zeichen ist eine diffuse Kalksalzverminderung in der Hüftgegend. Am besten läßt sich dies im Vergleich mit der gesunden Seite auf dem gleichen Bild feststellen (Abb. 254). Zunächst sind die Veränderungen gering, aber auch diese leichte Kalksalzverminderung kann bezeichnend sein. Im voll ausgebildeten Stadium ist die Rarifizierung deutlich; später sind die Gelenkkonturen verwaschen und der Gelenkspalt ist verschmälert, was auf eine Zerstörung des Gelenkknorpels hinweist (Abb. 255). Noch später kann auch der Knochen arodiert sein. In günstigen Fällen aber kommt die Krankheit zum Stillstand, bevor diese Spätveränderungen eintreten. *Die Knochenszintigraphie* zeigt eine vermehrte Anreicherung im Bereich der Hüfte.

Diagnose. Diese ist hauptsächlich von einer Coxitis fugax, einer Perthesschen Erkrankung, einer schleichend verlaufenden eitrigen Koxitis sowie einer chronischen Polyarthritis abzugrenzen. Im frühen Stadium, bevor röntgenologische Veränderungen sichtbar sind, ist die Unterscheidung von einer Coxitis fugax vor Ablauf einer Beobachtungs-

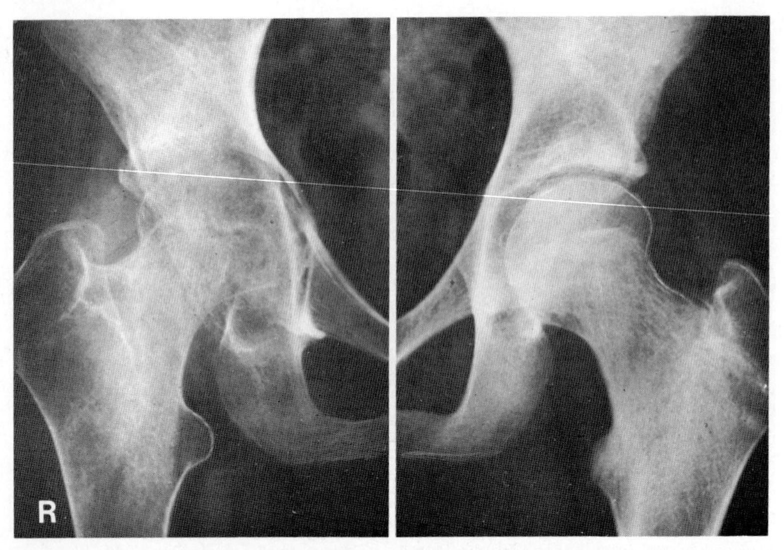

Abb. 255. Tuberkulöse Coxitis der rechten Hüfte in einem fortgeschrittenen Stadium. Als Folge der Knorpeldestruktion zeigt sich eine Gelenkspaltverschmälerung. Zusätzlich haben die Knochen ihre scharfe Begrenzung verloren. Das Gelenk ist irreversibel zerstört

zeit von 3 bis 4 Wochen nicht immer möglich. Wichtige Hinweise für die Diagnose einer Tuberkulose sind: ein Kontakt mit Tuberkulose (oft bei den Eltern) in der Anamnese; das Vorhandensein eines tuberkulösen Herdes an anderer Stelle des Körpers; eine positive Mantoux-Reaktion bei Kindern; ein „kalter" Abszeß; die charakteristischen röntgenologischen Veränderungen; eine hohe Blutkörperchensenkungsgeschwindigkeit; die typischen histologischen Veränderungen bei Biopsie aus der Synovialmembran.

Verlauf und Prognose. In der überwiegenden Zahl der Fälle, vor allem bei Kindern, heilt die Erkrankung im Laufe der Behandlung aus. Das Gelenk bleibt voll erhalten, wenn keine Zerstörung des Knorpels oder Knochens bei Beginn der Behandlung vorhanden war. Sind Knorpel und Knochen angegriffen, ist das Gelenk für dauernd und oft total zerstört, unter dem Bild einer fibrösen Ankylose. Wird diese nicht durch eine Operation in eine knöcherne Fusion umgewandelt, besteht ein gewisses Risiko, daß die Erkrankung später wieder aktiv wird.

Behandlung. Im wesentlichen ist die Behandlung die gleiche wie für andere tuberkulöse Gelenke. Am wichtigsten ist eine ausreichend lange Chemotherapie, wie auf S. 55 beschrieben.

Die lokale Behandlung besteht anfänglich in einer Ruhigstellung der Hüfte, gewöhnlich in Gips, zunächst für 3 Monate. Die nachfolgende Therapie hängt vom erreichten Erfolg ab. Wenn die Röntgenaufnahmen keine Knorpel- oder Knochendestruktion zeigen, der allgemeine Gesundheitszustand gut ist und die Blutkörperchensenkungsgeschwindigkeit eine laufende Verbesserung aufweist, kann die Hüfte versuchsweise freigegeben werden. Gelenkbewegungen werden im Bett für einen weiteren Monat ausgeführt. Zeigen sich keine Anzeichen für eine Verschlechterung, kann allmählich die volle

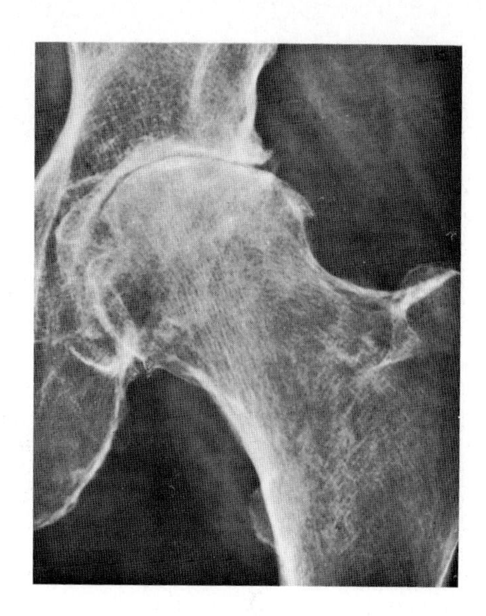

Abb. 256. Arthrose der Hüfte (Koxarthrose). Die charakteristischen Merkmale sind Verschmälerung des Gelenkspaltes, Sklerose der Knochenoberflächen und Osteophyten an den Gelenkrändern

Aktivität erlaubt werden. Wenn andererseits die Röntgenbilder am Ende einer Behandlung von 3 bis 6 Monaten eine ausgeprägte Destruktion von Knorpel oder Knochen zeigen (Abb. 255), muß die Hoffnung, ein bewegliches Gelenk erhalten zu können, aufgegeben werden. In diesem Fall ist eine knöcherne Versteifung anzustreben. Die Immobilisierung wird (nicht notwendigerweise im Liegen) fortgesetzt, bis die Erkrankung zur Ruhe kommt. Dies erkennt man am Allgemeinzustand, der Blutkörperchensenkungsgeschwindigkeit und einer Verbesserung der röntgenologischen Veränderungen. Zuletzt wird das Gelenk operativ versteift, am besten durch eine der extraartikulären Techniken (Iliofemorale oder ischiofemorale Arthrodese) (Abb. 12, S. 27). Bei Kindern sollte die Arthrodese bis zum Alter von 12 Jahren aufgeschoben werden.

Koxarthrose

(Allgemeine Beschreibung der Arthrose, S. 56)

Die Koxarthrose ist eine häufige Ursache einer schweren körperlichen Beeinträchtigung, vor allem beim älteren Patienten. Sie kommt nicht selten auch bei jüngeren Patienten vor, besonders wenn vorher eine Gelenkdestruktion durch Unfall oder Erkrankung stattgefunden hat. Die operative Behandlung der Koxarthrose nimmt heute einen breiten Raum im Tagesprogramm einer orthopädischen Klinik ein.

Ursache. Die Koxarthrose wird im wesentlichen mechanisch durch Abnutzung verursacht. Jede Verletzung oder Erkrankung, welche die Gelenkflächen zerstört, beschleunigt den Abnutzungsprozeß und leitet damit die Entwicklung einer Arthrose ein. Beispiele sind eine Pfannenfraktur, eine Perthessche Erkrankung, eine Epiphysiolysis capitis femoris oder eine ischämische Nekrose des Hüftkopfes jeder möglichen Ursache. In einer anderen Gruppe ist die entwicklungsbedingte

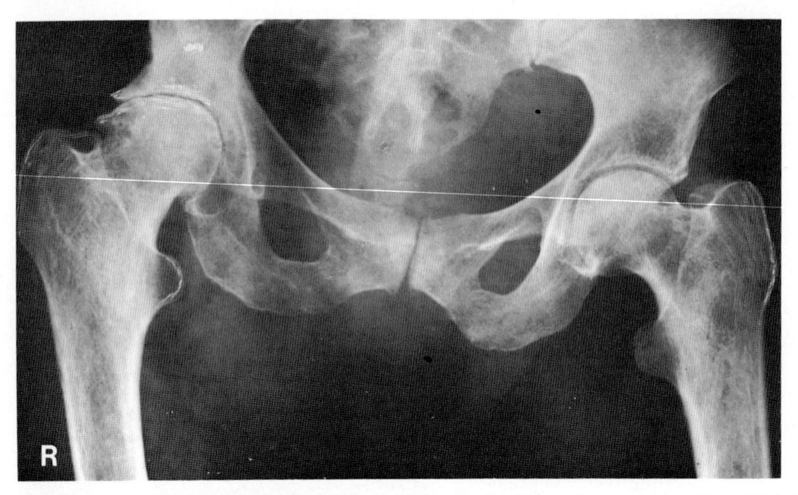

Abb. 257. Fortgeschrittene Arthrose der rechten Hüfte. Bemerkenswert ist die Adduktionsfehlstellung – eine häufige Erscheinung, welche eine scheinbare Verkürzung des Beines verursacht

Dysplasie oder die kongenitale Subluxation bzw. Luxation für eine Koxarthrose verantwortlich zu machen. In einigen Fällen können die arthrotischen Veränderungen eine einfache Folge der Altersdegeneration sein.

Pathologie. Der Gelenkknorpel wird besonders im Belastungsbereich abgerieben. Der darunterliegende Knochen verfestigt sich und eburnisiert. Eine Hypertrophie des Knochens an den Gelenkrändern führt zur Bildung von Osteophyten.

Klinik. Der Patient mit primärer Koxarthrose ist gewöhnlich älter. Wenn sich aber die Koxarthrose als Folge einer Hüfterkrankung oder Verletzung sekundär entwikkelt, kann sie auch im mittleren Lebensalter auftreten. Es entstehen Schmerzen in der Leiste und an der Vorderseite des Oberschenkels. Oft empfindet der Patient die Schmerzen auch im Kniegelenk. Der Schmerz nimmt beim Gehen zu und läßt bei Ruhe nach. Später wird über Einsteifung geklagt, die dazu führt, daß der Patient nicht mehr in der Lage ist den Fuß zu erreichen, um die Schuhe zu binden oder die Zehennägel zu schneiden. Die Beschwerden neigen dazu, sich Monat für Monat und Jahr für Jahr weiter zu verschlimmern, bis sie unter Umständen ein schweres, schmerzhaftes Hinken und damit eine schwere körperliche Beeinträchtigung zur Folge haben. *Bei der Untersuchung* sind alle Hüftbewegungen beeinträchtigt. Die Verminderung der Abduktion, Adduktion und Rotation ist ausgeprägt, während oft eine gute Beugefähigkeit erhalten bleibt. Forcierte Bewegungen sind schmerzhaft. Eine Kontraktur (Beugung, Adduktion oder Außenrotation, oder eine Kombination von diesen) ist häufig (Abb. 257).

Röntgenologische Untersuchung: Die Veränderungen sind charakteristisch. Es besteht eine Verschmälerung des Gelenkspaltes mit einer Tendenz zur Sklerose der

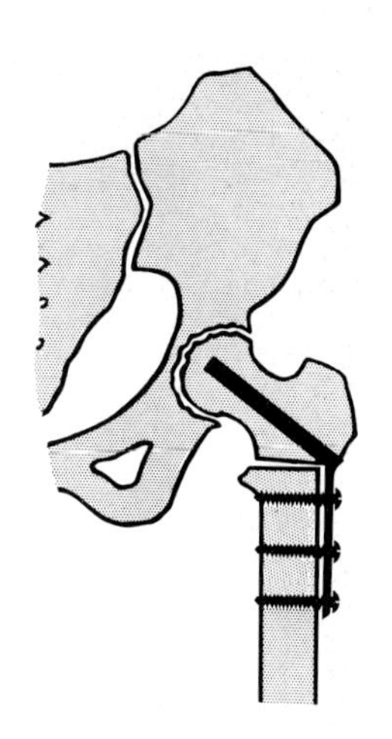

Abb. 258. Verschiebe-Osteotomie des Femur (McMurray). Das Femur wird zwischen großem und kleinem Trochanter durchtrennt und das Schaftfragment um etwa ¼ des Oberschenkeldurchmessers nach medial verschoben. Die Fragmente werden mit einer Platte fixiert

Knochenoberfläche (Abb. 256 u. 257). Hypertrophische Randwülste (Osteophyten) bilden sich an den Gelenkrändern.

Behandlung. Die Behandlung hängt von dem Ausmaß der Erkrankung ab. Eine leichte Koxarthrose braucht nicht behandelt zu werden; bei mittelschweren Fällen genügen konservative Maßnahmen; in schweren Fällen muß oft eine Operation durchgeführt werden.

Konservative Behandlung. Selbstverständlich kann keine konservative Behandlung die zerstörte Anatomie des Gelenkes beeinflussen. Bestenfalls kann eine solche Behandlung den Schmerz mildern, aber nicht beseitigen. Vier Maßnahmen sollten genannt werden: 1) „Relative" Ruhe. Hiermit ist eine Änderung der Lebensgewohnheiten des Patienten durch Wechsel des Arbeitsplatzes oder Anpassung der Arbeit gemeint, so daß die besondere Beanspruchung der Hüfte verringert wird. 2) *Medikamente.* Leichte Analgetika sind oft eine Hilfe, besonders wenn Schmerzen den Schlaf stören. 3) *Physiotherapie.* Lokale Wärme in Form von Kurzwellendiathermie und Übungen, welche die Muskeln kräftigen und die Gelenkmobilität erhalten, bringen oft eine vorübergehende Schmerzlinderung. 4) *Injektionen in das Gelenk.* Die intraartikuläre Injektion von Hydrokortison mit oder ohne Lokalanästhetikum wurde ausprobiert, und in einigen Fällen wurde über eine temporäre Linderung berichtet.

Operative Behandlung. Eine Operation kann notwendig werden, wenn der Schmerz stark ist – besonders wenn er den Schlaf stört und die Geh- oder Arbeitsfähigkeit des Patienten beeinträchtigt. Drei Operationsverfahren werden angewandt:

1) Intertrochantere Osteotomie (Verschiebungsosteotomie nach McMurray): Diese Operation wird heute seltener durchgeführt. Das Femur wird zwischen großem und kleinem Trochanter durchtrennt und das untere Schaftfragment etwa um

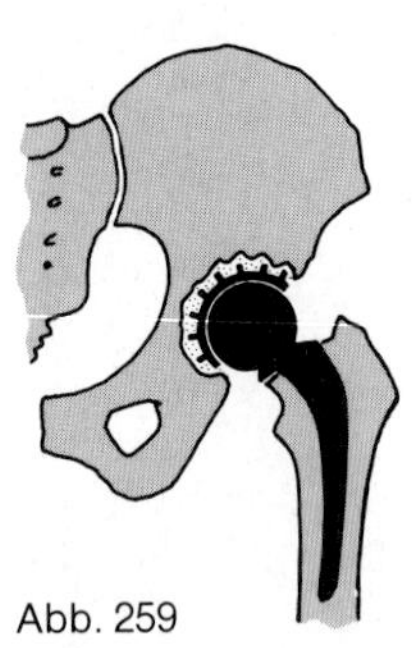

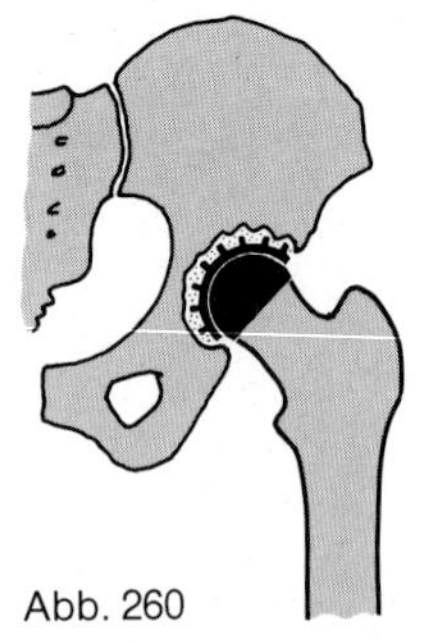

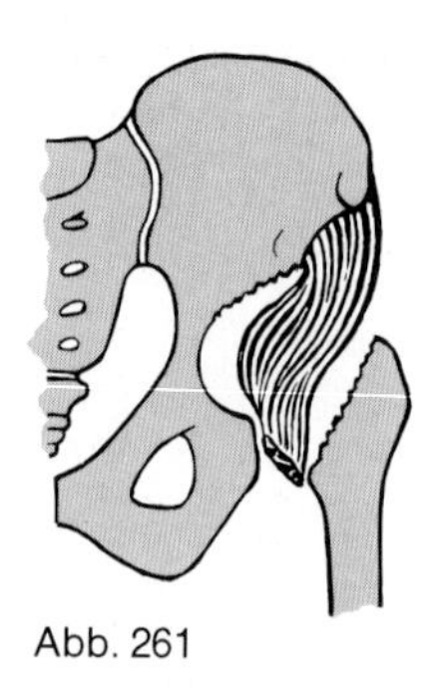

Abb. 259–261. Drei Methoden der Hüftarthroplastik.
Abb. 259. Arthroplastik mit Totalprothese. Der Kopf besteht aus Metall und die Pfanne aus Plastik. **Abb. 260.** Schalenprothese. Die auf dem vorbereiteten Hüftkopf mit Zement befestigte Metallschale artikuliert mit einer Plastikpfanne. **Abb. 261.** Resektionsarthroplastik (Girdlestone). Kopf und Hals des Femur werden entfernt und Muskel interponiert

¼ seines Durchmessers nach medial verschoben (Abb. 258). Die Osteosynthese erfolgt gewöhnlich mit Platte und Schrauben. Die Schmerzerleichterung ist oft zufriedenstellend und eine gewisse Gelenkbewegung bleibt erhalten. Die Frage, warum die Osteotomie im proximalen Femurbereich den Schmerz bei einer Koxarthrose mindert, ist bis heute nicht befriedigend beantwortet worden. Es ist möglich, daß in gewisser Hinsicht der Umbau der Knochentrabekel, welcher durch die Verschiebung notwendig wird, den Heilungsprozeß im zerstörten Gelenkknorpel fördert: Der Knorpel kann in einem günstigen Fall in den ersten 2 bis 3 Jahren nach der Operation an Dicke zunehmen, was man röntgenologisch verfolgen kann.

2) Arthrodese: Das Gelenk wird in einer Beugestellung von 15 bis 20 Grad, aber ohne Abduktion, Adduktion und Rotation, versteift (Abb. 12, S. 27). Der Patient wird vollständig schmerzfrei. Funktionell ist das Ergebnis gut, solange die andere Hüfte, die Kniegelenke und die Wirbelsäule normal sind.

3) Arthroplastik: Am häufigsten wird die Implantation einer Totalendoprothese durchgeführt. Die reine Resektionsarthroplastik wird meist als Rückzugsoperation nach Fehlschlagen anderer Methoden angewandt. Bei den *Ersatzarthroplastiken* wird der Femurkopf entfernt und durch eine Metallprothese ersetzt, welche im Femurschaft mit Knochenzement fixiert wird. Zur gleichen Zeit wird das Acetabulum vertieft, um eine Pfanne, gewöhnlich aus „High-densitiy"-Polyäthylen, mit Zement zu implantieren. Dieser Zweikomponentenersatz ist bekannt als Totalendoprothese der Hüfte (Abb. 259). Eine Variation dieser Standardmethode ist die Zementfixation einer Metallschale auf den passend gefrästen Hüftkopf ohne dabei den gesamten Kopf zu ersetzen. Die aufgesetzte Schale artikuliert mit einer Plastikpfanne (Abb. 260). Diese Technik des Oberflächenersatzes befindet sich noch in der Erprobung. Bei der *Resektionsarthroplastik* (nach Girdlestone) wird ein falsches Gelenk durch Entfernung des Hüftkopfes und des Schenkelhalses sowie der oberen Hälfte der Hüftpfanne gebildet, wobei dann eine Masse von Weichteilgewebe (z. B. der M. gluteus medius) in die Höhle hineingenäht wird, um wie ein Kissen zwischen den Knochen zu liegen (Abb. 261).

Wahl der Methode. Die 3 Operationen, die als primäre Behandlungsart Beachtung verdienen, sind die Verschiebeosteotomie, die Arthrodese und der Ersatz des Hüftgelenkes. Eine 4. Operation, die Resektionsarthroplastik, ist hauptsächlich als „salvage procedure" (Rückzugsoperation) vorgesehen. In den letzten Jahren hat der totale Hüftgelenkersatz (Ersatz sowohl von Hüftkopf als auch der Pfanne) große Erfolge erzielt, so daß andere Operationsverfahren weitgehend verdrängt wurden. Bei dem totalen Hüftgelenkersatz handelt es sich jedoch nicht um ein Allheilmittel, so daß eine begrenzte Indikation für jede der genannten anderen Operationen weiterbesteht.

Die Verschiebe-Osteotomie ist günstig für relativ junge Patienten (unter 55 Jahren) mit leichter und früh einsetzender Koxarthrose, wenn der Hüftkopf annähernd rund und gut im Acetabulum zentriert ist. Das Bewegungsausmaß soll nicht zu stark eingeschränkt sein. Werden diese Kriterien erfüllt, kann eine gute und dauernde Schmerzbefreiung bei über 80% der Patienten erreicht werden. Solange die Verschiebung nicht ¼ oder höchstens ⅓ des Femurschaftdurchmessers überschreitet, schließt diese Operation das Einsetzen eines späteren totalen Hüftgelenkersatzes nicht aus, wenn das Resultat der Osteotomie unbefriedigend sein sollte.

Die Arthrodese hat eine sehr begrenzte Anwendungsmöglichkeit. Sie kann als eine Alternative zu anderen Methoden bei jungen Patienten (unter 40 Jahren) mit schwerer, ausgesprochen einseitiger Arthrose angezeigt sein, besonders wenn die Anatomie erheblich gestört ist und die Hüftbewegungen weitgehend eingeschränkt sind. Die Arthrodese wird in Ländern, in denen die Hockstellung zur normalen Lebensgewohnheit gehört, sehr zurückhaltend angewandt. Indessen hat sie den Vorteil, eine dauernde Schmerzbeseitigung zu garantieren.

Der totale Hüftgelenkersatz erbringt ausgezeichnete Resultate in einer sehr großen Zahl von Fällen mit vollständiger Beseitigung des Schmerzes und einem ausreichenden Bewegungsausmaß. Er bietet außerdem den Vorteil einer schnellen Wiederherstellung. Dieser Ersatz ist bei weitem die befriedigendste Lösung des Arthrose-Problems beim älteren Patienten, unabhängig davon, ob die Koxarthrose ein- oder beiseitig ist. Jüngeren Patienten kann man diese Operation nicht ohne weiteres empfehlen, weil noch nicht bekannt ist, in welchem Ausmaß die guten Resultate anhalten und welche Risiken hinsichtlich einer Lockerung oder einer Abnutzung der Prothese nach längerer Zeit bestehen. Außerdem muß das Risiko der Komplikationen in Betracht gezogen werden – hauptsächlich der Infektion, einer Katastrophe, welche jede Erfolgschance dieser Ersatzarthroplastik zerstört. Bei den jüngeren Patienten ist es deshalb notwendig, die zu erwartenden Erfolge gegen die möglichen Risiken der Operation im Hinblick auf das Ausmaß der Hüfterkrankung abzuwägen.

Die Implantation einer Schalenprothese, die hauptsächlich für jüngere Patienten entwickelt wurde, erfordert keine Resektion des Hüftkopfes. Es ist jedoch noch zu früh um beurteilen zu können, ob die günstigeren Frühergebnisse anhalten oder ob es zu einer hohen Rate von Kopfzusammenbrüchen mit Lockerung der Metallschale kommt. Die Methode hat den Vorteil, daß der Weg für eine eventuell später notwendig werdende Implantation einer Totalendoprothese nicht verbaut ist.

Die Resektionsarthroplastik (Girdlestone) wird am besten als eine Rückzugsoperation (salvage procedure) angesehen, die nur ausgeführt werden sollte, wenn andere Methoden nicht mehr angezeigt sind oder versagen. Sie ist die einzige zur Verfügung stehende Operation, wenn der totale Hüftgelenkersatz irreversibel fehlgeschlagen ist. Diese Operation kann zu einer schmerzfreien Hüfte mit einem angemessenen Bewegungsausmaß führen, jedoch um den Preis einer entsprechenden Verkürzung und Instabilität, so daß die Patienten meist einen Gehstock benötigen.

Perthessche Erkrankung

(Legg-Perthessche Erkrankung; Coxa plana; Osteonekrose der Femurkopfepiphyse)

Die Perthessche Erkrankung ist die Osteonekrose der Femurkopfepiphyse. Die hauptsächlichen Merkmale der Osteonekrose wurden in Kapitel 2 (S. 94) beschrieben. Wie die meisten Beispiele der Osteonekrose ist die Perthessche Erkrankung eine Erkrankung des Kindesalters. Der Femurkopf ist zeitweise erweicht und kann deformiert werden. Der wichtigste Gesichtspunkt bei dieser Erkrankung ist, daß sie im späteren Lebensalter zur Entwicklung einer Koxarthrose führen kann.

Ursache. Eine vorübergehende lokale Störung der Blutversorgung wird als Hauptfaktor angenommen. Die genaue Ursache der Durchblutungsstörung ist aber nicht bekannt.

Pathologie. Der knöcherne Kern der Hüftepiphyse macht eine Nekrose durch, wahrscheinlich als Folge einer Ischämie. Dies hat eine Reihe von Veränderungen zur Folge, die in einem Zeitraum von 2 bis 3 Jahren ablaufen. Im ersten Stadium werden neue Blutgefäße gebildet und der tote Knochen durch Osteoklasten entfernt. Im zweiten Stadium, welches nicht getrennt verläuft, sondern das erste Stadium überlappt, so daß beide Prozesse nebeneinander bestehen können, wird neuer Knochen auf den toten Trabekeln gebildet und somit allmählich der knöcherne Kern neu aufgebaut. Das dritte Stadium ist die Phase der Neuformung. Diese kann mehrere Jahre andauern. Das Ergebnis dieser Aufeinanderfolge von Nekrose und Ersatz des Knochens ist eher uneinheitlich, so daß der Knochenkern im Röntgenbild ein fragmentiertes Aussehen zeigt. Während dieser Periode geht die strukturelle Festigkeit verloren. Durch Druck auf das Gelenk kann eine Deformation der Epiphyse entstehen. In den Frühstadien dieser Veränderungen hört das Knochenwachstum der Epiphyse zeitweise auf; jedoch macht der den Knochenkern umgebende Knorpel einen erheblichen Anteil des Hüftkopfes aus und setzt auch sein Wachstum fort, so daß er unproportional dick erscheint. Trotzdem kann er wie der Knochen eine Deformierung durchmachen, so daß der Hüftkopf im ganzen stark abgeflacht erscheint. Gleichzeitig kommt es oft zu einer Vergrößerung des Hüftkopfes. Das Acetabulum neigt während des Wachstums dazu, sich der Kontur des Hüftkopfes anzupassen, so daß es abnormal groß und flach werden kann. Als Folge des unterbrochenen Wachstums an der Epiphysenfuge kann der Schenkelhals und auch die Gliedmaße im ganzen kürzer bleiben als auf der gesunden Seite, wenn auch der Unterschied nicht groß ist.

Klinik. Die Erkrankung tritt hauptsächlich bei Kindern im Alter von 5 bis 10 Jahren auf. Sie befällt gewöhnlich nur eine Hüfte. Das Kind leidet unter Schmerzen in der

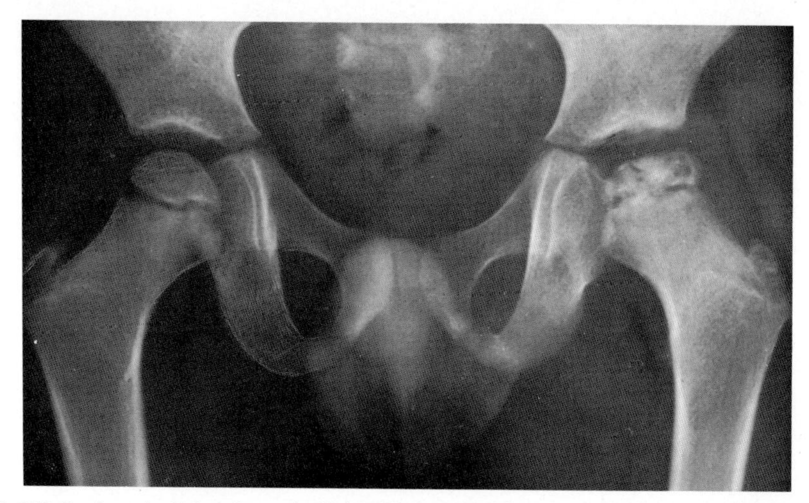

Abb. 262. Perthessche Erkrankung der linken Hüfte. Bemerkenswert sind das geschrumpfte Aussehen des Knochenkernes der Femurepiphyse, die korrespondierende Erweiterung des Gelenkspaltes, die fleckigen Veränderungen der Knochendichte und der Verdacht auf Fragmentation

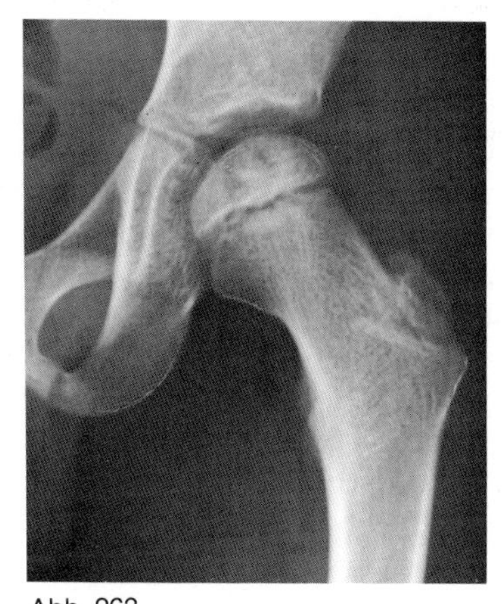

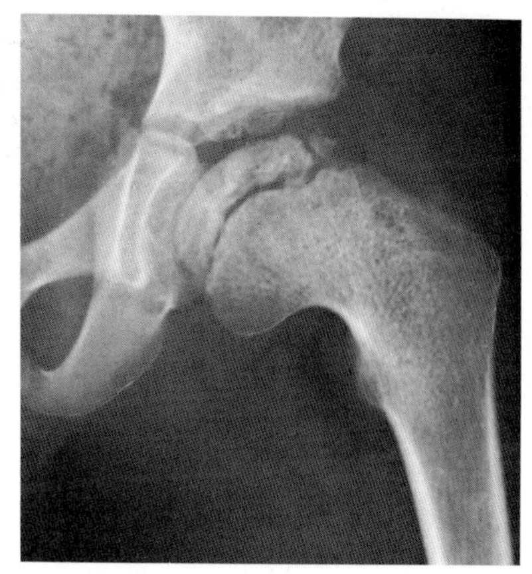

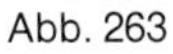

Abb. 264

Abb. 263. Gleicher Patient wie oben 2 Jahre nach Beginn der Beschwerden. Form des Hüftkopfes weitgehend normal, Länge des Schenkelhalses normal. Das Risiko einer späteren Arthrose ist klein

Abb. 264. Bei diesem Patienten ist trotz langdauernder Entlastung der Hüftkopf erheblich abgeflacht und der Schenkelhals verkürzt. Die Deformierung des Hüftkopfes prädisponiert zu einer Koxarthrose

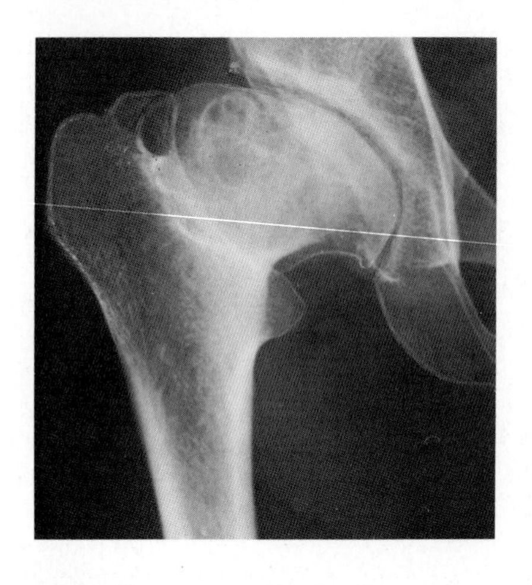

Abb. 265. Alte unbehandelte Perthessche Erkrankung. Der Hüftkopf ist deutlich abgeflacht und der Schenkelhals ist verkürzt. Man erkennt bereits eine Gelenkspaltverschmälerung, die den Verdacht auf eine Frühartrhrose nahelegt

Leiste oder über dem Oberschenkel und hinkt. Es besteht keine Störung des Allgemeinzustandes. *Bei der Untersuchung* ist das einzige Symptom die leichte Einschränkung sämtlicher Hüftbewegungen mit Schmerz und Abwehrspannung, wenn die Bewegung forciert wird. *Röntgenologische Untersuchung:* Die ersten röntgenologischen Veränderungen sind meist schon sichtbar, wenn ärztlicher Rat gesucht wird. Es besteht eine leichte Verkleinerung des Hüftkopfkernes, wobei der Gelenkspalt (nur Knorpel) oft verbreitert ist; mit anderen Worten, der Knochenkern scheint innerhalb des ihn umgebenden Knorpelbettes geschrumpft zu sein (Abb. 262). Der Kern wird dichter als derjenige auf der gesunden Seite, wobei die Verdichtung eher fleckig als einheitlich ist, so daß der Kopf ein fragmentiertes Aussehen bekommt. In schweren Fällen wird der Kern zunehmend flacher. Gelegentlich normalisiert sich die Knochenstruktur wieder (Abb. 263). Wenn jedoch eine Abflachung eingetreten ist, bleibt der Hüftkopf dauernd deformiert (Abb. 264 u. 265). *Die Knochenszintigraphie* zeigt ein Fehlen der Isotopenanreicherung in der dem Knochenkern benachbarten Region des Hüftkopfes. Da dieses Zeichen in einem sehr frühen Stadium der Erkrankung auftritt, könnte sich diese Untersuchung für die Frühdiagnose als bedeutend erweisen (Sutherland et al. 1980).

Diagnose. Die Perthessche Erkrankung muß von der tuberkulösen Koxitis unterschieden werden, welche ihr klinisch hauptsächlich im Röntgenbild ähnlich sieht. Die normale Blutkörperchensenkungsgeschwindigkeit, das normale Blutbild und der gute Allgemeinzustand sind andere Unterscheidungsmerkmale.

Prognose. Die Erkrankung hat keinen nachteiligen Einfluß auf die allgemeine Gesundheit. Das Hauptrisiko bezieht sich auf die zukünftige Funktion des erkrankten Hüftgelenkes, weil bei Entwicklung einer dauernden Kopfdeformität ein Risiko im Hinblick auf die Entwicklung einer Arthrose im späteren Leben, oft innerhalb der fünften und sechsten Dekade, besteht (Abb. 265).

Der Ausgang hängt weitgehend davon ab, ob die ganze Epiphyse befallen ist oder ob sie teilweise gesund bleibt, wie es oft vorkommt. In letzterem Fall ist die

Prognose günstig (Abb. 263), wohingegen, wenn die ganze Epiphyse befallen ist, eine ausgesprochene Abflachung des Hüftkopfes trotz sehr sorgfältiger Behandlung eintreten kann (Abb. 264). Insgesamt gesehen ist die Prognose beim jüngeren Kind günstiger als beim älteren.

Behandlung. Man muß eingestehen, daß die Behandlung der Perthesschen Erkrankung oft enttäuschend ist. Eine in jeder Hinsicht befriedigende Methode konnte bis jetzt nicht gefunden werden. Das frühere Vorgehen mit weitgehender Druckentlastung des erweichten Hüftkopfes durch eine lange Liegebehandlung (oft über 2 Jahre und mehr) wurde aufgegeben, da die Resultate im Hinblick auf die häuslichen Schwierigkeiten, welche diese Behandlung nach sich zog, nicht angemessen waren. Andere Methoden, eine Druckausübung auf den Hüftkopf im Stehen zu verhindern, wie Schienapparate mit Tuberabstützung wurden ebenfalls verlassen, weil sie selten wirksam sind und das Kind psychisch belasten können.

Gegenwärtig besteht die Tendenz, die Fälle nach dem wahrscheinlichen Ausgang zu beurteilen. Der Hüftkopf wird nach den röntgenologischen Merkmalen im Frühstadium (Catterall 1972) beurteilt und die Behandlung entsprechend angepaßt. In der „günstigen" Kategorie finden sich die Fälle, bei denen nur die Hälfte des Kopfes betroffen ist (sichtbar auf der seitlichen Röntgenaufnahme) und bei denen Zeichen einer seitlichen Vorwölbung des Hüftkopfes unter dem Pfannendach fehlen. Bei den „ungünstigen" Fällen ist der gesamte Hüftkopf betroffen oder es ist eine gewisse laterale Ausbuchtung des Hüftkopfes unter dem Pfannendach erkennbar. Im allgemeinen erfordern Patienten mit einer günstigen Prognose keine andere Behandlung als eine Ruhigstellung für einige Wochen, um den Schmerz zu lindern. Es ist jedoch wichtig, daß regelmäßige Röntgenkontrollen vorgenommen werden. Im Gegensatz hierzu muß man den Patienten, bei denen eine ungünstige Prognose besteht und deren Hüftkopf Gefahr läuft deformiert zu werden, raten, sich in Behandlung zu begeben, um einen ungünstigen Verlauf der Erkrankung zu verhindern. Gegenwärtig ist man der Meinung, daß die Behandlung darin bestehen sollte, den Hüftkopf innerhalb der Pfanne genau zu zentrieren und dort in exakter Einstellung zu halten. Dies bedeutet, daß der Hüftkopf in der Pfanne so zentriert werden muß, daß der gesamte Umfang des Hüftkopfes von der Gelenkpfanne gedeckt wird. Die Gelenkpfanne wirkt somit wie eine Mulde, die den Kopf hemisphärisch hält, während er sich im Stadium der Erweichung befindet. In der Praxis erfordert die Sicherung der optimalen Stellung des Hüftkopfes in der Gelenkpfanne, daß Hüftkopf und Schenkelhals (oder die ganze Gliedmaße) in Relation zur Pfanne abduziert werden müssen, um sie zentriert einzustellen (Abb. 266). In einigen Fällen wird dies durch eine Schienung der Gliedmaße in Abduktion von 20 bis 30 Grad erreicht, aber das Kind wird dadurch beim Gehen stark behindert. Die meisten Operateure ziehen es daher vor, die richtige Position des Hüftkopfes und Schenkelhalses mit einer Osteotomie wiederherzustellen. Das Femur wird unterhalb des großen Trochanter durchtrennt und der Schenkelhals nach unten gekippt, um eine Übereinstimmung seiner zentralen Achse mit der des Acetabulum zu erreichen. Als Alternative kann das Acetabulum selbst nach einer Osteotomie des Os innominatum neu eingestellt werden (Abb. 246).

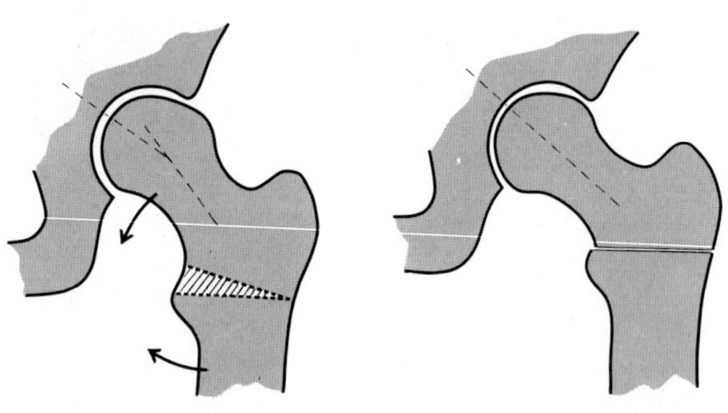

Abb. 266. Die Darstellungen zeigen, wie die Variations-(Adduktions-)Osteotomie des Femur die Stellung des Hüftkopfes in der Pfanne verbessert. Die Abduktion der Hüfte hat den gleichen Effekt

Bemerkungen
Diese gegenwärtigen Überlegungen zu dem Thema der Behandlung des M. Perthes sind noch nicht ausreichend durch eine Analyse von genügend Fällen überprüft worden. Es müssen weitere Erfahrungen gesammelt werden, bevor man entscheiden kann, ob die beschriebene Behandlung mit einer Zentrierung des Hüftkopfes dauerhaft wirksam ist.

Epiphysiolysis capitis femoris
(Coxa vara adolescentium; Coxa vara epiphysarea)

Es handelt sich um eine Erkrankung, die in der späten Kindheit auftritt und bei der sich die proximale Femurepiphyse aus ihrer normalen Position in Richtung auf den Schenkelhals verschiebt. Diese Verschiebung findet in der Epiphysenfuge statt.

Ursache. Die Ursache ist unbekannt. Die Patienten haben häufig auf Grund einer endokrinen Störung Übergewicht. Oft aber haben sie eine völlig normale Figur.

Pathologie. Die Verbindung zwischen Kopfepiphyse und Schenkelhals lockert sich. Mit dem nach unten gerichteten Druck des Körpergewichtes und dem nach oben gerichteten Muskelzug am Femur wird die Epiphyse aus ihrer normalen Stellung herausgedrängt. Die Verschiebung findet immer nach unten und nach hinten statt, so daß die Epiphyse auf der Rückseite des Schenkelhalses zu liegen kommt (Abb. 267). Das Abgleiten geht allmählich vor sich. Gelegentlich wird aber eine plötzliche Verschiebung durch einen Unfall, wie z. B. einen Sturz, verursacht. Unbehandelt fusioniert die Epiphyse mit dem Schenkelhals in der Fehlstellung. Die sich daraus ergebende Deformierung der Gelenkfläche stellt dann die Voraussetzung für die spätere Entwicklung einer Koxarthrose dar.

Klinik. Der Patient ist zwischen 10 und 20 Jahre alt. In etwa der Hälfte der Fälle besteht eine endokrine Störung, welche zu Übergewicht führt; in anderen Fällen jedoch ist das Kind normal entwickelt. Bei etwas weniger als der Hälfte der Kinder

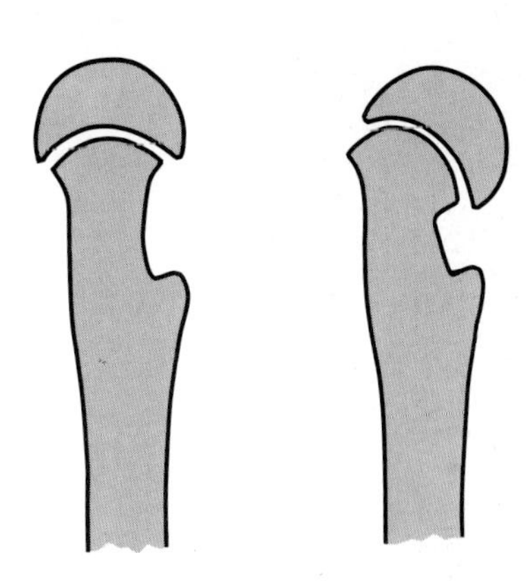

Abb. 267. Proximales Ende eines kindlichen Femur (Seitenaufnahme). Links – normale Lage der Epiphyse. Rechts – abgeglittene Epiphyse. Die Verschiebung ist immer nach rückwärts und abwärts gerichtet

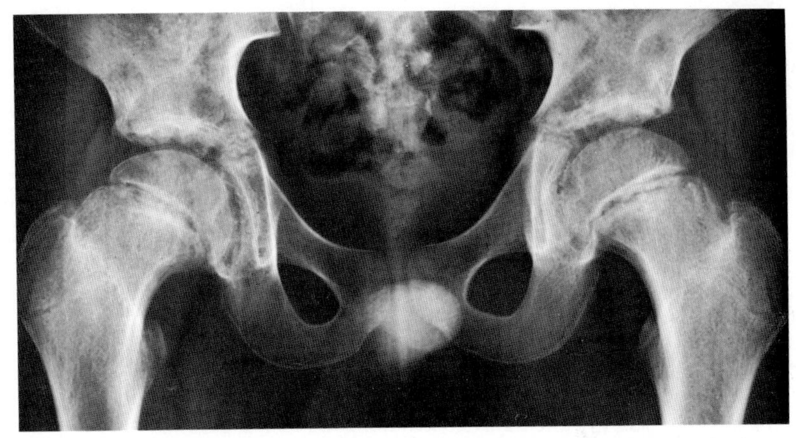

Abb. 268. Dieses Röntgenbild zeigt, wie ein Epiphysengleiten leicht übersehen werden kann, wenn nur Röntgenaufnahmen in a.p.-Projektion beurteilt werden. Die einzigen Hinweise für ein Abgleiten der Femurepiphyse rechts ist eine leichte Verminderung der vertikalen Höhe der Epiphyse und eine leichte Rundung der oberen Ecke des Femurhalses. Immer muß ergänzend eine seitliche Aufnahme des proximalen Femur angefertigt werden (Abb. 269, 270)

sind beide Hüften beteiligt, eine nach der anderen. Charakteristischerweise setzen die Hüftschmerzen allmählich ein und sind mit Hinken verbunden. Manchmal wird der Schmerz hauptsächlich im Knie empfunden, was zu einer Fehldiagnose führen kann. Selten entwickeln sich diese Symptome sofort nach einem Unfall.

Bei der Untersuchung sind die klinischen Zeichen charakteristisch. Bestimmte Hüftbewegungen sind eingeschränkt, während andere Bewegungen in vollem Umfang oder sogar vermehrt möglich sind. Die Hüfte hat die Tendenz in Außenrotation zu liegen. Forcierte Bewegungen im eingeschränkten Bereich verstärken die Schmerzen.

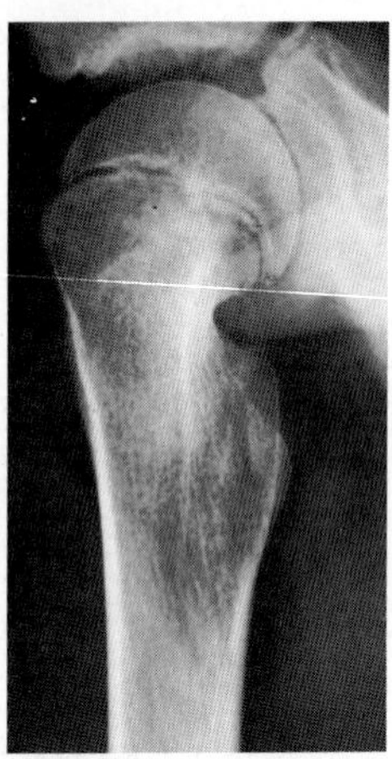

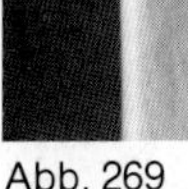

Abb. 269

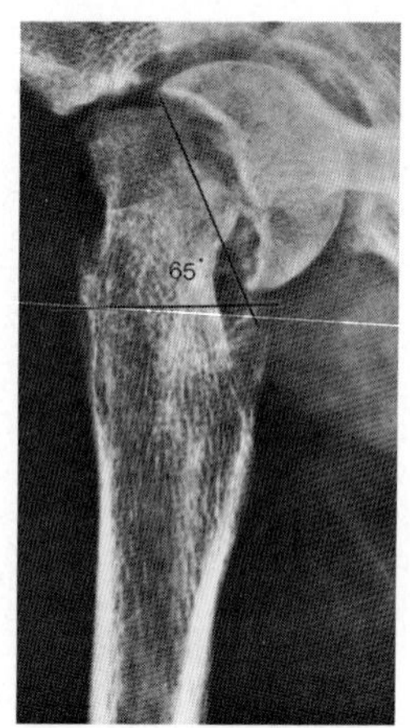

Abb. 270

Abb. 269. Seitliches Röntgenbild der in Abb. 268 dargestellten rechten Hüfte. Ein leichtes Rückwärtsgleiten der Epiphyse ist klar zu erkennen

Abb. 270. Ein anderer Patient mit einem Hüftkopfgleiten schweren Ausmaßes

Röntgenologische Untersuchung: Vorausgesetzt, daß gute seitliche Aufnahmen vorliegen, ist selbst eine leichte Verschiebung der Epiphyse nachweisbar. Es ist zu beachten, daß eine geringe Verschiebung leicht übersehen werden kann, wenn nur a.p.-Aufnahmen beurteilt werden (Abb. 268). Seitliche Aufnahmen sind wesentlich. Auf diesen ist die Epiphyse in Richtung auf die Rückseite des Schenkelhalses geneigt und das hintere „Horn" liegt tiefer als das vordere, während sie bei der gesunden Hüfte auf gleicher Höhe liegen (Abb. 267–270).

Diagnose. Bei jedem Patienten, der im Alter von 10 bis 20 Jahren über Schmerzen in der Hüfte oder im Kniegelenk klagt, besteht der Verdacht auf einen Abrutsch der Hüftkopfepiphyse. Die charakteristischen klinischen Zeichen, zusammen mit dem röntgenologischen Bild des Epiphysenabrutsches, sind eindeutig. Trotzdem wird die Erkrankung oft übersehen, einfach aus dem Grunde, weil keine seitlichen Aufnahmen angefertigt wurden (Abb. 268).

Komplikationen. Eine avaskuläre Nekrose und ein sich daran anschließender Kollaps des Hüftkopfes können auftreten, wenn die Blutversorgung gestört ist. Diese Komplikation ist gewöhnlich die Folge einer Manipulation oder einer Operation; sie kann aber auch spontan auftreten. Wird eine starke Verschiebung unkorrigiert belassen, entwickelt sich im späteren Leben mit großer Wahrscheinlichkeit eine Koxarthrose (Abb. 271). Auch die gegenseitige Femurepiphyse muß im Hinblick auf ein Hüftkopfgleiten sorgfältig untersucht werden.

Behandlung. Die Behandlung hängt vom Grad des Gleitvorganges ab.

Leichte Verschiebung. Wenn die Verschiebung leicht ist (weniger als 30 Grad gemessen auf der Röntgenaufnahme) (Abb. 269), kann diese Stellung beibehalten

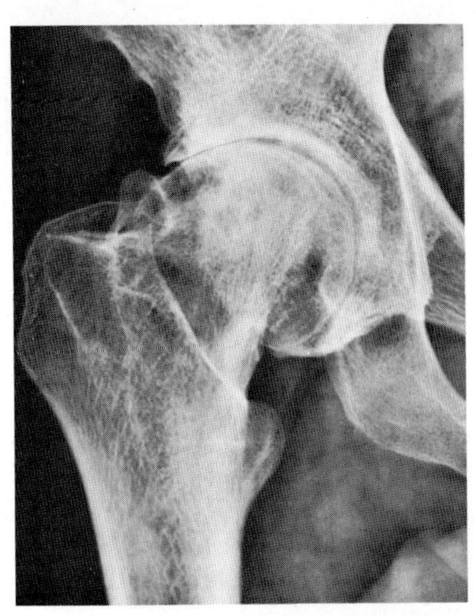

Abb. 271. Koxarthrose 20 Jahre nach unbehandelter Epiphysenlösung

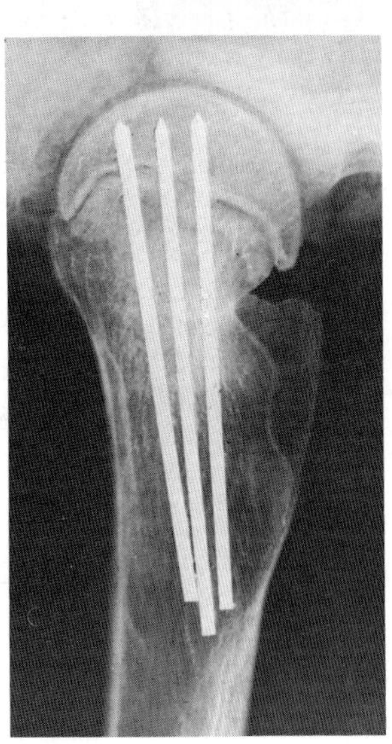

Abb. 272. Epiphysenlösung mit nur leichter Verschiebung. Einbohren von Gewindedrähten, um ein weiteres Abrutschen zu verhindern

werden und es muß lediglich ein weiteres Abrutschen verhindert werden. Dies erreicht man durch Einbohren von Gewindedrähten oder einer Schraube vom Schenkelhals in die Epiphyse (Abb. 272). Anstelle der Gewindedrähte wurde auch ein Dreilamellennagel für die Fixation benutzt. Dieser dringt jedoch in die harte Epiphyse nicht ohne Schwierigkeiten ein und kann daher die Blutversorgung stören.

Schwere Verschiebung. Wenn das Ausmaß der Verschiebung groß ist (Abb. 270), kann dies nicht ohne weiteres hingenommen werden, weil sich mit Sicherheit im

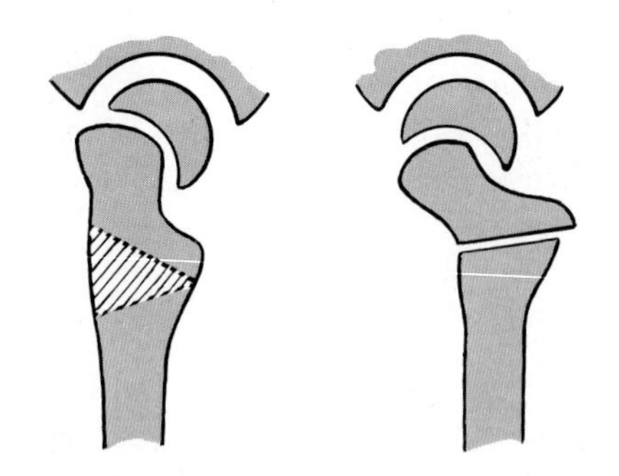

Abb. 273. Subtrochantere Osteotomie bei abgerutschter Kopfepiphyse (schematisch). Durch Entfernung eines entsprechenden Knochenkeiles (auf der linken Seite dargestellt), kann die Epiphyse in richtige Stellung zum Acetabulum gebracht werden. Die Operation hat den Vorteil, daß die Blutversorgung der Epiphyse nicht gefährdet ist

Erwachsenenalter eine schmerzhafte Arthrose entwickelt. Die Stellung der Hüfte sollte deshalb korrigiert werden. Drei Methoden stehen zur Verfügung: geschlossene Reposition, operative Reposition der Epiphyse in Höhe der Gleitstrecke, und Korrekturosteotomie in dem mehr distal gelegenen Bereich.

Die geschlossene Reposition mit oder ohne vorausgehender Extensionsbehandlung ist nur selten möglich. Sie ist einen Versuch nur wert in den wenigen Fällen mit frischem Abgleiten der Epiphyse, besonders wenn dieses durch einen Unfall aufgetreten ist. Die Reposition sollte immer sehr vorsichtig durchgeführt werden, da andernfalls die Blutversorgung der Epiphyse beeinträchtigt werden kann. Nach erfolgreicher geschlossener Reposition sollte ein erneutes Abrutschen durch das Einbohren von Gewindedrähten oder Schrauben verhindert werden.

Die operative Reposition der Epiphyse mit Fixation durch Drähte oder Schrauben ist zu erwägen, wenn die Beschwerden weniger als 3 Monate vorhanden sind und die Wachstumsfuge noch offen ist. In einem solchen, relativ frühen Stadium kann sich die Hüfte weitgehend wieder normal entwickeln. Der Nachteil – und dabei handelt es sich um einen sehr schwerwiegenden – besteht darin, daß sich die Blutversorgung der Epiphyse verschlechtern kann. Dabei entwickelt sich eine avaskuläre Nekrose des Hüftkopfes und es besteht damit die Voraussetzung zur Koxarthrose.

Die Korrekturosteotomie ist eine Alternative, welche die meisten Orthopäden vorziehen. Die Osteotomie wird direkt unterhalb des Trochanter major durchgeführt (Abb. 273). Ein Knochenkeil mit ventraler Basis wird so entnommen, daß der Femurschaft gegenüber dem oberen Fragment in Beugung gebracht werden kann. Falls notwendig kann der Schaft auch nach innen gedreht werden. Die Operation kompensiert auf diese Weise das Rückwärtsgleiten der Epiphyse. Die Korrektur sollte ausreichen, die Epiphyse wieder in die Belastungsebene der Pfanne zu bringen. Die Operation beinhaltet kein Risiko hinsichtlich der Blutversorgung des Hüftkopfes, läßt aber die Gelenkfläche des proximalen Femurendes in einer gewissen Deformierung, so daß das Risiko einer sekundären Arthrose im späteren Leben nicht gänzlich beseitigt wird.

Bemerkungen

Es herrscht allgemeine Übereinstimmung, daß in den Fällen, bei welchen die Verschiebung nur leicht ist, es am besten ist, die Stellung zu belassen und ein weiteres Abrutschen der Epiphyse durch das Einsetzen von Gewindedrähten zu verhindern. Es gibt keine vollständige Übereinkunft bezüglich der Einteilung in ein „leichtes“ Abgleiten, das mit einer Kirschner-Drahtfixation behandelt wird, und ein „schweres" Abgleiten, bei dem eine einfache Drahtfixierung ungeeignet ist. Auf Grund der Erfahrung der meisten Orthopäden sollte man sich eher konservativ verhalten und die Korrekturosteotomie nur bei einer extrem abgerutschten Epiphyse durchführen.

Extraartikuläre Erkrankungen in der Hüftgegend

Coxa vara

Die generelle Bezeichnung Coxa vara schließt die Hüften ein, bei denen ein Schenkelhalswinkel von weniger als etwa 125 Grad gemessen wird. Der Winkel ist manchmal auf 90 Grad oder noch weniger reduziert. Die Deformität wird mechanisch durch das Körpergewicht, welches auf einem defekten oder abnorm weichen Femur lastet, hervorgerufen.

Ursachen. Die wichtigsten Ursachen der Coxa vara sind: 1) *Kongenital.* Ein Teil des Schenkelhalses besteht weiter aus nicht-verknöchertem Knorpel, der sich allmählich während der Kindheit biegt (kongenitale Coxa vara; infantile Coxa vara). Dieser Typ ist selten. 2) *Epiphysiolysis capitis femoris* (epiphysäre Coxa vara). Diese wurde auf S. 336 beschrieben. 3) *Fraktur.* Die Coxa vara findet sich häufig nach Frakturen in der Trochanterregion mit Frakturheilung in Fehlstellung sowie bei Schenkelhalspseudarthrosen. 4) *Knochenerweichung.* Im allgemeinen bei Erkrankungen wie Rachitis, Osteomalazie oder Pagetscher Erkrankung.

Folgeerscheinungen. Die Coxa vara führt zu einer wahren Beinverkürzung. Der Trochanter major nähert sich der Beckenschaufel, womit die Wirkung der Hüftabduktoren verschlechtert wird. In schweren Fällen entsteht so das Trendelenburgsche Absinken des Beckens und ein entsprechendes Hinken (s. S. 307).

Behandlung. Die Behandlung entspricht im wesentlichen derjenigen der Grunderkrankung. In geeigneten Fällen kann der Schenkelhalswinkel durch eine intertrochantäre Osteotomie korrigiert werden.

Tuberkulose der Bursa trochanterica

Die ausgedehnte Bursa zwischen dem Trochanter major und der Glutealaponeurose ist gelegentlich Sitz einer tuberkulösen Infektion. Dieser Typ der Bursitis ist heute selten geworden.

Pathologie. Tuberkelbazillen erreichen die Bursa offenbar auf dem Blutwege von einem Fokus an anderer Stelle. Es besteht eine chronisch entzündliche Reaktion in den Wandungen der Bursa, gewöhnlich mit Bildung eines tuberkulösen Abszesses. Der Abszeß kann die Haut perforieren und zu einer chronischen Fistel führen. Später ist die Oberfläche des Trochanter major manchmal arrodiert.

Klinik. Bei den Patienten handelt es sich oft um junge Erwachsene. Der Patient klagt über eine Schwellung im Bereich der Trochanterregion mit lokalen Beschwerden und gelegentlich chronischer Eiterabsonderung. *Bei der Untersuchung* ist die Trochantergegend verdickt, überwärmt und manchmal gerötet. Oft findet sich ein tastbarer Abszeß oder eine Fisteleiterung. Die Bewegungen der Hüfte sind nicht eingeschränkt. Die

Röntgenbilder zeigen typischerweise keine Besonderheit. Bei lang andauernden Fällen besteht jedoch gelegentlich eine oberflächliche Aufrauhung oder Arrosion des lateralen Anteiles des Trochanter major. *Untersuchungen:* Die Blutkörperchensenkungsgeschwindigkeit ist erhöht. Eine Biopsie aus der Wand der Bursa zeigt die typischen histologischen Veränderungen einer Tuberkulose.

Behandlung. Nach vorausgegangener Bettruhe und allgemeiner Tuberkulostatikabehandlung über einen Zeitraum von einem Monat und dabei durchgeführter Punktion sollte die Bursa im ganzen entfernt werden.

Schnappende Hüfte

Die schnappende Hüfte ist eine harmlose Affektion, bei der ein deutliches Schnappen bei bestimmten Gelenkbewegungen zu hören und zu fühlen ist. Es liegt keine Verletzung oder Erkrankung zugrunde, und eine praktische Bedeutung besteht nicht. Das Schnappen wird durch ein Springen einer sehnigen Verdickung der Aponeurose des M. gluteus maximus über die knöchernen Prominenz des Trochanter major hervorgerufen. Es ist leicht zu hören, wenn der Patient die Hüfte aktiv beugt, ist aber nicht durch passive Bewegungen bei entspannten Muskeln zu reproduzieren. Eine Behandlung ist nur erforderlich, wenn eine schwere Beeinträchtigung vorliegt: Eine Beschwerden verursachende Verdickung der Aponeurose wird einfach quer gespalten.

Außerhalb der Hüfte gelegene Erkrankungen, welche eine Hüfterkrankung vortäuschen

Wie schon ausgeführt, kommt es häufig vor, daß ein Patient über Beschwerden in der Hüft- oder Oberschenkelgegend klagt, diese aber in Wirklichkeit an entfernter Stelle entstehen. Es gibt 3 Hauptgruppen von Erkrankungen, welche die Diagnose in dieser Weise fehlleiten können: 1) Erkrankungen der Wirbelsäule oder der Kreuz-Darmbein-Gelenke; 2) Erkrankungen des Abdomens oder des Beckens; 3) vaskuläre Verschlußkrankheiten.

Erkrankungen der Wirbelsäule und der Kreuz-Darmbein-Gelenke

Bandscheibenvorfall

Der Schmerz bei einem Prolaps oder einer Schädigung einer lumbalen Bandscheibe wird oft in die Glutealgegend oder die Lateralseite des Oberschenkels projiziert. In der Tat ist dies das häufigste klinische Bild bei einer Verletzung der Zwischenwirbelscheibe leichten oder mäßigen Grades. Der Patient selbst und oft auch sein Arzt ordnen diese Symptome einer Hüfterkrankung zu. Die Untersuchungsbefunde machen jedoch eine Affektion der Hüfte unwahrscheinlich. Bei der Untersuchung werden gewöhnlich Zeichen einer Wirbelsäulenerkrankung gefunden. Die Hüfte selbst ist klinisch und röntgenologisch normal.

Iliosakral-Arthritis

Der Schmerz, der durch eine Arthritis des Kreuz-Darmbein-Gelenkes hervorgerufen wird – sei sie tuberkulöser oder eitriger Natur oder das Früh-Stadium einer Bechterewschen Erkrankung – weitet sich diffus über die Glutealgegend aus und kann eine Hüfterkrankung vortäuschen. Fehler sollten durch eine sorgfältige klinische Untersuchung und durch eine Routineröntgenuntersuchung des ganzen Beckens in Fällen vermeintlicher Hüftbeschwerden vermieden werden.

Erkrankungen des Abdomens und des Beckens

Entzündliche Prozesse im Bereich des Beckens und im unteren Abdominalbereich

Eine Entzündung, welche die Seitenwand des Beckens betrifft, kann eine Hüfterkrankung weitgehend nachahmen. Gewöhnlich ist hierfür eine subakute eitrige Erkrankung, wie ein tiefer periappendizitischer Abszeß oder eine Pyosalpinx, verantwortlich zu machen. Die Hüftsymptome entstehen zum Teil durch eine Irritation des N. obturatorius und der damit verbundenen Schmerzprojektion in den Bereich des Oberschenkels. Andererseits werden irritative Spasmen in den Hüftmuskeln angenommen, die ihren Ursprung innerhalb des Abdomens oder Beckens haben (besonders M. psoas, M. iliacus, M. piriformis und M. obturatorius internus). Diese Muskelspasmen können eine erhebliche Beeinträchtigung der Hüftbewegungen durch Schmerzen bei forcierter Bewegung verursachen. Die Unterscheidung von einer hüfteigenen Erkrankung beruht auf einer sehr genauen Anamnese sowie einer vollständigen körperlichen Untersuchung unter Einschluß des Abdomens und des Beckens. Es ist immer wichtig, die Möglichkeit einer abdominalen oder auf das Becken bezogenen Entzündung in Betracht zu ziehen, wenn die Natur angeblicher Hüftbeschwerden nach klinischer und röntgenologischer Untersuchung des Gelenkes unklar bleibt.

Vaskuläre Verschlußkrankheiten

Thrombose der Aorta abdominalis oder ihrer Hauptäste

Ein ischämischer Schmerz in den Muskeln des Gesäßes oder des Oberschenkels infolge eines Verschlusses des unteren Anteiles der Aorta abdominalis oder ihrer Hauptäste kann gelegentlich eine Hüfterkrankung vortäuschen. Die Unterscheidung sollte nicht schwerfallen: Beim Gefäßverschluß wird der Schmerz durch Aktivität hervorgerufen und verschwindet schnell bei Ruhe; die Femoralispulse sind schwach oder fehlen, obwohl die Fußpulse kräftig sein können; die Hüfte zeigt ein volles schmerzfreies Bewegungsausmaß.

Kapitel 9

Oberschenkel und Knie

Die Stabilität des Kniegelenkes hängt vom Zustand der vier Hauptbänder und dem M. quadriceps ab. Die Wichtigkeit des M. quadriceps kann nicht überbetont werden. Auch bei beträchtlicher Lockerung der Bänder kann ein kräftiger M. quadriceps das Knie stabil halten.

Bei vielen Verletzungen und Erkrankungen des Kniegelenkes verliert der M. quadriceps erheblich an Umfang, so daß der Zustand dieses Muskels einen Hinweis auf den Zustand des Kniegelenkes gibt. Handelt es sich um eine Quadricepsatrophie, besteht wahrscheinlich eine Erkrankung im Kniegelenk.

Abgesehen von der Verletzungsanfälligkeit durch Traumen neigt das Knie besonders zur Arthrose. Darüber hinaus ist es das Gelenk, das am häufigsten von der Osteochondrosis dissecans und der Bildung von freien intraartikulären Körpern betroffen ist.

Die Knieregion ist die Zone des stärksten Knochenwachstums im Bereich der unteren Extremität (im Gegensatz zur oberen Extremität, bei der das stärkste Wachstum im Bereich des Schulter- und Handgelenkes stattfindet). Vielleicht sind teilweise aus diesen Gründen die knienahen Metaphysen oft der Sitz einer Osteomyelitis oder primär maligner Knochentumoren.

In der Knieregion kann nahezu jede orthopädische Erkrankung vorkommen.

Spezielle Punkte bei der Untersuchung von Oberschenkel- und Kniebeschwerden

Anamnese

Die Anamnese ist bei der Diagnose von Erkrankungen des Kniegelenkes von besonderer Bedeutung. Im Falle eines Meniskusrisses z. B. ist die Anamnese häufig der wichtigste Faktor für die Diagnose. Wird in der Vorgeschichte über eine Verletzung des Kniegelenkes berichtet, muß der genaue Ablauf der Ereignisse zum Zeitpunkt des Unfalls und in der Zeit danach erfragt werden. Der Unfallhergang sollte festgestellt werden; was der Patient zu diesem Zeitpunkt tat; ob er fähig war seine Arbeit fortzusetzen. Konnte er das Spiel beenden? Wenn nicht, wurde er vom Feld getragen oder konnte er gehen? Wie bald nach dem Unfall schwoll das Knie an? Konnte er das Knie voll strecken? Wenn nicht, wie weit konnte er es eventuell strecken? War er in der Lage, es zu beugen? Diese und viele andere Details müssen durch sorgfältige Befragung herausgefunden werden, weil sie wichtig sind, um ein genaues Bild zu bekommen, was mit dem Kniegelenk pas-

Tabelle 11. Klinische Routineuntersuchung bei Verdacht auf Erkrankung des Oberschenkels und des Kniegelenkes

---

1. Lokale Untersuchung des Oberschenkels und des Kniegelenkes

Inspektion
- Knochenkonturen und Achse
- Weichteilkonturen
- Farbe und Beschaffenheit der Haut
- Narben oder Fisteln

Palpation
- Hauttemperatur
- Knochenkonturen
- Weichteilkonturen
- lokale Empfindlichkeit

Messung des Oberschenkelumfanges
- Vergleichende Messungen in gleicher Höhe an jedem Bein (Beachte besonders die Wölbung des M. quadriceps).

Bewegungen
(Aktiv und passiv, im Vergleich zur gesunden Seite)
- Flexion
- Extension
- Bewegungsschmerz?
- Krepitation bei Bewegung?

Muskelkraft
(getestet gegen den Widerstand des Untersuchers)
- Flexion
- Extension

Stabilität
- Mediales Seitenband, laterales Seitenband
- Vorderes Kreuzband, hinteres Kreuzband

Rotations-Test (McMurray)
(Nur wertvoll, wenn Verdacht auf Meniskusabriß besteht)

Stehen und Gehen

2. Untersuchung bei Oberschenkel- oder Kniebeschwerden, deren Ursachen außerhalb dieses Bereiches liegen

Diese ist wichtig, wenn sich die Beschwerden nach lokaler Untersuchung nicht befriedigend erklären lassen. Die Untersuchung sollte einbeziehen:
1. die Wirbelsäule
2. die Hüfte

3. Allgemeine Untersuchung

Untersuchung des übrigen Körpers. Die lokalen Symptome können lediglich eine Manifestation einer Allgemeinerkrankung sein.

---

sierte. Schilderungen über „Einklemmungserscheinungen" sind mit Vorsicht zu werten, da viele Patienten von einem „eingeklemmten Knie" sprechen, wenn das Knie steif und schmerzhaft ist oder wenn momentane Schmerzattacken bei Bewegung auftreten. Die wahre Blockierung durch einen gerissenen Meniskus bedeutet, daß das Knie nicht voll gestreckt werden kann; die Beugung ist normalerweise frei. Bei Blockierung durch einen freien Körper im Gelenk kann das Knie so eingeklemmt sein, daß es sich weder beugen noch strecken läßt. Dies ist jedoch ziemlich selten, das Knie löst sich nach einer Weile gewöhnlich von selbst.

Untersuchungsbedingungen

Für eine richtige Untersuchung muß das Bein in ganzer Länge frei sein. Hosen und lange Unterhosen müssen ausgezogen werden. Es ist unmöglich, ein Knie richtig zu untersuchen, wenn der Oberschenkel durch enge Hosen halb bedeckt ist. Das gesunde Bein muß zum Vergleich ebenfalls frei sein. Der Patient sollte nicht im Sitzen mit hochgelegten Füßen, sondern auf einem Untersuchungstisch im Liegen untersucht werden.

Einzelne Schritte bei der klinischen Untersuchung

Der Ablauf der empfohlenen klinischen Routineuntersuchung von Oberschenkel und Knie ist in Tabelle 11 zusammengefaßt.

Abklärung der Ursache einer diffusen Gelenkschwellung. Kein Gelenk zeigt die verschiedenen Typen einer diffusen Gelenkschwellung besser als das Kniegelenk. Die Gelenkschwellung sollte bereits bei der Inspektion festgestellt werden. Ein Vergleich beider Kniegelenke zeigt, daß die normalerweise auf beiden Seiten der Patella vorhandenen Konkavitäten auf der Seite des geschwollenen Kniegelenkes ausgefüllt sind. Eine Schwellung des Kniegelenks kann nur auf drei grundlegende Ursachen beruhen: 1) Knochenverdickung; 2) Flüssigkeit innerhalb des Gelenkes (Erguß); 3) Verdickung der Synovialmembran (in der Praxis hat sich gezeigt, daß dieses das einzige Weichteilgewebe im Bereich des Kniegelenkes ist, welches wirklich schwillt). Die Bestimmung einer oder einer Reihe von Ursachen hängt im gegebenen Fall weitgehend von der sorgfältigen Palpation ab.

Verdickung des Knochens. Die Verdickung des Knochens kann man ohne Schwierigkeiten durch die Palpation feststellen, wenn man das erkrankte mit dem gesunden Knie vergleicht. Es kann eine Vergrößerung des gesamten Gelenkes vorliegen, die durch eine Knocheninfektion, einen raumfordernden Tumor und eine Zyste verursacht sein kann, oder es kann einfach eine lokale Prominenz vorliegen, die meist durch Osteophyten am Gelenkrand oder durch eine Exostose hervorgerufen wird.

Flüssigkeit innerhalb des Gelenkes. Für den Geübten ist es leicht, auch eine kleine Flüssigkeitsansammlung festzustellen. Es ist zu bemerken, daß der allgemein übliche Test des „Patellatanzens" nicht zuverlässig ist. Der Test ist beim Kniegelenkerguß unter 2 Umständen negativ: 1) wenn zuwenig Flüssigkeit vorhanden ist, um die Patella vom Femur abzuheben; 2) wenn ein massiver Erguß vorliegt.

Wenn überhaupt, sollte der Test des „Patellatanzens" nur als zusätzliche Methode angewandt werden. Eine Flüssigkeitsansammlung stellt man am besten durch den

Abb. 274. Prüfung auf Vorliegen eines intraartikulären Ergusses. Man versucht zwischen beiden Händen eine Fluktuation hervorzurufen. Eine Hand komprimiert den Rezessus suprapatellaris, während Daumen und Finger der anderen Hand die Fluktuation beidseits der Patella tasten können

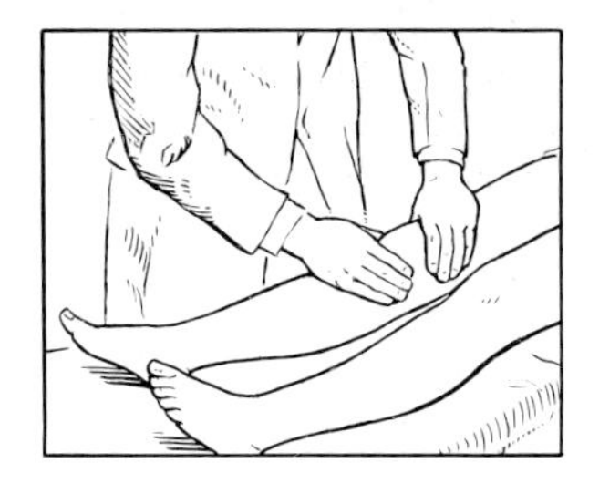

Fluktuationstest fest. Die Fläche der einen Hand wird auf den Oberschenkel unmittelbar oberhalb der Kniescheibe gelegt – d. h. über den Recessus suprapatellaris. Die andere Hand wird über die Vorderfläche des Gelenkes mit dem Daumen und Zeigefinger neben die Patella gelegt (Abb. 274). Drückt man mit der oberen Hand auf den Recessus suprapatellaris, wird Flüssigkeit vom Recessus in die Hauptgelenkhöhle gedrückt, wo sie die Kapsel auf beiden Seiten der Kniescheibe vorwölbt und einen leicht wahrnehmbaren hydraulischen Impuls auf Zeigefinger und Daumen der unteren Hand ausübt. Umgekehrt kann durch Druck des Zeigefingers und Daumens die Flüssigkeit in den Recessus suprapatellaris zurückgetrieben werden. Der hydraulische Impuls wird dann deutlich von der oberen Hand wahrgenommen. Auf diese Weise kann deutlich das Gefühl einer Fluktuation zwischen beiden Händen ausgelöst werden.

Die Unterscheidung zwischen blutigem Erguß, serösem Erguß und einem Empyem erfolgt zum Teil aufgrund der Anamnese und zum Teil aufgrund der klinischen Untersuchung. Ein Bluterguß (Hämarthros) tritt innerhalb von 1–2 Std. nach dem Unfall auf und wird schnell prall. Ein seröser Erguß entwickelt sich langsam (12–24 Std.) und ist niemals so prall wie ein Hämarthros. Ein Empyem ist mit den Zeichen einer Allgemeinerkrankung und mit Fieber verbunden.

Verdickung der Synovialmembran. Eine verdickte Synovialmembran ist immer ein auffallendes Merkmal bei einer chronisch entzündlichen Arthritis. Die Verdickung ist oft oberhalb der Kniescheibe besonders deutlich, wo die umgeschlagene Synovialmembran den Recessus suprapatellaris bildet. Die verdickte Synovialmembran, vermittelt bei der Palpation das Gefühl, als ob sich eine Schicht von warmem Schaumgummi zwischen Haut und darunterliegendem Knochen befände. Es ist hervorzuheben, daß eine verdickte Synovialmembran hochgradig vaskularisiert ist und immer zu einer Temperaturerhöhung der darüberliegenden Haut führt.

Bewegungen

Eine genaue Messung des Bewegungsausmaßes ist im Kniegelenk besonders wichtig, da bereits eine leichte Bewegungseinschränkung von Bedeutung ist. Ferner muß man festhalten, ob die Bewegung schmerzhaft und ob sie von einer Krepitation begleitet ist.

Beugung. Das normale Ausmaß ist bei jedem Patienten unterschiedlich. Dünne Patienten können mehr beugen als dicke – in der Regel reicht die Beweglichkeit aus, um die Fersen in Kontakt mit dem Gesäß zu bringen. Das Bewegungsausmaß des gesunden Kniegelenkes soll als Normwert für den einzelnen Patienten genommen werden.

Streckung. Der Normalwert für die Kniegelenkstreckung unterliegt einer großen Schwankungsbreite: Es ist falsch, die Nullgrad-Marke als Beginn der Bewegung anzu-

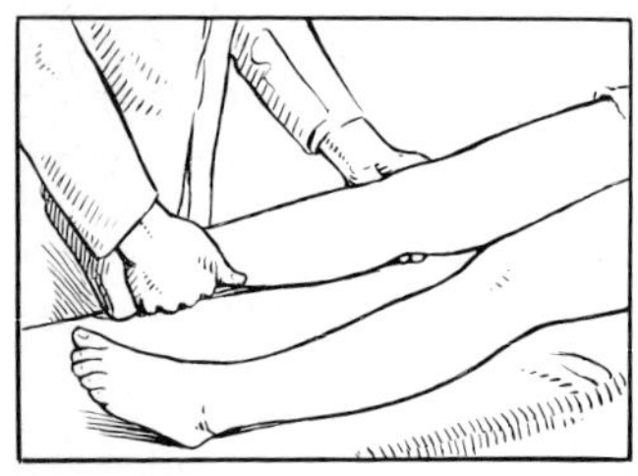

Abb. 275

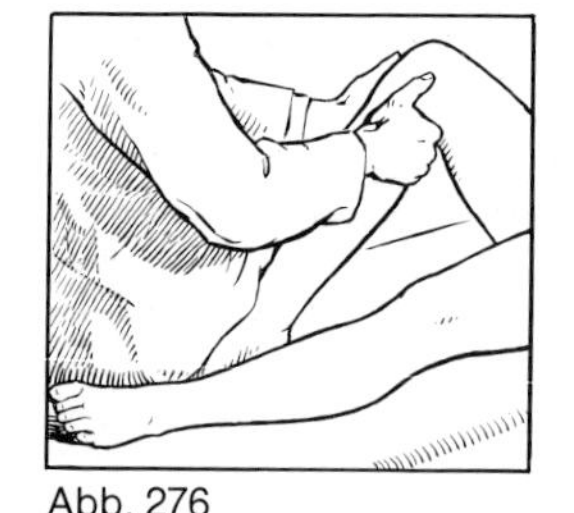

Abb. 276

Abb. 275. Prüfung des medialen Seitenbandes auf Stabilität

Abb. 276. Prüfung der Kreuzbänder. Der Fuß des Patienten wird fixiert, indem der Untersucher auf dem Fuß sitzt. Beim Ziehen der Tibia nach vorn wird das vordere Kreuzband angespannt; beim Drücken der Tibia nach dorsal spannt sich das hintere Kreuzband an

nehmen[1]. Viele gesunde Frauen können ihre Kniegelenke hyperextendieren, wohingegen manche Männer die volle Streckung des Kniegelenkes nicht erreichen. Es ist wichtig, auch nur eine geringe Streckhemmung zu diagnostizieren: Deshalb ist der Bewegungsumfang der gesunden Seite als Maß der normalen Extension zu nehmen und ein sehr sorgfältiger Vergleich zwischen beiden Seiten durchzuführen.

Untersuchung der Stabilität

Die Festigkeit der vier Bänder wird nacheinander untersucht.

Untersuchung des medialen und des lateralen Seitenbandes. Bei dieser Untersuchung muß das Gelenk in fast gestreckter Position gehalten werden, so daß der hintere Teil der Gelenkkapsel entspannt ist: Bei vollgestrecktem Knie wird selbst eine starke Lockerung der Seitenbänder durch die unter Zug gehaltene intakte hintere Kapsel verschleiert. Man muß aber bedenken, daß bei leicht gebeugtem Kniegelenk das mediale und laterale Band etwas entspannt sind und eine geringfügige Seit-zu-Seitbewegung erlauben. *Technik:* Man hält das Bein mit einer Hand in der Knöchelgegend und mit der anderen Hand unter dem Knie bei leichter Beugung. Der Patient soll die Muskel entspannen.

Unter Verwendung der proximalen Hand als Drehpunkt soll zuerst ein Abduktionszug für das mediale Seitenband (Abb. 275) und dann ein Adduktionszug für das laterale Seitenband durchgeführt werden. Ist das Band gerissen, öffnet sich das Gelenk bei entsprechendem Zug weiter als beim normalen Kniegelenk. Der Grad der Stabilität sollte mit der gesunden Seite verglichen werden.

Prüfung des vorderen und des hinteren Kreuzbandes. Das Knie muß immer bis 90 Grad gebeugt und der Fuß auf dem Untersuchungstisch fixiert werden; der M. quadriceps muß entspannt sein. Das vordere Kreuzband verhindert ein Vorwärtsgleiten der Tibia auf dem Femur. Das hintere Kreuzband verhindert ein Rückwärtsgleiten. *Technik:* Das Knie des Patienten wird zum rechten Winkel gebeugt und der Fuß fest auf der Unterlage fixiert. Der Untersucher soll dabei leicht auf dem Fuß des Patienten sitzen, um ein Rutschen zu verhindern (Abb. 276). Das proximale Tibiaende wird mit beiden Händen so umfaßt, daß sich die Finger hinten und die Daumen seitlich befinden. Die Daumenspit-

[1] Null Grad ≙ anatomische Position bei gestrecktem Knie.

zen sollen auf beide Femurcondylen gelegt werden. Abwechselnd soll am oberen Tibiaende gezogen und gedrückt werden, um das Ausmaß der anterior-posterioren Bewegung (Schubladenbewegung) zu bestimmen. Normalerweise besteht ein anterior-posteriores Gleiten bis zu einem halben Zentimeter; das gesunde Bein des Patienten sollte vergleichend mituntersucht werden. Ein ausgedehntes Gleiten in der einen oder anderen Richtung spricht für eine Verletzung des entsprechenden Kreuzbandes.

Rotationstest bei gestieltem Meniskusabriß

Das Ziel dieses Tests, oft bekannt als Test nach McMurray und nur angewandt bei Verdacht auf Meniskusabriß, ist der Nachweis eines gestielten Meniskuszipfels durch Einklemmen desselben zwischen die Gelenkflächen: wenn das Knie dann gestreckt wird, hört man ein lautes Geräusch und fühlt, wenn der Meniskuszipfel sich löst.

Dieses Manöver wird mehrmals wiederholt: 1) man beugt das Knie erst voll und in den nachfolgenden Tests immer weniger stark; 2) man rotiert die Tibia auf dem Femur zuerst nach lateral, später auch nach medial; 3) man streckt das Knie, während die Rotation der Tibia beibehalten wird. Ein lautes Geräusch (Klick), das sich von einer normalen Krepitation bei Bewegung der Patella unterscheidet und gewöhnlich mit Schmerzen verbunden ist, läßt einen Meniskusriß (nicht einen Korbhenkelriß) vermuten. *Vorsicht:* Laute Geräusche können oft am normalen Kniegelenk ausgelöst werden. Die meisten von ihnen entstehen bei Bewegungen der Patella und sind nicht schmerzhaft. Man muß zurückhaltend sein, ein solches Geräusch als krankhaften Befund zu interpretieren.

Außerhalb gelegene Ursachen von Schmerzen in Oberschenkel und Knie

In den meisten Fällen haben Kniebeschwerden ihren Ursprung lokal im oder nahe dem Gelenk. Es gibt Ausnahmen, die den Unerfahrenen zu einer Fehldeutung veranlassen. Wichtig ist, daß Knieschmerzen ein hervorstechendes Zeichen bei Hüfterkrankungen, wie einer Arthrose oder einem Gleiten der Femurepiphyse, sein kann. Weniger häufig hat ein Ischiasschmerz, vielleicht von einem Bandscheibenvorfall ausgehend, seine größte Intensität in Höhe des Kniegelenkes. Bei der Abklärung von Knieschmerzen muß man deshalb die Möglichkeit in Betracht ziehen, daß diese ihren Ursprung in der Wirbelsäule oder im Hüftgelenk haben können. Deshalb müssen bei der Untersuchung diese Regionen einbezogen werden, wenn eine befriedigende Erklärung der Beschwerden aufgrund der lokalen Untersuchung nicht gefunden werden konnte.

Röntgenologische Untersuchung

Bei der routinemäßigen Röntgenuntersuchung des Kniegelenkes genügen a.p.- und Seitaufnahmen. Femur, Tibia und Fibula sollten in ausreichender Länge mit abgebildet sein. Interkondyläre Aufnahmen bei gebeugtem Kniegelenk sind manchmal hilfreich, besonders wenn eine Osteochondrosis dissecans vermutet wird. Tangentiale Aufnahmen der Patella können ebenfalls erforderlich sein. In bestimmten Fällen einer Kniegelenksschädigung kann die Arthrographie hilfreich sein. Wird vermutet, daß die Kniesymptome mit einer Erkrankung der Hüfte oder der Wirbelsäule zusammenhängen, sind entsprechende Röntgenaufnahmen dieser Regionen anzufertigen.

Arthroskopie

Bei Fällen mit Verdacht auf einen unklaren Binnenschaden des Kniegelenkes kann die Arthroskopie eine diagnostische Hilfe bedeuten. Die Untersuchung, die in Allgemeinnarkose ausgeführt wird, besteht in der Einführung eines Trokars und einer feinen Optik in das Gelenk und zwar anterolateral oder anteromedial, je nachdem, ob das mediale oder laterale Kompartment untersucht werden soll. Das Gelenk wird dann mit Hilfe von Flüssigkeit oder Gas entfaltet, um den entsprechenden Meniskus, die Gelenkflächen und die Kreuzbänder zu inspizieren. Mit entsprechend feinen Instrumenten ist es möglich, Gewebeproben aus der Synovialis zu entnehmen und andere kleine Operationen durch das Arthroskop vorzunehmen.

Klassifikation der Erkrankungen des Oberschenkels und des Kniegelenkes

Erkrankungen des Oberschenkels

- Infektionen
  - Akute Osteomyelitis
  - Chronische Osteomyelitis
  - Syphilitische Infektion
- Tumoren
  - Benigne Knochentumoren
  - Maligne Knochentumoren

Erkrankungen des Kniegelenkes

- Entzündliche und degenerative Erkrankungen
  - Eitrige Arthritis
  - Chronische Polyarthritis
  - Tuberkulöse Arthritis
  - Arthrose
  - Blutergelenk
  - Neuropathische Gelenkleiden
  - Chondropathia patellae
- Mechanische Störungen
  - Meniskusriß
  - Meniskusganglion
  - Lateraler Scheibenmeniskus
  - Osteochondrosis dissecans
  - Intraartikuläre freie Körper
  - Rezidivierende Luxation der Patella
  - Habituelle Luxation der Patella

Extraarticuläre Erkrankungen im Kniegelenkbereich

- Deformitäten
  - Genu varum
  - Genu valgum
- Verletzungen

Riß der Quadrizepssehne
Apophysitis der Tuberositas tibiae (Osgood-Schlattersche Erkrankung)
Zystische Schwellungen
Bursitis praepatellaris
Kniekehlenzysten
Posttraumatische Ossifikation
Pelegrini-Stiedasche Erkrankung des medialen Femurkondylus

Erkrankungen des Oberschenkels

Akute Osteomyelitis

(Allgemeine Beschreibung der akuten Osteomyelitis, S. 68)

Das Femur ist einer der am häufigsten von einer eitrigen Osteomyelitis befallenen Knochen. Die Infektion erreicht das Femur entweder über den Blutweg (hämatogene Osteomyelitis), meist, wenn die distale Metaphyse betroffen ist, oder sie entsteht durch eine äußere Wunde – vor allem bei offenen Frakturen. Klinik und Behandlung sind die gleichen wie bei der Osteomyelitis an anderen Stellen (s. S. 68).

Chronische Osteomyelitis

Allgemeine Beschreibung der chronischen Osteomyelitis, S. 73)

Die chronische eitrige Osteomyelitis ist nahezu immer die Folge einer akuten Infektion, welche vernachlässigt wurde oder nur wenig auf die Behandlung angesprochen hat. Wie bei der akuten Erkrankung ist das distale Ende des Femur häufiger befallen als das proximale. In vielen Fällen aber breitet sich die Infektion über einen großen Teil des Femurschaftes aus. Klinik und Behandlung sind gleich wie sonst bei der chronischen Osteomyelitis.

Syphilitische Infektion

Man muß sich vergegenwärtigen, daß eine ungewöhnliche Verdickung des Femurschaftes durch ein syphilitisches Gumma oder durch eine diffuse syphilitische Periostitis hervorgerufen werden kann. Diese Affektionen sind heute so selten in den westlichen Ländern, daß sie leicht in Vergessenheit geraten.

Knochentumoren am Oberschenkel

Das Femur ist eine der häufigsten Lokalisationen von Knochentumoren.

Benigne Tumoren
(Allgemeine Beschreibung der benignen Knochentumoren, S. 80).

Von den vier Haupttypen der benignen Knochentumoren Osteome, Chondrome, Osteochondrome und Riesenzelltumoren – soll hier nur der Riesenzelltumor einer weiteren Betrachtung unterzogen werden.

Riesenzelltumor (Osteoklastom)
Das distale Ende des Femur ist besonders häufig Sitz dieses Tumors, während das proximale Ende seltener betroffen ist. Der Tumor tritt gewöhnlich bei jungen Erwachsenen auf. Er beginnt in der Metaphysenregion und kann sich, da die Epiphyse verschmolzen ist und kein Hindernis darstellt, in das Gelenkende des Knochens ausbreiten (Abb. 61 S. 82). Allmählich kommt es zu einer Knochenauftreibung und die Kortikalis wird sehr dünn. Pathologische Frakturen können auftreten. Obwohl der Riesenzelltumor als benigner Tumor anzusehen ist, hat er die Tendenz, nach unvollständiger Entfernung zu rezidivieren. In einigen Fällen ist die Entwicklung zum Sarkom und die Metastasierung über den Blutweg beschrieben.

Behandlung. Eine Strahlentherapie wird heute wegen des unsicheren Erfolges und des Risikos, eine maligne Umwandlung zu induzieren,nicht mehr empfohlen. Eine ausgiebige Tumorkürretage und Auffüllung der Höhle mit Knochenspänen ist die heute übliche Behandlung. Diese Methode ist jedoch mit einer hohen Anzahl von Rezidiven belastet. Ist der Tumor groß, ziehen die meisten Orthopäden heute vor, das vom Tumor durchsetzte untere Ende des Femurs ganz zu resezieren und das Kniegelenk mittels Knochenspänen zu versteifen. Die Stabilität wird in der Zwischenzeit z. b. durch einen langen Marknagel, der den Defekt überbrückt, aufrecht erhalten. Eine andere Methode der Rekonstruktion nach radikaler Tumorentfernung ist die Versorgung mit einer speziell angefertigten Prothese zum Ersatz des distalen Femurendes.

Maligne Tumoren
(Allgemeine Beschreibung der malignen Tumoren, S. 85)

Das Femur ist gewöhnlich Sitz sämtlicher vier Haupttypen der malignen Knochentumoren. Metastasen sind viel häufiger als primäre Tumoren, von denen drei besondere Beachtung erfordern: nämlich das Osteosarkom, das Ewing-Sarkom und das Plasmazellmyelom.

Osteosarkom (osteogenes Sarkom)
Dieses ist in der Regel ein Tumor, der in der Kindheit oder im frühen Erwachsenenalter vorkommt. Wenn er bei Patienten jenseits des mittleren Lebensalters auftritt, handelt es sich oft um eine Entartung der Pagetschen Erkrankung. Charakteristischerweise tritt das Osteosarkom in der Metaphyse eines Röhrenknochens auf. Die distale Metaphyse des Femurs ist die häufigste Lokalisation. Der Tumor ist hochgradig maligne und führt trotz Behandlung gewöhnlich durch Lungenmetastasen zum Tode. Die Behandlung wird auf S. 87 besprochen.

Ewing-Sarkom
Es tritt ebenfalls häufig bei Kindern auf. Im Gegensatz zu den meisten Knochentumoren sitzt es im Schaft des Knochens, den der Tumor spindelförmig auftreibt. Darüber wird Schicht auf Schicht neuer Knochen angelegt, was dem ganzen das typische zwie-

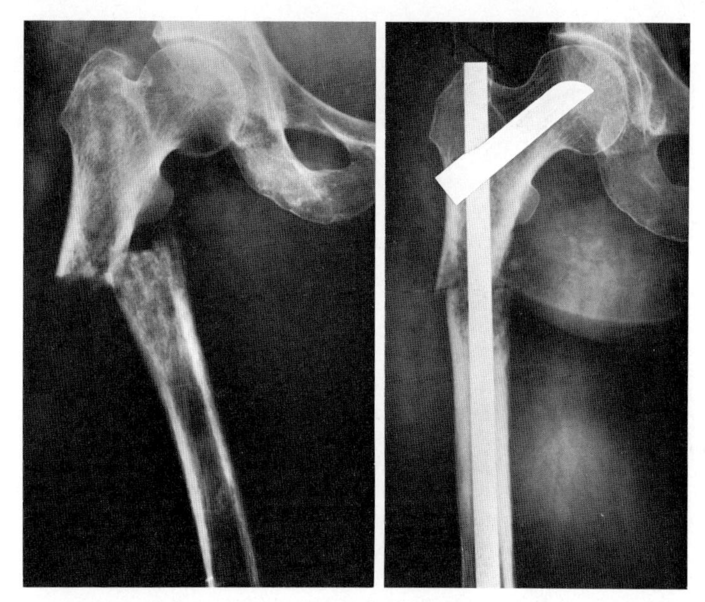

Abb. 277. Tumormetastase im Oberschenkel – eine häufige Situation. Der Primärtumor befand sich in der Lunge. Pathologische Fraktur. Das Röntgenbild rechts zeigt die Fixation der Fragmente mit einem Marknagel

belschalenartige Aussehen im Röntgenbild gibt. Obwohl der Tumor eine zeitlang auf Röntgenbestrahlung reagiert, ist er letztlich durch die hämatogene Metastasierung tödlich. Die Behandlung wird auf S. 90 besprochen.

Plasmazellmyelom

Dies ist ein Tumor des späteren Lebensalters. Es finden sich multiple Tumorabsiedelungen in verschiedenen Knochen, besonders in denen, die viel rotes Mark enthalten. Die proximale Hälfte des Femur stellt die häufigste Lokalisation dar (Abb. 65 S. 84). Der Tumor reagiert vorübergehend auf Strahlen und Chemotherapie (s. S. 92), endet aber schließlich tödlich.

Metastasen

Das Femur, besonders die proximale Hälfte, ist häufig von Metastasen befallen (Abb. 277).

Pathologie. Die Tumoren, die am häufigsten in den Knochen metastasieren, sind Karzinome der Lunge, der Mamma, der Prostata, der Niere und der Schilddrüse. Die Knochenstruktur wird durch den Tumor zerstört (mit Ausnahme der gelegentlich osteoblastischen oder knochenbildenden Metastasen der Prostata). Pathologische Frakturen kommen häufig vor.

Klinik. Das Hauptsymptom ist der Schmerz. Manchmal aber verursacht der Tumor nur wenig Beschwerden,bis eine pathologische Fraktur auftritt.

Behandlung. Die Strahlentherapie bringt oft eine vorübergehende Erleichterung: Metastasen eines Schilddrüsenkarzinoms reagieren auf radioaktives Jod. Eine Hormonbehandlung lohnt sich bei Metastasen der Mamma, der Prostata und der Schilddrüse und in einigen Fällen kann eine Nebennierenentfernung in betracht gezogen werden. Die meisten pathologischen Frakturen des Femurs eignen sich gut für eine Verbundosteosynthese mit Platte oder eine spezielle Tumorprothese. Diese Verfahren erleichtern die Pflege und sind für den Patienten wesentlich bequemer, da sich eine äußere Schienung erübrigt.

Erkrankungen des Kniegelenkes

Eitrige Arthritis des Kniegelenkes

(Allgemeine Beschreibung der eitrigen Arthritis, S. 43)

Die eitrige Arthritis findet sich häufiger im Knie als in anderen Gelenken, teils weil das Knie bei einem Unfall sehr exponiert ist und teils wegen der engen Nachbarschaft der Gelenkhöhle zur distalen Femurmetaphyse, die eine der hauptsächlichen Lokalisationen der akuten Osteomyelitis darstellt. Der Beginn ist akut oder subakut mit Schmerzen, Schwellung und Funktionsverlust. *Röntgenbilder* zeigen im Frühstadium keine krankhaften Veränderungen.

Behandlung. Eine entsprechende antibiotische Therapie muß sofort begonnen werden (s. S. 46). *Lokale Behandlung:* Das Gelenk wird in einer Gipsschiene mit einer Beugung von 20 Grad ruhiggestellt. Der Eiter wird täglich durch Punktion oder Anlegen einer Spül-Saug-Drainage entfernt und eine entsprechende Antibiotikum-Lösung in das Kniegelenk eingespritzt. Die Ruhigstellung wird fortgesetzt, bis die Infektion überwunden ist. Danach werden aktive Bewegungen eingeleitet.

Chronische Polyarthritis des Kniegelenkes

(Allgemeine Beschreibung der chronischen Polyarthritis S. 46)

Am häufigsten sind die Kniegelenke bei einer chronischen Polyarthritis befallen. Oft erfahren sie eine schwere dauernde Beeinträchtigung. Häufig sind beide Kniegelenke zusammen mit verschiedenen anderen Gelenken betroffen. Die Kniee sind schmerzhaft, infolge der synovialen Verdickung geschwollen und überwärmt. Die Bewegungen sind eingeschränkt und schmerzhaft, wenn sie forciert werden. *Röntgenbilder* zeigen zunächst keine Veränderungen, während später eine diffuse Rarifizierung in der Gelenkgegend zu sehen ist. Bei lang bestehender Erkrankung führt eine Destruktion des Gelenkknorpels zu einer Verschmälerung des Gelenkspaltes (Abb. 278); außerdem können scharf begrenzte Knochenerosionen entstehen.

Verlauf und Prognose. Die Entzündung bildet sich nach Monaten oder Jahren zurück, aber das Kniegelenk erlangt selten wieder seinen normalen Zustand. Die Gelenkflächen sind gewöhnlich zerstört und nutzen sich schneller ab als die eines normalen Gelenkes. So bildet sich eine Arthrose auf der Basis der ursprünglich rheumatischen Veränderungen.

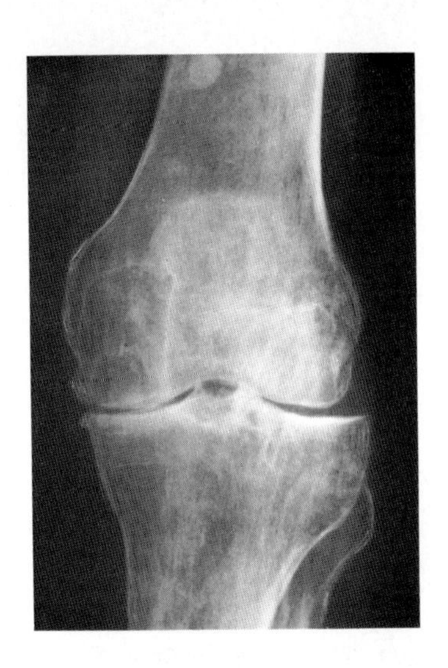

Abb. 278. Lange bestehende chronische Polyarthritis des Kniegelenkes. Der Knochen zeigt eine Kalksalzminderung und der Gelenkspalt ist verschmälert

Behandlung. Im aktiven Stadium entspricht die Behandlung derjenigen der chronischen Polyarthritis im allgemeinen (S. 49). Die lokale Behandlung der Kniegelenke hängt von der Stärke der Entzündungsreaktion ab. Ist diese schwer, sollte Bettruhe oder eine vorübergehende Ruhigstellung erfolgen. Ist sie leicht, wird eine Aktivität innerhalb der Schmerzgrenze angestrebt. Eine physikalische Behandlung ist den Versuch wert. Die wirksamsten Methoden sind eine Übungsbehandlung, um die Muskelkraft und die Gelenkbewegungen zu erhalten, und lokale Wärmeapplikation in Form von Kurzwellen-Diathermie. Injektionen von Hydrokortison in das Gelenk bringen manchmal Erleichterung. Wiederholte Injektionen sind nicht zu empfehlen, weil sie möglicherweise den destruktiven Prozeß beschleunigen.

Operative Behandlung. Vier Operationsverfahren kommen in Frage:
1) Synovektomie; 2) Tibiakopfosteotomie; 3) Arthroplastik; 4) Arthrodese. Bei der Entscheidung für eine dieser Methoden muß jeder Fall in seiner Besonderheit betrachtet werden. Feste Regeln können nicht aufgestellt werden.

Synovektomie. Besteht eine ständige Verdickung der Synovialmembran bei gut erhaltener Knorpeloberfläche, ist eine Synovektomie (Exzision der Synovialmembran) zu bevorzugen. Die Gebrauchsfähigkeit des Kniegelenkes kann deutlich verbessert werden, und das Fortschreiten der Erkrankung wird möglicherweise verlangsamt. In den späteren Stadien der Erkrankung reicht diese Operation allein nicht aus.

Tibiakopfosteotomie. Die Tibiakopfosteotomie soll den von seiten der Gelenkflächen entstehenden Schmerz lindern und die Fehlstellung korrigieren. Sie ist besonders wertvoll, wenn sich die Knorpeldestruktion auf ein Kompartment des Gelenkes konzentriert. Wenn sich z. B. der mediale Gelenkspalt durch Destruktion des Knorpels erheblich verschmälert hat und die laterale Hälfte relativ intakt geblieben ist, handelt es sich um eine O-Bein-Stellung. Der Schmerz ist wahrscheinlich im erkrankten medialen Gelenkbereich konzentriert, der durch die Achsenabweichung den größten Teil der Bela-

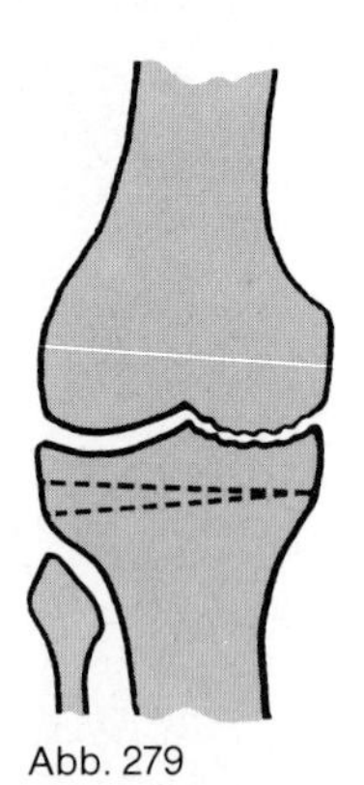

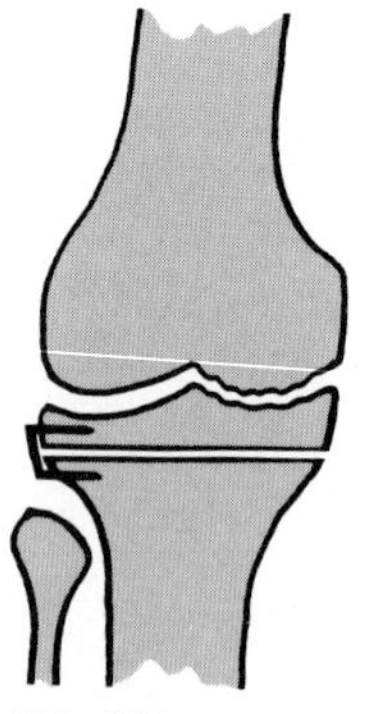

Abb. 279. O-Bein-Fehlstellung durch ungleichmäßige Zerstörung des Gelenkknorpels, wobei der Knorpel medial mehr betroffen ist als lateral. Das Körpergewicht überträgt sich hauptsächlich auf die mediale erkrankte Gelenkhälfte. Die gestrichelte Linie zeigt den bei der Korrektur der Fehlstellung zu entnehmenden Knochenkeil

Abb. 280. Nach Korrekturosteotomie und Fixation mit Klammern ist die Belastungslinie in Richtung der gesunden lateralen Hälfte des Kniegelenkes verlagert

stung tragen muß. Die Korrektur der Achsenfehlstellung durch Entfernung eines Knochenkeiles mit lateraler Basis überträgt die Belastung auf den gesünderen lateralen Anteil des Gelenkes und bewirkt oft eine Schmerzlinderung. Wenn in gleicher Weise der laterale Gelenkabschnitt mehr zerstört ist als der mediale und ein Genu valgum entstanden ist, soll ein Knochenkeil mit medialer Basis entfernt werden. Die Osteotomie wird ungefähr 1,5 cm unterhalb der oberen Gelenkfläche der Tibia durchgeführt. Um eine frühzeitige Gehfähigkeit zu ermöglichen, werden die Fragmente während der Operation z. B. mit Klammern fixiert (Abb. 280).

Arthroplastik. Die Arthroplastik des Kniegelenkes hat nicht einen derartigen Entwicklungsstand erreicht wie beim Hüftgelenk. Die Schmerzen können gemindert und die Funktion kann wieder hergestellt werden. Das Resultat aber ist unsicher, und sogar unter besten Umständen ist es unwahrscheinlich, daß das Kniegelenk unbegrenzt einer starken Beanspruchung Stand halten kann.

Die Arthroplastik sollte deshalb älteren Patienten mit schweren Störungen an beiden Kniegelenken vorbehalten bleiben. Verschiedene Techniken der Kniearthroplastik stehen zur Verfügung; alle stützen sich auf den Ersatz der Gelenkflächen durch Metall- oder Plastik (Polyäthylen)-Prothesen. Die meisten der früheren Implantate hatten die Form eines Scharniergelenkes, wobei der obere und untere Prothesenstiel in den Schaft von Femur und Tibia einzementiert werden (Abb. 281). Neuerlich besteht die Tendenz, mehr Gleitflächenprothesen zu implantieren. So können die Femurkondylen durch einzementierte Metallschlitten und die Tibiagelenkflächen durch eine passende Polyäthylenprothese (Abb. 282) ersetzt werden. Die Kniegelenkprothesen befinden sich noch im Stadium der Entwicklung. Spätergebnisse stehen noch aus.

Arthrodese. Die Arthrodese ist die zuverlässigste Operation bei einem zerstörten rheumatischen Kniegelenk, denn sie führt zur absoluten Beseitigung des Schmerzes und zur Stabilität des Gelenkes. Voraussetzung für die Durchführbarkeit einer Arthrodese ist jedoch die Intaktheit der benachbarten Gelenke an beiden Beinen.

Abb. 281 u. 282. Wiederherstellungsarthroplastik des Kniegelenkes. **Abb. 281.** Scharnierprothese. Beide Prothesenteile sind aus Metall. **Abb. 282.** Ersatz der Gleitflächen; das Femurteil besteht aus Metall und das Tibiateil aus Kunststoff

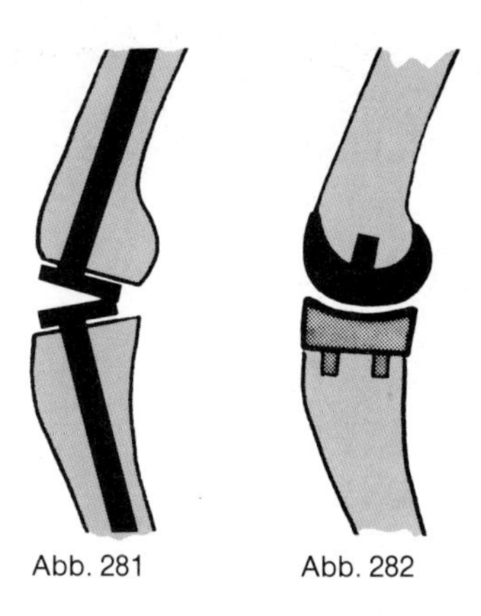

Das Gelenk wird gewöhnlich bei 20 bis 25 Grad Beugung versteift. Ein steifes Knie ist natürlich ein Handicap, aber es ist der annehmbare Preis für einen Patienten, der über eine lange Zeit durch starke Schmerzen schwer beeinträchtigt war.

Tuberkulöse Arthritis des Kniegelenkes

(Allgemeine Beschreibung der tuberkulösen Arthritis, S. 52)

Nach dem Hüftgelenk ist das Knie das Gelenk des Beines, welches am häufigsten an Tuberkulose erkrankt. Es handelt sich meist um Kinder und junge Erwachsene. Das Knie ist schmerzhaft, durch eine Verdickung der Synovialmembran diffus geschwollen und warm. Die Beweglichkeit ist eingeschränkt, die Oberschenkelmuskeln sind atrophisch und manchmal ist ein Absceß oder eine Fistel vorhanden.

Röntgenuntersuchung. Die früheste Veränderung ist eine diffuse Kalksalzminderung im Bereich des gesamten Kniegelenkes (Abb. 283). Später kommt es bei Fortbestehen der Erkrankung zur Verschmälerung des Gelenkspaltes und zur Erosion des darunterliegenden Knochens.

Behandlung. Die *allgemeine Behandlung* ist die gleiche wie die für andere an Tuberkulose erkrankten Gelenke (s. S. 55). Die *lokale Behandlung* besteht zunächst in Ruhestellung mittels Schiene oder Gips, generell für 3–6 Monate, je nach Schwere und Progredienz der Erkrankung. Die nachfolgende Behandlung hängt vom Behandlungsergebnis und dem Zustand des Gelenkes nach dieser Immobilisierungsperiode ab. Ist der Gelenkknorpel und Knochen noch intakt, der allgemeine Gesundheitszustand gut, die lokalen Symptome verschwunden, und hat sich die Blutkörperchensenkungsgeschwindigkeit ständig gebessert, ist es wahrscheinlich, daß die Erkrankung zur Ruhe gekommen ist. Bei einem derartigen Ergebnis können aktive Gelenkbewegungen empfohlen werden. Gehübungen werden langsam wieder aufgenommen.

Wenn sich andererseits nach Beendigung der Anfangsperiode der Immobilisierung die Krankheit noch als aktiv erweist und Knorpel sowie Knochen zerstört sind, strebt man eine knöcherne Vereinigung an. Die Immobilisierung wird deshalb fortgesetzt, bis die Erkrankung zur Ruhe kommt. Die Arthrodese wird dann unter der Voraussetzung, daß sich die Wachstumsfugen geschlossen haben, durchgeführt. Bei Kindern im

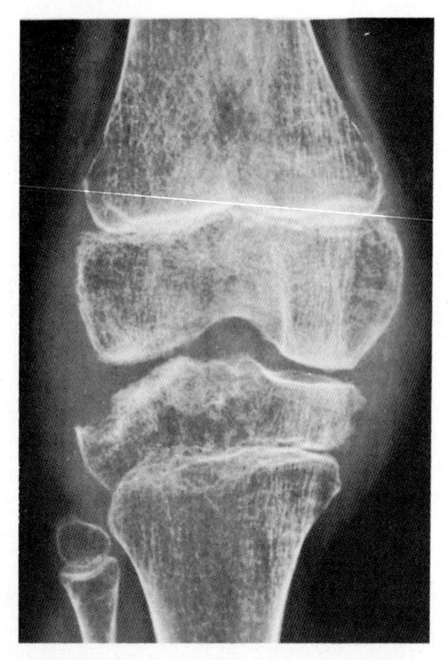
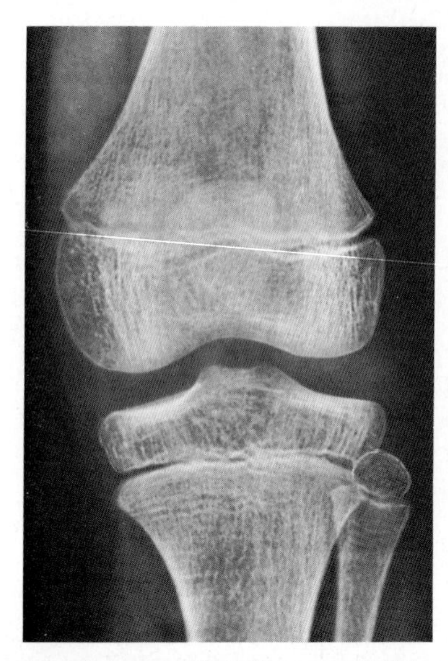

Abb. 283. Tuberkulöse Arthritis des rechten Kniegelenkes bei einem Kind. Das normale linke Knie ist zum Vergleich abgebildet. Man beachte die Kalksalzminderung, die Verschmälerung des Gelenkspaltes und die kleine Erosion am lateralen Rand der Tibiagelenkfläche. Die Destruktion ist nicht stark ausgeprägt, so daß mit konservativer Behandlung ein gutes Ergebnis erzielt werden kann

Wachstumsalter ist es besser, die Arthrodese aufzuschieben, da sonst das Wachstum gestört wird. In der Zwischenzeit wird das Knie mit einem Gehapparat oder einer Gehschiene ruhiggestellt.

Arthrose des Kniegelenkes
(Allgemeine Beschreibung der Arthrose, S. 56).

Von allen Gelenken ist das Knie am häufigsten von einer Arthrose befallen. Diese Erkrankung ist bei übergewichtigen Frauen besonders häufig.

Ursache. Die Arthrose wird durch Abnutzung und Abrieb hervorgerufen. Aber nahezu immer ist ein Faktor vorhanden, der zu einer früheren Abnutzung führt als normal. Das Übergewicht ist der häufigste Faktor, der eine nachteilige Belastung auf das Knie ausübt, wogegen es sich nicht schädlich auf Hüfte und Sprunggelenk auswirkt. Andere prädisponierende Faktoren sind: Eine frühere Fraktur mit Stufenbildung der Gelenkflächen; eine frühere Erkrankung mit Zerstörung der Gelenkflächen (besonders die chronische Polyarthritis); eine Achsenabweichung des Femur gegenüber der Tibia (wie bei lange bestehenden O-Beinen).

Pathologie. Der Gelenkknorpel ist abgerieben und der darunterliegende Knochen eburnisiert. Es besteht eine Knochenhypertrophie an den Gelenkrändern mit Bil-

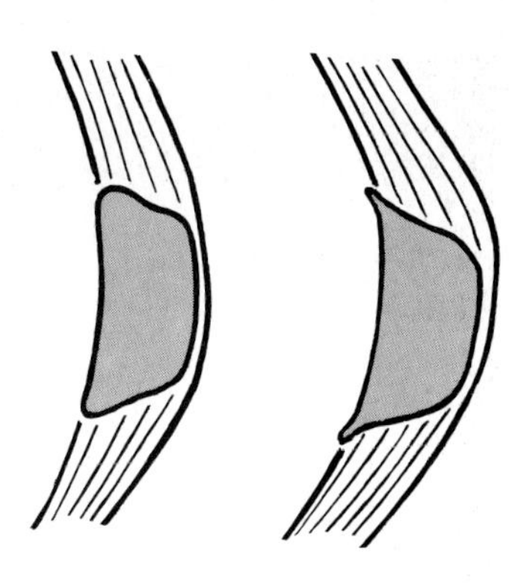

Abb. 284. Ausziehung der Gelenkränder der Patella im seitlichen Röntgenbild als Frühzeichen einer Arthrose. Die normale Patella (links) wird zum Vergleich dargestellt

dung von Osteophyten. Die Veränderungen können hauptsächlich das Femoro-Tibialgelenk oder das Femoro-Patellargelenk betreffen; gewöhnlich ist aber das ganze Gelenk befallen.

Klinik. Bei den Patienten handelt es sich im allgemeinen um ältere, übergewichtige Frauen. Oft sind beide Kniegelenke erkrankt. Es besteht ein langsam zunehmender Schmerz im Gelenk, der nach größeren Belastungen stärker wird. Die Beschwerden exazerbieren oft durch leichte Anstrengung oder durch eine Verdrehung. Es findet sich in der Regel ein Hinweis für einen der oben erwähnten prädisponierenden Faktoren. *Bei der Untersuchung* ist das Knie durch Hypertrophie des Knochens an den Gelenkrändern, wo Osteophyten palpabel sein können, leicht verdickt. Kniegelenksergüsse sind außer bei starker Aktivität ungewöhnlich. Die Bewegung ist leicht eingeschränkt und von groben Krepitationen begleitet. Der M. quadriceps ist atrophisch. In schweren Fällen besteht die Tendenz zur Beugekontraktur.

Röntgenologische Untersuchung. Eine Gelenkspaltverschmälerung, welche das erste Zeichen der Arthrose in den meisten Gelenken ist, sieht man am Kniegelenk erst in einem späteren Stadium. Das erste deutliche Zeichen einer Arthrose im Knie ist die Ausziehung oder Zuspitzung der Gelenkränder, besonders der Patella (Abb. 284) und der Tibia. Später ist die Verschmälerung des Gelenkspaltes deutlich, Osteophyten bilden sich an den Gelenkrändern und der subchondrale Knochen wird sklerotisch (Abb. 285). Oft sieht man Verschattungen, die als freie Körper imponieren. Die meisten sind jedoch nicht frei, sondern in die Synovialmembran eingebettet.

Behandlung. Eine konservative Behandlung lindert die Symptome, wenn auch die strukturellen Veränderungen im Gelenk irreversibel sind. Die wirksamste Behandlung stellt die Physiotherapie dar. Durch eine intensive aktive Übungsbehandlung wird der atrophische M. quadriceps gestärkt. Eine lokale Wärmetherapie wird vielfach angewendet, ist aber weniger wichtig als die Übungsbehandlung. Das Knie ist hinsichtlich der Stabilität weitgehend vom M. quadriceps abhängig. Wird der Muskel kräftig trainiert, so können außer bei ausgeprägten Arthrosen Beschwerden

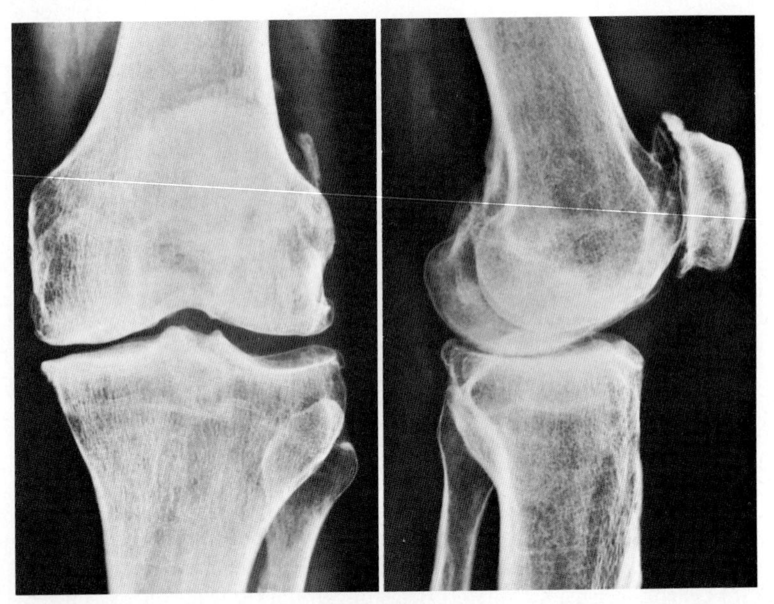

Abb. 285. Fortgeschrittene Arthrose des Kniegelenkes. Zu beachten sind die Verschmälerung des Gelenkspaltes, besonders medial und im Femoro-Patellargelenk. Auffällig ist die subchondrale Sklerose und die Osteophytenbildung an den Gelenkrändern

fehlen. Dies wird durch die Tatsache belegt, daß viele Fußballer mit Gonarthrosen in der Lage waren, in der ersten Liga weiter Fußball zu spielen. Intraartikuläre Injektionen von Hydrocortison wurden versucht, die Resultate waren aber nicht überzeugend. Wiederholte Injektionen scheinen manchmal den degenerativen Prozeß zu beschleunigen.

Operative Behandlung. In sehr schweren Fällen mit starkem Dauerschmerz ist eine Operation indiziert, wenn eine Fehlstellung vorliegt. Die Art der Operation hängt von den Besonderheiten jedes Falles ab. Folgende Operationen werden am häufigsten ausgeführt: 1) Entfernung von freien Körpern; 2) Tibiakopfosteotomie; 3) Patellektomie; 4) Arthroplastik; 5) Arthrodese.

Entfernung von freien Körpern. Wenn freie Körper wiederholt eine Einklemmung des Gelenkes verursachen, sollten sie entfernt werden. Dies ist eine einfache Operation mit guten Resultaten.

Tibiakopfosteotomie. (Abb. 279 u. 280). Diese ist wertvoll, wenn eine ungleichmäßige Belastung des Gelenkknorpels zu einem O-Bein oder X-Bein geführt hat. Die wesentlichen Punkte dieser Methode wurden in Verbindung mit der chronischen Polyarthritis diskutiert (s. S. 355).

Patellektomie. Diese ist nur angezeigt, wenn der arthrotische Prozeß sich weitgehend auf das Femoro-Patellargelenk beschränkt und das Femoro-Tibialgelenk relativ intakt ist.

Arthroplastik (Abb. 281 u. 282). Diese wird bei einer Arthrose nicht so oft wie bei einer chronischen Polyarthritis durchgeführt, weil die Arthrose selten schwer genug ist, um eine solche Operation zu rechtfertigen, zumal Spätresultate noch nicht vorliegen. Die Methoden des Gelenkersatzes wurden auf S. 356 besprochen. Die Arthrodese kann in schweren Fällen angezeigt sein, besonders wenn andere Operationen versagt haben und wenn das andere Kniegelenk intakt ist.

Blutergelenk

(Allgemeine Beschreibung auf S. 61)

Blutungen bei Hämophilie treten am häufigsten im Kniegelenk auf.

Pathologie. Anfänglich besteht ein einfacher Bluterguß im Gelenk (Hämarthros). Bei Ruhe wird dieser langsam resorbiert. Weitere Blutungen führen zu degenerativen Veränderungen des Gelenkknorpels und zu einer fibrösen Verdickung der Synovialmembran.

Klinik. Die intraoperativen Befunde wechseln entsprechend der Phase und Dauer der Erkrankung erheblich. Nach jeder frischen Blutung ist das Knie angeschwollen, zum Teil durch den Bluterguß und zum Teil durch eine Verdickung der Synovialmembran als Folge interstitieller Blutungen. Die darüberliegende Haut ist abnorm warm und die Gelenkbewegungen sind eingeschränkt und schmerzhaft. In einer ruhigen Phase zwischen den Blutungsattacken entsteht eine Verdickung des Gelenkes durch eine Fibrose der Synovialis, die Bewegungen sind leicht beeinträchtigt und oft besteht eine geringe Beugefehlstellung. *Untersuchungen:* Die Gerinnungszeit des Blutes ist in der Regel verlängert.

Diagnose. Wegen der Synovialisverdickung, der Überwärmung und Einschränkung der Kniebeweglichkeit wird das Blutergelenk fälschlicherweise als eine chronisch entzündliche Arthritis angesehen. Eine Anamnese mit vorausgegangenen Blutungen und die verlängerte Blutgerinnungszeit sind wichtige Unterscheidungsmerkmale. Eine Biopsie sollte vermieden werden, da sie eine erneute Blutung verursachen kann.

Behandlung. In Zentren, in denen die notwendigen hämatologischen Untersuchungsmöglichkeiten zur Verfügung stehen, ist die ideale Behandlung die Punktion des Knies unter vorübergehendem Schutz mit antihämophilem Faktor, als wenn es ein gewöhnlicher traumatischer Bluterguß wäre. Diese Behandlung kann chronische Gelenkveränderungen verhindern oder verzögern. Ist ein antihämophiler Faktor nicht verfügbar, sind die Chancen, das Knie zu erhalten, weniger günstig. Es sollte dann nicht punktiert werden. Das Knie sollte stattdessen fest bandagiert und auf einer Thomas-Schiene oder in Gips immobilisiert werden. Nach 4–8 Wochen ist das restliche Blut resorbiert und vorsichtige Bewegungsübungen können wieder aufgenommen werden. Die chronische degenerative Arthrose als Folge multipler, sich wiederholender Blutungen kann mit einer dauernd zu tragenden Polyäthylen-Knieschiene behandelt werden. Eine Operation sollte man vermeiden.

Neuropathische Gelenkleiden

(Allgemeine Beschreibung auf S. 62)

Das Knie ist eines der am häufigsten von einer neurogenen Arthropathie (Charcotsche Osteoarthropathie) betroffenen Gelenke. Die Tabes dorsalis ist wahrschein-

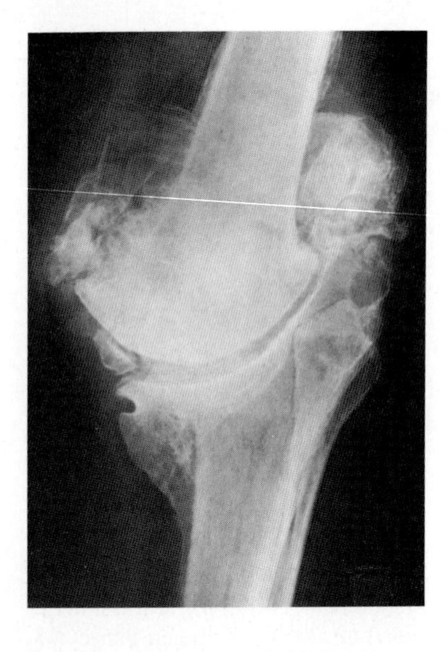

Abb. 286. Neuropathisches Gelenkleiden am Knie. Degenerative Zerstörungen werden von massiver Knochenneubildung begleitet

lich noch die am häufigsten zugrundeliegende Erkrankung, obwohl sie seltener geworden ist.

Pathologie. Die Veränderungen können als eine enorm verstärkte Form der Arthrose betrachtet werden. Der Gelenkknorpel und Teile des darunterliegenden Knochens werden weggerieben. Gleichzeitig besteht aber eine oft beträchtliche Hypertrophie von Knochen an den Gelenkrändern. Die Bänder werden schlaff und die Gelenke instabil.

Klinik. Das Knie ist meist durch eine unregelmäßige Hypertrophie der Knochenenden erheblich verdickt. Es besteht eine leichte oder mäßige Lockerung des lateralen Seitenbandes, die zur O-Bein-Deformität führt. Der Schmerz ist – wenn überhaupt vorhanden – nur leicht. Die weiteren Untersuchungen enthüllen die Grunderkrankung – meist Tabes dorsalis. *Röntgenaufnahmen* zeigen erhebliche destruktive Veränderungen gewöhnlich mit Knochenneubildung an den Gelenkrändern (Abb. 286).

Behandlung. In vielen Fällen ist die Funktion trotz ausgeprägter Zerstörung des Kniegelenkes ausreichend und eine Behandlung ist nicht erforderlich. In anderen Fällen kann eine erhebliche Deformierung – gewöhnlich eine laterale Ausbuchtung – bestimmte Schutzapparate, wie z. B. eine Plastikschiene, erfordern. Eine Arthrodese ist möglich, aber der Durchbau ist oft langsam. Aus diesem Grund und wegen fehlender starker Schmerzen sollte die Operation möglichst unterlassen werden.

Chondropathia patellae

Es handelt sich um eine typische Erkrankung des Jugendlichen oder jungen Erwachsenen (besonders Mädchen), bei der der Knorpel auf der Patellarückfläche aufgerauht und aufgefasert ist. Die Erkrankung unterscheidet sich von der Femoro-Patellar-Arthrose, die bei älteren Patienten auftritt. Nichtsdestoweniger prädisponiert die Chondropathia patellae zur späteren Entwicklung einer Arthrose. Die Ursache ist unklar: Wiederholtes Reiben der Patella gegen eine abnorm prominente Kante am medialen Femurkondylus ist wahrscheinlich, wenigstens teilweisc, als Ursache anzusehen.

Klinik. Es besteht ein starker Schmerz tief im Kniegelenk, hinter der Patella. Der Schmerz verstärkt sich beim Treppauf- und Treppabsteigen. Oft besteht ein Erguß und eine Druckempfindlichkeit beim Palpieren der Patellarückfläche nach Verschiebung zur Seite. Es kann auch eine ausgesprochene Empfindlichkeit über der Vorderfläche des medialen Femurkondylus bestehen. Bewegungen können von einer feinen Krepitation begleitet sein, die sich auf die Hand des Untersuchers überträgt. *Die Röntgenaufnahmen* zeigen keinen pathologischen Befund.

Behandlung. Diese sollte zunächst abwartend sein. Es werden eine feste elastische Bandage angelegt und stärkere Belastungen vermieden. Diese Maßnahmen führen oft zur spontanen Besserung. Wenn störende Beschwerden über viele Monate bestehen, kann eine Operation erforderlich werden. Die Schwierigkeit der Operation besteht darin, daß keine Methode zuverlässig genug ist, um die Beschwerden sicher zum Abklingen zu bringen. Folgende Operationen stehen zur Verfügung: Die Beseitigung der prominenten Kante an der Vorderseite des medialen Femurkondylus (Crooks, 1967), die mediale Versetzung des Ansatzes der Patellarsehne zur besseren Druckverteilung auf der Patellagelenkfläche (Devas u. Golski, 1973), die Ventralisation der Tuberositas tibiae, die Entlastung des lateralen Anteiles der Quadrizepsaponeurose und die Aushöhlung der prominenten intermediären Facette der Patella (Goodfellow, Hungerford u. Woods, 1976). Als letzte Maßnahme kann die Patella entfernt werden.

Meniskusrisse

Zu Meniskusverletzungen kommt es gewöhnlich bei Männern im Alter unter 45 Jahren. Ein Riß wird in der Regel durch eine Drehung mit dem Knie in halber oder ganzer Beugung verursacht. Meist handelt es sich um eine Verletzung beim Fußballspielen. Meniskusrisse sind aber auch bei Männern, die in einer Hockstellung arbeiten – Grubenarbeiter – häufig. Der mediale Meniskus ist viel häufiger gerissen als der laterale.

Pathologie. Es gibt 3 Typen des Meniskusrisses (Abb. 289–291). Alle beginnen als längliche Auffaserung (Abb. 287). Wenn diese sich über die Länge des Meniskus ausdehnt, entsteht ein *Korbhenkelriß*, bei dem beide Teile an den Enden angeheftet bleiben (Abb. 289). Dieses ist der häufigste Typ. Der „Korbhenkel" (dieses ist der zentrale Anteil) wird in Richtung auf die Mitte des Gelenkes verschoben, so daß der Femurkondylus auf der Tibia im Meniskusspalt rollt (Abb. 289). Da der Femurkondylus bei gestrecktem Kniegelenk am breitesten ist, besteht der Haupteffekt des luxierten Korbhenkels darin, daß er die volle Streckung verhindert (Blockierung).

Wenn sich der anfängliche Längsriß zum konkaven Rand des Meniscus ausdehnt, entsteht ein gestielter Abriß. Beim *Hinterhornabriß* bleibt das Fragment am Hinterhorn angeheftet (Abb. 290). Beim *Vorderhornabriß* bleibt es am Vorderhorn (Abb. 291) befestigt. Ein Meniskusquerriß ist immer ein Artefark durch die Operation (Abb. 288).

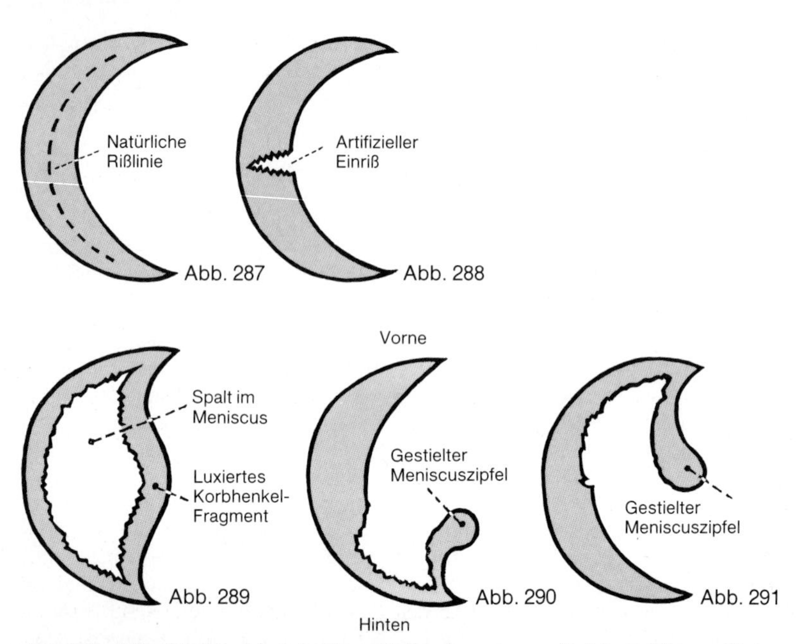

Abb. 287 u. 288. Ein Meniskuseinriß verläuft nahezu immer in Längsrichtung. Er kann sich über die gesamte Länge des Meniskus ausdehnen oder in den konkaven Rand einmünden. Ein Querriß **(Abb. 288)** ist nahezu immer ein durch die Operation bedingter Artefakt
Abb. 289–291. Die drei häufigsten Formen des Meniskusrisses. **Abb. 289.** Korbhenkel-Riß, der häufigste Typ. **Abb. 290.** Hinterhorn-Riß. **Abb. 291.** Vorderhorn-Riß

Die Menisken sind nahezu ohne Gefäße. Entsprechend findet keine Blutung in das Gelenk statt, wenn sie reißen. Es entwickelt sich aber ein synovialer Erguß als Antwort auf die Verletzung. Gerissene Menisken heilen nicht spontan.

Klinik des gerissenen medialen Meniskus. Der Patient ist 18 bis 45 Jahre alt. Die Anamnese ist besonders bei „Korbhenkelrissen" charakteristisch. Infolge einer Drehverletzung fällt der Patient und hat Schmerzen im antero-medialen Anteil des Gelenkes. Er ist unfähig, seine Tätigkeit fortzusetzen, oder er kann dies nur mit Schwierigkeiten tun. Er kann das Knie nicht voll strecken. In den nächsten Tagen bemerkt er eine Schwellung des gesamten Knies und schont das Gelenk. Nach etwa 2 Wochen läßt die Schwellung nach, das Knie scheint sich wieder strecken zu lassen und er nimmt seine Aktivitäten wieder auf. Innerhalb von Wochen oder Monaten gibt das Knie während einer Drehbewegung plötzlich nach, es entstehen Schmerzen und eine nachfolgende Schwellung wie zuvor. Ähnliche Ereignisse treten wiederholt auf.

Blockierung. Mit dem Wort „Blockierung" ist die Unfähigkeit gemeint, das Knie voll zu strecken. Es ist keine richtige Einklemmung des Gelenkes, da hier eine freie Beugemöglichkeit besteht. Die Blockierung ist ein häufiges Zeichen für einen eingerissenen Innenmeniskus. Das Streckdefizit ist aber oft so gering, daß es vom Patienten nicht bemerkt wird. Eine dauernde Gelenkblockierung kann nur bei Korbhenkelrissen auftreten. Gestielte Abrisse verursachen eine momentane Einklemmung, aber keine echte Blockierung in dem angegebenen Sinne.

Bei der Untersuchung im frischen Stadium finden sich das typische Bild einer Ergußbildung, einer Quadrizepsatrophie, einer lokalen Empfindlichkeit in Höhe des Gelenkes anteromedial und (charakteristisch bei „Korbhenkelrissen") ein Streckdefizit mit federnder Resistenz und scharfem anteromedialen Schmerz, wenn eine passive Streckung erzwungen wird.

In der beschwerdefreien Phase zwischen den Attacken findet sich oft nur eine Quadricepsatrophie.

Klinik des gerissenen lateralen Meniskus. Die Zeichen sind weitgehend ähnlich, aber das klinische Bild ist oft weniger klar abgegrenzt. Die Anamnese kann unklar sein, der Schmerz besteht mehr an der Lateralseite als an der Medialseite des Gelenkes und ist oft schlecht zu lokalisieren.

Die Röntgenbilder zeigen keine Veränderungen, gleichgültig ob ein medialer oder lateraler Riß besteht.

Diagnose. In der beschwerdefreien Phase hängt die Diagnose weitgehend von der Anamnese ab. Der Orthopäde sollte bei der Diagnose eines gerissenen Meniskus sehr vorsichtig sein, wenn keine klare Unfallanamnese besteht und wenn keine wiederholten Zwischenfälle mit Ergußbildung stattgefunden haben. Oft ist eine Beobachtungsperiode notwendig, bevor die Diagnose aufgrund der klinischen Erscheinungen allein ausreichend gesichert ist. In zweifelhaften Fällen wird eine Arthrographie oder Arthroskopie in der Regel (s. S. 350) helfen, die Art der Läsion zu objektivieren.

Späteffekte. Lang andauernde Gelenkinnenschäden durch einen gerissenen Meniskus prädisponieren zur Entwicklung einer späteren Arthrose. Die Arthrose kann sich Jahre nach der Meniskusentfernung entwickeln.

Behandlung. Sobald die Diagnose gestellt ist, besteht die korrekte Behandlung in der Entfernung des ganzen Meniskus oder, in geeigneten Fällen, des abgerissenen Korbhenkels alleine.

Behandlung des blockierten Kniegelenkes. Die Manipulation in Narkose ist die Standardbehandlung, wenn eine ausgesprochene Blockierung besteht. Man darf aber nicht erwarten, daß die Manipulation den abgelösten „Korbhenkel" in seine normale Position bringt: Sie dehnt den Riß nur in der Längsrichtung aus und erlaubt so dem „Korbhenkel" sich weiter in Richtung auf die Gelenkmitte – also in Richtung auf die interkondyläre Region – zu bewegen. In dieser Lage behindert das abgelöste Fragment die Gelenkbewegung weniger stark, aber die vollständige Streckung wird selten erreicht. Die Manipulation ist deshalb nur insoweit wertvoll als sie die Beeinträchtigung des Patienten bessert, solange er auf die Operation wartet.

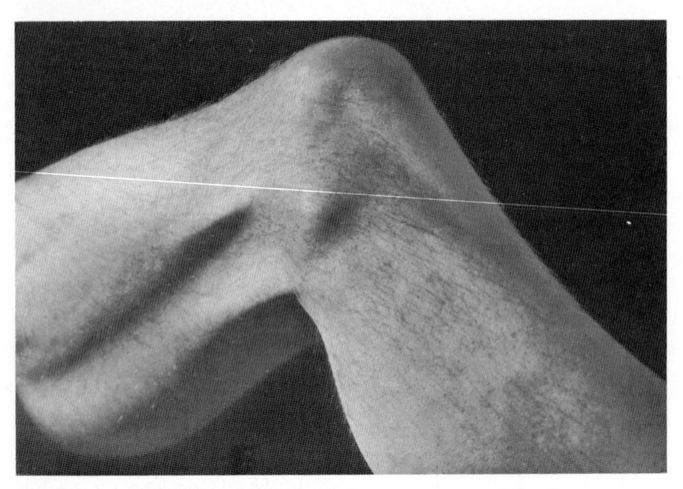

Abb. 292. Ganglion des lateralen Meniskus

Horizontalrisse des degenerierten Innenmeniskus
Meniskusrisse, wie sie oben beschrieben wurden, sind in einem Alter von über 50 Jahren selten. Die Menisken zeigen etwa zu diesem Zeitpunkt beginnende degenerative Veränderungen und können dann von einem anderen Typ der Meniskusläsion betroffen sein. Besonders der Innenmeniskus kann in der Nähe seiner Befestigung am medialen Seitenband horizontal einreißen. Solche Risse sind oft klein und können, da keine wesentliche Trennung der Fragmente eintritt, von alleine wieder verheilen.

Klinisch findet sich ein störender Dauerschmerz auf der Innenseite des Kniegelenkes. Meist bemerkt der Patient den Schmerz nach einem kleineren Unfall. Oft tritt der Schmerz aber auch ohne vorangehendes Trauma auf. Im Anfangsstadium beobachtet man meist eine geringgradige Ergußbildung im Kniegelenk.

Bei der Therapie sollte man sich anfangs abwartend verhalten und mit elastischen Binden und Quadrizepsübungen behandeln. Meist gehen die Beschwerden im Verlauf von einigen Monaten zurück. Tritt keine Besserung ein, sollte der Meniskus entfernt werden.

Meniskusganglion

Ein Meniskusganglion führt meist zu einer gespannten, fast harten Schwellung auf der lateralen Seite in Gelenkhöhe.

Ursachen. Die Ganglien entstehen spontan. Oft besteht aber in der Anamnese eine vorhergehende direkte Verletzung in Höhe des Ganglions.

Pathologie. Die Schwellung wird durch eine Proliferation von Bindegewebe hervorgerufen, welche wabenartig aus kleinen zystischen Hohlräumen besteht, die eine klare, gelatinöse Flüssigkeit enthalten.

Klinik. Der laterale Meniskus ist viel häufiger befallen als der mediale. Eine sichtbare Schwellung ist meist in Höhe des Gelenkes und gewöhnlich vor dem lateralen (oder medialen) Seitenband (Abb. 292) erkennbar, wenn das Knie leicht gebeugt gehalten wird. Die Schwellung verursacht vor allem nachts Schmerzen und ist meist auf starken Druck empfindlich. Die Schwellung ist so prall, daß eine Fluktuation selten getastet werden kann (in der Tat wird die Schwellung manchmal als Knochen fehlinterpretiert).

Röntgenbilder können eine Einbuchtung auf der lateralen Fläche des Tibiakopfes zeigen, wo die Zyste mit ihm Kontakt hat.

Behandlung. Wenn die Erkrankung eine Operation rechtfertigt, soll das Ganglion zusammen mit dem Meniskus, von welchem es ausgeht, entfernt werden. Nur selten ist es möglich, das Ganglion zu entfernen und dabei den Meniskus intakt zu belassen.

Lateraler Scheibenmeniskus

Selten verfehlt der laterale Meniskus während der Entwicklung seine normale Halbmondform und besteht in seiner embryonalen Form als eine dicke, scheibenartige Masse weiter, die zwischen dem lateralen Femurkondylus und der Tibia liegt. Ein Scheibenmeniskus kann rezidivierende Störungen im Kniegelenk mit einer Neigung zum „Giving-way-Phänomen" hervorrufen. Meist kann ein lautes „Knacken" bei Flexions-Extensions-Bewegungen demonstriert werden. Diese Symptome treten oft während der Kindheit oder während der Jugend auf. Wenn die Störung lästig wird, sollte der Meniskus entfernt werden.

Osteochondrosis dissecans des Kniegelenkes

(Allgemeine Beschreibung der Osteochondrosis dissecans, S. 66)

Die Osteochondrosis dissecans ist durch die lokale Nekrose eines Segmentes der knöchernen Gelenkfläche und des darüberliegenden Gelenkknorpels, mit möglicher Abtrennung des Fragmentes unter Bildung intraartikulärer freier Körper, charakterisiert. Das Knie ist viel häufiger betroffen als andere Gelenke.

Ursache. Diese ist unbekannt. Man vermutet eine Mangeldurchblutung im betroffenen Knochensegment durch Thrombose einer Endarterie. Eine Verletzung ist möglicherweise ein prädisponierender Faktor. Es besteht auch eine konstitutionelle Prädisposition für diese Erkrankung, weil sie bei mehreren Mitgliedern einer Familie oder mehreren Gelenken beim gleichen Patienten auftreten kann.

Pathologie. Die Läsion betrifft nahezu immer die Gelenkoberflächen des medialen Femurkondylus (Abb. 293–295). Die Größe des betroffenen Segmentes wechselt – oft hat es einen Durchmesser von ca. 2 cm. Im Bereich der Läsion ist der subchondrale Knochen avaskulär und der darüberliegende Knorpel erweicht. Es bildet sich eine klare Demarkationslinie zwischen avaskulärem Segment und dem umgebenden normalen Knochen und Knorpel (Abb. 293). Nach vielen Monaten löst sich das Fragment als freier Körper ab (manchmal 2 oder 3 freie Körper) und läßt eine flache Höhle an der Gelenkoberfläche zurück, die zuletzt mit bindegewebigem

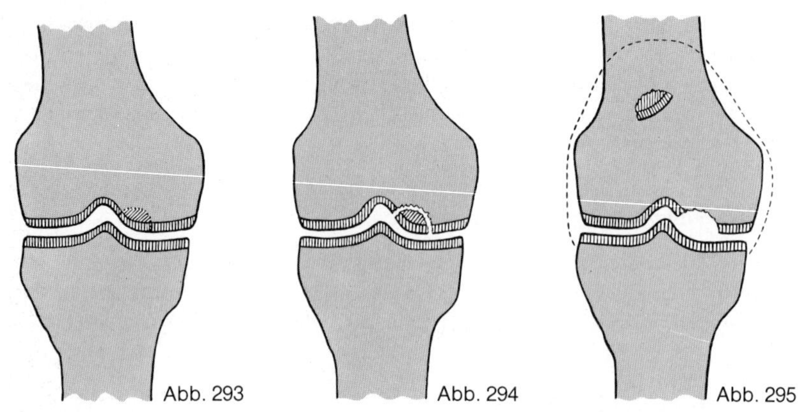

Abb. 293–295. Entwicklung der Osteochondrosis dissecans. **Abb. 293.** Ein Segment der Gelenkoberfläche stirbt ab. **Abb. 294.** Ausbildung einer Demarkationslinie um das Segment. **Abb. 295.** Das ausgebrochene Stück liegt lose im Gelenk. Eine Höhle bleibt im Femurkondylus zurück

Knorpel ausgefüllt wird (Abb. 294 u. 295). Die Verletzung an der Gelenkoberfläche prädisponiert zur späteren Entwicklung einer Arthrose.

Klinik. Der Patient ist im Wachstumsalter oder er ist ein junger Erwachsener. Er klagt über Beschwerden oder Schmerzen im Knie nach Belastung, ein Unsicherheitsgefühl und eine intermittierende Schwellung. Hat sich bereits ein freier Körper gebildet, sind rezidivierende plötzliche Einklemmungen das hervorstechende Merkmal. *Bei der Untersuchung* besteht eine Ergußbildung. Der M. quadriceps ist atrophisch. Die Beweglichkeit ist gewöhnlich nicht eingeschränkt. *Röntgenaufnahmen* zeigen einen scharf ausgestanzten Knochendefekt an der Gelenkoberfläche des medialen Femurkondylus. Zuerst wird die Höhle vom abgelösten Knochenfragment eingenommen, später kann die Höhle leer sein und ein freier Körper findet sich irgendwo im Gelenk. Die Läsion stellt sich am besten auf einer interkondylären Aufnahme mit dem Knie in halber Beugung dar (Abb. 297).

Behandlung. Im Entwicklungsstadium der Erkrankung sollte die Behandlung abwartend sein. Das Knie wird mit einer Bandage gestützt und starke Aktivitäten werden unterlassen. Manchmal heilt in diesen frühen Fällen besonders bei Kindern die Läsion spontan. Wenn die Läsion „reif" ist, d. h. wenn sich eine klare Demarkationslinie zwischen abgetrenntem Fragment und umgebendem normalen Knochen gebildet hat, sollte das lose Stück in der Regel entfernt werden, besonders wenn es klein ist. Eine flache Höhle bleibt am Femurkondylus zurück, die sich aber allmählich mit Faserknorpel füllt, und es wird meist wieder eine befriedigende Funktion erreicht. Wenn ein größerer Teil des Femurkondylus ausgehöhlt ist, besteht das Risiko einer späteren Arthrose. Einige Orthopäden empfehlen deshalb, das lose Fragment wieder in seinem Bett zu fixieren. Es hat sich gezeigt, daß das Fragment dort wieder einheilt. Es ist aber keineswegs sicher, daß die Entwicklung einer späte-

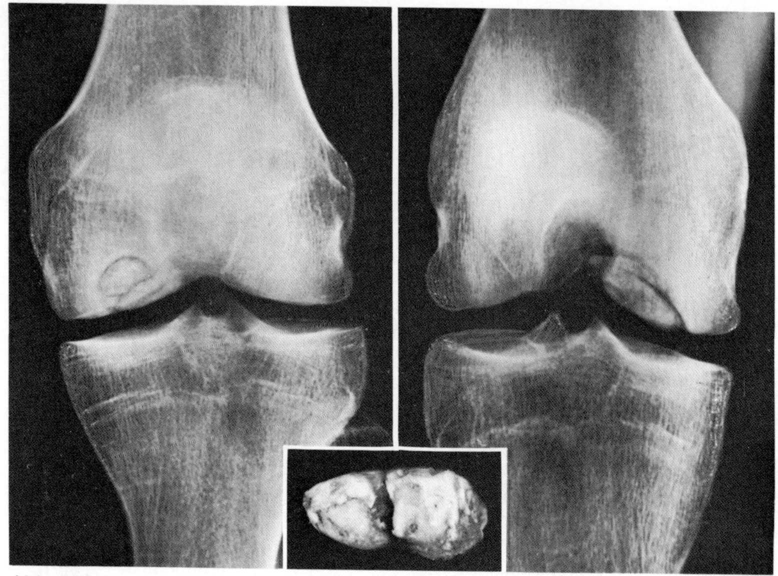

Abb. 296. Osteochondrosis dissecans. Normale a.p.-Röntgenaufnahme
Abb. 297. Tangentiale a.p.-Projektion bei halbgebeugtem Kniegelenk mit Einblick in die Interkondylarregion. Große halbmondförmige Höhle am medialen Femurkondylus mit dem abgelösten Fragment in situ. Das untere Zwischenbild zeigt das Dissekat nach seiner Entfernung

ren Arthrose durch diese Behandlungsmethode verhindert wird. Wahrscheinlich sollte diese Behandlung in all den Fällen durchgeführt werden, bei denen das abgelöste Fragment außergewöhnlich groß ist.

Freie Körper im Kniegelenk

Das Knie ist das Gelenk, welches am häufigsten von der Bildung freier Körper[1] betroffen ist. Es gibt vier Hauptursachen: 1) Osteochondrosis dissecans (1–3 freie Körper); 2) Arthrose (1–10 freie Körper); 3) Splitterbruch mit Beteiligung der Gelenkfläche (1–3 freie Körper); 4) Synoviale Chondromatose (50–500 freie Körper).

Pathologie. *Die Osteochondrosis dissecans* wurde auf S. 66 beschrieben. Der oder die freien Körper werden durch spontane Ablösung eines Fragmentes aus Knochen und Knorpel der Gelenkfläche des medialen Femurkondylus gebildet. Eine flache Höhle bleibt im Kondylus zurück.

---

[1] Eine klare Unterscheidung muß zwischen freien Körpern (Fragmente von Gelenkgewebe, die sich abgelöst haben, so daß sie frei im Gelenk liegen) und Fremdkörpern (Partikel einer fremden Masse, die von außen in das Gelenk eingeführt wurden) getroffen werden.

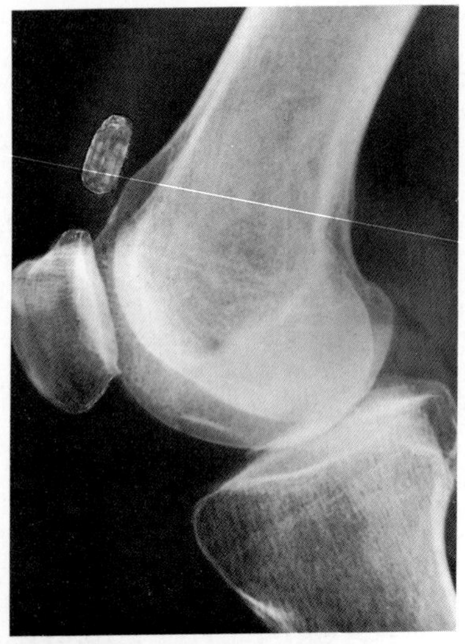
Abb. 298

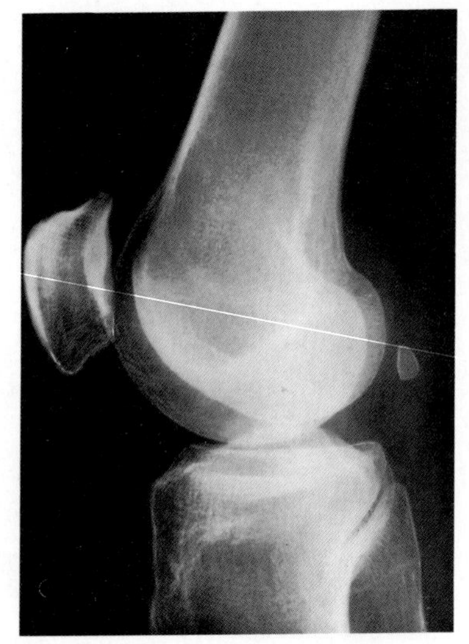
Abb. 299

Abb. 298. Freie Körper im Bereich des Kniegelenkes. Wie in diesem Fall liegen die freien Körper oft im Recessus suprapatellaris

Abb. 299. Die Fabella, ein Sesambein im lateralen Gastrocnemiuskopf, findet man bei vielen Menschen. Sie wird manchmal fälschlicherweise für einen freien Körper im Kniegelenk gehalten

Die *Arthrose* wurde auf S. 56 besprochen. Manche freie Körper, die bei der Arthrose gefunden werden, sind wahrscheinlich durch Ablösung von Randosteophyten entstanden. Die meisten abgelösten Osteophyten indessen behalten eine synoviale Verbindung und verursachen keine Störungen. Obwohl sie im Röntgenbild lose erscheinen, sollten sie nicht als solche betrachtet werden, wenn nicht Einklemmungserscheinungen anzeigen, daß sie sich frei innerhalb des Gelenkes bewegen. Echte freie Körper können möglicherweise durch Abschilferungen von ins Gelenk abgestoßenem Gelenkknorpel gebildet werden.

Splitterbrüche mit Beteiligung der Gelenkfläche sind eine seltene Ursache von intraartikulären freien Körpern. Es besteht eine klare Anamnese über die verursachende Verletzung.

Eine synoviale Chondromatose ist eine seltene Erkrankung der Synovialmembran. Sie ist durch die Bildung von zahlreichen kleinen, gestielten zottigen Vorwölbungen charakterisiert. Später werden ihre aufgetriebenen Enden knorpelig und lösen sich, so daß sie frei im Gelenk liegen. Einige oder alle der zahlreichen freien Körper können verkalken.

Was immer auch die Ursache von freien Körpern ist, ihre wiederholte Einklemmung zwischen den Gelenkflächen schafft die Grundlage für eine Arthrose oder wird eine bereits bestehende Arthrose verstärken.

Klinik. Das charakteristische Symptom eines freien Körpers im Knie ist die wiederholte Sperrung des Gelenkes durch Einklemmung eines freien Körpers zwischen den Gelenkflächen. Das Knie wird während der Bewegung plötzlich und unerwartet blockiert. Die Blockierung ist von einem starken Schmerz begleitet. Nach einem unterschiedlich langen Zeitraum ist der Patient gewöhnlich durch vorsichtiges Bewegen des Gelenkes in der Lage, den freien Körper zu lösen und das Gelenk zu befreien. Am nächsten Tag ist das Knie mit Flüssigkeit gefüllt und geschwollen. In vielen Fällen kann der Patient die freien Körper durch die Weichteile hindurch tasten, wenn sie oberflächlich im Gelenk liegen. *Bei der Untersuchung* ist der Befund oft leicht, denn man sieht den Patienten nur selten im Zustand der Blockierung. Sieht man ihn später, besteht ein Gelenkerguß. In der Zeit zwischen den Einklemmungen finden sich außer einer leichten Atrophie des M. quadriceps oft keine Symptome. Manchmal kann ein freier Körper palpiert werden. Die Anzeichen einer Arthrose können vorhanden sein. *Röntgenuntersuchung:* Mit wenigen Ausnahmen stellen sich die freien Körper röntgenologisch dar. Sie liegen oft im Recessus suprapatellaris (Abb. 298). Die Fabella sollte nicht mit einem freien Körper verwechselt werden (Sesambein im lateralen Gastrocnemiuskopf) (Abb. 299). Die Lage der Fabella ist konstant; sie liegt etwas oberhalb des Gelenkspaltes lateral hinter dem Femur, ist immer oval und ihre lange Achse zeigt in vertikaler Richtung.

Behandlung. Generell besteht die Behandlung in der Entfernung des freien Gelenkkörpers. Die Entfernung empfiehlt sich immer, wenn der freie Körper eine rezidivierende Blockierung verursacht. Wenn keine Blockierung besteht, ist eine Operation nicht nötig. In solchen Fällen ist der Körper, obwohl im Röntgenbild lose erscheinend, oft an der Synovialmembran fixiert und liegt außerhalb der Gefahrenzone.

Rezidivierende Patellarluxation

Das Femoropatellargelenk ist eines der beiden Gelenke, die am häufigsten für eine rezidivierende Luxation in Frage kommen. Das andere ist das Schultergelenk. Im Gegensatz zum Schultergelenk wird die Instabilität beim Femoropatellargelenk häufig mehr durch kongenitale Faktoren als durch eine anfängliche schwere Verletzung verursacht.

Pathologische Anatomie. Bei der Luxation der Patella gleitet diese immer nach lateral ab. Dabei schlüpft die Kniescheibe während der Kniebeugung über den lateralen Kondylus. Vier Faktoren disponieren zur wiederholten Luxation: 1) Eine generelle Bandlockerung, die angeboren sein kann; 2) eine Dysplasie des lateralen Femurkondylus, mit einer seichten interkondylären Grube; 3) eine abnorm hohe Position der Patella, welche deshalb nicht so tief wie gewöhnlich in der interkondylären Grube liegt; 4) ein Genu valgum, das dazu führt, daß die Zuglinie des M. quadriceps zu weit lateral liegt. Der letzte Faktor ist selten von Bedeutung.

Klinik. Die rezidivierende Patellaluxation ist bei Mädchen häufiger als bei Jungen. Oft sind beide Kniegelenke betroffen. Die Störung beginnt gewöhnlich während der Adoleszenz oder im frühen Erwachsenenalter. Die Luxation entsteht, während der Patient sich aktiv bewegt, wobei er das Knie beugt. Während das Knie gebeugt oder halb gebeugt ist, entsteht plötzlich ein starker Schmerz an der Vorderseite des Knies und der Patient ist unfähig, das Knie zu strecken. Oft kann die luxierte Patella entweder vom Patienten selber oder durch eine andere Person sofort reponiert werden.

Bei der Untersuchung im luxierten Zustand ist das Knie geschwollen und die Kniescheibe liegt sichtbar und fühlbar auf der Außenseite des lateralen Femurkondylus. Nach der Reposition sind die Hauptzeichen eine Ergußbildung (gewöhnlich mit Blutbeimengung) und eine Druckempfindlichkeit über dem medialen Anteil des M. quadriceps, der meist gezerrt oder gerissen ist. Man kann eine der oben geschilderten kleinen anatomischen Anomalien beobachten. Zum Teil findet man eine generalisierte Bandlockerung, die durch die Fähigkeit des Patienten, das Kniegelenk (Genu recuravatum) oder andere Gelenke, wie Hand- oder Fingergelenke, zu überstrecken, nachzuweisen ist. Diese Überstreckbarkeit kann auch bei Eltern oder anderen Verwandten nachweisbar sein. Die Patella steht oft höher als normal und sie kann ungewöhnlich klein sein. Röntgenaufnahmen bekommt man selten im Zustand der Luxation. Nach der Reposition kann das Knie röntgenologisch normal aussehen, gewöhnlich aber steht die Patella etwas höher als normal – oft bei beiden Kniegelenken.

Verlauf. Die Luxation der Patella rezidiviert nicht immer. Manche Patienten haben nach ein oder zwei Luxationen keine weiteren Störungen mehr. In vielen Fällen jedoch rezidivieren die Luxationen mit zunehmender Leichtigkeit und Häufigkeit, so daß der Patient erheblich beeinträchtigt ist. Häufig sich wiederholende Luxationen prädisponieren zur späteren Entwicklung einer Arthrose.

Behandlung. Die Behandlung sollte zunächst abwartend sein. Nach einer Luxation sollte der Patient für einige Zeit physikalische Therapie erhalten, um den M. quadriceps, besonders den M. vastus medialis, zu stärken.

Wenn die Luxationen mit einer solchen Häufigkeit rezidivieren, daß der Patient schwer beeinträchtigt ist, sollte man zu einer Operation raten. Empfohlen wird die Transposition der Tuberositas tibiae nach medial und distal in ein neues Tibiabett zusammen mit der Patellarsehne, um auf diese Weise die Patella tiefer in die interkondyläre Grube des Femurs hineinzusenken und die Zuglinie des M. quadriceps mehr zur Medialseite hin zu verlagern.

Eine andere, aber meist weniger befriedigende Operation ist die Entfernung der Patella. Es ist angeführt worden, daß dieses Verfahren bessere Dauerresultate ergibt, weil die Gefahr einer Arthroseentwicklung vermindert wird. Diese Behauptung ist jedoch noch nicht bestätigt worden.

Habituelle Luxation

Es ist wichtig, zwischen einer rezidivierenden und einer habituellen Luxation der Patella zu unterscheiden. Während bei der rezidivierenden Luxation das Knie zwischen den Luxationen für Wochen oder Monate normal sein kann, luxiert bei der habituellen Patellaluxation die Kniescheibe jedesmal nach lateral, wenn das Knie über einen bestimmten Grad hinaus gebeugt wird. Diese Situation entsteht meist in einem früheren Alter als die rezidivierende Luxation – gewöhnlich in früher Kindheit. Die zugrundeliegende Pathologie ist ebenfalls unterschiedlich: Es handelt sich um eine Anomalie des M. quadriceps und zum Teil auch des M. vastus lateralis, der eine fibröse Kontraktur aufweist. Der M. vastus lateralis kann auch durch einen fibrösen Strang am Tractus ilio-tibialis fixiert sein (Jeffreys, 1963). Es ist der verkürzte M. vastus lateralis, der die Patella jedesmal nach lateral zieht, sobald das Knie gebeugt wird. Ohne Behandlung kann die Patella schließlich dauernd luxiert bleiben.

Die Behandlung besteht in der Durchtrennung des gespannten Muskels oder Stranges bis zu einem Grad, der eine volle Beugung des Kniegelenkes ohne Luxation der Patella erlaubt.

Extraartikuläre Erkrankungen der Kniegelenkregion

Genu varum und Genu valgum

Genu varum (O-Bein) und Genu valgum (X-Bein) kommen häufig in der Kindheit vor. In der weitaus größten Anzahl der Fälle besteht keine Grunderkrankung. Wegen der Deformität sollte man sich keine Sorgen machen, weil sie sich allmählich spontan korrigiert. Ein Genu varum oder valgum kann in der Kindheit oder im Erwachsenenalter auch nach einen Unfall oder einer Erkrankung auftreten. Die häufigsten Ursachen sind: 1) Fraktur des distalen Femurs oder der proximalen Tibia mit Fehlstellung (z. B. Einstauchung des lateralen Tibiaplateaus mit nachfolgendem Genu valgum); 2) Chronische Polyarthritis oder Arthrose; 3) Kalksalzminderung des Knochens, wie z. B. bei der Rachitis oder der Osteomalazie; 4) Andere Erkrankungen mit Knochenerweichung, wie Ostitis deformans (Pagetsche Erkrankung) (Abb. 85, S. 106); 5) Bei Kindern kann ein ungleichmäßiges Wachstum der Epiphysenfuge nach Unfall, Osteomyelitis oder bei Dyschondroplasie (s. S. 104) auftreten.

Bei der Beurteilung eines Genu varum oder valgum sollte sich der Orthopäde immer sorgfältig darum bemühen, eine organische Erkrankung durch eine eingehende klinische oder, wenn nötig, durch eine röntgenologische Untersuchung auszuschließen, bevor eine gutartige Erkrankung im Kindesalter diagnostiziert wird. Diese Krankheitsbilder werden in den folgenden Kapiteln beschrieben.

Gutartiges Genu varum beim Watschelgang

Sowohl das Bein als auch das Knie sind nach außen gebogen (Abb. 300). Eine leichte O-Bein-Deformität ist so häufig, daß sie bei Kindern von 1 bis 3 Jahren fast als normal bezeichnet werden kann. Sie erfordert keine Behandlung, wenn sie nicht bis in die späte Kindheit hinein andauert. Man sollte Sorge tragen, die Möglichkeit einer Rachitis oder einer anderen zugrundeliegenden Erkrankung auszuschließen.

Gutartiges Genu valgum in der Kindheit

Die Tibia ist in bezug zur Femurachse abduziert. Bei gestreckten Kniegelenken können sich die Innenknöchel nicht berühren (Abb. 301). Die Deformität findet sich gewöhnlich bei Kindern im Alter von 3–5 Jahren. Liegt keine ursächliche Knochenerkrankung vor, so erfolgt die Spontankorrektur in der Regel im Verlauf des Wachstums.

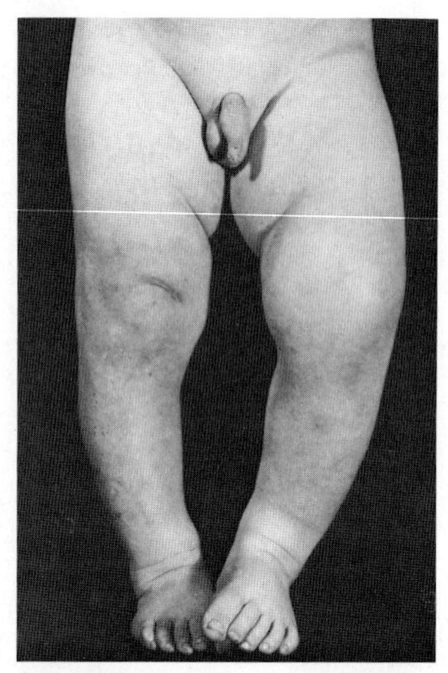

Abb. 300

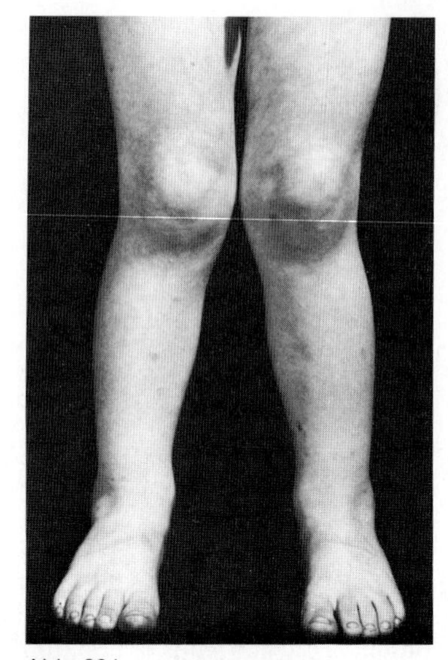

Abb. 301

Abb. 300. Genu varum. Eine leichte Biegung ist bei Kindern häufig. Sie bildet sich aber in der Regel während des weiteren Wachstums spontan zurück

Abb. 301. Genu valgum. Eine Achsenabweichung dieses Ausmaßes korrigiert sich meist spontan während des weiteren Wachstums

Behandlung. In früher Kindheit ist eine Behandlung nicht erforderlich; jedoch wird üblicherweise (obwohl die Wirkung zweifelhaft ist) eine Schuhinnenranderhöhung von 3 bis 5 mm Höhe verordnet, um die Belastungslinie nach medial zu verschieben (Abb. 320, S. 404).

Ein schweres Genu valgum, das nach dem 10. Lebensjahr noch besteht, erfordert ein aktives Vorgehen. Während des Wachstums stehen zwei korrigierende Behandlungsmethoden zur Verfügung. Ein Verfahren besteht in der Verzögerung des Wachstums im Bereich der medialen Epiphysen von Femur und Tibia durch Überbrückung der Wachstumsfugen mit Metallklammern (Epiphysiodese). Die andere und sicherere Methode besteht in der suprakondylären Umstellungsosteotomie des Femurs unter Entnahme eines Knochenkeiles mit medialer Basis. Nach Beendigung des Epiphysenwachstums kann das Genu valgum nur durch eine Osteotomie korrigiert werden.

Ruptur der Quadrizepssehne

Der M. quadriceps setzt an der Tibia über das Ligamentum patellae an, das die Kniescheibe einschließt. Eine vollständige Ruptur kann an drei Stellen auftreten (Abb. 302): 1) Am oberen Patellapol; 2) im Bereich der Patella und der umgebenden Quadrizepsanteile (Fraktur der Patella); 3) an der Tuberositas tibiae. In allen Fällen wird die Verletzung durch eine unerwartet einsetzende Beugekraft verur-

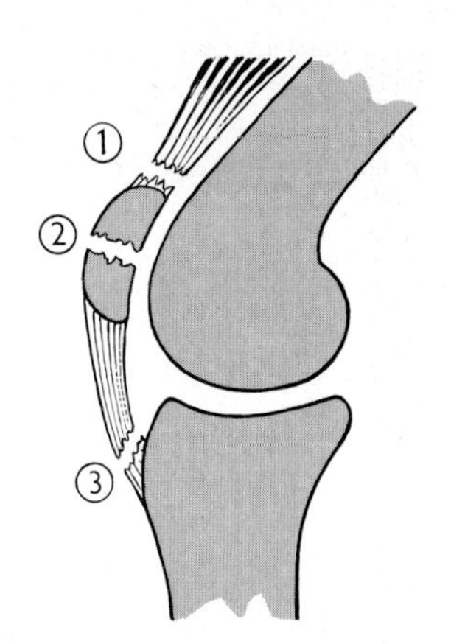

Abb. 302. Drei Stellen, an denen die Quadrizepssehne reißen kann. *1)* Am Ansatz des M. quadriceps an der Patella. *2)* Patellaquerfraktur. *3)* Am Ansatz des Ligamentum patellae an der Tuberositas tibiae

sacht, der automatisch eine plötzliche Kontraktion des M. quadriceps entgegenwirkt.

Ruptur am oberen Patellapol

Der Ausriß der Quadrizepssehne aus dem oberen Pol der Patella findet sich hauptsächlich beim älteren Menschen, bei dem die Quadrizepssehne oft degenerativ verändert ist. Die Behandlung besteht in einer Fixation der Sehne an der Patella mit Hilfe von Drahtnähten.

Patellaquerfraktur

Dies ist die häufigste Form der Ruptur des Kniestreckapparates und der Patellafraktur. Die Verletzung findet sich hauptsächlich bei Erwachsenen im mittleren Lebensalter. Besteht eine reine Patellaquerfraktur, sollten die Fragmente durch eine Osteosynthese fixiert werden. Bei Mehrfragmentbrüchen hingegen sollten die Patellafragmente exzidiert und die Quadrizepssehne genäht werden.

Ausriß an der Tuberositas tibiae

Diese Verletzung ist selten und kommt hauptsächlich bei Kindern oder bei jungen Erwachsenen vor. Das Knochenfragment kann von der Sehne weggezogen werden. Die gerissene Sehne sollte mit Nähten wieder angeheftet werden.

Apophysitis der Tuberositas tibiae
(Osgood-Schlattersche Erkrankung)

Die Apophysitis der Tuberositas tibiae ist eine Erkrankung der Kindheit, bei der die Tuberositas tibiae vergrößert und zeitweise schmerzhaft ist. Bekannt als Osgood-Schlattersche Erkrankung, wurde sie früher als eine Form der aseptischen Knochennekrose angesehen (s. S. 94). Heute ist man der Auffassung, daß es sich ursächlich lediglich um eine Zugbelastung an der in Entwicklung befindlichen Tuberositas tibiae durch die Patellarsehne handelt.

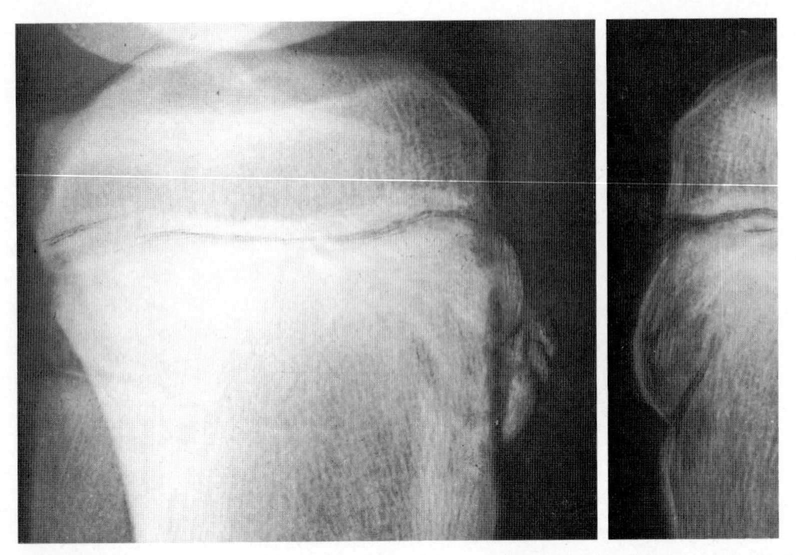

Abb. 303. Apophysitis der Tuberositas tibiae (Osgood-Schlattersche Erkrankung). Die Tuberositas tibiae erscheint verbreitert und fragmentiert. Die normale Tuberositas der anderen Tibia ist zum Vergleich abgebildet

Klinik. Es handelt sich in der Regel um Knaben im Alter von 10–14 Jahren. Die Beschwerden bestehen in einem Schmerz ventral und unterhalb des Kniegelenkes, der bei stärkerer Aktivität zunimmt. *Bei Untersuchung* der ungewöhnlich prominenten Tuberositas tibiae verursacht die Palpation Schmerzen. Die Schmerzen verstärken sich, wenn die Quadrizepssehne gespannt ist, wie beim Heben des gestreckten Beines gegen Widerstand. Die Symptome und Befunde sind auf die Gegend der Tuberositas tibiae beschränkt. Das Kniegelenk selbst ist unauffällig. *Die Röntgenaufnahmen* zeigen eine Vergrößerung und manchmal Fragmentierung der Tuberositas tibiae (Abb. 303).

Verlauf. Die Erkrankung heilt selbständig ohne Funktionseinschränkung aus.

Behandlung. In vielen Fällen ist eine Behandlung nicht notwendig. Wenn der lokale Schmerz und die Empfindlichkeit stark sind, sollte das Knie für 2 Monate in einem Gipstutor von der Leiste bis zu den Malleolen ruhiggestellt werden.

Bursitis praepatellaris

Der über dem unteren Patellapol und dem oberen Teil der Patellarsehne liegende Schleimbeutel neigt zur Entzündung.

Es gibt zwei Formen der Bursitis praepatellaris: 1) Irritativ; 2) infektiös oder eitrig.

Irritative Bursitis praepatellaris
Diese wird durch eine dauernde Reizung hervorgerufen. Sie tritt besonders bei Personen auf, die häufig knien müssen. Es findet sich eine fibröse Wandverdickung der Bursa, die Flüssigkeit enthält.

Klinik. Es besteht eine weiche fluktuierende Schwellung über dem unteren Patellapol („Pastoren-Knie"). Die Schwellung ist klar abgegrenzt. Sie ist auf einen bestimmten Bereich im vorderen Gelenkanteil beschränkt. Das Gelenk selbst ist nicht beteiligt.

Behandlung. Ein Punktionsversuch kann unter Lokalanästhesie durchgeführt werden. Die Ergußbildung neigt jedoch zum Rezidiv. Wenn eine weitere Reibungsbelastung nicht verhindert wird, kann der Erguß zu einem Rezidiv führen. Das Risiko des Rezidivs kann durch eine Hydrokortison-Injektion in die leere Bursa verringert werden. Die operative Entfernung der Bursa stellt die sicherste Behandlung mit anhaltender Heilung dar.

Eitrige Bursitis praepatellaris
Diese wird hervorgerufen durch eine Infektion der Bursa mit Eitererregern, die die Bursa direkt durch eine perforierende Wunde oder auf dem Lymphwege von einem Infektionsherd des Beines erreichen. Die Wand der Bursa ist akut entzündet und mit Eiter gefüllt.

Klinik. Es bestehen Schmerzen und eine Schwellung im vorderen Kniebereich. Oft hat der Patient Fieber. Die Schwellung ist auf den Bereich der Bursa praepatellaris beschränkt. Sie ist bei Palpation akut schmerzhaft und die darüberliegende Haut ist heiß und gerötet. Die inguinalen Lymphknoten sind oft vergrößert und druckempfindlich. Das Kniegelenk selber ist nicht beteiligt. Der Patient hat jedoch Mühe, das Knie zu beugen, weil die Beugung durch Spannung der Haut über der Bursa Schmerzen verursacht.

Behandlung. Man sollte eine entsprechende antibiotische Therapie einleiten und den Schleimbeutelabszeß drainieren.

Zysten im Bereich der Kniekehle

In der Kniekehle findet man häufig zystische Schwellungen. Meist handelt es sich um eine irritative Bursitis, in der Regel um eine Bursa semimembranacea. Seltener werden sie durch eine Ausstülpung (Herniation) der Synovialis des Kniegelenkes (Baker-Zyste) verursacht. Die Zysten im Bereich der Kniekehle müssen von anderen Schwellungen dieser Region, wie Aneurysmen und synovialen Sarkomen, unterschieden werden.

Bursitis semimembranacea
Die Bursa semimembranacea liegt zwischen dem medialen Kopf des M. gastrocnemius und dem M. semimembranosus. Sie kann sich mit Flüssigkeit füllen und einen länglichen Sack bilden, der sich nach rückwärts zwischen den Muskelflächen

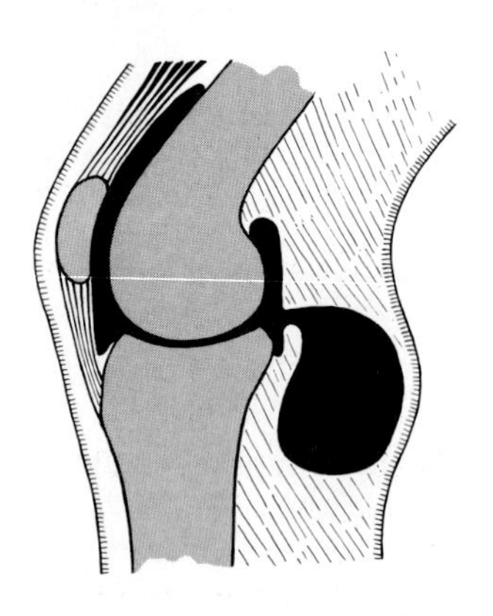

Abb. 304. Darstellung einer Baker-Zyste als Hernie der Synovialmembran

ausdehnt. *Klinisch* findet sich eine weiche Schwellung an der Rückseite des Kniegelenkes, dicht am medialen Femurkondylus.

Eine **Behandlung** ist nicht immer notwendig. Besonders bei Kindern ist eine Operation in der Regel abzulehnen, weil die Zysten verschwinden können. Wenn die Schwellung eine lästige Größe erreicht, sollte die Bursa excidiert werden.

Baker-Zyste

Eine Baker-Zyste ist eine einfache Ausstülpung der Synovialis des Kniegelenkes, unter Bildung eines mit Flüssigkeit gefüllten Sackes, der sich in der Kniekehle nach dorsal und kaudal ausdehnt (Abb. 304).

Diese Zyste ist nicht primär vorhanden, sondern stellt die Folge einer Kniegelenkerkrankung mit einem synovialen Erguß dar, wie z. B. bei einer chronischen Polyarthritis oder Arthrose. Bei schon lange bestehenden Fällen kann die Ausstülpung sehr ausgedehnt sein und eine beträchtliche Länge bis hin zum Unterschenkel erreichen. *Klinisch* besteht eine weiche zystische Vorwölbung in der Mitte der Kniekehle oder im oberen Bereich des Unterschenkels. Die mit synovialer Ergußbildung einhergehende Grunderkrankung des Kniegelenkes kann in der Regel festgestellt werden.

Behandlung. Die Behandlung sollte sich mehr auf die Grunderkrankung des Gelenkes als auf die Zyste selber konzentrieren. Trotzdem sollte die Baker-Zyste, wenn sie sehr ausgedehnt ist, entfernt werden.

Pelegrini-Stiedasche Erkrankung

Unter der Pelegrini-Stiedaschen Erkrankung versteht man die Verknöcherung eines subligamentären Hämatoms nach einem partiellen Abriß des medialen Seitenbandes vom Femurkondylus. *Klinisch* bestehen nach der Verletzung dauernde Beschwerden an der Medialseite des Knies im Bereich des medialen Seitenbandes. Es findet sich eine Verdickung und leichte Empfindlichkeit über dem proximalen Ansatz des Bandes am medialen Femurkondylus. *Die Röntgenaufnahmen* zeigen eine dünne knöcherne Platte nahe dem medialen Kondylus.

Die **Behandlung** besteht aus aktiver Mobilisierung und muskelkräftigenden Übungen.

Kalkdepot im Innenband

Wahrscheinlich handelt es sich in vielen als Pelegrini-Stieda-Schatten diagnostizierten Fällen in Wirklichkeit um ein Kalkdepot im medialen Seitenband. Ein ähnliches Depot kann auch im lateralen Seitenband vorkommen. Häufiger findet man diese Verkalkung in der Supraspinatussehne (s. S. 229). Wenn akute Beschwerden vorliegen, sollte das verkalkte Material durch Aspiration oder Operation entfernt werden.

Außerhalb des Kniegelenkes gelegene Erkrankungen mit Ausstrahlung in das Knie

Von Zeit zu Zeit sieht man Patienten, die an Knieschmerzen leiden, deren Beschwerden sich aber durch die lokale Untersuchung nicht erklären lassen. In solchen Fällen sollte immer nach einer außerhalb des Kniegelenkes gelegenen Erkrankung gesucht werden, von der der Schmerz ausgehen kann.

Die häufigste Ursache eines solchen projizierten Schmerzes ist eine Erkrankung der Hüfte. Viel seltener ist eine Wirbelsäulenerkrankung verantwortlich zu machen.

Erkrankungen der Hüfte

Die Erkrankung der Hüfte, bei der der Schmerz hauptsächlich im Knie empfunden wird, ist vor allem die Arthrose. Auch die Epiphysiolysis capitis femoris kann hauptsächlich Kniebeschwerden hervorrufen, woran man immer denken sollte, um zur richtigen Diagnose zu kommen. Der Patient empfindet den Schmerz vor allem im Bereich des Ausbreitungsgebietes des N. obturatorius, der einen großen Bereich der Hüfte innerviert.

Differentialdiagnose. Es macht nur wenig Schwierigkeiten die wahre Schmerzursache zu finden, wenn man sich die Möglichkeit einer Hüfterkrankung vor Augen hält. Immer wenn Kniebeschwerden nach einer lokalen Untersuchung des Knies nicht erklärt werden können, sollte die Hüfte untersucht und, wenn nötig, geröntgt werden.

Erkrankungen der Wirbelsäule

Die einzigen Erkrankungen der Wirbelsäule, die Beschwerden hauptsächlich in der Knieregion hervorrufen, sind Nervenwurzelkompressionen des Plexus lumbalis oder sacralis, z. B. beim Bandscheibenprolaps. Meist treten jedoch solche projizierten Beschwerden mit anderen Symptomen im Rücken, Gesäß oder Oberschenkel auf.

Unterschenkel, Sprunggelenk und Fuß

In der orthopädischen Sprechstunde stehen die Erkrankungen des Fußes hinsichtlich der Häufigkeit – nach den Erkrankungen des Rückens – an zweiter Stelle. Diese Besonderheit kann verschiedene Ursachen haben. *Erbliche Ursachen:* Der Fuß befindet sich wahrscheinlich im Stadium einer relativ schnellen Entwicklung nachdem der Mensch eine aufrechte Haltung eingenommen hat und vielleicht aus diesem Grunde ist er Variationen in Struktur und Form ausgesetzt, welche seine Funktion verschlechtern können. *Haltungsbelastungen:* Übergewicht bedeutet eine vermehrte Belastung der Füße, welche die Überlastung nicht ohne Schaden tragen können, besonders wenn die kleinen Fußmuskeln schwach entwickelt sind. *Schuhe:* Das Tragen von Schuhen ist eine mögliche Ursache von Fußerkrankungen. Viele Schuhformen stören die Mechanik des Fußes erheblich. Ein Damenschuh mit hohem Absatz und schlechter Zehenstellung ist hier als besonders nachteilig anzusehen.

Spezielle Punkte bei der Untersuchung des Unterschenkels, des Sprunggelenkes und des Fußes

In nahezu allen Fällen können Beschwerden am Unterschenkel, Sprunggelenk oder Fuß durch einen lokalen pathologischen Befund erklärt werden. Nur selten sind sie auf eine entfernte Läsion zu beziehen. In dieser Hinsicht unterscheidet sich das Bein erheblich vom Arm, denn in vielen Fällen haben Beschwerden an der Hand keine lokale Ursache, sondern stehen im Zusammenhang mit einer weiter proximal gelegenen Läsion.

Anamnese

Man sollte die genaue Schmerzausbreitung ermitteln. Der Beruf und die Gewohnheiten des Patienten oder die Kenntnis eines vorhergegangenen Unfalls, können von besonderer Bedeutung sein. Die Auswirkung von Stehen und Gehen auf die Beschwerden sollte besonders erfragt werden.

Untersuchung

Es ist wesentlich, daß die Strümpfe ausgezogen werden und daß das ganze Bein bis oberhalb des Knies frei ist. Immer müssen beide Beine untersucht werden, so daß sie miteinander verglichen werden können. Zunächst findet die Untersuchung im

Tabelle 12. Routinemäßige klinische Untersuchung bei Verdacht auf eine Erkrankung des Unterschenkels, des Sprunggelenkes und des Fußes

1. Lokale Untersuchung von Unterschenkel, Sprunggelenk und Fuß

Inspektion
- Knochenkonturen und Achsenstellung
- Weichteilkonturen
- Farbe und Beschaffenheit der Haut
- Narben oder Fisteln

Palpation
- Hauttemperatur
- Knochenkonturen
- Weichteilkonturen
- Lokale Druckempfindlichkeit

Zustand der peripheren Durchblutung
- Puls der A. dorsalis pedis und der A. tibialis posterior
- Puls der A. poplitea
- Puls der A. femoralis
- Zyanose des Fußes beim Herabhängen?

Bewegungen
(aktiv und passiv, verglichen mit der normalen Seite):
- Oberes Sprunggelenk
  - Plantarflexion
  - Dorsalextension
- Unteres Sprunggelenk
  - Supination-Adduktion
  - Pronation-Abduktion
- Mittelfußgelenke
  - Supination-Adduktion
  - Pronation-Abduktion
- Zehengelenke
  - Flexion
  - Extension

Grobe Kraft
(getestet gegen den Widerstand des Untersuchers)
- Jede Muskelgruppe ist nacheinander zu testen.
- (Die Kraft der Wadenmuskeln wird am besten am stehenden Patienten untersucht)

Stabilität
- Bandstabilität – besonders das Außenband

Form des Fußes beim Stehen
- Form des Längsgewölbes
- Form des Vorfußes
- Funktion der Zehen
- Funktion der Wadenmuskeln (Ist das Anheben der Ferse beim Stehen auf dem erkrankten Bein möglich?)

Gang

Beschaffenheit der Schuhe
- Stellen der stärksten Abnutzung

2. Allgemeine Untersuchung

Allgemeine Betrachtung des übrigen Körpers. Die lokalen Beschwerden können nur eine Lokalisation einer allgemeinen Erkrankung darstellen.

Sitzen statt. Dabei liegt die Ferse auf einem Stuhl. Dann wird der Fuß im Stehen untersucht.

Reihenfolge der klinischen Untersuchung

Ein Plan für die routinemäßige klinische Untersuchung des Unterschenkels, der Sprunggelenke und des Fußes ist in Tabelle 12 zusammengestellt.

Untersuchung der peripheren Durchblutung

Ein wesentlicher Teil bei der Untersuchung des Fußes, der oft vergessen wird, ist die Prüfung der arteriellen Durchblutung. Eine ausreichende Beurteilung kann aufgrund des klinischen Eindruckes erfolgen. Wird aber eine chirurgische Behandlung der vaskulären Insuffizienz in Betracht gezogen, sind präzisere Informationen durch Spezialuntersuchungen nötig.

Klinische Untersuchung. Diese basiert auf der Untersuchung der Beschaffenheit von Haut und Nägeln, der Farbveränderungen, der Hauttemperatur, der Arterienpulse, der Auskultation und der Belastungstests. *Beschaffenheit von Haut und Nägeln:* Die Haut eines ischämischen Fußes verliert ihr Haar und wird dünn und unelastisch. Die Nägel bekommen ein grobes, verdicktes und unregelmäßiges Aussehen. *Farbveränderungen:* Eine Rötung oder eine Zyanose am hängenden Fuß mit schneller Entfärbung bei Heben weisen auf eine Störung der arteriellen Zirkulation hin. *Temperatur:* Ein Fuß mit verschlechterter arterieller Durchblutung ist kälter als normal. *Arterielle Pulse:* Die Pulse, nach denen zu tasten ist, sind die der A. dorsalis pedis, A. tibialis posterior, A. poplitea und A. femoralis. Die Pulsation der A. dorsalis pedis wird am besten über dem Fußrükken zwischen den Basen des 1. und 2. Metatarsale getastet. Die A. tibialis posterior wird etwa 2 cm hinter und unter der Spitze des medialen Malleolus palpiert. Das Fehlen oder die Verschlechterung einer arteriellen Pulsation ist ein wichtiges Symptom einer Zirkulationsstörung. Es sei daran erinnert, daß ein normaler Puls leicht durch eine Verdikkung oder ein Ödem der Weichteile abgeschwächt sein kann. *Auskultation:* Ein Geräusch über einem der großen Beingefäße weist auf einen partiellen Verschluß oder eine arterio-venöse Fistel hin.

Besondere Untersuchungen: Diese bestehen aus Blutdruckmessungen in Höhe des Sprunggelenkes, der Plethysmographie und der Arteriographie. Bei ersterer wird der systolische Blutdruck in Höhe der Fußknöchel in Ruhe und nach Gehen bei kontrollierter Geschwindigkeit auf einer Rollgehbahn gemessen, wobei der Blutfluß durch eine Ultraschalluntersuchung mit Ausnutzung des Doppler-Effektes untersucht wird. Der systolische Druck am Arm wird ebenfalls gemessen und das Verhältnis der beiden Werte (Bein/Arm) notiert. Normalerweise ist dieser „Druck-Index" 1 oder größer als 1. Bei einer arteriellen Erkrankung ist der Druck in Höhe des Sprunggelenkes niedriger als der Druck am Arm und fällt darüberhinaus bei einer Belastung erheblich ab. Er erholt sich langsam nach Beendigung der Belastung im Verhältnis zum Schweregrad der arteriellen Einengung. Die Ultraschalluntersuchung kann ebenfalls angewandt werden, um Art und Geschwindigkeit des Blutflusses zu prüfen, welche bei einer arteriellen Erkrankung signifikant vom Normalen abweichen. *Plethysmographie:* Der Plethysmograph mißt Volumenveränderungen einer Extremität, die in einem wassergefüllten Zylinder eingeschlossen ist. So kann der prozentuale Volumenanstieg in einer bestimmten Zeit nach Venenverschluß mittels einer Manschette gemessen werden und damit auch jede Verzögerung, die auf einen arteriellen Verschluß hinweist. In einer modifizierten Technik

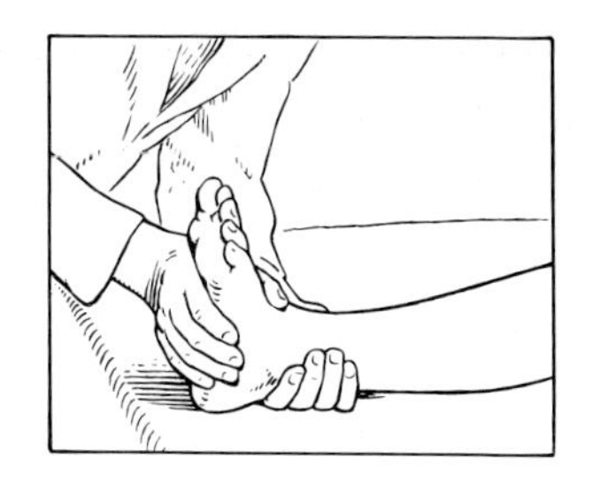

Abb. 305. Untersuchung der Beweglichkeit im oberen Sprunggelenk. Bei dieser Untersuchung sollte der Rückfuß fest umfaßt werden, um Bewegungen im Bereich des unteren Sprunggelenks und der Mittelfußgelenke auszuschließen

wird anstatt eines wassergefüllten Zylinders ein Quecksilber-Dehnungsfühler um die Extremität gelegt, um die Zunahme des Umfanges zu messen, welche von einem vermehrten Gewebevolumen herrührt. *Arteriographie:* Die Arterien werden auf einer Röntgenaufnahme nach Injektion eines Kontrastmittels in das Hauptgefäß dargestellt. Eine Verengung oder ein Verschluß eines Gefäßes wird deutlich sichtbar.

Bewegungen der Sprunggelenke und der Mittelfußgelenke

Da die Gelenke dicht beieinderliegen, wird eine Bewegung der Mittelfußgelenke fälschlicherweise leicht für eine Bewegung des Sprunggelenkes gehalten und umgekehrt. Eine sorgfältige Untersuchung ist notwendig, um das Bewegungsausmaß jedes einzelnen Gelenkes zu bestimmen.

Bewegung im oberen Sprunggelenk. Das obere Sprunggelenk ist ein reines Scharniergelenk. Die einzigen Bewegungen sind Dorsalextension und Plantarflexion. Bei der Beurteilung des Bewegungsausmaßes sollte mehr der Rückfuß als der Vorfuß in Betracht gezogen werden, um eine Mitbeteiligung der Mittelfußgelenke auszuschließen. Ähnlich sollte der Fuß bei der Prüfung des passiven Bewegungsumfanges von der Ferse her beurteilt werden (Abb. 305). Der normale Umfang der Sprunggelenkbeweglichkeit ist bei verschiedenen Personen unterschiedlich; so muß das normale Sprunggelenk als Kontrolle benutzt werden. Durchschnittlich beträgt die Extension 25 Grad und Plantarflexion 35 Grad.

Bewegung im unteren Sprunggelenk und im Mittelfuß. Normalerweise arbeiten die subtalaren Gelenke und die Mittelfußgelenke als Einheit zusammen. Die Bewegungen sind: 1) Kombinierte Inversion und Adduktion (Supination) und 2) kombinierte Eversion und Abduktion (Pronation).

Bei der klinischen Untersuchung kann das Bewegungsausmaß der einzelnen Komponenten getrennt bestimmt werden. Um die *Beweglichkeit im unteren Sprunggelenk* zu prüfen, muß eine Hand das obere Sprunggelenk umgreifen und die andere Hand den Calcaneus leicht von unten fixieren (Abb. 306). Der Patient soll den Fuß im Sinne der Inversion und Eversion bewegen. Dabei ist das Bewegungsausmaß der Ferse auf beiden Seiten zu beobachten. Die gemessene Beweglichkeit sollte immer mit der des gesunden Fußes verglichen werden. Das normale Bewegungsausmaß beträgt etwa 20 Grad nach beiden Seiten von der Vertikalen.

Um die *Mittelfußbeweglichkeit* zu testen, muß man den Calcaneus fest umgreifen, so daß eine subtalare Bewegung verhindert wird. Mit der anderen Hand wird der Mittelfuß nahe der Basis der Metatarsalia fixiert (Abb. 307). Der Patient soll den Fuß abwechselnd einwärts und auswärts in Supination und Pronation drehen. Das Bewegungsausmaß ist

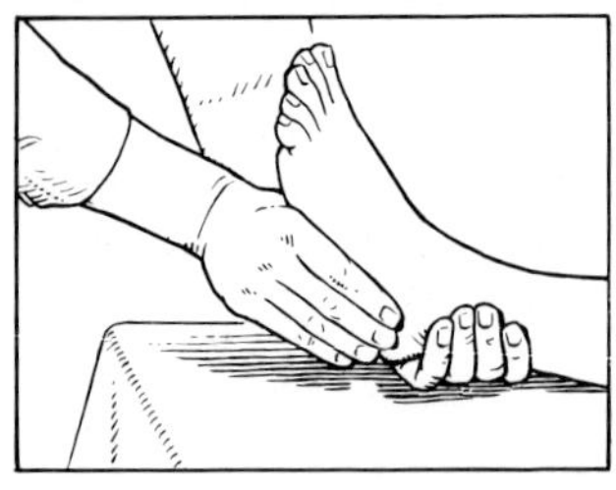
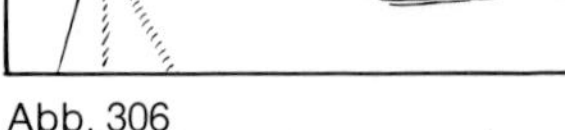

Abb. 306

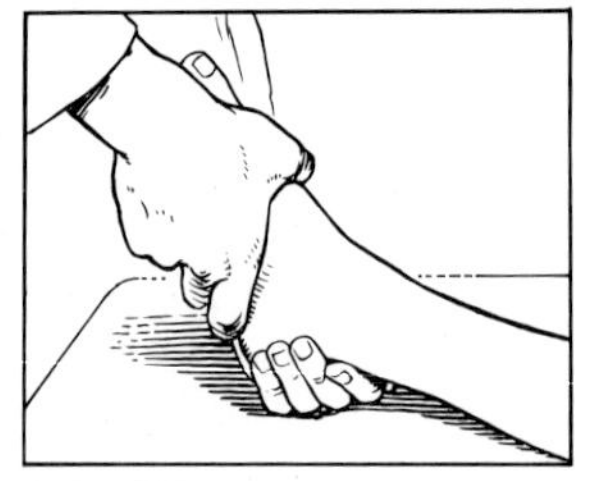

Abb. 307

Abb. 306. Untersuchung der Beweglichkeit im unteren Sprunggelenk. Der Kalkaneus wird durch die untersuchende Hand gefaßt und der Kalkaneus gegen den Talus bewegt

Abb. 307. Untersuchung der Mittelfußbeweglichkeit. Die Ferse wird mit der feststellenden Hand gefaßt, um subtalare Bewegungen auszuschließen

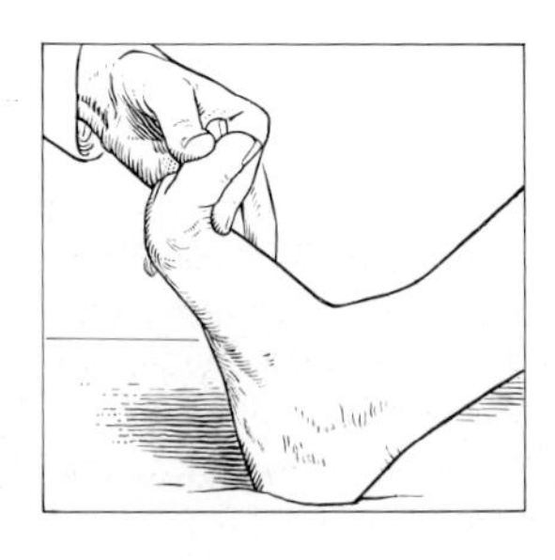

Abb. 308. Das normale Bewegungsausmaß für die Dorsalextension der Großzehe im Metatarso-Phalangealgelenk beträgt etwa 90°

mit der gesunden Seite zu vergleichen. Normal ist eine Rotation von ungefähr 20 Grad nach jeder Seite von der Neutralposition aus.

Zehenbewegungen. Das aktive und passive Bewegungsausmaß der Metatarsophalangeal- und der Interphalangeal-Gelenke ist zu bestimmen. Es soll daran erinnert werden, daß das normale Ausmaß der Dorsalextension der Großzehe im Metatarsophalangeal-Gelenk nahezu 90 Grad beträgt (Abb. 308). Eine Einschränkung auf weniger als 60 Grad Dorsalextension ist nicht normal.

Untersuchung des Fußes unter Gewichtsbelastung

Der Patient soll gleichmäßig auf beiden Füßen stehen. Man achte auf die allgemeine Form des Sprunggelenkes, des Fußes und der Zehen. Die Form der Längswölbung wird untersucht. Ist sie von normaler Form? Ist sie abgeflacht, so daß das Os naviculare in Kontakt mit der Bodenfläche kommt (Pes planus oder valgus) oder ist es höher als normal (Pes cavus)? Danach ist der Vorderfuß zu untersuchen. Ist er gespreizt und breiter als normal? Untersuche die Funktion der Zehen. Normalerweise können diese durch Aktivierung der Intrinsicmuskeln auf den Boden gepreßt werden, so daß die Metatarsalköpfchen gehoben und von der Belastung befreit werden. Zuletzt ist die Funktion der Unterschenkelmuskeln (Wadenmuskeln) zu prüfen. Der entscheidende Test besteht in der Aufforderung an den Patienten, sich auf das betroffene Bein zu stellen und die Ferse vom Boden zu heben (Zehenstand).

Gang

Zu achten ist auf eine abnormale Haltung des Fußes, wie Einwärtsdrehen oder Auswärtsdrehen oder Fallfuß. Man prüfe, ob das Gewicht richtig auf der Fußsohle verteilt ist, oder ob die mediale oder laterale Seite stärker belastet wird. Man kontrolliere, ob die Ferse beim Beginn jedes Schrittes normal vom Boden abgehoben wird.

Schuhe

Die Untersuchung des Fußes ist unvollständig ohne Betrachtung und Vergleich beider Schuhe. Man soll die Stelle der größten Abnutzung feststellen. Wenn die Fußstellung normal ist, befindet sich die größte Abnutzung an der Sohle unter dem Fußballen und leicht medial davon. An der Ferse ist es die hintere Kante des Absatzes, die etwas lateral die größte Abnutzung zeigen sollte. Ist der Schuh medial stark vorgewölbt, besteht ein Knickfuß; ist er lateral vorgewölbt, handelt es sich um eine Fußstellung in Supination.

Röntgenologische Untersuchung

Das Sprunggelenk. Routineaufnahmen des Sprunggelenkes umfassen eine a.p.- und eine laterale Projektion, zentriert auf Gelenkhöhe. Die Filme sollen die Tibia und die Fibula in ausreichender Länge sowie den gesamten Talus einschließen. Wenn man eine Überdehnung des lateralen Ligamentes vermutet, wird eine spezielle Aufnahme in Supinationsstellung benötigt. Diese wird in a.p.-Projektion aufgenommen, während die Ferse durch einen Assistenten in stärkster Supination gehalten wird. Ist das laterale Ligament gerissen oder überdehnt, zeigt sich der Talus im Sprunggelenk gekippt (s. S. 395).

Der Fuß. Routineröntgenaufnahmen des Fußes umfassen je eine Aufnahme in a.p.- und lateraler Projektion. Spezialtechniken werden zur Darstellung des Calcaneus (axiale Aufnahmen) und des subtalaren Gelenkes (Schrägprojektion) benötigt.

Klassifikation der Erkrankungen des Unterschenkels, des Sprunggelenkes und des Fußes

---

Erkrankungen des Unterschenkels
- Verletzungen
  - Ruptur der Achillessehne
- Infektionen
  - Akute Osteomyelitis
  - Chronische Osteomyelitis
  - Syphilitische Infektion
- Tumoren
  - Benigne Knochentumoren
  - Maligne Knochentumoren
- Zirkulationsstörungen
  - Claudicatio intermittens

Erkrankungen des Sprunggelenkes

Gelenkerkrankungen

Eitrige Arthritis

Chronische Polyarthritis

Tuberkulöse Arthritis

Arthrose

Gicht-Arthritis

Blutergelenk

Neuropathische Gelenkleiden

Posttraumatisch-mechanische Störungen

Rezidivierende Subluxation

Erkrankungen des Fußes

Deformitäten

Kongenitaler Klumpfuß

Knick-Hacken-Fuß

Akzessorische Knochen am Fuß

Hohlfuß

Plattfuß

Belastungsstörungen

Fußüberlastung

Arthrose und andere Erkrankungen

Arthrose der Fußwurzelgelenke

Andere Erkrankungen der Fußwurzelgelenke

Aseptische Knochennekrose

Osteonekrose des Os naviculare

Verschiedenes

Schmerzhafte Ferse

Schmerz im Vorfuß

Fußsohlenwarze

Hornschwielen

Ganglion

Erkrankungen der Zehen

Deformitäten

Hallux valgus

Hammerzehe

Digitus infraductus

Gelenkerkrankungen

Arthrose

Gichtarthritis

Aseptische Knochennekrose

Osteonekrose eines Metatarsalköpfchens (Freiberg-Köhlersche Erkrankung)

Verschiedenes

Eingewachsener Zehennagel

Subunguale Exostose

Onychogrypose

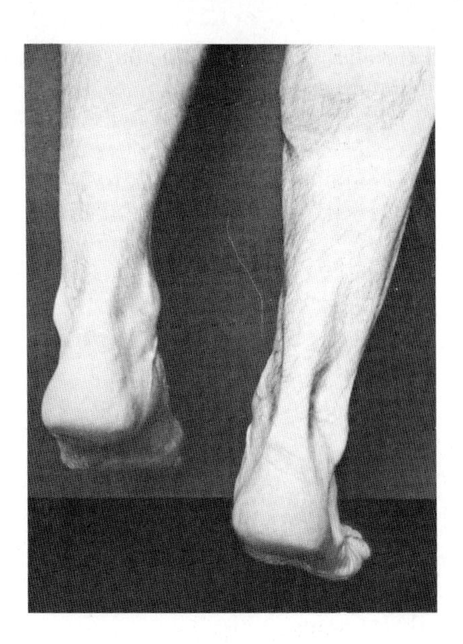

Abb. 309. Der entscheidende Test für die intakte Funktion der Wadenmuskulatur ist die Hebung der Ferse vom Boden, während der Patient allein auf dem betroffenen Bein steht. Wenn das nach einer Verletzung der Achillessehne nicht möglich ist, spricht dies für eine komplette Ruptur

Erkrankungen des Unterschenkels

Ruptur der Achillessehne

Es mag überraschen, daß eine gerissene Achillessehne oft übersehen wird. Die Beschwerden werden fälschlicherweise einer Zerrung oder einer Ruptur der Plantarissehne zugeschrieben.

Pathologie. Die Ruptur ist immer vollständig. Sie tritt etwa 5 cm oberhalb der Insertion der Sehne auf. Ohne Behandlung heilt die Sehne spontan wieder zusammen, jedoch mit einer Verlängerung.

Klinik. Beim Laufen oder Springen fühlt der Patient plötzlich einen sehr starken Schmerz an der Rückseite des Sprunggelenkes. Er glaubt, daß ihn möglicherweise irgend etwas getroffen hat. Er kann laufen, jedoch nur hinkend. *Bei der Untersuchung* besteht eine Druckempfindlichkeit in Höhe der Ruptur sowie eine allgemeine Verdickung infolge eines Hämatoms und einer Ödembildung im Bereich des Paratenons. Man tastet gewöhnlich ein Loch im Verlauf der Sehne. Die Kraft der Plantarflexion in Höhe des Sprunggelenkes ist erheblich geschwächt, obwohl einige Kraft durch Aktion des M. tibialis posterior, der Mm. peronei und der Zehenflektoren erhalten bleibt.

Diagnose. Das Erhaltenbleiben einer gewissen Kraft für die Plantarflexion kann den Unerfahrenen von der richtigen Diagnose ablenken. Der entscheidende Test ist der, den Patienten aufzufordern, seine Ferse vom Boden zu heben, während er nur auf dem betroffenen Bein steht (Abb. 309). Dies ist unmöglich, wenn die Sehne gerissen ist.

Behandlung. Die nicht-operative Behandlung besteht gewöhnlich in einer Gipsimmobilisierung für 5 Wochen, wobei der Fuß in leichter Spitzfußstellung fixiert ist, um die Sehne zu entlasten und so zu helfen, eine Verlängerung zu verhindern. Die operative Behandlung besteht in der Sehnennaht. Die Spannung an der Nahtstelle wird durch Immobilisierung des Beines in rechtwinkliger Kniebeugung und leichter Plantarflexion des Fußes für 2 Wochen vermindert. Für die nächsten 4 Wochen wird ein Unterschenkelgips mit 90 Grad-Winkelstellung des Fußes angelegt. Ob die Behandlung durch Gips alleine oder durch eine Operation erfolgt, immer müssen nach Gipsentfernung durch zunehmende Kräftigungsübungen die Unterschenkelmuskeln beübt werden, bis die volle Kraft wiederhergestellt ist.

Bemerkung. Während früher eine frische Ruptur in der Regel operativ behandelt wurde, besteht in ausgewählten Fällen heute eher die Neigung zur nicht-operativen Behandlung. Eine Operationsindikation ist sicher noch bei Sportlern gegeben, um das Risiko einer Sehnenverlängerung mit daraus entstehendem Verlust der Sprungkraft zu vermindern. Die nicht-operative Behandlung wird mehr bei älteren Patienten mit sitzender Tätigkeit bevorzugt. Wenn die Ruptur übersehen oder für mehr als 4 Wochen nicht behandelt wurde, ist die konservative Behandlung mit abgestuften Übungen vorzuziehen.

Akute Osteomyelitis

(Allgemeine Beschreibung der akuten Osteomyelitis, S. 68)

Die Tibia ist eine der häufigsten Lokalisationen der hämatogenen Osteomyelitis. Wegen ihrer Neigung zu offenen Frakturen ist die Tibia auch der häufigste Sitz der Osteomyelitis als Folge einer direkten Kontamination. Die Fibula ist weniger häufig beteiligt. Pathologie, Klinik und Behandlung entsprechen der allgemeinen Beschreibung auf S. 68.

Chronische Osteomyelitis

(Allgemeine Beschreibung der chronischen Osteomyelitis, S. 73)

Die chronische Osteomyelitis im Unterschenkelbereich ist wie an anderen Stellen nahezu immer die Folge einer akuten Osteomyelitis. Sie kann aus einer hämatogenen Infektion oder einer infizierten offenen Fraktur resultieren.

Brodie-Abszeß

Diese eher seltene Läsion wurde auf S. 74 beschrieben. Sie stellt eine spezielle Form der chronischen Osteomyelitis dar, welche sich schleichend entwickelt, ohne daß eine vorangehende akute Infektion erkennbar ist. Die Tibia ist die häufigste Lokalisation.

Syphilitische Infektion der Tibia

(Allgemeine Beschreibung der syphilitischen Knocheninfektion, S. 77)

Bei der Skelettsyphilis, die heute in den westlichen Ländern selten angetroffen wird, ist die Tibia häufig der betroffene Knochen. Die Infektion kann die Form eines lokalisierten Gumma oder einer diffusen Osteoperiostitis annehmen (Abb. 55

u. 56, S. 79). Es besteht eine allmählich zunehmende Schwellung mit mäßigem Schmerz. Es ist wichtig, an die Möglichkeit einer Syphilis zu denken, weil die Schwellung häufig als Tumor fehlgedeutet wird.

Knochentumoren

Benigne Tumoren

(Allgemeine Beschreibung der benignen Knochentumoren, S. 80)

Von den vier Haupttypen der benignen Knochentumoren – Osteom, Chondrom, Osteochondrom und Riesenzelltumor – sollen hier nur das Chondrom und der Riesenzelltumor Beachtung finden.

Chondrom

In der Tibia oder Fibula wird dieser Tumor selten gefunden, ausgenommen in der multiplen Form, wie bei der Dyschondroplasie (s. S. 104). Die einzelnen Tumoren gleichen bei dieser Erkrankung Enchondromen, die ihren Ursprung in der wachsenden Epiphysenfuge haben und das normale Knochenwachstum stören. Wichtig ist, daß das Wachstum von Tibia und Fibula ungleichmäßig sein kann, mit der Folge, daß die Knochen krumm werden oder die Sprunggelenksachse nicht mehr horizontal steht (Abb. 82, S. 104).

Riesenzelltumor (Osteoklastom)

Das proximale Ende von Tibia und Fibula sowie das distale Ende des Femurs sind die bevorzugten Lokalisationen dieses Tumors. Er tritt gewöhnlich beim jungen Erwachsenen auf, treibt den Knochen auf und dehnt sich nahe an die Gelenkfläche aus.

Behandlung. Wenn sich der Tumor in der Fibula befindet, sollte der gesamte befallene Knochen zusammen mit einem ausreichenden Anteil gesunden Knochens reseziert werden. Wenn der Tumor in der proximalen Tibia sitzt, ist die Behandlung wesentlich schwieriger. Die gleiche Schwierigkeit besteht beim Befall des distalen Femurendes. Bei Lokalisation in der proximalen Tibia ist es wahrscheinlich zur Sicherung der radikalen Entfernung des Tumors am besten, das obere Ende der gesamten Tibia zu entfernen, das Kniegelenk zu opfern, den Spalt mit Knochenspänen zu überbrücken und eine Stabilisierung mit einer Osteosynthese durchzuführen. Analog sollte beim Befall des distalen Femurendes verfahren werden.

Maligne Tumoren

(Allgemeine Beschreibung der malignen Knochentumoren, S. 85)

Die Tibia sowie das Femur sind häufig befallen bei primär malignen Knochentumoren, besonders beim Osteosarkom und beim Ewing-Sarkom.

Osteosarkom (Osteogenes Sarkom)

Dieser Tumor befällt gewöhnlich die proximale Tibiametaphyse. Das distale Ende der Tibia und der Fibula sind viel weniger häufig betroffen. Der Tumor metastasiert schnell auf dem Blutwege, besonders in die Lungen. Die Behandlung wurde auf S. 87 beschrieben.

Ewing-Sarkom
In der Regel befällt dieser Tumor den Schaft eines Röhrenknochens in der Kindheit oder im frühen Erwachsenenalter. Die Tibia ist eine der häufigsten Lokalisationen. Obwohl letztlich nahezu immer tödlich durch Metastasierung, ist das Ewing-Sarkom strahlensensibel. Die Behandlung durch Röntgenbestrahlung mit zusätzlicher Chemotherapie ist wahrscheinlich ebenso wirksam wie die Amputation.

Claudicatio intermittens

Die Claudicatio intermittens ist ein Symptom bei der arteriellen Durchblutungsstörung der unteren Extremität. In ihrer typischen Form ist sie durch einen krampfartigen Schmerz in der Wade charakterisiert, der beim Gehen entsteht und bei Ruhe verschwindet.

Ursache. Die häufigste Ursache ist die Arteriosklerose mit nachfolgender Stenose oder lokaler Thrombose eines Hauptgefäßes am Bein. Die Thrombendangitis obliterans und arterielle Embolien sind seltenere Ursachen.

Pathologie. Die zugrundeliegende Störung ist die Ischämie des Muskels, wodurch Stoffwechselprodukte nicht schnell genug entfernt werden können, wenn der Muskel arbeitet. Die Ansammlung von Stoffwechselprodukten wird für den Schmerz verantwortlich gemacht, der verschwindet, wenn sich der Muskel in Ruhe befindet. Meist sind die Muskeln des Unterschenkels befallen, aber in einigen Fällen sind andere Muskelgruppen betroffen. Bei der Gefäßläsion handelt es sich meistens um einen kompletten Verschluß der A. femoralis oder der A. poplitea. Bei einer Claudicatio, welche das Gesäß betrifft, kann die Aortenbifurkation oder die A. iliaca verschlossen sein.

Klinik. Die Claudicatio intermittens kommt viel häufiger bei Männern als bei Frauen vor. Der gewöhnliche arteriosklerotische Typ findet sich bei Patienten jenseits des mittleren Lebensalters, während sich in Fällen mit Thromboendangitis obliterans oder Embolien die Symptome im frühen Erwachsenenalter entwickeln können. Bei allmählichem arteriellen Verschluß ist der Beginn schleichend und die Symptome sind langsam progredient. Bei Fällen aber, die durch Thrombose oder Embolien hervorgerufen werden, kann der Beginn plötzlich sein. Im typischen Fall klagt der Patient, daß er nach Gehen einer bestimmten Distanz – etwa 100 m – wegen eines schweren krampfartigen Schmerzes in der Wade oder gelegentlich in einer anderen Muskelgruppe, wie im Gesäß, gezwungen sei stehenzubleiben. Nach wenigen Minuten Ruhe verschwindet der Schmerz. Der Patient ist in der Lage wieder über die gleiche Distanz zu gehen.

Bei der Untersuchung finden sich objektive Zeichen einer verschlechterten arteriellen Zirkulation in der unteren Extremität (s. S. 381). Die Pulse der A. tibialis posterior, der A. dorsalis pedis und der A. poplitea fehlen. Es können sich ischämische Veränderungen an der Fußhaut finden. Anzeichen einer ausgedehnten arteriellen oder kardialen Erkrankung finden sich nahezu immer bei der allgemeinen Untersuchung.

Röntgenologische Untersuchung: Einfache Röntgenaufnahmen zeigen fleckförmige Verkalkungen in verschiedenen Arterienwänden. Im Arteriogramm stellen sich Lokalisation und Ausdehnung des arteriellen Verschlusses dar.

Diagnose. Die Claudicatio intermittens unterliegt häufig einer Fehldiagnose. Wenn nicht eine detaillierte Anamnese erhoben wird, werden die Beschwerden des Patienten von einem unerfahrenen Arzt leicht als Fußüberlastung oder Plattfußbeschwerden gedeutet. Darüber hinaus kann eine solche Fehldiagnose durch Auffinden von abgeflachten Fußgewölben oder deformierten Füßen, gewöhnlich beim älteren Patienten, gestützt werden. Die Schlüssel für die richtige Diagnose sind die typische Anamnese und die Abschwächung der Arterienpulse. Die Diagnose kann durch Untersuchungen der Blutversorgung mit Ultraschall und Arteriographie bestätigt werden.

Die Claudicatio intermittens als Folge einer Gefäßerkrankung ähnelt den Symptomen einer spinalen Stenose (s. S. 204), bei der jedoch die arterielle Zirkulation nicht gestört ist.

Prognose. Die Prognose ist nicht gut, auch wenn die Verschlechterung oft langsam eintritt. Bei progredienten Fällen kann eine zunehmende Ischämie schließlich zu einer Fußgangrän führen. Periphere Gefäßerkrankungen sind oft mit einer Herzerkrankung kombiniert. Die generelle Prognose muß deshalb immer in Betracht gezogen werden.

Behandlung. Wenn die arterielle Verschlußkrankheit proximal lokalisiert ist und die Aorta, die Arteria iliaca oder die Arteria femoralis betrifft, kann man gute Resultate durch einen prothetischen Ersatz der verschlossenen Gefäße erwarten.

Im Gegensatz dazu sind bei einer peripheren Erkrankung die Resultate der arteriellen Rekonstruktion häufig ungenügend. Wenn die Lebensfähigkeit des Fußes nicht in Gefahr ist und ein Ruheschmerz fehlt, sollte eine Operation besser unterbleiben. Wenn die Ernährung des Fußes bedroht ist, sollte man eine lumbale Grenzstrangentfernung versuchen, um die Hautdurchblutung zu verbessern. Eine signifikante Wirkung auf die Beschwerden der Claudicatio kann jedoch nicht erwartet werden.

Erkrankungen des oberen Sprunggelenkes

Eitrige Arthritis des oberen Sprunggelenkes

(Allgemeine Beschreibung der eitrigen Arthritis, S. 43)

Eine eitrige Arthritis des oberen Sprunggelenkes ist selten. Die Keime erreichen das Gelenk auf dem Blutwege oder durch eine penetrierende Wunde. Eine lokale Ausdehnung von einem Osteomyelitisherd im Bereich der Tibia oder Fibula ist selten, weil die Knochenmetaphysen gänzlich extrakapsulär gelegen sind (Abb. 41, S. 70).

Chronische Polyarthritis des oberen Sprunggelenkes

(Allgemeine Beschreibung der chronischen Polyarthritis, S. 46)

Ein oder beide Sprunggelenke sind häufig von einer chronischen Polyarthritis in Zusammenhang mit anderen Gelenken betroffen.

Behandlung. Die allgemeine Behandlung entspricht den Richtlinien, die für diese Erkrankung generell empfohlen werden (s. S. 49).

Lokale Behandlung. In der aktiven Phase ist Bettruhe oder Ruhigstellung in Gips manchmal notwendig. In den meisten Fällen aber sollte der Patient ermutigt werden, so lange wie möglich aktiv zu bleiben. Eine zusätzliche Behandlung kann in Kurzwellen-Diathermie, aktiven Übungen und heißen Paraffin-Wachsbädern bestehen. Zur Operation ist hauptsächlich dann zu raten, wenn eine Destruktion des Gelenkknorpels zu unstillbaren Schmerzen mit erheblicher Verschlechterung der Gehfähigkeit geführt hat. Arthrodese und Gelenkersatz-Arthroplastik sind die verfügbaren Operationsmethoden. Die Arthrodese ist gewöhnlich das Mittel der Wahl, da eine dauernde Schmerzbefreiung bei guter Funktion erreicht wird. Wenn die subtalaren Gelenke und die Mittelfußgelenke ebenfalls stark betroffen sind, sollten sie zusätzlich versteift werden. Die Gelenkersatz-Arthroplastik des Sprunggelenkes befindet sich noch in der Erprobung. Dauerergebnisse stehen noch aus.

Tuberkulöse Arthritis des oberen Sprunggelenkes

(Allgemeine Beschreibung der tuberkulösen Arthritis, S. 52)

Die Tuberkulose ist im Bereich des Sprunggelenkes seltener als im Bereich von Hüft- und Kniegelenk.

Das klinische Bild entspricht dem der tuberkulösen Arthritis anderer oberflächlich gelegener Gelenke mit Schmerz, Schwellung, Überwärmung der Haut, Beeinträchtigung der Bewegung und Hinken.

Behandlung. Eine frühe konservative Behandlung kann die Sprunggelenksbeweglichkeit wiederherstellen. Ist jedoch in einem resistenten Fall der Gelenkknorpel schwer arrodiert oder zerstört, sollte die Arthrodese durchgeführt werden (s. S. 55).

Arthrose des oberen Sprunggelenkes

(Allgemeine Beschreibung der Arthrose, S. 56)

Eine degenerative Zerstörung des Gelenkknorpels ist im Sprunggelenk seltener als im Knie- oder Hüftgelenk. Nahezu immer ist ein prädisponierender Faktor bekannt, der einen vorzeitigen Gelenkverschleiß verursacht. Die häufigste Ursache ist die Stufenbildung oder die Fehlstellung der Gelenkflächen nach einer Fraktur. Manchmal ist eine Gelenkerkrankung, wie eine „ausgebrannte" chronische Polyarthritis, der primäre Faktor.

Klinik. Die Beschwerden bestehen in Schmerzen, die langsam über Monate und Jahre stärker werden, und im Hinken. *Bei der Untersuchung* ist das Gelenk infolge

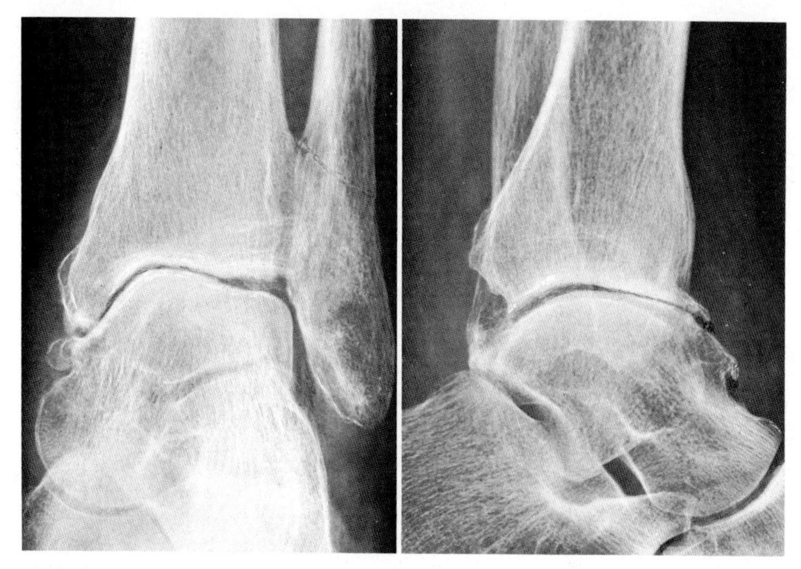

Abb. 310. Arthrose des oberen Sprunggelenkes 10 Jahre nach einer Subluxationsfraktur. Zu achten ist auf die starke Gelenkspaltverschmälerung und die prominenten Osteophyten

von Randwulstbildungen etwas verdickt. Die Beweglichkeit ist entsprechend dem Grad der Arthrose leicht oder stärker eingeschränkt. *Die Röntgenbilder* zeigen das gewöhnliche Bild der Arthrose mit Verschmälerung des Gelenkspaltes, einer subchondralen Sklerose und einer Osteophytenbildung an den Gelenkrändern (Abb. 310).

Behandlung. In leichten Fällen ist eine Behandlung oft unnötig, weil der Patient die Beschwerden erträgt, wenn ihm die Art des Leidens erklärt worden ist. Wenn man eine Behandlung empfiehlt, sollten bei einer leichten Störung zuerst konservative Maßnahmen versucht werden. In der Regel werden Physiotherapie mit Kurzwellen-Diathermie, heiße Bäder und aktive Übungen verordnet. Diese Behandlung ist jedoch nur palliativ. Wenn die Beschwerden zu einem starken Handikap werden, sollte der Fuß operiert werden. Die Operation besteht in der Regel in einer Arthrodese, obwohl eine Gelenkersatz-Arthroplastik eine mögliche Alternative darstellt.

Gichtarthritis des Sprunggelenkes

Man sollte daran denken, daß die Gicht, obwohl sie am häufigsten in den Gelenken der Großzehe vorkommt, im Bereich des Sprunggelenkes und in anderen peripheren Gelenken auftreten kann.

Gelenkveränderungen im oberen Sprunggelenk bei Hämophilie

(Allgemeine Beschreibung des Blutergelenkes, S.61)

Das Blutergelenk ist im Bereich des Sprunggelenkes seltener als im Knie- oder Ellenbogengelenk. Man sollte sich aber erinnern, daß es gelegentlich die Ursache eines heißen und geschwollenen Sprunggelenkes bei Jungen sein kann. Die Behandlung entspricht derjenigen des Kniegelenkes.

Neuropathische Erkrankung des oberen Sprunggelenkes

(Allgemeine Beschreibung der neuropathischen Gelenkleiden, S.62)

Neuropathische Gelenkleiden sind im Bereich des Sprunggelenkes ungewöhnlich, jedoch bekannt. Die zugrundeliegenden neurologischen Erkrankungen sind Tabes dorsalis, diabetische Neuropathie, Syringomyelie, Cauda equina-Läsion und in einigen Ländern Lepra.

Behandlung. In vielen Fällen ist lediglich eine Abstützung in einem festen orthopädischen Schuh notwendig, eventuell verstärkt durch eine Unterschenkelschiene. Gelegentlich kann eine Sprunggelenkarthrodese in Betracht gezogen werden. Die zugrundeliegende neurologische Erkrankung muß entsprechend behandelt werden.

Rezidivierende Subluxation des oberen Sprunggelenkes

Wenn die Bandverbindung am Außenknöchel gerissen ist und nicht heilt, kann eine dauernde Instabilität mit wiederholtem plötzlichem Nachgeben zurückbleiben, bei dem sich der Talus in der Sprunggelenkgabel nach medial dreht. Die Verletzungsursache ist immer ein schweres Supinationstrauma.

Klinik. Der Patient klagt über ein häufiges Umknicken im Sprunggelenk, was oft zum Sturz führt. Jedes Umknicken ist mit Schmerzen an der Außenseite des Sprunggelenkes verbunden. Es liegt immer ein Hinweis auf eine vorangegangene schwere Verletzung mit nachfolgender starker Schwellung und ausgedehnter Verfärbung an der Außenseite des Gelenkes vor. *Bei der Untersuchung* ist oft ein Ödem über dem Sprunggelenk nachweisbar. Es besteht eine Empfindlichkeit im Bereich des Außenbandes. Die normalen Sprunggelenkbewegungen (Dorsalextension und Plantarflexion) sind nicht eingeschränkt. Es besteht jedoch eine abnormale passive Beweglichkeit des Rückfußes für die Supination über das normale Maß hinaus, wie sie durch das untere Sprunggelenk ermöglicht wird. Zusätzlich kann bei voller Supination der Ferse eine Furche oder eine Hauteinziehung vor dem Außenknöchel sichtbar werden, indem die Weichteile in die Höhle zwischen Tibia und Talus hineingezogen werden.

Röntgenologische Untersuchung: Die Routineröntgenaufnahme zeigt keine pathologischen Verhältnisse. Antero-posteriore Aufnahmen müssen bei voller Supination des Rückfußes erfolgen. Wenn das laterale Ligament gerissen oder locker ist, läßt sich der Talus lateral aus der Gelenkgabel um 20–30 Grad oder mehr kippen (Abb. 311).

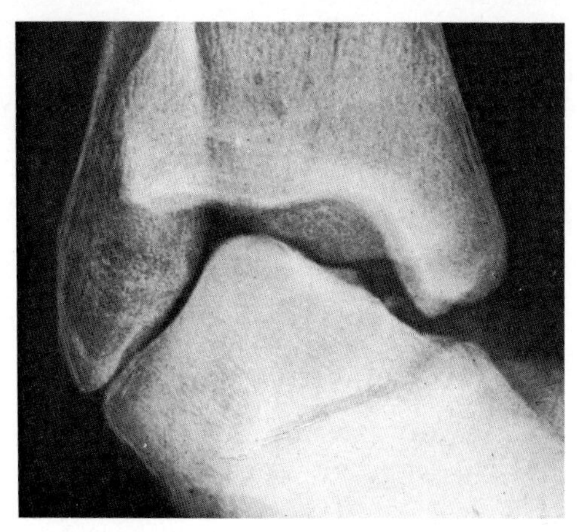

Abb. 311. Kippen des Talus im oberen Sprunggelenk unter Adduktion; Hinweis auf lateralen Bänderriß

Diagnose. Eine chronische Überlastung des lateralen Ligamentes kann ähnliche Symptome hervorrufen, jedoch zeigen in diesem Fall die Röntgenaufnahmen keine Taluskippung bei forcierter Supination.

Behandlung. Handelt es sich um eine leichtere Störung, genügt es, die evertierenden Muskeln (besonders die Mm. peronei) durch Übungen zu stärken, damit sie das Sprunggelenk besser kontrollieren. Stabilität kann auch durch eine Verbreiterung bzw. Flügelbildung am Schuhabsatz erreicht werden. Liegt eine schwere Verletzung vor, ist eine Operation notwendig. Ein neues laterales Ligament kann entweder aus der Sehne des M. peroneus brevis oder des M. peroneus tertius gebildet werden. Es sind auch Versuche im Gange mit Fäden aus Carbon-Fasern, welche die Bildung von neuem Ligamentgewebe induzieren.

Erkrankungen des Fußes

Kongenitaler Klumpfuß

(Pes equinovarus)

Der ziemlich vage Begriff „Klumpfuß" wurde von den meisten Orthopäden mit der sehr wichtigen kongenitalen Fehlstellung des Fußes – dem Pes equinovarus – gleichgesetzt.

Ursache. Diese ist heute noch umstritten. In den meisten Fällen ist ein Defekt der fötalen Entwicklung verantwortlich, die mit einer Störung des Gleichgewichtes zwischen supinierend-plantarflektierenden und pronierend-dorsalextendierenden Muskeln einhergeht. Eine leichtere Deformität kann möglicherweise durch längere Fehlstellung des Fußes im Uterus erklärt werden. Dies kann aber nicht als die gewöhnliche Ursache angenommen werden.

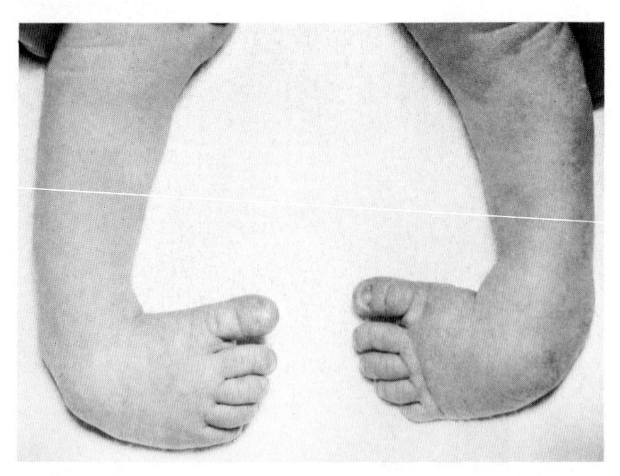

Abb. 312. Beidseitige Klumpfußentwicklung bei einem Knaben. Beachtenswert ist die schwache Ausbildung der Wadenmuskeln

Pathologie. Die auffallendste Skelettdeformität ist die Subluxation des Talo-Navikulargelenkes, bei der das Os naviculare an der Medialseite des Taluskopfes anstatt distal desselben liegt. Die Weichteile an der Medialseite des Fußes sind unterentwickelt und verkürzt. Der Fuß ist in den subtalaren und mittleren sowie vorderen Tarsalgelenken adduziert und invertiert. Er steht im Sprunggelenk in Spitzfußstellung. In vielen Fällen sind die Waden- und Peronealmuskeln unterentwickelt. Unterbleibt eine wirksame Frühbehandlung, kommt es zu einer Fehlbildung der Fußwurzelknochen, die zu einer irreversiblen Fehlstellung führt.

Klinik. Die Deformität ist bei Jungen viel häufiger als bei Mädchen (im Gegensatz zur kongenitalen Hüftgelenkluxation, welche viel häufiger bei Mädchen vorkommt). Ein Fuß oder beide Füße können befallen sein. Bei der Geburt zeigt sich eine Einwärtsdrehung des Fußes, wobei die Sohle direkt nach medial gerichtet ist (Abb. 312). Die Deformität besteht aus drei Komponenten: 1) Supination (Einwärtsdrehung des Fußes); 2) Adduktion (Einwärtsknickung des Vorfußes gegenüber dem Rückfuß); 3) Spitzfußstellung (Plantarflexion). Der Fuß kann passiv nicht in normale Pronation und Dorsalextension gebracht werden. Es kann eine Unterentwicklung der Unterschenkelmuskeln auffallen, besonders wenn nur ein Fuß betroffen ist.

Diagnose. Neugeborene sollten routinemäßig auf das Vorliegen eines Klumpfußes untersucht werden. Für die Diagnose ist es nicht ausreichend, daß der Fuß sich in der beschriebenen Stellung befindet, denn oft tendieren die Füße normaler Kinder dazu in einer Supinationsstellung zu liegen. Das Kriterium für die Diagnose des Klumpfußes besteht darin, daß die Deformität nicht ausreichend korrigiert und überkorrigiert werden kann, um den Fuß in Pronation und Dorsalextension zu bringen. Man sollte sich erinnern, daß es bei normalen Kindern unter 1 Jahr mög-

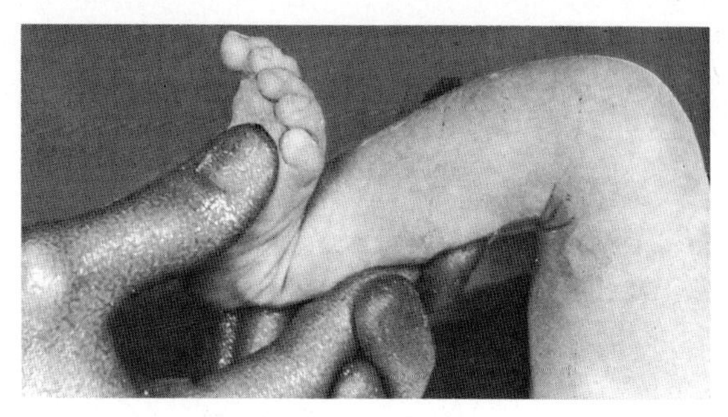

Abb. 313. Korrektur einer Klumpfuß-Deformität durch manuellen Druck ohne Anästhesie. Wichtig ist die Druckeinwirkung unter dem Mittelfuß, nicht unter dem Vorfuß

lich ist, den Fuß zu pronieren und dorsal zu flektieren, und zwar so weit, daß die kleine Zehe das Schienbein berührt.

Prognose. Die Prognose hängt weitgehend vom Alter ab, in welchem die Behandlung begonnen hat, sowie von der Effizienz, mit der sie ausgeführt wurde. Je länger die Behandlung hinausgezögert wird, desto geringer ist die Aussicht auf eine vollständige Heilung. Aber auch bei sofort einsetzender Behandlung ist der Ausgang ungewiß. In manchen Fällen besteht eine Tendenz zum Rezidiv bei einer Unterbrechung der Behandlung, auch wenn diese kurz nach der Geburt begonnen wurde. Es sind dies gewöhnlich die Fälle, in denen eine stark ausgeprägte Hypoplasie der Unterschenkelmuskeln, besonders der peronealen Gruppe, vorliegt. Auch bei sehr schweren Fällen sollte immer eine plantigrade Stellung des Fußes durch operative Maßnahmen erreicht werden.

Behandlung der frischen Fälle. Obwohl es sich scheinbar um eine einfache Deformität handelt, gibt der Klumpfuß bei der Behandlung schwierige Probleme auf. In der Vergangenheit war die konservative Behandlung durch Korrektur und Schienung während des ersten Lebensjahres und danach allgemein akzeptiert. In vielen Fällen aber sind die Resultate enttäuschend. Allzu oft war später eine Operation notwendig, um das Klumpfußrezidiv zu korrigieren. Auch danach war eine Normalstellung oft nicht erreicht worden. Deswegen hat sich neuerlich ein Trend zur operativen Korrektur in früher Kindheit durchgesetzt, wenn eine volle und dauernde Korrektur nicht schnell mit der konservativen Behandlung erreicht wird. Zweck der Frühoperation ist es, die Tarsalknochen in normale Beziehung zueinander zu bringen, um deformierende Kräfte auszuschalten und so dem Knochen eine normale Entwicklung vom frühen Lebensalter an zu ermöglichen. Der Behandlungsplan sieht folgendermaßen aus:

Primäre konservative Behandlung. Idealerweise sollte die Behandlung unmittelbar nach der Geburt beginnen – auf jeden Fall nicht mehr als eine Woche später. Die Prinzipien der Behandlung sind: 1) Die Fehlstellung zu korrigieren und durch wiederholte kräftige manuelle Reposition eine Überkorrektur herbeizuführen; 2) den

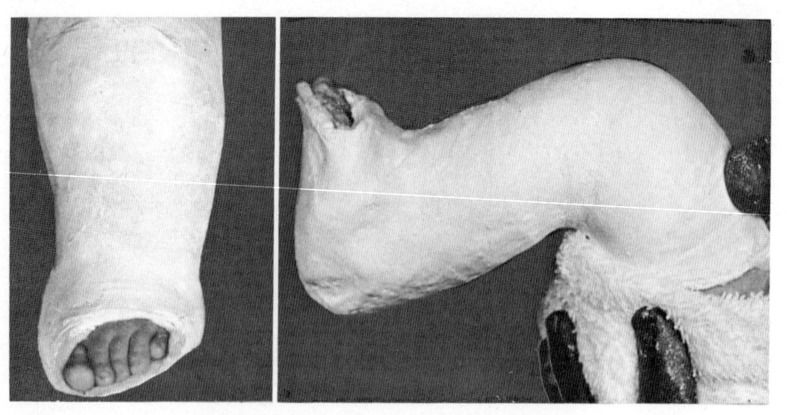

Abb. 314. Gips zur Aufrechterhaltung der Korrektur eines kongenitalen Klumpfußes. Wichtig ist die Einbeziehung des Oberschenkels bei rechtwinklig gebeugtem Kniegelenk

Fuß in Überkorrekturstellung zu halten, um ein Rezidiv der Fehlstellung zu verhindern.

Korrektur der Deformität. Die Fehlstellung wird durch kräftigen manuellen Druck ohne Anästhesie korrigiert (Abb. 313). Zuerst werden die Adduktion und Supination und danach die Spitzfußstellung korrigiert. Abhängig von dem Schweregrad der Fehlstellung kann es möglich sein, diese mit zwei oder drei Manipulationen voll zu korrigieren. Andererseits können auch sechs oder acht Manipulationen in Zeitabständen von je 1 Woche notwendig sein.

Aufrechterhaltung der Korrektur. Drei Methoden stehen zur Verfügung, um den Fuß zwischen den Manipulationen in der korrigierten Stellung zu halten: 1) Gipsverband; 2) Metallschienen (Denis Browne); 3) Heftpflasterfixation. Die Gipsfixation wird vorgezogen, weil sie den Fuß besser in überkorrigierter Stellung und für eine längere Zeit als eine Metallschiene und eine Heftpflasterfixation hält. Der Gips muß den Oberschenkel einschließen, wobei das Knie rechtwinkelig gebeugt sein muß (Abb. 314), da das Kind sonst in der Lage ist, den Fuß im Gips nach oben zu ziehen. Der Gips muß anfangs jede Woche gewechselt werden. Das Intervall kann jedoch auf zwei bis drei Wochen ausgedehnt werden, wenn das Kind größer wird.

Operative Behandlung. Wenn nach zwei oder längstens drei Monaten die Füße klinisch und röntgenologisch nicht normal stehen, muß operiert werden. Alle angespannten Ligamente auf der Medialseite des Sprunggelenkes und des Fußes werden durchtrennt, und jede Sehne, die zu stark gespannt ist und eine volle Korrektur verhindert, wird verlängert, einschließlich der Achillessehne. Zuletzt werden die so entlasteten Tarsalknochen in die normale Lage gebracht, wobei besondere Sorgfalt auf Talus und Os naviculare zu legen ist. Nach der Operation wird für 2–3 Monate ein Gips getragen.

Behandlung bei vernachlässigten oder rezidivierenden Fällen. Wiederholte Manipulationen und Gipsfixation können wertvolle Verbesserungen bei Kindern im Alter bis zu 2 Jahren erbringen. Wenn nach einem Alter von 2 Jahren noch eine starke Fehlstellung vorhanden ist, sollte die operative Behandlung erfolgen. Man muß sich darüber klar sein, daß in diesen späten Fällen keine Behandlungsmethode – ob konservativ oder operativ – in der Lage ist, dem Fuß eine normale Form zu geben. Das beste Ergebnis, das noch erreicht werden kann, ist die plantigrade[1] Ausrichtung des Fußes.

Operationsmethoden. Bei Kindern von 2 bis 12 Jahren können sechs Operationsverfahren in Betracht gezogen werden: 1) Durchtrennung der verkürzten Weichteile an der Medialseite des Fußes und Gipsfixation für 3 Monate in Korrekturstellung; 2) Verlagerung der Sehne des M. tibialis anterior auf die Außenseite des Fußes; 3) Transfer des M. tibialis posterior durch die Membrana interossea auf die Lateralseite des Fußes, um die Aktion der pronierenden Muskeln zu unterstützen; 4) Verlängerung einer zu kurzen Achillessehne; 5) Arthrodese des Kalkaneo-Kuboidgelenkes mit Resektion eines kleinen Knochenkeiles, um die Außenseite des Fußes zu kürzen (Evans, 1961); 6) Wenn die Supination der Ferse sehr stark ausgeprägt ist, Osteotomie des Kalkaneus mit Einlegen eines Knochenkeiles an der Medialseite, um die Belastungslinie zu korrigieren (Dwyer, 1964).

Bei Kindern, die älter als 12 Jahre sind, ist bei der Operation das Augenmerk mehr auf die Knochen zu richten: Ein Knochenkeil entsprechender Größe (mit dorso-lateraler Basis) wird aus dem Tarsus entfernt, so daß beim Schließen der Knochenlücke der Fuß plantigrad steht. Diese Operation ist bei Kindern unter 12 Jahren nicht zu empfehlen, da dadurch das Wachstum des Fußes beeinträchtigt wird.

Angeborener Knick-Hackenfuß
(Pes calcaneovalgus)

Dies ist die dem Pes equinovarus entgegengesetzte Fehlstellung. Der Fuß steht in Pronation und Dorsalextension. Er ist eine viel weniger schwere Deformität als der Pes equinovarus, weil er besser auf die Behandlung anspricht.

Ursache. Die Ursache ist unbekannt. In einigen Fällen mag es sich um eine einfache Haltungsdeformität handeln, die dadurch entstanden ist, daß der Fuß für längere Zeit intrauterin gegen das Schienbein angepreßt war.

Klinik. Ein oder beide Füße können betroffen sein. Der Fuß steht in Pronation und Dorsalextension, so daß der Fußrücken fast das Schienbein berührt (Abb. 315). Eine Kontraktur des dorso-lateralen Bindegewebes verhindert, daß sich der Fuß leicht nach unten in Supination und Spitzfußstellung bringen läßt, obwohl mit stetigem Druck in der Regel eine leichte Korrektur erreicht werden kann.

Behandlung. In den meisten Fällen spricht die Fehlstellung gut auf wiederholte manuelle Korrektur durch die Eltern an, die eingehend instruiert werden sollten, wie

---

[1] Plantigrad ≙ mit der Sohle auf dem Boden gehend.

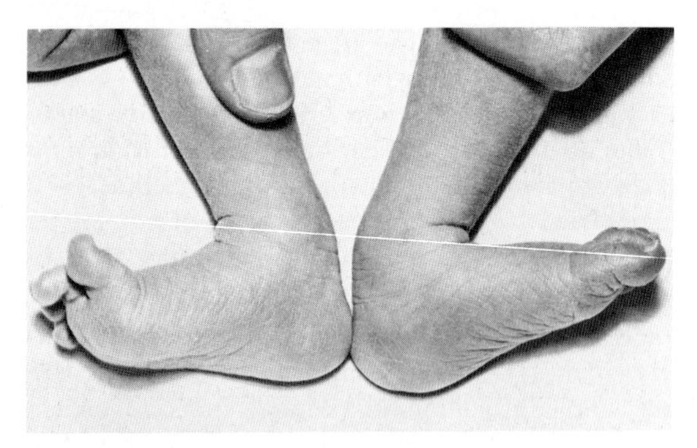

Abb. 315. Kongenitaler Knick-Hackenfuß

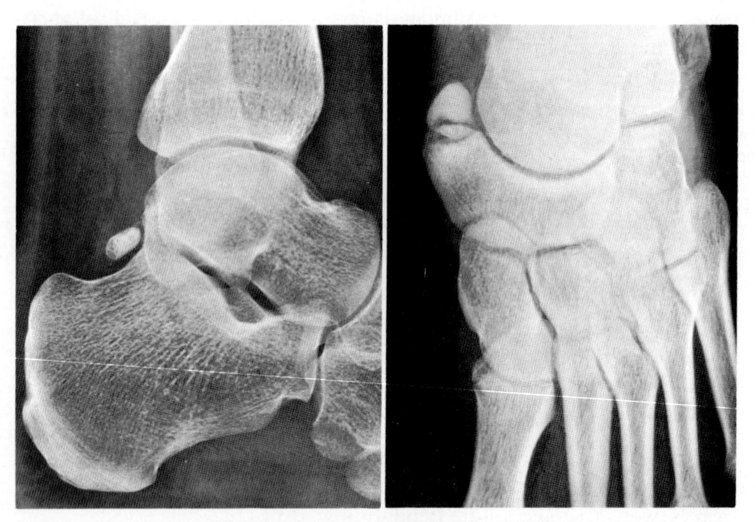

Abb. 316. Os trigonum

Abb. 317. Os tibiale externum

der Fuß durch stetigen Druck auf den Fußrücken in eine überkorrigierte Stellung mit Supination und Spitzfußstellung zu bringen ist. Diese Manipulationen sollten sofort nach der Geburt beginnen und mehrmals am Tage durchgeführt werden.

Wenn im Alter von 1 Monat noch eine Knick-Hackenfuß-Fehlstellung besteht, muß eine intensivere Überwachung erfolgen. Der Orthopäde sollte die Fehlstellung soweit als möglich durch Manipulation ohne Anästhesie überkorrigieren und danach den Fuß in überkorrigierter Stellung eingipsen. Der Gips muß wöchentlich gewechselt werden, bis eine volle Supination und Spitzfußstellung erreicht wird. In diesem Stadium kann der Gips entfernt werden, ohne daß man einen Rückfall befürchten muß.

Kongenitaler Talus verticalis

In einigen wenigen Fällen liegt dem Knick-Hackenfuß eine Skelettdeformität des Talo-Navikular-Gelenkes zugrunde. Das Os naviculare ist auf die Dorsalseite des Taluskopfes verschoben. Letzterer ist nach unten gedrückt, so daß die lange Achse des Talus fast eine vertikale Stellung einnimmt. In einigen dieser Fälle kann eine operative Behandlung notwendig werden.

Akzessorische Knochen am Fuß

Viele akzessorische Knochen am Fuß sind beschrieben worden. Die meisten aber haben nur geringe oder keine praktische Bedeutung. Am häufigsten findet sich das Os trigonum, welches unmittelbar hinter dem Talus an der kranialen Fläche der Tuberositas des Kalkaneus liegt (Abb. 316). Dieser Knochen verursacht keine Beschwerden. Er kann mit einer Talusfraktur verwechselt werden. Der einzige tarsale akzessorische Knochen, der häufig für Beschwerden verantwortlich gemacht werden kann, ist das Os tibiale externum (akzessorisches Kahnbein) (Abb. 317). Dieses liegt medial vom Kahnbein und bildet eine ausgeprägte Prominenz an der Innenseite des Fußes, die durch den Druck des Schuhes schmerzhaft und empfindlich werden kann. Wenn die Beschwerden eine Operation rechtfertigen, sollte der akzessorische Knochen entfernt werden.

Hohlfuß

(Pes excavatus)

Beim Hohlfuß oder Pes excavatus ist die Längswölbung des Fußes überbetont.

Ursache. Oftmals ist die Fehlstellung kongenital bedingt. In anderen Fällen liegt eine neurologische Erkrankung mit Störung des Muskelgleichgewichtes zugrunde. Der Hohlfuß ist oft mit einem leichten Grad einer spinalen Dysraphie verbunden oder kann Folge einer Poliomyelitis sein.

Pathologie. Die Metatarsalköpfchen stehen im Vergleich zum hinteren Teil des Fußes niedriger. Dadurch wird das Längsgewölbe betont. Das Bindegewebe der Fußsohle ist verkürzt. Die Knochen selbst können ihre Form verändern und dadurch die Fehlstellung endgültig machen. Immer findet sich eine Krallenstellung der Zehen, die im Metatarso-Phalangealgelenk überstreckt und im proximalen und distalen Interphalangealgelenk gebeugt sind (Abb. 318). Diese Krallenzehenstellung scheint die Folge eines Defektes der Intrinsicmuskeln (Mm. lumbricales und Mm. interossii) zu sein. Daraus resultiert, daß die Zehen fast vollständig funktionslos sind und nicht in normaler Weise an der Fußbelastung teilnehmen. Entsprechend werden die Metatarsalköpfchen beim Gehen oder Stehen stark belastet und zeigen auf der darunterliegenden Haut erhebliche Hornschwielen. Die Fehlstellung der Tarsalgelenke prädisponiert zur späteren Entwicklung einer Arthrose.

Klinik. Die Deformität tritt häufig in der Kindheit auf. Sie kann einen Fuß oder beide Füße betreffen. In einigen Fällen sind die Beschwerden nur unwesentlich. Wenn Beschwerden auftreten, können diese die folgenden Formen annehmen: 1) Schmerzvolle Hornhautbildung unter dem Metatarsalköpfchen; 2) Schmerzen über den deformierten Zehen als Folge des Schuhdruckes; 3) Schmerz in der Mittelfußgegend durch Arthrose der tarsalen Gelenke.

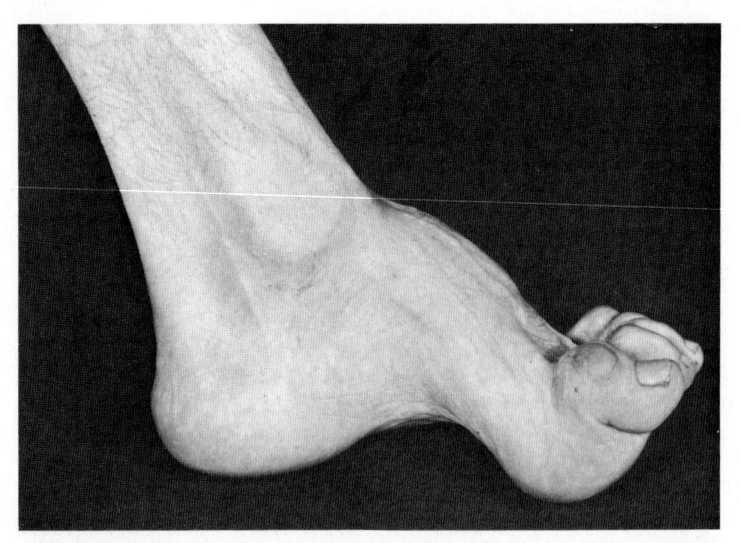

Abb. 318. Hohlfuß. Typische Deformität mit hohem Längsgewölbe, Krallenzehen und sohlenwärts gerichteter Prominenz der Metatarsalköpfchen. In einem solchen Fall sollte die Wirbelsäule immer im Hinblick auf eine Dysraphie untersucht werden

Bei der Untersuchung ist die Deformität leicht zu erkennen (Abb. 318). Das Längsgewölbe ist hoch, der Vorfuß ist dick und gespreizt, die Zehen stehen in Krallenstellung, die Metatarsalköpfchen sind an der Fußsohle prominent und die Hornhaut unter den Metatarsalköpfchen zeigt, daß dort eine sehr starke Gewichtsbelastung besteht. Die Zehen können vom Patienten weder willkürlich gestreckt noch fest auf den Boden gepreßt werden, um einen Teil der Gewichtsbelastung zu übernehmen. Empfindliche Verhornungen können sich an den Zehenspitzen zeigen, wo diese gegen die Schuhe drücken.

Die untere Wirbelsäule sollte im Hinblick auf eine kongenitale Anomalie, wie z. B. eine Spina bifida, untersucht werden. Wenn der Verdacht auf eine spinale Dysraphie besteht, sollte eine Röntgenaufnahme der Wirbelsäule angefertigt werden.

Behandlung. In vielen Fällen ist eine Behandlung nicht erforderlich. Leichte Beschwerden können durch eine regelmäßige Fußbehandlung und durch eine Schaumgummieinlage unter den Metatarsalköpfchen – zur besseren Gewichtsverteilung – gemildert werden. Oft ist des zweckmäßig, orthopädische Schuhe zu verschreiben, die der Fehlstellung des Fußes angepaßt werden. Sind die Beschwerden stark, kann eine Operation notwendig werden. Die Art des operativen Vorgehens hängt von der Ursache der Hauptbeschwerden ab.

Operationen an den Zehen. Wenn ein lokaler Druck über den Zehen oder unter den Metatarsalköpfchen die Hauptbeschwerden darstellt, kann eine entsprechende Entlastung oft einfach durch Streckung der Krallenzehen bewirkt werden. Dies

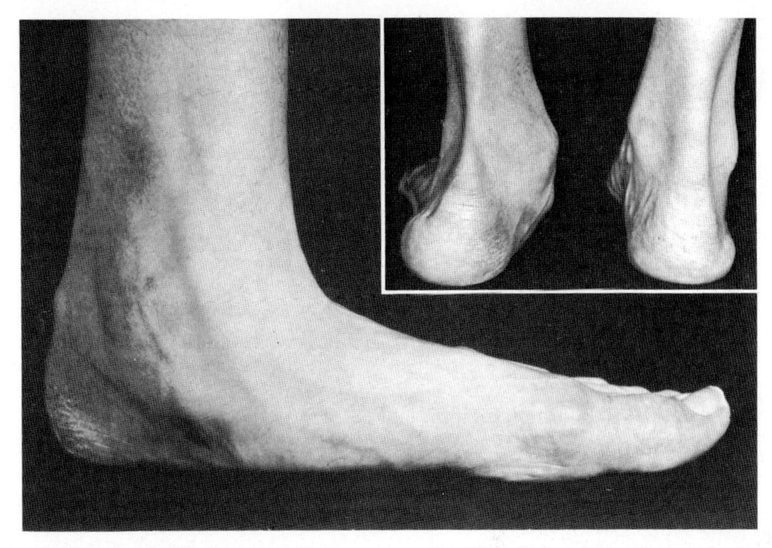

Abb. 319. Plattfuß. Starke Abflachung des Längsgewölbes. Die Valgusfehlstellung erkennt man gut von dorsal (eingeblendetes Bild)

kann ggf. durch Versteifung der Interphalangealgelenke oder, wenn die Zehen noch mobil sind, durch Transplantation der langen Beugesehnen auf die Strecksehnen erfolgen, um die Wirksamkeit der Intrinsicmuskeln zu verstärken.

Operation an den Weichteilen der Fußsohle. In geeigneten Fällen kann die Arthrodese der Zehen durch die Steindlersche Muskelgleitoperation ergänzt werden, bei der die kräftigen Fußsohlenligamente vom Kalkaneus abgelöst werden. Dadurch können diese Bänder nach vorne gleiten, wenn die Höhe des Längsgewölbes durch einen starken manuellen Druck verringert wird. Nach der Operation wird die Korrektur durch Immobilisierung des Fußes im Gips für zwei Monate fixiert.

Operation an den Tarsalgelenken. Wenn eine Arthrose der Tarsalgelenke die Hauptursache der Beschwerden darstellt, ist eine Arthrodese der beteiligten Gelenke (meist des subtalaren, des kalkanaeo-kuboid, des talo-navikularen und des navikulo-kuneiformen Gelenkes) erforderlich. Gleichzeitig kann die Deformität durch Exzision eines Knochenkeiles mit kranialer Basis aus der Fußwurzelregion korrigiert werden. Wenn notwendig kann dieser Eingriff mit Operationen, welche die Zehen strecken, kombiniert werden.

Plattfuß
(Pes planus)

Bei dieser häufigen Fehlstellung ist das Längsgewölbe des Fußes abgeflacht, so daß beim Stehen der mediale Fußrand in Nähe oder in Kontakt mit dem Boden kommt (Abb. 319). Dazu kommt eine Auswärtsdrehung des Fußes um die Längsachse um einige Grade (Pronation oder Valgusfehlstellung).

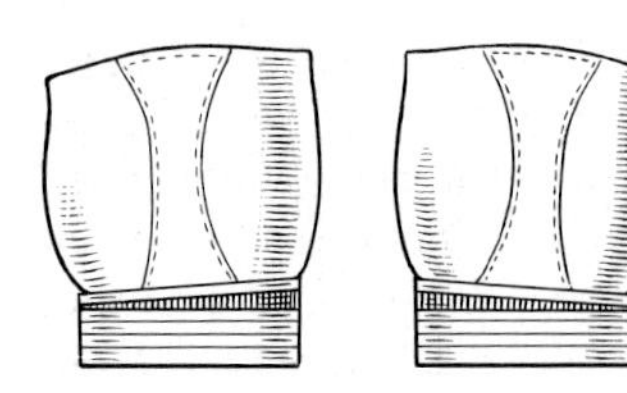

Abb. 320. Schuhe in der Ansicht von hinten mit Darstellung der keilförmigen medialen Absatzhebung

Ursache. In vielen Fällen ist wahrscheinlich eine kongenitale Ursache vorhanden. Die Fehlstellung kann aber auch durch eine umschriebene Muskelschwäche oder Lähmung verursacht sein.

Pathologie. Alle Kinder haben für ein oder zwei Jahre flache Füße, nachdem sie zu stehen begonnen haben. Wenn die Fehlstellung bis ins Erwachsenenalter weiterbesteht, entwickelt sie sich zu einer dauernden strukturellen Deformität. Die Anordnung der Tarsalknochen nimmt dabei eine Form an, die mehr einer geraden Linie als einem Bogen entspricht.

Klinik. Bei Kindern verursachen Plattfüße in der Regel keine Beschwerden. Aber die Eltern klagen meistens, daß die Schuhe nach innen ausgebeult und die Absätze auf der Innenseite des Schuhes schnell abgelaufen sind.

Auch Erwachsene mit Plattfüßen sind oft frei von Beschwerden. Sie verursachen jedoch bei besonderen Belastungen eher Beschwerden als normale Füße.

Im späteren Leben können auch Schmerzen durch eine Arthrose der tarsalen Gelenke als Folge der Fehlstellung auftreten.

Behandlung. Bei Kindern unter 3 Jahren ist keine Behandlung notwendig. Bei Kindern über 3 Jahren besteht die Methode der Wahl in der Kippung des Schuhes nach lateral durch Einsetzen eines Keiles mit medialer Basis zwischen den Schichten des Absatzes (nicht der Sohle) (Abb. 320). Damit kann die Valgusdrehung beseitigt und das Ausbeulen der Schuhe auf der Innenseite des Fußes verringert werden. Man muß dabei davon ausgehen, daß dies in den meisten Fällen nur einen Placeboeffekt darstellt. Bei älteren Kindern ist es besser, eine Einlage im Schuh gegen die Valgusstellung zur Unterstützung des Längsgewölbes zu verordnen. Diese Behandlung soll durch aktive krankengymnastische Übungsbehandlung zur Stärkung der Fußmuskulatur ergänzt werden.

In Fällen einer schweren Valgusfehlstellung, besonders wenn es sich um die Folge einer umschriebenen Muskellähmung handelt, wie bei der Poliomyelitis, ist eine Operation zu überlegen, welche die korrekte Beziehung zwischen Talus und Kalkaneus wiederherstellt und beide Knochen verbindet (talo-kalkaneare Arthrodese). Bei Kindern kann diese Operation durch extraartikuläres Einsetzen eines Knochenspanes in den Sinus tarsi von lateral durchgeführt werden (Grice, 1952).

Bei Erwachsenen ist eine Behandlung nicht notwendig, wenn keine Beschwerden vorliegen. Wenn Belastungsbeschwerden bestehen, wie es gewöhnlich der Fall ist, sollte eine der Situation entsprechende Behandlung empfohlen werden. Zuerst muß versucht werden, die kleinen Fußmuskeln und die Wadenmuskulatur unter Aufsicht eines Physiotherapeuten durch eine krankengymnastische Übungsbehandlung und durch elektrische Stimulation zu stärken. Wenn diese Maßnahmen fehlschlagen, sollte man überlegen, ob Einlagen nützen. Einlagen sind selten von Vorteil, wenn der Fuß vollständig flach ist; sie bringen oft eine Erleichterung, wenn das Längsgewölbe nicht völlig abgeflacht ist. Die Einlagen sollten nach Gipsabdrücken hergestellt werden. Bei schwierigen Fällen kann die Manipulation unter Anästhesie versucht werden.

Wenn die Beschwerden bei einer lange bestehenden Valgusfehlstellung auf eine Arthrose der Fußgelenke zurückzuführen ist, sollte die Arthrose behandelt werden (s. S. 406).

Fußüberlastung

Der Ausdruck „Fußüberlastung" bedeutet eine subakute oder chronische Überlastung der Fußwurzelligamente und keine akute Verletzung als Folge einer plötzlichen Gewalteinwirkung.

Ursache. Bei zunächst normalen Füßen wird die Fußüberlastung durch übermäßig langes Stehen, an das der Patient nicht gewöhnt ist, hervorgerufen. Bei gestörter Statik des Fußes, z. B. bei Aufhebung des Fußgewölbes, kommt es schon bei normal langem Stehen zu Beschwerden.

Pathologie. Beim normalen Fuß werden die Fußwurzelligamente durch die Aktivität der Muskeln vor Überlastung geschützt. So wird der Tendenz zur Abflachung des Längsgewölbes durch die Muskulatur und nicht durch die Bänder begegnet. Wenn die Muskeln ihrer Aufgabe nicht entsprechen, kommt es zu einer Überlastung der Bänder. Die mechanische Irritation sich wiederholender Belastungen führt zu einem chronischen Reizzustand im Bereich der Bänder. Dieser Reizzustand ist für die charakteristischen Schmerzen nach der Belastung verantwortlich.

Klinik. Nach längerem Gehen oder Stehen kommt es zu einem stechenden Schmerz entweder am Fuß allein oder im Fuß und in den Waden. Der Patient empfindet den Schmerz hauptsächlich im Mittelfuß. Gewöhnlich breitet sich der Schmerz über der Unterseite des medialen Fußrandes und über dem Fußrücken aus. Der Wadenschmerz sitzt meistens hinten, kann aber auch mehr vorne empfunden werden. *Bei der Untersuchung* kann der Fuß von normaler Form sein, sehr oft aber findet sich ein abgeflachter Fuß oder eine andere Deformität. In schweren Fällen besteht eine Druckempfindlichkeit über den Fußwurzelligamenten im Bereich der Fußsohle.

Diagnose. Die Fußüberlastung ist leicht mit der Claudicatio intermittens zu verwechseln, welche durch einen Gefäßverschluß entsteht und in ihrem Beschwerdebild der Fußüberlastung ähnlich ist (s. S. 390). Bei sorgfältigem Erfragen und klinischer Untersuchung sollte die Diagnose keine Schwierigkeiten bereiten. Die Anamnese der Claudicatio intermittens ist sehr charakteristisch. Das Fehlen von palpablen Fußpulsen kann die Diagnose des Gefäßverschlusses bestätigen.

Behandlung. Die Methoden der Behandlung wurden bereits im Kapitel über den Plattfuß des Erwachsenen besprochen (s. S. 404). Das Beschwerdebild ist tatsächlich meist die Folge einer zusätzlichen Fußüberlastung. In leichten Fällen reicht es aus, die Dauer des Stehens und Gehens zu verkürzen sowie eine krankengymnastische Übungsbehandlung und elektrische Stimulation zur Stärkung der Unterschenkel- und Fußmuskulatur zu verordnen.

Wenn diese Maßnahmen nicht wirksam sind, sollten Einlagen verschrieben werden. In schweren und hartnäckigen Fällen kann es ratsam sein, dem Patienten eine mehr sitzende Beschäftigung zu empfehlen.

Arthrose der Fußwurzelgelenke

Die Arthrose kann jedes Fußwurzelgelenk befallen. In der Praxis sind jedoch meist die subtalaren und die Mittelfußgelenke betroffen. Selten ist die Arthrose hier primär. Nahezu immer liegt eine prädisponierende Ursache vor, wie z. B. eine vorangegangene Fraktur, eine Erkrankung der Gelenkflächen oder eine Fehlstellung der Fußwurzelknochen (wie bei schwerem Plattfuß oder Hohlfuß).

Klinik. Die hauptsächlichen Beschwerden bestehen in einem Schmerz, der über Monate oder Jahre allmählich zunimmt und zuletzt zum Hinken und zu einer Verringerung der Gehstrecke führt. Der Schmerz kann ziemlich genau auf ein einzelnes Gelenk oder mehrere betroffene Gelenke bezogen werden. Anamnestisch findet man meist eine Verletzung, eine Erkrankung oder eine Fehlstellung des Fußes.

Bei der Untersuchung ist die Beweglichkeit des betroffenen Gelenkes eingeschränkt und schmerzhaft. *Röntgenaufnahmen* bestätigen die Diagnose und können über die Ursache der Arthrose Aufschluß geben.

Behandlung. In leichten Fällen ist keine besondere Behandlung notwendig; besonders wenn der Patient seine Aktivitäten einschränken kann. Wenn die Beschwerden zu einer Beeinträchtigung führen, ist ein aktives Vorgehen notwendig. Die konservative Behandlung führt nur zu einer Linderung, sollte aber in Form von Kurzwellendiathermie, heißen Paraffinbädern, muskelkräftigenden Übungen und Einlagen versucht werden. Wenn konservative Maßnahmen fehlschlagen, muß die Operation in Form einer Arthrodese des betroffenen Gelenkes in Betracht gezogen werden.

Andere Erkrankungen der Fußwurzelgelenke

Wie alle Gelenke mit echter synovialer Auskleidung können die Fußwurzelgelenke an einer eitrigen, rheumatoiden und tuberkulösen Arthritis oder an einer Gicht erkranken. Hinzu kommen Destruktionen bei neuropathischer Genese. Die chronische Polyarthritis tritt am häufigsten auf.

Aseptische Knochennekrose des Kahnbeines
(Köhlersche Erkrankung)

Die Osteonekrose wurde im Kapitel 2 (S. 94) bereits besprochen. Das wachsende Kahnbein ist eine der häufigsten Lokalisationen dieser Erkrankung. Der sich entwickelnde Knochenkern ist vorübergehend erweicht und wird gewöhnlich durch

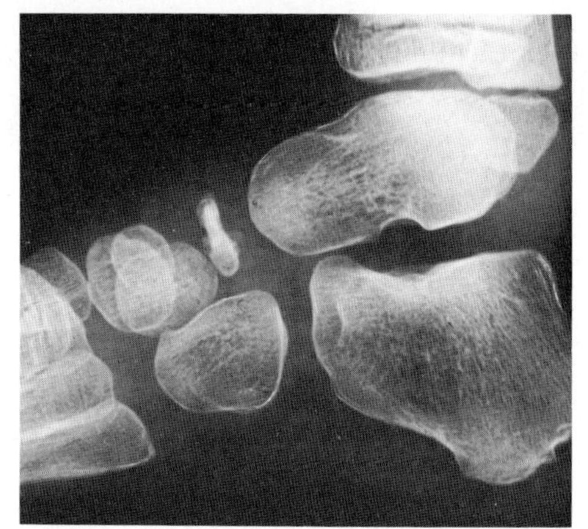
Abb. 321

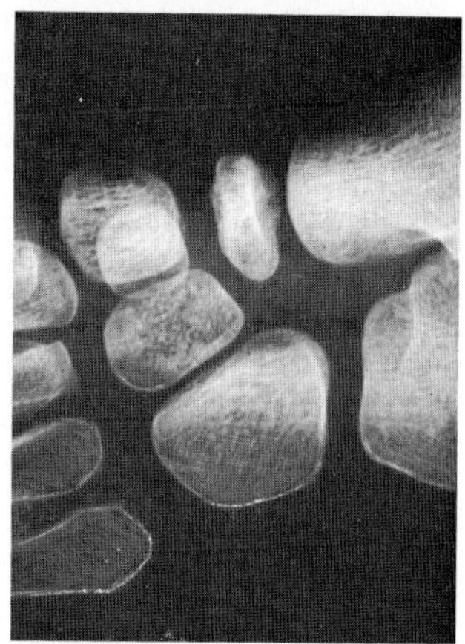
Abb. 322

Abb. 321 u. 322. Köhlersche Erkrankung des Os naviculare. **Abb. 321.** Frühstadium. Knochenkern verdichtet und abgeflacht. **Abb. 322.** Zwei Jahre später. Knochenstruktur wiederhergestellt; leichte verbleibende Abflachung

die mechanische Kraft, die beim Gehen auftritt, zusammengedrückt. Die Störung der Blutversorgung ist möglicherweise eine Ursache.

Pathologie. Die Pathologie entspricht wahrscheinlich der aseptischen Knochennekrose anderer wachsender Knochenkerne (Abb. 75, S. 96). Der Knochen ist wahrscheinlich infolge einer Ischämie nekrotisch. Er verliert seine normale Trabekelstruktur und kann zerfallen, wobei er allmählich resorbiert und durch neuen, lebenden Knochen ersetzt wird. Nach etwa 2 Jahren ist die normale Knochenstruktur wiederhergestellt. Es kann eine leichte Deformierung der Knochen zurückbleiben, aber der wachsende Fuß scheint sich selbst an die veränderte Form anzupassen. Dabei bleiben nur geringe oder keine Beschwerden zurück.

Klinik. Die Köhlersche Erkrankung wird bei Kindern im Alter von 3 bis 5 Jahren beobachtet. Das Kind leidet unter Schmerzen im Bereich des Mittelfußes und hinkt. *Bei der Untersuchung* kann eine leichte Schwellung des Mittelfußes und eine Überempfindlichkeit bei stärkerem Druck auf das Kahnbein vorliegen. Es findet sich eine Bewegungseinschränkung des Mittelfußes mit Schmerzen bei forcierter Bewegung. Die Beschwerden sind nur leicht oder können fehlen. *Die Röntgenaufnahmen* führen zur Diagnose. Der Knochenkern des Kahnbeins erscheint von vorn nach hinten zusammengedrückt (Abb. 321). Er ist dichter als normal und kann fragmentiert aussehen. Röntgenkontrollen über 2 Jahre zeigen die allmähliche Entwicklung der Knochenveränderungen. Nach einem Stadium maximaler Knochenverdichtung erkennt man wenige Monate nach Beginn der Erkrankung eine allmähliche Besserung, bis die normale Knochenstruktur wiederhergestellt ist (Abb. 322).

Behandlung. Trotz der langsamen Entwicklung der knöchernen Veränderungen ist eine längere Dauerbehandlung nicht notwendig. Gute Resultate erreicht man mit einer symptomatischen Behandlung in Form einer Ruhigstellung des Fußes im Gehgips für 2 bis 3 Monate.

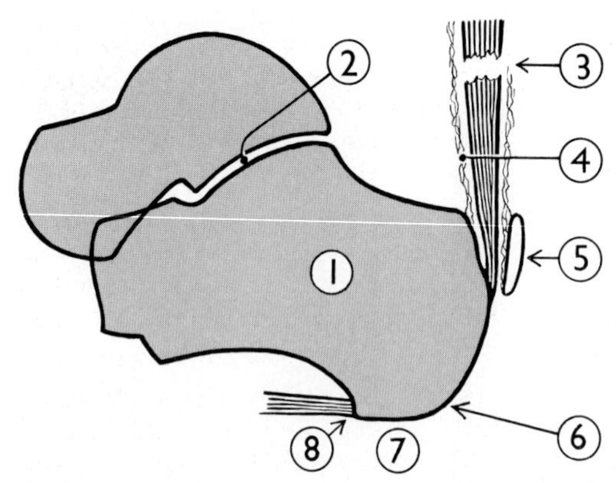

Abb. 323. Acht Ursachen der schmerzhaften Ferse mit Darstellung der Schmerzlokalisation. 1) Erkrankung des Kalkaneus. 2) Erkrankung des subtalaren Gelenkes. 3) Riß der Achillessehne. 4) Paratenonitis der Achillessehne. 5) Bursitis am Ansatz der Achillessehne (im dorsalen Kalkaneusbereich). 6) Apophysitis calcanearis. 7) Sohlenschmerz im hinteren Fersenbereich. 8) Plantare Fasziitis

Die schmerzhafte Ferse

Die Ursachen des Fersenschmerzes werden entsprechend der Lokalisation klassifiziert (Abb. 323).

Schmerz innerhalb der Ferse
- Erkrankung des Kalkaneus
  - (Osteomyelitis, Tumor, Pagetsche Erkrankung)
- Erkrankung des subtalaren Gelenkes

Schmerzen im hinteren Fersenbereich
- Ruptur der Achillessehne (s. S. 387)
- Paratenonitis der Achillessehne
- Bursitis im dorsalen Kalkaneusbereich
- Apophysitis des Kalkaneus

Schmerz unterhalb der Ferse
- Sohlenschmerz im hinteren Fersenbereich
- Plantare Fasziitis

Erkrankung des Kalkaneus

Der Kalkaneus kann, wenn auch selten, der Sitz einer Knocheninfektion sein. Dies ist meist eine eitrige Infektion (Osteomyelitis). Gelegentlich findet sich ein benigner oder maligner Tumor. Auch ein anderer Knochenprozeß, wie die Pagetsche Erkrankung, kann vorliegen.

Erkrankung des subtalaren Gelenkes

Meist handelt es sich um eine subtalare Arthrose als Folge einer Kalkaneusfraktur (s. S. 406). In diesem Gelenk kann sich gelegentlich eine Arthritis entwickeln, die pyogen, rheumatoid, tuberkulös oder durch eine Gicht bedingt sein kann.

Paratenonitis der Achillessehne

Die Achillessehne ist von lockerem Bindegewebe, dem sog. Paratenon, umgeben, welches ein Gleiten der Sehne ermöglicht. In seltenen Fällen wird dieses durch eine übermäßige Reibung gereizt. Dieser Zustand sollte als Paratenonitis und nicht als Tenosynovitis bezeichnet werden, da hier keine richtige Synovialscheide vorliegt.

Klinik. Der Patient ist gewöhnlich ein aktiver junger Erwachsener. Der Schmerz besteht in der Gegend der Achillessehne und wird bei Belastung wie Laufen oder Tanzen stärker. Bei der Untersuchung findet sich bei Palpation zwischen Finger und Daumen eine Druckempfindlichkeit im Bereich der Sehne (Abb. 323). Ferner besteht hier eine leichte lokale Verdickung. Die Sehne selber ist von normaler Größe und Konsistenz.

Behandlung. In vielen Fällen kann eine Erleichterung durch eine lokale Hydrokortison-Injektion tief neben der Sehne erreicht werden. Hilft dies nicht, sollte der Rückfuß in einem Unterschenkelgehgips für vier Wochen ruhiggestellt werden. In resistenten Fällen kann eine Operation notwendig werden. Sie besteht in der Ausschneidung des die Sehne umgebenden Bindegewebes.

Bursitis im dorsalen Kalkaneus-Bereich

Diese ist die häufigste Schmerzursache im dorsalen Fersenbereich. Sie kommt oft bei jungen Frauen vor.

Pathologie. Eine zusätzliche Bursa bildet sich an der Rückseite der Ferse zwischen der Tuberositas des Kalkaneus und der Haut. Sich wiederholende Reibungszustände gegen den hinteren oberen Schuhrand führen zu einer chronischen Reizung und Verdickung der Wände des Schleimbeutels, der sich durch eine Flüssigkeitsansammlung ausdehnen kann.

Klinik. Es besteht eine unangenehme Druckempfindlichkeit an der Stelle, wo die Schwellung mit dem Schuh in Kontakt kommt (Abb. 323). Die Beschwerden werden durch Gehen verstärkt und sind im Winter ausgeprägter als im Sommer. Deshalb auch die Bezeichnung „winter heel". *Bei der Untersuchung* findet sich eine auffällige, knorplige Prominenz im hinteren Fersenbereich. Die darüberliegende Haut ist verdickt und kann gerötet sein.

Behandlung. In leichten oder frischen Fällen können die Beschwerden durch einen Schutz des hinteren Fersenbereichs mit einer Doppelschicht aus elastischen Pflasterstreifen und durch das Tragen von Schuhen mit einer weichen Fersenkappe beseitigt werden. Haben diese Maßnahmen keinen Erfolg, sollte die Bursa exzidiert werden. Ein Rezidiv kann durch Resektion der oberen dorsalen Ecke des hinteren Fersenpols unmittelbar oberhalb des Achillessehnenansatzes verhindert werden.

Apophysitis calcanearis

(Seversche Erkrankung)

Diese harmlosen Beschwerden bestehen nur bei Kindern während des Wachstums der Kalkaneusapophyse. Früher glaubte man an eine Osteonekrose (s. S. 94). Heute jedoch besteht allgemeine Übereinstimmung, daß es sich lediglich um eine chronische Überlastung des Ansatzes der hinteren Apophyse des Kalkaneus am Hauptknochen handelt – möglicherweise durch Zug der Achillessehne. So kann sie analog zur Osgood-Schlatterschen Erkrankung der Tuberositas tibiae betrachtet werden, ohne jede Beziehung zu einer Osteonekrose.

Klinik. Es handelt sich gewöhnlich um Kinder zwischen 8 und 13 Jahren. Sie klagen über Schmerzen im hinteren Fersenbereich und ein leichtes Hinken fällt auf. *Bei der Untersuchung* besteht eine Druckempfindlichkeit über dem unteren hinteren Teil der Tuberositas des Kalkaneus (Abb. 323). *Röntgenaufnahmen* zeigen gewöhnlich keine krankhaften Veränderungen. Auf eine Fragmentierung der Kalkaneus-Apophyse wird manchmal besonders hingewiesen. Hierbei handelt es sich aber um einen normalen Zustand, den man bei Kindern auch ohne Schmerzen an der Ferse findet.

Behandlung. In den meisten Fällen ist keine Behandlung notwendig, weil die Beschwerden langsam von selbst verschwinden. Wenn die Ferse sehr schmerzhaft ist, bringt eine Entlastung für einige Wochen in einem Unterschenkelgehgips Erleichterung.

Sohlenschmerz im hinteren Fersenbereich

Dies ist ein besonderes klinisches Bild, das durch Schmerzen unter dem hinteren Anteil der Ferse beim Stehen und Gehen charakterisiert ist.

Pathologie. Die Stelle der Druckempfindlichkeit ist das feste fibröse Fettgewebe unter der gewichtstragenden Kalkaneusprominenz. In einigen Fällen ist die Läsion wahrscheinlich nur eine einfache Kontusion. In den meisten Fällen aber scheint eine Verletzung keine Rolle zu spielen, so daß eine leichte Entzündung unbekannten Ursprunges angenommen werden muß.

Klinik. Der Schmerz unterhalb der Ferse beim Stehen und Gehen ist das einzige Symptom. *Bei der Untersuchung* findet sich eine umschriebene Stelle lokaler Druckempfindlichkeit bei fester Palpation über dem Fersenpolster (Abb. 323).

Behandlung. Es besteht eine Tendenz zu einer langsamen spontanen Besserung. Die Rückbildung kann durch eine lokale Hydrokortison-Infiltration an der Stelle der größten Empfindlichkeit und durch das Tragen eines Schaumgummifersenkissens auf der Einlage beschleunigt werden. Eine Kurzwellendiathermie im Bereich des empfindlichen Bezirkes ist bei Andauern der Beschwerden einen Versuch wert.

Plantare Faszitis

Bei dieser Erkrankung, bei der man eine Entzündung annimmt, befindet sich der Schmerz unter dem vorderen Teil des Kalkaneus. Sie kann das Symptom einer mehr allgemeinen Entzündungserscheinung, wie bei der Reiterschen Erkrankung, sein.

Pathologie. Die Läsion betrifft die Ansatzstelle der Plantaraponeurose an der Unterfläche der Tuberositas calcanei.

Klinik. Der Patient empfindet gewöhnlich Schmerzen unter der Ferse beim Stehen und Gehen, die sich nach medial und in die Sohle ausdehnen. Die Beschwerden sind manchmal schwer. *Bei der Untersuchung* findet sich eine ausgesprochene Druckempfindlichkeit über der plantaren Faszie am Kalkaneusansatz. Die druckempfindliche Stelle befindet sich weiter vorne als beim Fersensohlenschmerz (Abb. 323). *Röntgenaufnahmen* zeigen gewöhnlich keine Veränderungen. Manchmal findet man einen scharfen Knochensporn, der vorn an der Tuberositas des Kalkaneus sichtbar wird. Seine Bedeutung ist aber umstritten, weil solche Spornbildungen auch bei Patienten ohne Fersenbeschwerden gefunden werden.

Behandlung. Eine konservative Behandlung ist gewöhnlich ausreichend, wenn sie lange genug durchgeführt wird. Die Rückbildung der Beschwerden kann jedoch langsam vor sich gehen. Die Ferse sollte durch ein Schaumgummikissen auf einer Einlage geschützt

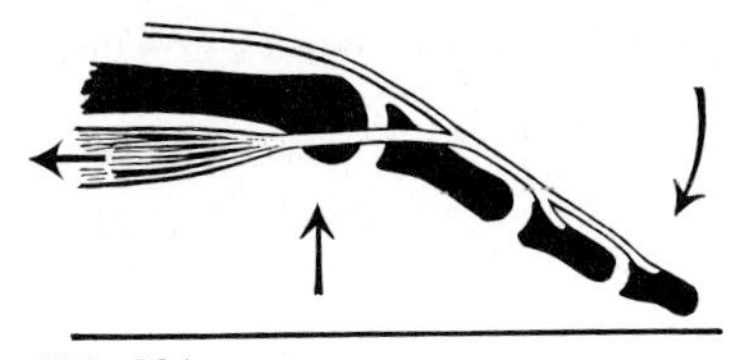

Abb. 324

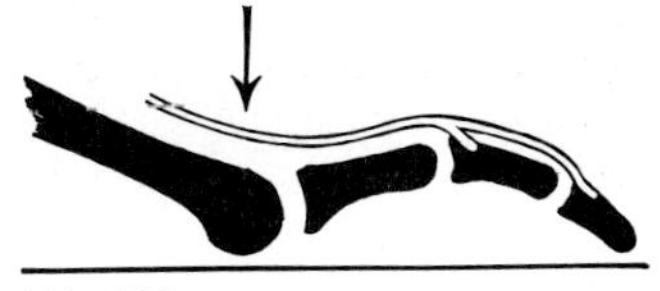

Abb. 325

Abb. 324. Darstellung der normalen Aktion der Zehen mit Abheben des Metatarsalköpfchens vom Boden, wobei die Zehen sich an der Übernahme des Körpergewichtes beteiligen. Diese Zehenaktion erfolgt weitgehend durch die Intrinsicmuskeln

Abb. 325. Wenn die Intrinsicmuskeln nicht wirksam sind, muß das gesamte Körpergewicht von den Metatarsalköpfchen übernommen werden

und eine Serie von Kurzwellenbestrahlungen im schmerzhaften Bereich durchgeführt werden. Wenn diese Maßnahmen nichts nützen, sollte eine lokale Injektion mit Hydrokortison im druckschmerzhaften Bereich erfolgen.

Schmerz im Vorfuß

(Metatarsalgie)

Der Schmerz im Vorfuß ist eine der häufigsten orthopädischen Beschwerden. Es gibt drei Hauptursachen, von denen die erste die häufigste ist: 1) Spreizfuß mit Senkung des Quergewölbes (anterior flat foot); 2) Ermüdungsfraktur eines Metatarsalknochens (Marschfraktur); 3) plantare digitale Neuritis (Mortonsche Metatarsalgie).

Spreizfuß

(Pes transversoplanus)

Die dauernde Senkung des Fußquergewölbes mit sehr starkem Belastungsdruck unter den Metatarsalköpfchen ist die häufigste Ursache der Metatarsalgie. In den meisten Fällen ist die primäre Ursache eine Schwäche der Intrinsicmuskeln des Fußes.

Pathologie. Beim normalen Fuß ist das Quergewölbe nur potentiell und nicht konstant vorhanden. Im Normalzustand können die Metatarsalköpfchen durch die Zehen willkürlich vom Boden gehoben werden, wobei die Zehen durch die Intrinsicmuskeln in den Interphalangealgelenken gestreckt und durch die kurzen Flexoren kräftig gebeugt werden (Abb. 324). So ist das Gewicht auf die Metatarsalköpfchen und die Zehen verteilt. Wenn die Intrinsicmuskeln geschwächt sind, können die Zehen ihre besondere gewichtstragende Funktion nicht erfüllen und der gesamte Belastungsdruck fällt auf die Metatarsalköpfchen (Abb. 325). Der starke Druck führt zur Hornschwielenbildung.

Klinik. Die Hauptbeschwerden bestehen in Schmerzen unter dem Vorfuß. Sekundär kann es zu Beschwerden infolge des Schuhdruckes auf die deformierten Zehen kommen. *Bei der Untersuchung* ist der Vorfuß oft gespreizt und erscheint breiter als normal. Hornhautschwielen finden sich unter einigen oder allen Metatarsalköpfchen. Die Zehen sind oft gebeugt. Der Patient ist unfähig, die Metatarsalköpfchen durch Abwärtspressen seiner Zehen vom Boden zu heben – ein Hinweis, daß die Intrinsicmuskeln kraftlos sind.

Behandlung. Bei Patienten unter 50 Jahren ist eine wesentliche Besserung gewöhnlich durch physiotherapeutische Maßnahmen und Stärkung der Intrinsicmuskeln mittels spezieller Übungen, die durch faradische Stimulation unterstützt werden, zu erreichen. Bei älteren Patienten ist diese Behandlung selten wirksam. Stattdessen sollte der Versuch gemacht werden, mit Schaumgummiunterstützung den gewichtstragenden Druck auf eine größere Fläche des Metatarsus zu verteilen. Handelt es sich um sehr starke Beschwerden, kann der Schmerz infolge lokaler Prominenz eines Metatarsalköpfchens gegen die Fußsohle durch eine Osteotomie des Metatarsalhalses und Dorsalverschiebung des Kopfes (Helal, 1975) erleichtert werden.

Streßfraktur eines Metatarsalknochens

(Marschfraktur, Ermüdungsfraktur)

Streß- oder Ermüdungsfrakturen sind dadurch charakterisiert, daß sich in der Anamnese kein Trauma findet. Die Möglichkeit einer Fraktur wird deshalb leicht außer acht gelassen. Die Streßfraktur eines Metatarsale kommt nicht häufig vor. An die Möglichkeit ihres Auftretens sollte man aber denken.

Ursache. Die Fraktur wird einer langandauernden oder sich oft wiederholenden Streßeinwirkung zugeschrieben. Sie wurde mit der Ermüdungsfraktur verglichen, wie sie gelegentlich bei Metallen auftritt.

Pathologie. Die Fraktur betrifft gewöhnlich den distalen Schaft des 2. oder 3. Metatarsale. Sie ist nicht mehr als eine Haarlinienfissur ohne Verschiebung der Fragmente. Bei der Heilung bildet sich um den Knochen in Höhe der Fraktur eine große Kallusmasse.

Klinik. Die Beschwerden bestehen in starken Vorfußschmerzen beim Gehen. Die Schmerzen setzen akut ein, aber der Patient ist meist nicht in der Lage, diesen Schmerz einer bestimmten Ursache zuzuschreiben. Bei Befragung kann sich herausstellen, daß der Patient kurz vor dem Auftreten der Schmerzen ungewöhnlich viel gelaufen oder marschiert ist. *Bei der Untersuchung* zeigt sich eine Schwellung am Rücken des Vorfußes mit umschriebener und gut lokalisierter Druckempfindlichkeit über dem betroffenen Metatarsalknochen. *Röntgenbilder* zeigen zuerst nur eine feine Haarlinienfissur, welche leicht übersehen wird (Abb. 326). Nach 2 oder 3 Wochen aber ist der die Fraktur umgebende Kallus gut sichtbar.

Behandlung. Die Fraktur heilt spontan. Die Behandlung ist damit rein symptomatisch. In der Tat ist in manchen Fällen keine Behandlung notwendig. Wenn der Schmerz aber schwer ist, sollte der Fuß in einem Unterschenkelgips für 3 bis 4 Wochen immobilisiert werden.

Plantare digitale Neuritis

(Mortonsche Metatarsalgie; interdigitales Neurom)

Diese Erkrankung, die primär eine Affektion eines Digitalnerven darstellt, ist durch einen Metatarsalschmerz, zusammen mit einem in die 3. und 4. Zehe ausstrahlenden Schmerz, charakterisiert.

Pathologie. Die zugrundeliegende Läsion ist eine fibröse Verdickung oder ein „Neurom" des Digitalnerven zwischen dem 3. und 4. Metatarsale proximal der Stelle, wo er sich in die Endäste aufteilt. Die Verdickung nimmt die Form einer spindelförmigen Schwellung an, gewöhnlich von der Länge etwa eines Zentimeters, und umgibt den Nerven unmittelbar, wo er zwischen den Köpfchen des 3. und 4. Metatarsale liegt

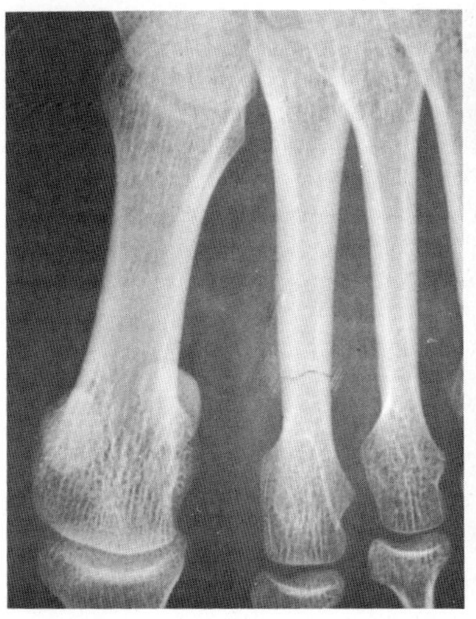
Abb. 326

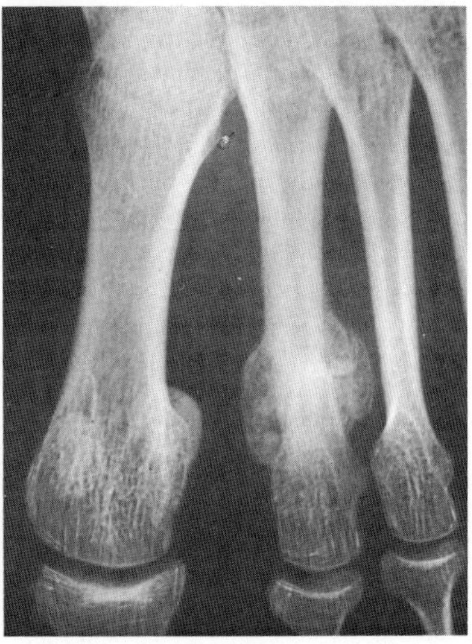
Abb. 327

Abb. 326 u. 327. Streßfraktur des zweiten Metatarsale. Die **Abb. 326** zeigt das anfängliche Röntgenbild eine Woche nach Beginn der Schmerzen. Die Fraktur zeigt sich als feiner Querriß im Knochen. **Abb. 327** zeigt die Verhältnisse drei Wochen später im Heilungsstadium. In Höhe der Fraktur hat sich ein mächtiger Kallus entwickelt

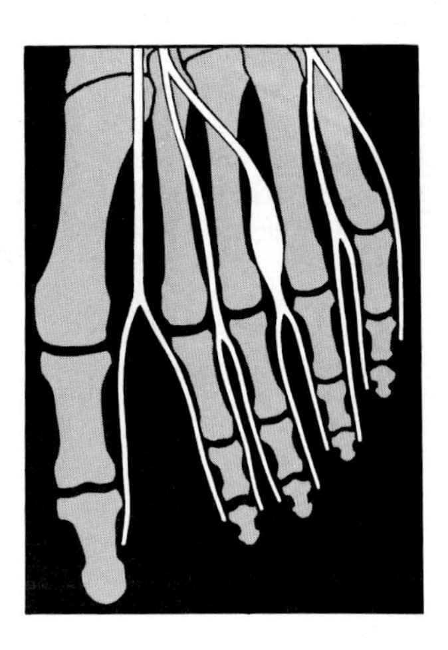

Abb. 328. Fibröse Verdickung eines Interdigital-Nerven bei plantarer digitaler Neuritis (Mortonsche Metatarsalgie). Das „Neurom" liegt gewöhnlich im Interdigitalraum 3/4

(Abb. 328). Gelegentlich ist der Nerv zwischen dem 2. und 3. Metatarsale betroffen. Die Ursache der fibrösen Verdickung ist unbekannt.

Klinik. Bei den Patienten handelt es sich oft um Frauen im mittleren Lebensalter. Die Klagen betreffen Schmerzen im Vorfuß beim Stehen und Gehen. Charakteristisch ist die Art des Schmerzes, der in der Metatarsalgegend entsteht und von dort nach vorne in die einander zugekehrten Seiten der 3. und 4. Zehe oder in die 4. Zehe allein ausstrahlt.

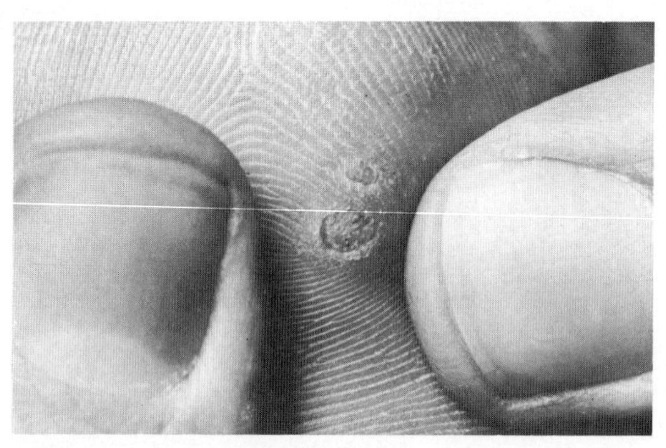

Abb. 329. Plantare Warze. Zu beachten ist die klar umschriebene Grenze und die zarte Hautspalte, wenn die Haut von der Warze weggezogen wird

Selten ist der Raum zwischen der zweiten und dritten Zehe betroffen. Oft behaupten die Patienten, daß sie den Schmerz lindern können, indem sie den Schuh ausziehen und den Vorfuß zusammendrücken oder manipulieren. Bei der Untersuchung ist der Vorfuß oft verändert – wie beim Spreizfuß. Manchmal kann ein schmerzhafter „Click" durch seitliche Kompression der Metatarsalköpfchen ausgelöst werden. Ferner kann der Druck gegen die Sohle zwischen dem 3. und 4. Metatarsalköpfchen schmerzhaft sein. Diese Zeichen sind jedoch nicht zuverlässig.

Diagnose. Diese hängt hauptsächlich von der typischen Anamnese ab.

Behandlung. Der Patient sollte zuerst ein Schaumgummipolster unter den Metatarsalia ausprobieren, um das Quergewölbe zu stützen. Wenn dieses keine Erleichterung bringt, sollte die operative Entfernung des verdickten Nervensegmentes empfohlen werden.

Plantare Warzen
(Verruca pedis, Verruca plantaris)

Plantare Warzen können an jeder Stelle der Fußsohle auftreten, einschließlich der Sohlenfläche der Ferse. Sie unterscheiden sich von anderen Warzen nur dadurch, daß sie sich nicht über die Oberfläche der Haut vorwölben, und sie unterscheiden sich von plantaren Hornschwielen, die lediglich lokalisierte Hautverdickungen infolge massiver Druckeinwirkung darstellen.

Ursache. Die genaue Ursache ist unbekannt. Es wird an eine Virusinfektion gedacht.

Pathologie. Eine Warze ist ein einfaches Papillom, welches von der Basalschicht der Haut nach außen wächst. Der Belastungsdruck verhindert eine Vorwölbung über die Hautoberfläche.

Die Haut in der Umgebung ist jedoch verdickt, so daß die Warze bis zu einem halben Zentimeter unter der Hautoberfläche liegen kann (Abb. 330). Sie wird lang-

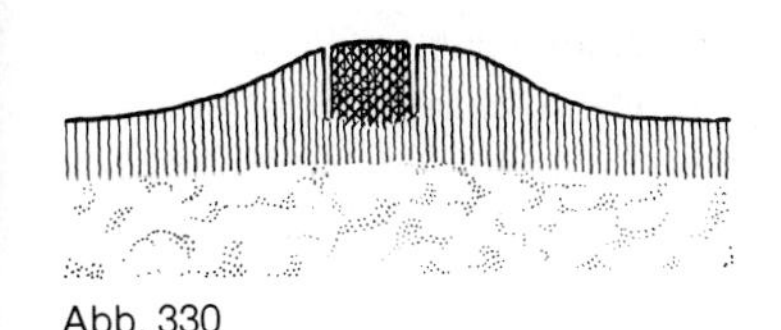

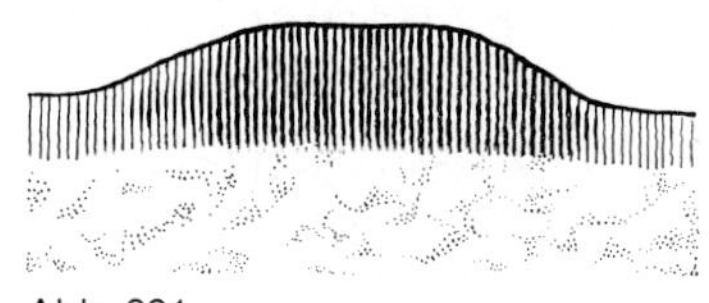

Abb. 330. Schnitt durch eine plantare Warze. Sie ist von der umgebenden Haut klar abgegrenzt

Abb. 331. Schnitt durch eine Hornschwiele. Diese geht unmerklich in die umgebende normale Haut über

sam größer, erreicht aber selten einen Durchmesser von mehr als einem Zentimeter.

Klinik. Die Hauptbeschwerden bestehen in einem starken, lokalisierten Schmerz beim Gehen. *Bei der Untersuchung* ist die Umgebung der Haut verdickt und deshalb erhöht. Die Warze, etwas dunkler in der Farbe und mit mosaikartiger Oberfläche, ist im Zentrum der Hauterhöhung zu erkennen (Abb. 329). Ihr Rand ist deutlich von der umgebenden Haut abgegrenzt. Dies kann man leicht nachweisen, indem man die Haut von der Warze wegzieht, wobei ein kleiner Spalt zwischen Warze und Haut sichtbar wird. Es besteht immer eine umschriebene lokale Druckempfindlichkeit im Bereich der Warze.

Diagnose. Die Hauptschwierigkeit liegt in der Unterscheidung zwischen Warzen an Stellen starker Druckbelastung und Hornschwielen der Haut. Warzen entstehen überall an der Sohle, Hornschwielen jedoch nur an den Stellen starker Druckbelastung. Warzen sind auch stärker druckempfindlich als Hornschwielen. Aber das zuverlässigste Unterscheidungsmerkmal ist bei der Warze die mosaikartige Oberfläche und ein deutlich abgegrenzter Rand mit einem potentiellen Spalt zwischen Warze und Haut (Abb. 330). Die Hornschwiele hingegen geht unmerklich in die umgebende Haut über (Abb. 331).

Behandlung. Wenn sich die Warze mit lokalen Ätzmitteln nicht entfernen läßt, sollte sie auskürettiert und die Basis leicht kauterisiert werden.

Hornschwielen

Eine Hornschwiele ist einfach eine lokalisierte Verdickung der Haut als Antwort auf einen stärkeren Druck. Sie ist nahezu immer sekundär bei einer vorbestehenden Fußerkrankung.

Plantare Hornschwielen finden sich auf der Fußsohle. Sie entstehen unter einem prominenten Knochen, meistens unter den Metatarsalköpfchen, wenn eine ungenügende Intrinsicmuskulatur die Zehen am Tragen des Körpergewichtes hindert (Spreizfuß, s. S. 411). Sie finden sich auch häufig unter der Basis des fünften Metatarsale bei Patienten, die aus irgendeinem Grunde mit einwärts gedrehtem (supiniertem) Fuß laufen.

Hornschwielen an den Zehen nehmen oft die Form lokalisierter Verdickungen an; sie werden als Hühneraugen bezeichnet. Sie werden durch Schuhdruck hervorgerufen und sind besonders häufig, wenn die Dorsalseite einer Zehe als Folge einer fixierten Flexionsfehlstellung – wie bei einer Hammerzehe – ungewöhnlich prominent ist (Abb. 338, S. 420).

Behandlung. Diese entspricht der zugrundeliegenden Erkrankung. Palliative Maßnahmen bestehen in der Entfernung der verdickten übermäßigen Epidermis (vorzugsweise durch einen Fußpfleger) sowie in der Schaumgummipolsterung, um den Gewichtsdruck auf eine größere Fläche zu verteilen.

Ganglion

Ganglien finden sich in der Regel am Fußrücken und in der Gegend des Sprunggelenkes. Sie sind in jeder Hinsicht den Ganglien an der Rückseite der Hand und des Handgelenkes ähnlich. Sie bestehen aus einem dünnwandigen Sack, der mit visköser Flüssigkeit gefüllt ist und dessen fibröse Wand in der Tiefe gewöhnlich mit einem Ligament, einer Sehnenscheide oder der Gelenkkapsel in Verbindung steht. Klinisch erscheint das Ganglion wie eine fluktuierende subkutane Schwellung, die sich weich oder gespannt anfühlt. Wenn das Ganglion Beschwerden macht, sollte es entfernt werden.

Erkrankungen der Zehen

Hallux valgus

Beim Hallux valgus ist die große Zehe im Metatarsophalangealgelenk nach lateral abgewichen. Der Hallux valgus findet sich meist bei älteren, gelegentlich auch bei jüngeren Frauen.

Ursache. In wenigen Fällen sind kongenitale Faktoren verantwortlich. Meistens wird die Fehlstellung als Folge einer ständig nach lateral einwirkenden Kraft, wie Einschluß in festen Strümpfen und in eng auslaufenden Schuhen, hervorgerufen. Das Tragen von hohen Absätzen begünstigt die Entwicklung eines Hallux valgus, weil der Vorfuß dann in den engen vorderen Teil des Schuhes hineingezwängt wird.

Pathologie. Die Fehlstellung der Großzehe besteht hauptsächlich in der Lateralabweichung. Eine weitere Auffälligkeit ergibt sich aus der Medialabweichung des 1. Metatarsale, so daß der Zwischenraum zwischen den Köpfchen des 1. und 2. Metatarsale ungewöhnlich breit wird (Metatarsus primus varus). In der Tat kann dies oft der primäre Defekt sein. Nach einigen Jahren entstehen zwei sekundäre Veränderungen. Die eine ist die Bildung einer dickwandigen Bursa über der medialen Prominenz des Metatarsalköpfchens. Diese kann sich entzünden und ist gelegentlich auch vereitert. Die zweite, später einsetzende Veränderung besteht in einer Arthrose des Metatarsophalangealgelenkes als Folge der Fehlstellung (Abb. 335).

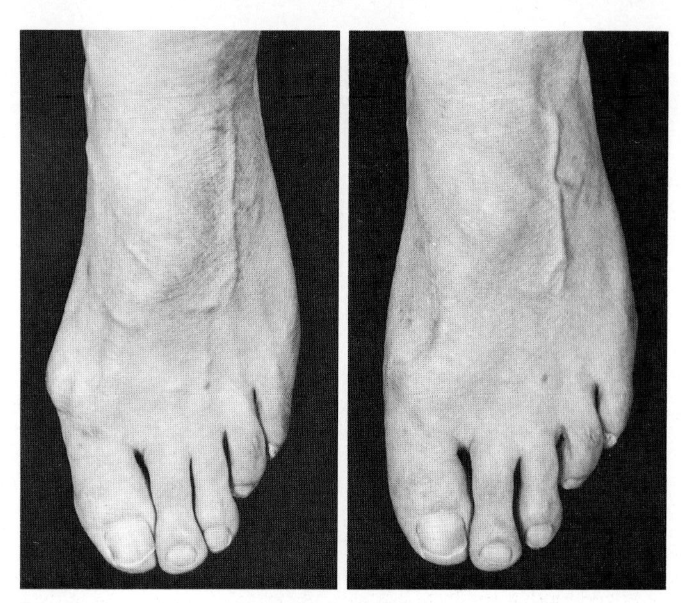

Abb. 332. *Links:* Leichter Hallux valgus bei einer Frau in mittlerem Alter. *Rechts:* Nach Korrektur durch eine Verschiebeosteotomie proximal des 1. Metatarsalköpfchens

Klinik. Bei den Patienten handelt es sich nahezu immer um Frauen im mittleren oder späteren Lebensalter, nur selten sind es jüngere Frauen. Die anfänglichen Beschwerden bestehen in einer Empfindlichkeit über dem Schleimbeutel durch Druck gegen den Schuh. Es ist für die Patienten schwierig, bequeme Schuhe zu finden. Später entstehen zusätzliche Beschwerden durch eine Arthrose im Metatarsophalangealgelenk und durch die Abflachung des Quergewölbes (Spreizfuß) (s. S. 411), welche eine zusätzliche Deformität darstellt. *Bei der Untersuchung* ist die Fehlstellung mit einem Blick erkennbar (Abb. 332). Die Haut über dem prominenten Gelenk ist derb, gerötet und druckempfindlich. Oft kann eine dickwandige Bursa getastet werden, die gelegentlich mit Flüssigkeit gefüllt ist. In relativ frühen Fällen ist die Beweglichkeit in den Metatarsophalangealgelenken frei und schmerzlos. In schweren, viele Jahre dauernden Fällen jedoch führt die Arthrose zur Einschränkung der Beweglichkeit und zur Schmerzhaftigkeit. Bei lange bestehenden Fällen ist der Vorfuß flach und gespreizt und die Zehen können stark verbogen sein.

Behandlung. In leichten Fällen ist eine Behandlung nicht notwendig. Die Schuhe müssen jedoch vorne breit sein.

Bei mittelschweren Fällen wird oft eine ausreichende Erleichterung erzielt durch regelmäßige Fußpflege, Entlastung des Schleimbeutels durch ein Filzpolster oder Tragen eines Keiles aus Plastik zwischen 1. und 2. Zehe, um die Fehlstellung zu vermindern.

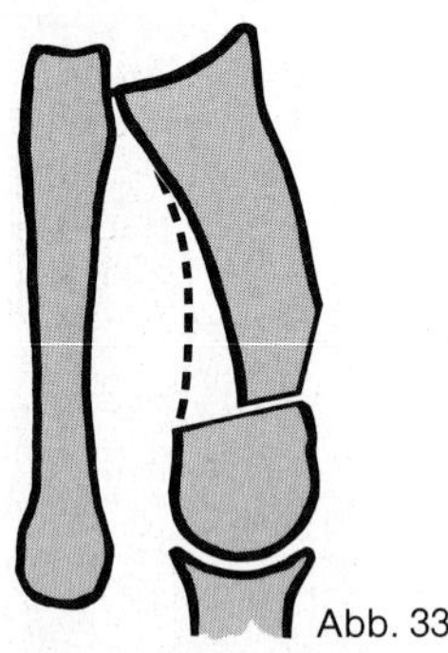

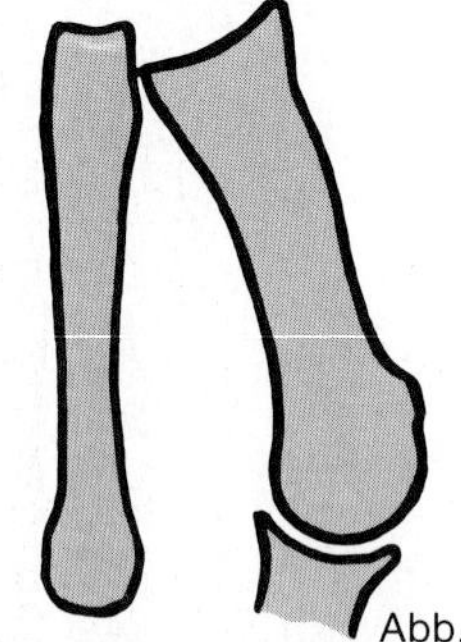

Abb. 333 u. 334. Verschiebeosteotomie des Halses von Metatarsale 1.
Abb. 333. Vor der Operation. Zu beachten ist der breite Abstand zwischen erstem und zweitem Metatarsale. Die Osteotomielinie ist eingezeichnet. **Abb. 334.** Nach der Knochendurchtrennung wird das Kopffragment kräftig nach lateral verschoben, so daß die mediale Prominenz (die „Exostose") verschwindet. Die metatarso-phalangeale Subluxation vermindert sich automatisch

In schweren Fällen ist eine Operation ratsam. Hier sollen nur fünf von vielen Operationsmethoden besprochen werden.

Trimmen der „Exostose". Wenn die Fehlstellung der Zehe nur geringfügig ist, jedoch stärkere Beschwerden durch lokale Prominenz oder „Exostose" des 1. Metatarsalköpfchens an der Medialseite des Fußes entstehen, kann es manchmal ausreichend sein, die Bursa zu exzidieren und die mediale Prominenz des Metatarsalköpfchens abzumeißeln, ohne das Gelenk selbst in Mitleidenschaft zu ziehen. Die Beschwerden neigen jedoch nach dieser Operation zum Rezidiv, und im allgemeinen sind die Resultate ziemlich enttäuschend.

Die Verschiebungsosteotomie in Höhe des Halses des 1. Metatarsalknochens (Abb. 333 u. 334). Nach Durchtrennung des Halses von Metatarsale I wird das Kopffragment weit nach lateral verschoben (Abb. 334). Eine Spitze der lateralen Kortikalis wird auf dem Schaftfragment belassen, um den Kopf in seiner neuen Position zu fixieren. Die Lateralverschiebung des Metatarsalköpfchens vermindert die Prominenz der „Exostose", ohne daß diese entfernt werden muß. Die Weichteile zwischen den Köpfchen des 1. und 2. Metatarsale sind entspannt, wodurch die Subluxation im 1. Metatarsophalangealgelenk auf Dauer vermieden wird. Durch den knöchernen Umbau (Abb. 334) wird die Richtung des 1. Metatarsale allmählich verändert, so daß dieses nach der Operation dichter an das 2. Metatarsale zu liegen kommt. Bei dieser Operation wird das Gelenk selbst nicht in Mitleidenschaft gezogen oder eröffnet. Nach der Operation wird der Zeh in einem Gips für 8 Wochen ruhiggestellt, um den Durchbau in Höhe der Osteotomie ohne Stellungsverlust zu sichern.

Diese Operation ergibt gute Resultate bei Patienten mit einer relativ leichten Deformität. Es kommt nicht zu einer wesentlichen Verkürzung der Zehen und zu keiner Verschlechterung der aktiven Beweglichkeit. Die Operation ist deshalb größ-

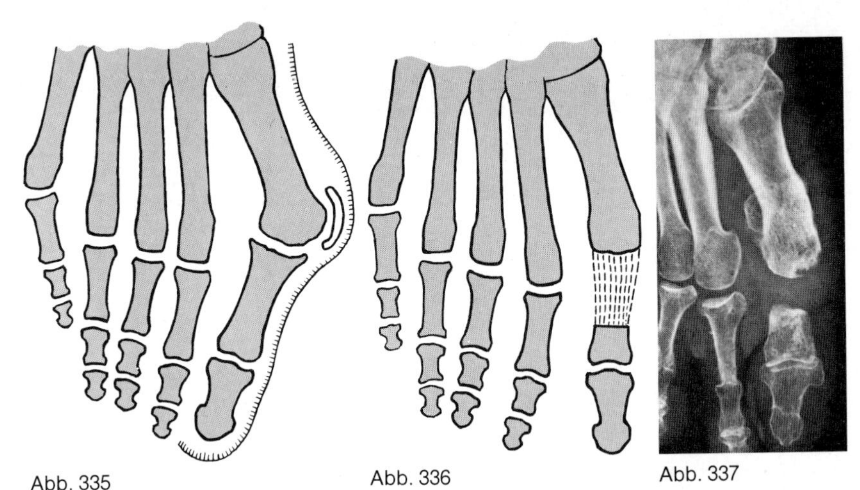

Abb. 335–337. Hallux valgus. **Abb. 335.** Die Darstellung zeigt das prominente Metatarsalköpfchen mit dem darüberliegenden Schleimbeutel sowie einer Arthrose infolge der Gelenkfehlstellung. **Abb. 336.** Resektionsarthroplastik (Brandes, Keller): Entfernung der proximalen Hälfte der Grundphalanx. Die entstehende Höhle füllt sich mit Bindegewebe. Bursa und darunterliegende Prominenz des Metatarsalköpfchens wurden entfernt. **Abb. 337.** Röntgenbild 10 Jahre nach Hallux valgus-Operation (Brandes, Keller)

tenteils bei jungen Patienten anzuwenden, die noch ein aktives Leben führen möchten.

Die Resektionsarthroplastik. Die Operation hat die Bildung eines lockeren, frei beweglichen Falschgelenkes zwischen 1. Metatarsale und proximaler Phalanx mit Korrektur der Fehlstellung zum Ziel. Dies erfolgt durch Resektion der proximalen Hälfte der Grundphalanx, so daß eine Lücke zwischen beiden Knochen entsteht. Zugleich wird die Bursa exzidiert und die mediale Prominenz des Metatarsalknochens mit einem Meißel geglättet (Abb. 336).

Der Raum, der durch Resektion der Basis der Phalanx entsteht, füllt sich mit Bindegewebe. Es entsteht ein Falschgelenk, welches eine gewisse Beweglichkeit erlaubt (Abb. 337). Diese Operation verkürzt die Großzehe etwas und macht sie ziemlich locker, wobei die Kontrolle der Zehenbewegungen herabgesetzt ist. Nichtsdestoweniger sind die Hauptbeschwerden gebessert. Das Resultat bei älteren Patienten, welche keine lange Strecke gehen oder sportlich nicht mehr aktiv sind, ist im allgemeinen zufriedenstellend. Die Resektionsarthroplastik nach der Methode von Brandes bzw. Keller wird in großem Umfang angewandt.

Die Operation nach Mayo ist im Prinzip ähnlich und eine andere Form der Resektionsarthroplastik. Dabei wird statt der Basis des Grundgliedes das Köpfchen des 1. Metatarsale reseziert. Diese Methode ist insofern anfechtbar, als das gewichtstragende Ende des Metatarsale und tragenden Oberflächen für die Sesambeine geopfert werden.

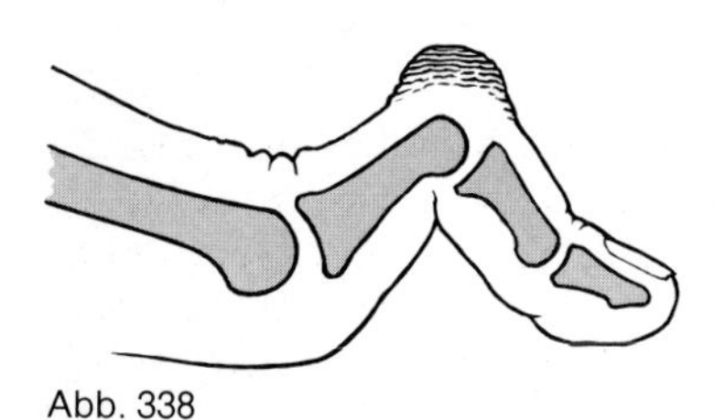

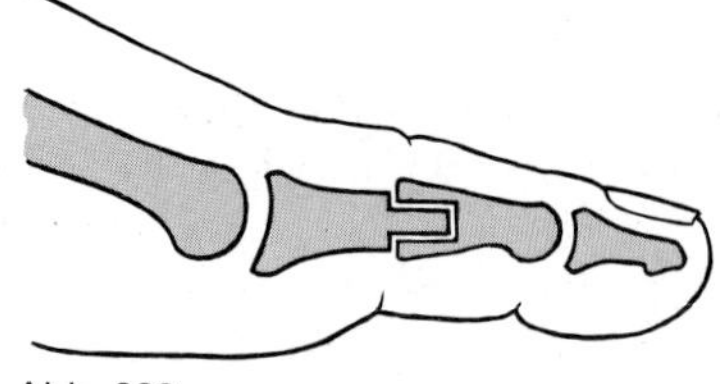

Abb. 338. Hammerzehe: Die typische Deformität mit Hornschwielenbildung über dem prominenten proximalen Interphalangealgelenk
Abb. 339. Bolzenarthrodese zur Korrektur einer Hammerzehe

Die Arthrodese des Metatarsophalangealgelenkes der Großzehe in leichter Extension ermöglicht eine vollständige Korrektur der Valgusdeformität, jedoch auf Kosten der Beweglichkeit.

Bemerkung. Die Meinungen hinsichtlich der Wahl der Behandlung gehen auseinander. Der Autor bevorzugt die Verschiebungsosteotomie des Metatarsale für den jüngeren und aktiveren Patienten und die Resektionsarthroplastik nach Brandes und Keller für den Patienten im mittleren oder höheren Alter. Die Arthrodese im Metatarsophalangealgelenk ist bei Fehlstellungen schweren Grades zu bevorzugen. Wenn eine schwere Hallux valgus-Bildung mit Abflachung des Quergewölbes und ausgesprochener Krallenstellung der Zehen besteht, kann jede operative Maßnahme enttäuschen; es kann dann klüger sein, sich auf gut gearbeitete orthopädische Schuhe zu verlassen.

Hammerzehe

Mit Hammerzehe wird eine fixierte Beugefehlstellung eines Interphalangealgelenkes bezeichnet.

Ursache. Wahrscheinlich ist eine Störung des Muskelgewichtes der Beuge- und Strecksehnen verantwortlich zu machen. Eine genaue Erklärung liegt jedoch nicht vor.

Pathologie. Das betroffene Gelenk steht in starker Beugestellung. Eine sekundäre Kontraktur des plantaren Anteiles der Gelenkkapsel fixiert die Fehlstellung. Als Folge des Schuhdruckes bildet sich häufig eine Druckschwiele an der Dorsalseite des flektierten Gelenkes.

Klinik. Im typischen Fall ist nur eine Zehe betroffen, und zwar die zweite. Bei der charakteristischen Fehlstellung befindet sich das proximale Interphalangealgelenk in fixierter Beugestellung und das distale Interphalangealgelenk, obwohl noch mobil, verharrt in kompensatorischer Hyperextension (Abb. 338). Die Beschwerden werden durch die darüberliegende Hornschwiele hervorgerufen.

Behandlung. Wenn die Beschwerden leicht sind, läßt man die Fehlstellung unbehandelt oder verordnet ein schützendes Filzpolster. In schweren Fällen führt die Operation zu befriedigenden Ergebnissen. Die Gelenkflächen werden reseziert und das Gelenk in Streckstellung mit der Zapfentechnik arthrodesiert (Abb. 339).

Digitus infraductus

Kinder werden oft zur Untersuchung gebracht, weil eine der Zehen, oft die vierte, einwärtsgedreht ist und unter der Nachbarzehe liegt. Dies verursacht während der Kindheit keine Beschwerden und sollte auch unbehandelt bleiben bis zur Adoleszenz oder zum frühem Erwachsenenalter, in welchem die Zehe leicht gestreckt werden kann, wenn sie Beschwerden verursacht. Ähnliche Prinzipien gelten allgemein für die Behandlung einer Zehe, die sich über eine andere Zehe legt.

Arthrose der Zehengelenke

In der Praxis wird die Arthrose der Zehen hauptsächlich im Metatarsophalangealgelenk der Großzehe beobachtet, was man als **Hallux rigidus** bezeichnet. Gelegentlich ist das Metatarsophalangealgelenk einer anderen Zehe betroffen, meist als Spätresultat einer Osteonekrose des Metatarsalköpfchens (Freiberg-Köhlersche Erkrankung).

Hallux rigidus

Es handelt sich um eine Arthrose des Metatarsophalangealgelenkes der großen Zehe. Wie eine Arthrose an anderer Stelle kann sie durch Abnutzung verursacht werden. Eine frühere Verletzung oder Erkrankung des Gelenkes kann ein wichtiger prädisponierender Faktor sein.

Pathologie. Die Veränderungen entsprechen denjenigen einer Arthrose in anderen Gelenken. Der Gelenkknorpel ist an beiden Gelenkflächen entsprechend abgenutzt, so daß schließlich subchondraler Knochen freiliegt. Der exponierte Knochen wird hart und glänzend (Eburnisation). Der randständige Knochen hypertrophiert, um Osteophyten zu bilden, welche oft eine auffällige Verdickung, besonders des Zehenrückens, verursachen.

Klinik. Die Beschwerden bestehen in Schmerzen an der Großzehenbasis beim Gehen. *Bei der Untersuchung* ist das Metatarsophalangealgelenk palpatorisch infolge der Osteophytenbildung verdickt. Wenn ein Osteophyt besonders an der dorsalen oder medialen Seite des Gelenkes prominent ist, kann sich ein dickwandiger Schleimbeutel darüber bilden. Gelegentlich ist dieser Schleimbeutel mit Flüssigkeit gefüllt. Beugung und Streckung der Zehe im Metatarsophalangealgelenk sind vermindert – gewöhnlich erheblich, so daß der Patient mit der Zeit ärztlichen Rat sucht (Abb. 340). Die forcierte Dorsalextension des schmerzhaften Gelenkes beim Gehen ist die Hauptursache der Beschwerden. Es sollte daran erinnert werden, daß das normale Ausmaß der Dorsalextension im Metatarsophalangealgelenk der Großzehe etwa 90 Grad beträgt. *Die Röntgenaufnahme* bestätigt das Vorliegen einer Arthrose. Der Gelenkknorpel ist verschmälert, der subchondrale Knochen neigt zur Sklerose und es finden sich osteophytäre Wucherungen an den Gelenkrändern (Abb. 341).

Behandlung. In leichten Fällen ist keine Behandlung notwendig. Wenn eine Behandlung gewünscht wird, sollen zuerst konservative Maßnahmen versucht wer-

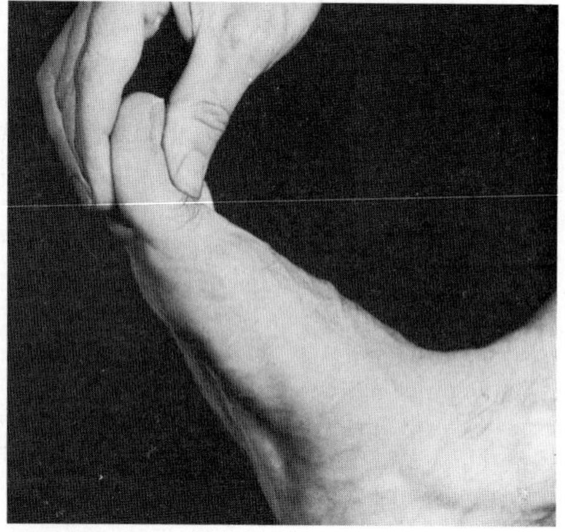

Abb. 340

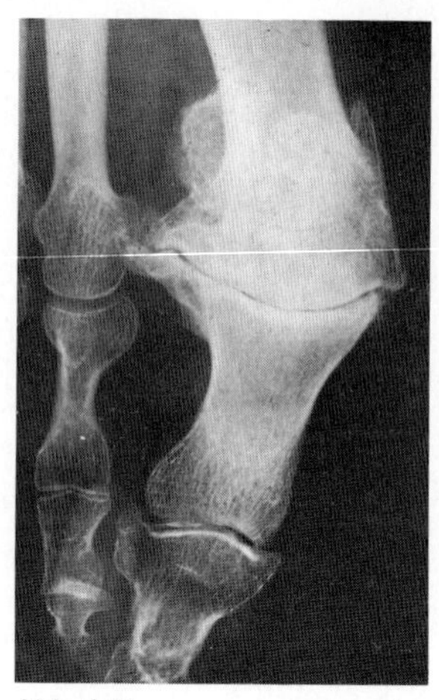

Abb. 341

Abb. 340 u. 341. Hallux rigidus. **Abb. 340** zeigt die starke Beeinträchtigung der Dorsalextension. **Abb. 341** zeigt die röntgenologischen Veränderungen entsprechend einer Arthrose, besonders die Verschmälerung des Gelenkspaltes, die subchondrale Sklerose und die Bildung von Osteophyten

den. Eine vordere Rolle sollte auf der Schuhsohle in Höhe des Metatarsophalangealgelenkes angebracht werden. Diese bewirkt eine Erleichterung des Abrollvorganges beim Gehen und vermindert so die von den Zehen benötigte Dorsalextension, wenn das Gewicht von der Ferse auf den Vorfuß verlagert wird. Kurzwellendiathermie auf dieses Gelenk kann ebenfalls erfolgreich sein. Handelt es sich um starke Beschwerden, sollte eine Operation erfolgen. Eine Methode besteht in der Herstellung eines Schlottergelenkes durch Resektion der Basis der proximalen Phalanx (Keller-Arthroplastik). Viele Orthopäden finden jedoch, daß die Arthrodese des Metatarsophalangealgelenkes in leichter Extension bessere Resultate mit vollständigem Verschwinden der Schmerzen ergibt.

Arthrose der anderen Zehengelenke

Eine Arthrose der anderen Metatarsophalangealgelenke ist ungewöhnlich, außer nach einer Osteonekrose des Metatarsalköpfchen (s. S. 423).

Gichtarthritis der Großzehengelenke

(Allgemeine Beschreibung der Gicht, S. 58)

Die Gelenke der Großzehe werden am häufigsten bei der Gicht, besonders beim ersten Schub, befallen.

Ursache. Die genaue Ursache der Gicht ist unbekannt. Eine Prädisposition für die Erkrankung kann angeboren sein. Eine Gichtattacke findet statt, wenn Harnsäure in Form von Natriumuratkristallen im Gelenkknorpel abgelagert wird.

Klinik. Der Patient ist gewöhnlich über 40 Jahre alt, Männer sind häufiger betroffen als Frauen. Es kommt zu einem plötzlich einsetzenden Schmerz in der Großzehe (oft während der Nacht). *Bei der Untersuchung* ist die Zehe geschwollen, rot und extrem druckempfindlich. Gelenkbewegungen sind wegen der Schmerzen unmöglich. Manchmal besteht leichtes Fieber. Der Patient berichtet in der Regel von früheren, ähnlichen Anfällen, die einige Tage dauerten und denen schmerzfreie Intervalle folgten. *Röntgenaufnahmen* sind im frühen Stadium normal.
Zusatzuntersuchungen: Manchmal besteht eine leichte Leukozytose. Der Harnsäurespiegel im Serum ist gewöhnlich erhöht. Das Gelenkpunktat kann sterile Flüssigkeit mit Uratkristallen ergeben.

Chronische Gicht: In dieser Form führen die Ablagerungen von Natriumbiurat in und um das Großzehengelenk zu einer dauernden nodulären Verdickung.
Röntgenaufnahmen: Sie zeigen runde, strahlendurchlässige Bezirke im Bereich der Knochenenden. Diese repräsentieren Ablagerungen von strahlendurchlässigem Natriumbiurat im subchondralen Knochen.

Diagnose. Die akute Gicht wird häufig für eine akute infektiöse Arthritis gehalten. Hinweise für eine Gicht sind: Erhöhter Serumharnsäurespiegel; Angaben über frühere Schübe mit symptomfreien Intervallen; Vorhandensein von Tophi an den Ohren oder anderen Stellen; eine eher leichte als schwere Leukozytose; charakteristische Bilder der aspirierten Synovialflüssigkeit und ein gutes Ansprechen auf Phenylbutazon.

Verlauf. Die Gicht verläuft gewöhnlich in rezidivierenden Anfällen. Im Anfangsstadium verschwindet ein akuter Schub innerhalb weniger Tage und hinterläßt ein klinisch normales Gelenk. Bei der chronischen Gicht wird das Gelenk zunehmend geschädigt und verursacht dauernde Beschwerden.

Behandlung. Akute Anfälle sprechen gut auf Phenylbutazon an, wobei in hoher Dosierung begonnen und nach 2–3 Tagen reduziert wird. Ebenfalls gut wirksam ist Colchizin. In der Zwischenzeit sollte der Fuß ruhiggestellt und die Zehe durch einen dicken Watteverband vor Druck geschützt werden. Die Behandlung der rezidivierenden und chronischen Gicht wurde im einzelnen auf S. 60 abgehandelt.

Freiberg-Köhlersche Erkrankung des Metatarsalköpfchens

Die Freiberg-Köhlersche Erkrankung des Metatarsalköpfchens wird von einigen Autoren als Beispiel der Osteonekrose (s. S. 94) und von anderen als Osteochondrosis dissecans (s. S. 66) angesehen. Es ist deshalb zu empfehlen, die Erkrankung zunächst nur mit dem neutralen Autorennamen zu bennen. Das wesentliche der Freiberg-Köhlerschen Erkrankung ist die partielle Nekrose und Fragmentierung des Metatarsalköpfchens, welches unter dem Belastungsdruck deformiert wird. Es handelt sich um eine seltene Erkrankung.

Pathologie. Betroffen ist nahezu immer die Epiphyse des 2. oder 3. Metatarsalköpfchens. Der Knochenkern wird nekrotisch und körnig. Ein Teil der Gelenkfläche löst sich ab, wobei noch eine knorpelige Verbindung zum Metatarsalköpfchen erhalten

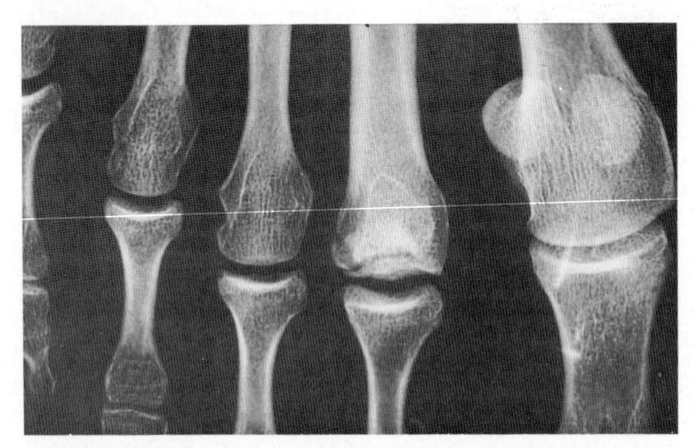

Abb. 342. Köhler-Freibergsche Erkrankung des Köpfchens von Metatarsale II. Zu beachten ist die Fragmentierung und die viereckige Deformierung der Gelenkfläche

bleibt. In diesem krümeligen Zustand wird das Metatarsalköpfchen durch den Druck gegen die Basis der proximalen Zehenphalanx zusammengepreßt. Die Gelenkfläche des Metatarsalköpfchens verliert so ihre normale bogenförmige Kontur und wird flach (Abb. 342). Nach etwa 2 Jahren normalisiert sich die Knochenzeichnung. Es bleibt jedoch eine Abflachung der Gelenkfläche zurück. Später führt die Deformierung der Gelenkoberfläche oft zu einer Arthrose.

Klinik. Der Patient ist zu Beginn der Erkrankung 14 bis 18 Jahre alt. Er empfindet Schmerzen im befallenen Metatarsophalangealgelenk, die beim Stehen und Gehen zunehmen. *Bei der Untersuchung* findet sich eine leichte Verdickung in der Gegend des Metatarsalköpfchens, welches auf Druck empfindlich ist. Die Bewegungen des Metatarsophalangealgelenkes sind leicht eingeschränkt und schmerzhaft. *Röntgenbilder* zeigen die Ursache der Erkrankung, obwohl die Veränderungen zuerst sehr leicht sind und übersehen werden können. Später erscheint das Köpfchen des Metatarsale fragmentiert mit fleckförmiger Verdichtung. Zuletzt ist die Gelenkfläche abgeflacht, so daß das Knochenende viereckig anstatt rund erscheint (Abb. 342).

Behandlung. Wenn die Diagnose im Frühstadium gestellt wird – bevor stärkere röntgenologische Veränderungen sichtbar sind –, bietet die Operation die Aussicht, daß eine dauernde Deformierung der Gelenkfläche vermieden werden kann. Dabei wird durch ein Fenster an der dorsalen Oberfläche des Metatarsalhalses der nekrotische Knochen aus dem Kopf entfernt und durch Spongiosaspäne ersetzt. Diese werden kräftig hineingedrückt, um die normale Bogenform der Gelenkfläche wiederherzustellen. Danach wird die Zehe in einem Gipsverband für 2 Monate ruhiggestellt. Wenn die Deformierung des Metatarsalköpfchens zur Zeit der Diagnose schon ausgebildet ist, hat ein Versuch, die Gelenkfläche wiederherzustellen, keinen Zweck. Dann ist eine abwartende Behandlung zu empfehlen. Ist der Schmerz stark, kann ein Gehgips, der 2 Monate getragen wird, Erleichterung bringen. Später sollte bei Ausbildung einer schmerzhaften Arthrose das Metatarsalköpfchen entfernt werden.

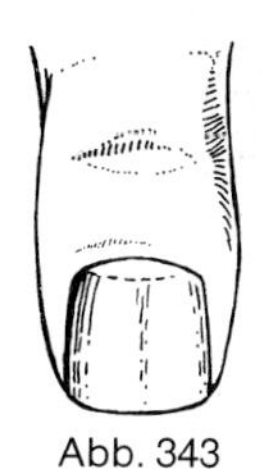

Abb. 343

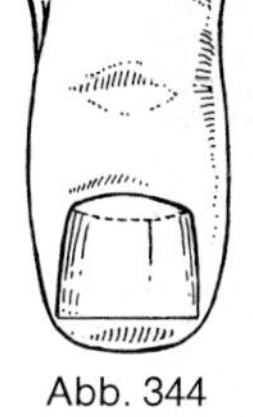

Abb. 344

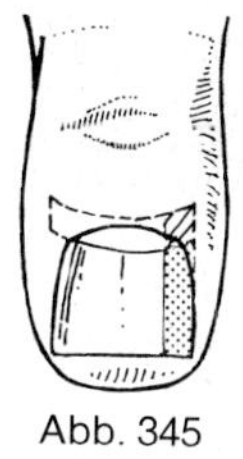

Abb. 345

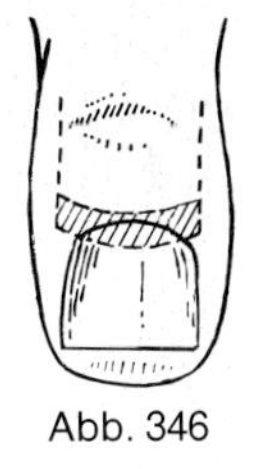

Abb. 346

Abb. 343. Korrekt geschnittener Zehennagel
Abb. 344. Nagel zu kurz geschnitten; die Nagelecken bohren sich in die Haut ein
Abb. 345. Operation für eingewachsenen Zehennagel. Ein seitlicher Nagelstreifen wird ausgeschnitten und sein Wiederwachsen durch Ausschneiden eines entsprechenden Segmentes der Keimschicht verhindert
Abb. 346. Operation zur dauernden Entfernung des gesamten Nagels. Nach der Nagelentfernung muß nur die Keimschicht zwecks Verhinderung eines neuen Nagelwachstums ausgeschnitten werden. Die offene Wundfläche wird mit einem proximal gestielten Hautlappen gedeckt

Eingewachsener Zehennagel

Der eingewachsene Zehennagel kommt meist nur an der Großzehe vor.

Ursache. Manche Menschen sind zur Bildung von eingewachsenen Nägeln disponiert. Die Hauptursachen bestehen aber im falschen Schneiden der Nägel, in Druck auf den seitlichen Nagelwall durch den Schuh oder durch die benachbarte 2. Zehe, sowie in einer Anhäufung von Schmutz und Schweiß. Wenn der Nagel geschnitten wird, sollte er an den Seiten lang genug bleiben, um über die Kuppe hinauszuragen (Abb. 343). Wenn er zu kurz geschnitten ist, liegt eine scharfe Nagelecke in Kontakt mit der lateralen Hautfalte (Abb. 344) und diese Ecke neigt dazu, sich in die Haut einzugraben, besonders wenn es zu einem lokalen Druck auf die Lateralseite der Zehe kommt. Schmutz und Schweiß können zusätzlich eine Infektion verursachen.

Klinik. Die Läsion kann medial oder häufiger lateral am Nagelrand oder an beiden Seiten auftreten. Der Schmerz tritt an der betroffenen vorderen Nagelkante auf. *Bei der Untersuchung* ist die Hautfalte entzündet. Eine lokale Eiterung kann an der Stelle entstehen, wo die Nagelecke sich in die Haut eindrückt.

Behandlung. In leichten Fällen genügt eine konservative Behandlung. In Alkohol getränkte Gazetupfer werden zweimal am Tag unter die Nagelecke gelegt. Der Nagel kann dann weiter wachsen bis seine Kanten über die Hautfalten hinausragen (Abb. 343).

In langandauernden Fällen ist eine Operation zu empfehlen. Wenn nur eine Nagelseite befallen ist, ist es ratsam, einen Streifen des Nagels auf der betroffenen Seite zu entfernen und ein neues Wachstum dieses Teiles zu verhindern. Da der Nagel sich nur von der Keimschicht aus entwickelt – dem proximalen gebogenen Seg-

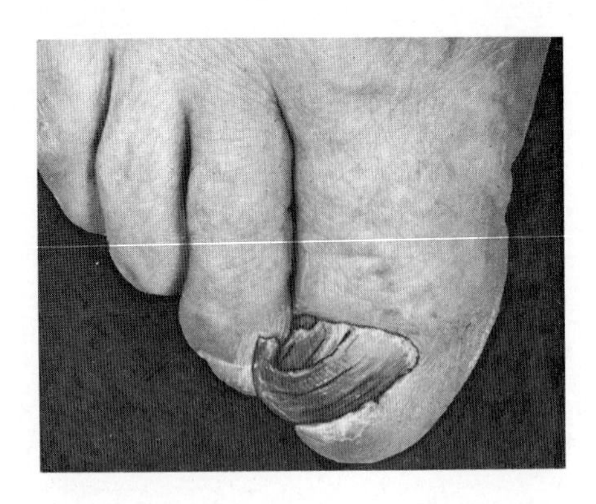

Abb. 347. Onychogryposis

ment des Nagelbettes, welches der Lunula entspricht –, ist es notwendig nur ein entsprechendes Stück der Keimschicht zu entfernen, um ein Neuwachstum zu verhindern (Abb. 345).

In ungünstigen Fällen mit Infektion beider Nagelseiten ergibt die dauernde Entfernung des Nagels durch Exzision der gesamten Keimschicht bessere Ergebnisse (Abb. 346). Um eine entsprechende Hautdeckung zu bekommen, ist es nicht nötig die Zehe zu verkürzen. Die kleine offene Fläche kann einfach mit einem nach distal gezogenen dorsalen Hautlappen gedeckt werden, der proximal gestielt ist und dessen freies Ende in Höhe der Nagelfalte liegt.

Subunguale Exostose

Eine subunguale Exostose ist eine knöcherne Wucherung der dorsalen Oberfläche der distalen Zehenphalanx, meist der großen Zehe. Sie richtet sich nach aufwärts und vorwärts zwischen Nagelspitze und Zehenkuppe. Der Nagel wird gehoben und deformiert. Die Haut der Zehenkuppe, die sich über die Wucherung legt, ist verdickt und hart. Es besteht ein starker Schmerz, wenn Druck auf den Nagel oder die Zehenkuppe ausgeübt wird. *Röntgenbilder* zeigen die Exostose, die am besten in der Seitenansicht zu sehen ist.

Behandlung. Die Exostose sollte durch eine Incision im Bereich der Zehenkuppe gerade unter der Nagelspitze entfernt werden.

Onychogryposis

Aus dem Griechischen übersetzt bedeutet dieses Wort „Hakennagel". Die Bezeichnung ist lediglich deskriptiv. Der Nagel – gewöhnlich der Großzehe – ist enorm verdickt, gerundet und ähnelt gelegentlich einem kleinen Ochsenhorn (Abb. 347).

Behandlung. Die einfache Entfernung des Nagels ist eine vorübergehende Maßnahme. Aber der neue Nagel wird ähnlich deformiert wiederkommen. Als endgültige Behandlung muß der Nagel durch Exzision der Keimschicht für dauernd entfernt werden, wie im Abschnitt über den eingewachsenen Nagel beschrieben wurde (s. S. 425).

Literatur

Diese Zusammenstellung soll nicht als umfassender Überblick der neueren orthopädischen Literatur verstanden werden. Der Umfang des Buches gestattete lediglich eine begrenzte Auswahl von Literaturangaben. Es war das Ziel, Bücher und Veröffentlichungen auszuwählen, die den Lesern, die nach weiterführender Literatur suchen, eine Hilfe sein sollen. Die Veröffentlichungen wurden nach folgenden Richtlinien berücksichtigt: 1) Wenn es sich um neuere Arbeiten handelt, 2) wenn die Lehrmeinung vertreten wird, 3) wenn sie wirklich von speziellem Interesse sind, und 4) wenn sie eine umfassende Literaturangabe enthalten.

Originalarbeiten oder „klassische" Veröffentlichungen sind nicht immer aufgeführt worden, wenn entsprechende Literaturangaben aus neueren Arbeiten vorliegen, aus denen man diese Literaturstellen leicht herausfinden kann.

Die Literaturzusammenstellung ist in einen allgemeinen und in einen speziellen Teil gegliedert. Im allgemeinen Teil werden Arbeiten aufgeführt, die die gesamte Orthopädie oder Teile davon behandeln. Im speziellen Teil findet man Angaben über Veröffentlichungen, die sich auf das spezielle Kapitel beziehen.

Die Titel im Schrägdruck beziehen sich auf Bücher oder Monographien und die im gewöhnlichen Druck auf Veröffentlichungen in Zeitschriften.

Allgemeine Veröffentlichungen

Adams RD (1975) *Diseases of muscle,* 3rd edn. Kimpton, London

Albright JA, Brand RA (eds) (1979) *The scientific basis of orthopaedics.* Appleton-Century-Crofts, New York

Apley AG (1977) *A system of orthopaedics and fractures,* 5th edn. Butterworth, London

Bourne GH (ed) (1972) *The biochemistry and physiology of bone,* 2nd edn. Academic Press, New York

Campbell WC (1980) *Operative orthopaedics,* 6th edn. Edmonson, Crenshaw (eds) Kimpton, London

Carter CO, Fairbank TJ (1974) *The genetics of locomotor disorders.* Oxford University Press, London

Copeman WSC (ed) (1978) *Textbook of the rheumatic diseases,* 5th edn. Livingstone, Edinburgh

Devas M (1976) Geriatric orthopaedics. Ann R Coll Surg Engl 58: 16

Duthie RB, Ferguson AB (1973) *Mercer's orthopaedic surgery,* 7th edn. Arnold, London

Eastcott HHG (1973) *Arterial surgery,* 2nd edn. Pitman, London

Hughes S, Sweetnam R (1980) *The basis and practice of orthopaedics.* Heinemann, London

McKibbin B (1975) *Recent advances in orthopaedics,* vol 2. Livingstone, Edinburgh

McKusick VA (1972) *Heritable disorders of connective tissue,* 4th edn. Kimpton, London

Perkins G (1961) *Orthopaedics*. London University, Athlone Press, London
Rang M (ed) (1969) *The growth plate and its disorders*. Livingstone, Edinburgh
Sharrard WJW (1979) *Paediatric orthopaedics and fractures,* 2nd edn. Blackwell, Oxford
Stewart JDM (1975) *Traction and orthopaedic appliances*. Livingstone, Edinburgh
Wynne-Davies R (1973) *Heritable disorders in orthopaedic practice*. Blackwell, Sc Oxford

Spezielle Veröffentlichungen

Einführung

Andry N (1743, reprod. 1961) *Orthopaedia*. Lippincott, Philadelphia
Bigelow HJ (1846) Insensibility during surgical operations produced by inhalation. Boston Med Surg J 35: 309
Cooper A (1823) *Treatise on dislocations and fractures of the joints,* 2nd edn. Longmans, London
Dubos RJ (1951) *Louis Pasteur: Freelance of science*. Gollancz, London
Jones AR (1948, Hugh Owen Thomas. Bone Joint Surg (Br) 30: 547
Jones AR (1948) Lister Bone Joint Surg (Br) 30: 196
Jones AR (1948) John Hunter. Bone Joint Surg (Br) 30: 357
Lister J (1867) On the antiseptic principle in the practice of surgery. Lancet II: 353
Long CW: (1849) An account of the first use of sulphuric ether by inhalation as an anaesthetic in surgical operations. South Med Surg J 5: 705
Mayer L (1950) Orthopaedic surgery in the United States of America. J Bone Joint Surg (Br) 32: 461
Morton WTG Letheon (a circular). Dutton & Wentworth, Boston
Osmond-Clarke H (1950) Half a century of orthopaedic progress in Great Britain. Bone Joint Surg (Br) 32: 620
Platt H (1950) The evolution and scope of modern orthopaedics. In: *Modern trends in orthopaedics,* vol 1. Butterworth, London
Platt H (1950) Orthopaedics in Continental Europe, 1900–50. J Bone Joint Surg (Br) 32: 570
Röntgen WC (1896) On a new kind of rays. Nature 53: 274, 377

Kapitel 1

Klinische Methoden

Beweglichkeit der Gelenke

American Academy of Orthopaedic Surgeons (1960) *Joint motion: Method of measuring and recording*. Livingstone, Edinburgh

Diagnostische Darstellungsmethoden

Charkes ND, Valentine G, Cravitz B (1973) Interpretation of normal polyphosphate ^{99m}Tc rectilinear bone scan. Radiology 107: 563
Ell PJ (1975) The clinical role of skeletal scanning. Ann R Coll Surg Engl 57: 313
Hughes S (1980) Radionuclides in orthopaedic surgery. J Bone Joint Surg (Br) 62: 141
Murray RO, Jacobson HG (1977) *The radiology of skeletal disorders,* 2nd edn. Livingstone, Edinburgh
Paul DF, Morrey BF, Helms CA (1979) Computerised tomography in orthopaedic surgery. Clin Orthop 139: 142
Schumacher TM, Genant HK, Korobkin M, Bovill EG (1978) Computed tomography. J Bone Joint Surg (Am) 60: 600
Shanks SC, Kerley P (eds) (1971) A text-book of X-ray diagnosis, 4th edn, vol VI. Bones, Joints and soft tissues. Lewis, London

Pathologie
Dyke SC (ed) (1968) *Recent advances in clinical pathology* (Series 5). Churchill, London
Lichtenstein L (1975) *Diseases of bone and joints,* 2nd edn. Kimpton, London
Woods CG (1971) *Diagnostic orthopaedic pathology.* Blackwell, Oxford

Elektrodiagnostik
Parry CB, Wynn (1961) Electrodiagnosis. J Bone Joint Surg (Br) 43: 222

Behandlung von orthopädischen Erkrankungen
Adams JC (1980) *Standard orthopaedic operations,* 2nd edn. Livingstone, Edinburgh
Amstutz HC, Sakai DN (1978) Equalisation of leg length (editorial), Clin Orthop 136: 2
Brigden RJ (1980) *Operating theatre technique,* 4th edn. Livingstone, Edinburgh
Campbell WC (1980) *Operative orthopaedics,* 6th edn. Edmonson, Crenshaw (eds) Kimpton, London
Cyriax J (1978) *Text-book of orthopaedic medicine.* Cassell, London
Henry AK (1957) *Extensile exposure,* 2nd edn. Livingstone, Edinburgh
Lucas G (1978) Microvascular surgery and limb replantation (editorial). Clin Orthop 133: 2
Manning C (1978) Leg lengthening. Clin Orthop 136: 105
McGregor IA (1980) *Fundamental techniques of plastic surgery and their surgical application,* 7th edn. Livingstone, Edinburgh
O'Brien BM (1975) Microsurgery in the treatment of injuries. In: McKibbin B (ed) *Recent advances in orthopaedics,* vol 2. Livingstone, Edinburgh
Parry CB Wynn (1980) *Rehabilitation of the hand,* 4th edn. Butterworth, London
Perkins G (1953) Rest and movement. J Bone Joint Surg (Br) 35: 521
Thomas HO (1875, reprod 1962) *Diseases of the hip, knee and ankle joints.* Little Brown, Boston
Weiland AJ, Daniel RK (1979) Microvascular anastomoses for bone grafts in the treatment of massive defects of bone. J Bone Joint Surg (Am) 61: 98

Kapitel 2

Allgemeiner Überblick über die orthopädischen Erkrankungen

Verletzungen
Adams JC (1978) *Outline of fractures,* 7th edn. Livingstone, Edinburgh
Wilson JN (ed) (1976) *Watson-Jones's fractures and joint injuries,* 5th edn. Livingstone, Edinburgh

Deformitäten
Carter CO, Fairbank TJ (1975) *The genetics of locomotor disorders.* Oxford University Press, London
Henkel L, Willert HG (1969) Dysmelia. J Bone Joint Surg (Br) 51: 399
McKenzie DS (1957) The prosthetic management of congenital deformities of the extremities. J Bone Joint Surg (Br) 39: 233
Nance WE, Elmore SM, Hillman JW (1965) Genetics and orthopaedics. (Instructional course lecture, American Academy of Orthopaedic Surgeons.) J Bone Joint Surg (Am) 47: 1260
Norman AP (ed) (1971) *Congenital Abnormalities in infancy,* 2nd edn. Blackwell, Oxford

Gelenkerkrankungen
Adam A, MacDonald A, Mackenzie IG (1967) Monarticular brucella arthritis in children. J Bone Joint Surg (Br) 49: 652
Benjamin A, Helal B (1980) *Surgical repair and reconstruction in rheumatoid disease.* Macmillan, London

Copeman WSC (1968) Some thoughts on the surgical treatment of rheumatic diseases. Ann R Coll Surg Engl 43: 274
Currey HLF, Mason RM (1969) Gout and chondrocalcinosis (pseudogout). In: Apley AG (ed) *Recent advances in orthopaedics*. Churchill, London
Fisk GR (1952) Hyperplasia and metaplasia in synovial membrane. Ann R Coll Surg Engl 2: 157
Gutman AB (1972) Views on the pathogenesis and management of primary gout. J Bone Joint Surg (Am) 54: 357
Huskisson EC, Hart FD (1978) *Joint disease: All the arthropathies*, 2nd edn. Wright, Bristol
Johnson JS *et al.* (1973) Rheumatoid arthritis. Ann Intern Med 78: 937
Kellgren JH (1964) The epidemiology of rheumatic diseases. Ann Rheum Dis 23: 109
Lloyd-Roberts GC (1960) Suppurative arthritis of infancy. J Bone Joint Surg (Br) 42: 706
McEwen C (1968) Early synovectomy in the treatment of rheumatoid arthritis. N Engl J Med 279: 420
Mowat AG (ed) (1978) *Surgical management of rheumatoid arthritis*. Saunders, Philadelphia
Paterson DC (1970) Acute suppurative arthritis in infancy and childhood. J Bone Joint Surg (Br) 52: 424
Schwarz GS, Berenyi MR, Siegel MW (1969) Atrophic arthropathy and diabetic neuritis. AJR 106: 523
Sweetnam R (1969) Corticosteroid arthropathy and tendon rupture. Bone Joint Surg (Br) 51: 397

Osteochondrosis dissecans; freie Körper
Jeffreys TE (1967) Synovial chondromatosis. J Bone Joint Surg (Br) 49: 530
Murphy FP, Dahlin DC, Sullivan CR (1962) Articular synovial chondromatosis. J Bone Joint Surg (Am) 44: 77
Smillie IS (1960) *Osteochondritis dissecans*. Livingstone, Edinburgh

Infektionen des Knochens
Blockey NJ, McAllister TA (1972) Antibiotics in acute osteomyelitis in children. J Bone Joint Surg (Br) 54: 299
Blockey NJ, Watson JT (1970) Acute osteomyelitis in children. J Bone Joint Surg (Br) 52: 77
Clawson DK, Stevenson JK (1965) Treatment of chronic osteomyelitis. Surg Gynecol Obstet 120: 59
Evans EM, Davies DM (1969) Treatment of chronic osteomyelitis by saucerisation and secondary skin grafting. J Bone Joint Surg (Br) 51: 454
McAllister TA (1974) Treatment of osteomyelitis. Br J Hosp Med 12: 535

Knochentumoren
Barnes R (1972) Giant-cell tumour of bone. J Bone Joint Surg (Br) 54: 213
Barnes R, Catto M (1966) Chondrosarcoma of bone. J Bone Joint Surg (Br) 48: 729
Campbell CJ, Cohen J, Enneking WF (1975) New therapies for osteogenic sarcoma (editorial). J Bone Joint Surg (Am) 57: 143
Dahlin DC, Ivins JC (1969) Fibrosarcoma of bone. Cancer 23: 35
Eyre-Brook AL, Price CHG (1969) Fibrosarcoma of bone. J Bone Joint Surg (Br) 51: 20
Goldenberg RR, Campbell CJ, Bonfiglio M (1970) Giant-cell tumour of bone: Analysis of 218 cases. J Bone Joint Surg (Am) 52: 619
Griffiths DL (1966) Orthopaedic aspects of myelomatosis. J Bone Joint Surg (Br) 48: 703
Ivins JC, Edmonson JH, Gilchrist GS, Pritchard DJ (1979) Osteosarcoma: Current status of the search for effective surgical adjuvant treatment. In: McKibbin B (ed) *Recent advances in orthopaedics*, vol 3. Livingstone, Edinburgh
Jaffe HL (1958) *Tumors and tumorous conditions of the bones and joints*. Kimpton, London

Larsson SE, Lorentzon R, Boquist L (1975) Giant-cell tumour of bone. J Bone Joint Surg (Am) 57: 167
Lichtenstein L (1977) *Bone tumours*, 5th edn. Mosby, St.Louis
Macintosh DJ, Price CHG, Jeffree GM (1975) Ewing's tumour. J Bone Joint Surg (Br) 57: 331
Moore M (1971) Tumour-specific antigens: Their possible significance in the etiology and treatment of malignant disease. J Bone Joint Surg (Br) 53: 13
Price CHG, Goldie W (1969) Paget's sarcoma of bone. J Bone Joint Surg (Br) 51: 205
Price CHG *et al.* (1975) Osteosarcoma in children. J Bone Joint Surg (Br) 57: 341
Pritchard DJ, Dahlin DC, Dauphine RT, Taylor WF, Beabout JW (1975) Ewing's sarcoma. J Bone Joint Surg (Am) 57: 10
Sweetnam R (1974) Tumours of bone and their management. Ann R Coll Surg Engl 54: 63
Wang CC, Fleischli DJ (1968) Primary reticulum cell sarcoma of bone with emphasis on radiation therapy. Cancer 22: 994
Woodruff M (1969) The challenge of osteosarcoma. Ann R Coll Surg Engl 44: 299

Andere lokale Knochenerkrankungen

Boseker EH, Bickel WH, Dahlin DC (1968) Clinico-pathologic study of simple unicameral bone cysts. Surg Gynecol Obstet 127: 550
Carlson DH, Wilkinson RH, Bhakkaviziam A (1972) Aneurysmal bone cysts in children. AJR 116: 644
Clough JR, Price CHG (1968) Aneurysmal bone cysts. J Bone Joint Surg (Br) 50: 116
Dabska M, Buraczewski J (1969) Aneurysmal bone cyst. Cancer 23: 371
Ennis JT, Whitehouse G, Ross FGM, Middlemiss JH (1973) Radiology of bone changes in histiocytosis X. Clin Radiol 24: 212
Fahey JJ (1973) Subtotal resection and grafting in selected cases of solitary unicameral bone cyst. J Bone Joint Surg (Am) 55: 59
Fowles JV, Bobechko WP (1970) Solitary eosinophilic granuloma in bone. J Bone Joint Surg (Br) 52: 238
Henry A (1969) Monostotic fibrous dysplasia. J Bone Joint Surg (Br) 51: 300
Neer CS, Francis KC, Marcove RC, Terz J, Carbonara PN (1966) Treatment of unicameral bone cyst. J Bone Joint Surg (Am) 48: 731
Poulsen JO (1969) Ostoid osteoma. Acta Orthop Scand 40: 198
Schajowicz F, Slullitel J (1973) Eosinophilic granuloma of bone and its relationship to Hand-Schüller-Christian and Letterer-Siwe syndromes. J Bone Joint Surg (Br) 55: 545
Schajowicz F, Sainz MC, Slullitel JA (1979) Juxta-articular bone cysts (intra-osseous ganglia). J Bone Joint Surg (Br) 61: 107

Allgemeine Skeletterkrankungen

Bailey JA (1970) Orthopaedic aspects of achondroplasia. J Bone Joint Surg (Am) 52: 1285
Bauze RJ, Smith R, Francis MJO (1975) A new look at osteogenesis imperfecta. J Bone Joint Surg (Br) 57: 2
Beighton P (1978) *Inherited disorders of the skeleton*. Livingstone, Edinburgh
Bijvoet OLM, Hosking DJ, Frijlink WB, te Velde J, Vellenga CJLR (1978) Treatment of Paget's disease with combined calcitonin and diphosphonate. Metab Bone Dis 1: 251
Chalmers J, Conacher WDH, Gardner DL, Scott PJ (1967) Osteomalacia: a common disease in elderly women. J Bone Joint Surg (Br) 49: 403
Dent CE, Harris H (1956) Hereditary forms of rickets and osteomalacia. J Bone Joint Surg (Br) 38: 204
Dent CE, Smith R (1969) Nutritional osteomalacia. Q J Med 38: 195
Falvo KA, Root L, Bullough PG (1974) Osteogenesis imperfecta: clinical evaluation and management. J Bone Joint Surg (Am) 56: 783
Firat D, Stutzman L (1968) Fibrous dysplasia of bone. Am J Med 44: 421

Hadjipavlou AG, Tsoukas GM, Siller TN, Danais S, Greenwood F (1977) Combination drug therapy in treatment of Paget's disease of bone. J Bone Joint Surg (Am) 59: 1045
Jowsey J (1977) *Metabolic disease of bone.* Saunders, Philadelphia
Kanis JA (1979) Advances in the drug treatment of generalised skeletal disorders. In: McKibbin B (ed) *Recent advances in orthopaedics,* vol 3. Livingstone, Edinburgh
King JD, Bobechko WP (1971) Osteogenesis imperfecta. J Bone Joint Surg (Br) 53: 72
Mankin HJ (1974) Rickets osteomalacia and renal osteodystrophy, part I. J Bone Joint Surg (Am) 56: 101
Mankin HJ (1974) Rickets, osteomalacia and renal osteodystrophy, part II. J Bone Joint Surg (Am) 56: 352
Nordin BEC (ed) (1976) *Calcium, phosphate and magnesium metabolism.* Livingstone, Edinburgh
Paterson CR (1975) *Metabolic disorders of bone.* Blackwell, Oxford
Pyrah LN, Hodgkinson A, Anderson CK (1966) Primary hyperparathyroidism. Br J Surg 53: 245
Rogers JG, Geho WB (1979) Fibrodysplasia ossificans progressiva. J Bone Joint Surg (Am) 61: 909
Shapiro F, Simon S, Glimcher MJ (1979) Hereditary multiple exostoses. J Bone Joint Surg (Am) 61: 815
Siffert RS (1966) The growth plate and its affections. (Instructional course lecture, American Academy of Orthopaedic Surgeons.) J Bone Joint Surg (Am) 48: 546
Sissons HA, Rose GA, Jasani C, Nordin BEC, Smith DA, Swanson I (1966) Osteoporosis (Symposium). Proc R Soc Med 58: 435
Smith R (1979) *Biochemical disorders of the skeleton.* London, Butterworth
Smith R, Russell RGG, Woods CG (1976) Myositis ossificans progressiva. J Bone Joint Surg (Br) 58: 48
Sofield HA (1959) Fragmentation, realignment and intramedullary rod fixation of deformities of the long bones in children. J Bone Joint Surg (Am) 41: 1371
Spranger JW, Langer LO, Wiedemann HR (1974) *Bone dysplasias: An atlas of constitutional disorders of skeletal development.* Saunders, Philadelphia
Tiley F, Albright JA (1973) Osteogenesis imperfecta: treatment by multiple osteotomy and intramedullary rod insertion. J Bone Joint Surg (Am) 55: 701
Wynne-Davies R, Fairbank RJ (1976) *Fairbank's atlas of general affections of the skeleton.* Livingstone, Edinburgh

Weichteiltumoren

Hampole MK, Jackson BA (1968) Analysis of twenty-four cases of malignant synovioma. Can Med Assoc J 99: 1025
Pack GT, Anglem TJ (1939) Tumours of the soft somatic tissues in infancy and childhood. J Pediatr 15: 372
Tillotson JF, McDonald JR, Janes JM (1951) Synovial sarcomata. J Bone Joint Surg (Am) 33: 459

Poliomyelitis

Clark JMP (1956) Muscle and tendon transposition in poliomyelitis. In: *Modern trends in orthopaedics,* vol 2. Butterworth, London
European Association against Poliomyelitis (1959) Symposium. J Bone Joint Surg (Br) 41: 883
Sharrard WJW (1967) Paralytic deformity of the lower limb. J Bone Joint Surg (Br) 49: 731
Stuart-Harris CH (1964) Poliovirus vaccines and the control of poliomyelitis. Proc R Soc Med 57: 459

Zerebralparese

Pollock GA, English TA (1967) Transplantation of the hamstring muscles in cerebral palsy. J Bone Joint Surg (Br) 49: 80

Samilson RL (1975) *Orthopaedic aspects of cerebral palsy.* Lippincott, Philadelphia

Samilson RL (1976) Tendon transfers in cerebral palsy. J Bone Joint Surg (Br) 58: 153

Samilson RL, Tsou P, Aamoth G, Green WM (1972) Dislocation and subluxation of the hip in cerebral palsy. J Bone Joint Surg (Am) 54: 863

Sharrard WJW (1969) The orthopaedic surgery of cerebral palsy and spina bifida. In: Apley AG (ed) *Recent advances in orthopaedics.* Churchill, London

Myelomeningozele; Spina bifida

Drummond DS, Moreau M, Cruess RL (1980) The results and complications of surgery for the paralytic hip and spine in myelomeningocele. J Bone Joint Surg (Br) 62: 49

Huff CW, Ramsey P (1978) Myelodysplasia. J Bone Joint Surg (Am) 60: 432

Menelaus MB (1969) Dislocation and deformity of the hip in children with spina bifida cystica. J Bone Joint Surg (Br) 51: 205

Sharrard WJW, Grosfield I (1968) The management of deformity and paralysis of the foot in myelomeningocele. J Bone Joint Surg (Br) 50: 456

Stark GD (1977) *Spina bifida: Problems and management.* Blackwell, Oxford

Walker GF (1968) The orthopaedics of myelomeningocele in infancy. Hosp Med 2: 900

Periphere Nervenläsionen

Gupta SK, Helal BH, Kiely P (1969) The prognosis in zoster paralysis. J Bone Joint Surg (Br) 51: 593

Hoffer MM, Wickenden R, Roper B (1978) Brachial plexus birth palsies. J Bone Joint Surg (Am) 60: 691

Medical Research Council (1943) Aids to the investigation of peripheral nerve injuries. War Memorandum No 7. HMSO, London

Narakas A (1978) Surgical treatment of traction injuries of the brachial plexus. Clin Orthop 133: 71

Ransford AO, Hughes SPF (1977) Complete brachial plexus lesions. J Bone Joint Surg (Br) 59: 417

Seddon HJ (1942) Classification of nerve injuries. Br Med J II: 237

Seddon HJ (1976) *Surgical disorders of the peripheral nerves,* 2nd edn. Livingstone, Edinburgh

Sunderland S (1978) *Nerves and nerve injuries,* 2nd edn. Livingstone, Edinburgh

Yeoman PM (1968) Cervical myelography in traction injuries of the brachial plexus. J Bone Joint Surg (Br) 50: 253

Kapitel 3

Halsregion und Halswirbelsäule

Deformitäten

Garber N (1964) Abnormalities of the atlas and axis vertebrae. (Instructional course lecture, American Academy of Orthopaedic Surgeons.) J Bone Joint Surg (Am) 46: 1782

Gray SW, Romaine CB, Skandalakis JE (1964) Congenital fusion of the cervical vertebrae. Surg Gynecol Obstet 118: 373

Hensinger RN, Lang JE, MacEwen GD (1974) Klippel-Feil syndrome. J Bone Joint Surg (Am) 56: 1246

Jones PG (1968) *Torticollis in infancy and childhood.* Thomas, Springfield

Macdonald D (1969) Sternomastoid tumour and muscular torticollis. J Bone Joint Surg (Br) 51: 432

Woodward JW (1961) Congenital elevation of the scapula. J Bone Joint Surg (Am) 43: 219

Infektionen

Garcia A, Grantham SA (1960) Haematogenous pyogenic vertebral osteomyelitis. J Bone Joint Surg (Am) 42: 429

Hodgson AR, Stock FE, Fang HSY, Ong GB (1960) Anterior spinal fusion [for tuberculosis]. Br J Surg 48: 172

Arthritis, Arthrose und Bandscheibenschäden

Cabot A, Becker A (1978) The cervical spine in rheumatoid arthritis. Clin Orthop 131: 130

Crellin RQ, MacCabe JJ, Hamilton EBD (1970) Severe subluxation of the cervical spine in rheumatoid arthritis. J Bone Joint Surg (Br) 52: 244

Ferlic DC, Clayton ML, Leidholt JD, Gamble WE (1975) Surgical treatment of the symptomatic unstable cervical spine in rheumatoid arthritis. J Bone Joint Surg (Am) 57: 349

Harris P (1963) The anterior approach to excision of cervical discs. Proc R Soc Med 56: 807

Hirsch C (1960) Cervical disc rupture. Acta Orthop Scand 30: 172

Macnab I (1980) *Neck and shoulder pain*. Williams & Wilkins, Baltimore

Meijers KAE, Beusekom GTh van, Luyendijk W, Duifjes F (1974) Dislocation of the cervical spine with cord compression in rheumatoid arthritis. J Bone Joint Surg (Br) 56: 668

Rana NA, Hancock DO, Taylor AR, Hill AGS (1973) Atlantoaxial subluxation in rheumatoid arthritis. J Bone Joint Surg (Br) 55: 458

Ranawat CS, O'Leary P, Pellicci P, Tsairis P, Marchisello P, Dorr L (1979) Cervical spine fusion in rheumatoid arthritis. J Bone Joint Surg (Am) 61: 1003

Robinson AR *et al.* (1962) The results of anterior interbody fusion of the cervical spine. J Bone Joint Surg (Am) 44: 1569

Saunders RL, Wilson DH (1980) The surgery of cervical disk disease. Clin Orthop 146: 119

Halsrippe

Bonney G (1977) The scalenus medius band. J Bone Joint Surg (Br) 47: 268

Brannon EW (1963) Cervical rib syndrome. J Bone Joint Surg (Am) 45: 977

Eastcott HHG (1962) Reconstruction of the subclavian artery for complications of cervical rib and thoracic outlet syndrome. Lancet II: 1243

Griffiths DL (1952) The thoracic inlet. J Bone Joint Surg (Br) 34: 167

Lungenspitzentumor

Spengler DM, Kirsh MN, Kaufer H (1973) Orthopaedic aspects and early diagnosis of superior sulcus tumour of the lung (Pancoast). J Bone Joint Surg (Am) 55: 1645

Kapitel 4

Rumpf und Wirbelsäule

Allgemeines

Macnab I (1977) *Backache*. Williams & Wilkins, Baltimore

Deformitäten und Anomalien

Blumel J, Evans EB, Hadnott JL, Eggers GWN (1962) Congenital skeletal anomalies of the spine. Am Surg 28: 501

Collis DK, Ponseti IV (1969) Long-term follow-up of patients with idiopathic scoliosis not treated surgically. J Bone Joint Surg (Am) 51: 425

Dickson JH, Harrington PR (1973) The evolution of the Harrington instrumentation technique in scoliosis. J Bone Joint Surg (Am) 55: 993

Eisenstein S (1978) Spondylolysis. J Bone Joint Surg (Br) 60: 488

Fidler MW, Jowett RL (1976) Muscle imbalance in the aetiology of scoliosis. J Bone Joint Surg (Br) 58: 200

James ES, Lassman LP (1962) Spinal dysraphism. J Bone Joint Surg (Br) 44: 828
James JIP (1970) The etiology of scoliosis. J Bone Joint Surg (Br) 52: 410
James JIP (1976) *Scoliosis*. Livingstone, Edinburgh
Manning CW, Prime FJ, Zorab PA (1973) Partial costectomy as a cosmetic operation in scoliosis. J Bone Joint Surg (Br) 55: 521
McMaster MJ, Macnicol MF (1979) The management of progressive infantile idiopathic scoliosis. J Bone Joint Surg (Br) 61: 36
Moe JH, Winter RB, Bradford DS, Lonstein JE (1978) *Scoliosis and other spinal deformities*. Saunders, Philadelphia
Nasca RJ, Stelling FH, Steel HH (1975) Progression of congenital scoliosis due to hemivertebrae and hemivertebrae with bars. J Bone Joint Surg (Am) 57: 456
Piggott H (1976) Treatment of scoliosis by posterior fusion, Harrington instrumentation and early walking. J Bone Joint Surg (Br) 58: 58
Risser JC (1964) Scoliosis: Past and present. (Instructional course lecture, American Academy of Orthopaedic Surgeons.) J Bone Joint Surg (Am) 46: 167
Scott JC (1965) Scoliosis and neurofibromatosis. J Bone Joint Surg (Br) 47: 240
Thulbourne T, Gillespie R (1976) The rib hump in idiopathic scoliosis. J Bone Joint Surg (Br) 58: 64
Till K (1969) Spinal dysraphism. J Bone Joint Surg (Br) 51: 415
Winter RB, Moe JH, Bradford DS, Lonstein JE, Pedras CV, Weber AH (1979) Spine deformity in neurofibromatosis. J Bone Joint Surg (Am) 61: 677

Infektionen

Ahn BH (1968) Treatment of Pott's paraplegia. Acta Orthop Scand 39: 14
Digby JM, Kersley JB (1979) Pyogenic non-tuberculous spinal infection. J Bone Joint Surg (Br) 61: 47
Frederickson B, Yuan H, Olans R (1978) Management and outcome of pyogenic vertebral osteomyelitis. Clin Orthop 131: 160
Garcia A, Grantham SA (1960) Haematogenous pyogenic vertebral osteomyelitis. J Bone Joint Surg (Am) 42: 429
Griffiths DL (1979) The treatment of spinal tuberculosis. In: McKibbin B (ed) *Recent advances in orthopaedics*, vol 3. Livingstone, Edinburgh
Kirkaldy-Willis WH, Thomas TG (1965) Anterior approaches in the diagnosis and treatment of infections of the vertebral bodies. J Bone Joint Surg (Am) 47: 87
Medical Research Council Working Party on Tuberculosis of the Spine (1973) A controlled trial of ambulant out-patient treatment and in-patient rest in bed in the management of tuberculosis of the spine in young Korean patients on standard chemotherapy. J Bone Joint Surg (Br) 55: 678
Menelaus MB (1964) Discitis. J Bone Joint Surg (Br) 46: 16
Tuli SM (1975) Results of treatment of spinal tuberculosis by „middle path" regime. J Bone Joint Surg (Br) 57: 13

Osteoarthrose und Bandscheibenläsionen

Adkins EWO (1955) Lumbo-sacral Arthrodesis after Laminectomy. J Bone Joint Surg (Br) 37: 208
Børgesen SE, Wang PS (1974) Herniation of lumbar intervertebral disc in children and adolescents. Acta Orthop Scand 45: 540
Connolly RC, Newman PH (1971) Lumbar spondylotomy. J Bone Joint Surg (Br) 53: 575
Freebody D, Bendall R, Taylor RD (1971) Anterior transperitoneal lumbar fusion. J Bone Joint Surg (Br) 53: 617
Macnab I (1975) Surgical treatment of degenerative disc disease of the lumbar spine. In: McKibbin B (ed) *Recent advances in orthopaedics*, vol 2. Livingstone, Edinburgh

Robinson RG (1965) Massive protrusions of lumbar disks. Br J Surg 52: 858
Tay ECK, Chacha PB (1979) Midline prolapse of a lumbar intervertebral disc with compression of the cauda equina. J Bone Joint Surg (Br) 61: 43

Spondylarthritis ankylopoetica

Adams JC (1952) Technique, dangers and safeguards in osteotomy of the spine. J Bone Joint Surg (Br) 34: 226
Graham DC (1960) Leukaemia following X-ray therapy for ankylosing spondylitis. Am Med Assoc Arch Intern Med 105: 51
Hart FD (1966) Lessons learnt in a twenty-year study of ankylosing spondylitis. Proc R Soc Med 59: 456
Lancet Editorial (1962) Treatment of ankylosing spondylitis. Lancet, II: 703
Wright V, Moll JMH (1973) Ankylosing spondylitis. Br J Hosp Med 9: 331

Osteonekrose

Compere EL, Johnson WE, Coventry MB (1954) Vetrebra plana (Calvé's disease) due to eosinophilic granuloma. J Bone Joint Surg (Am) 36: 969
Stoddard A, Osborn JF (1979) Scheuermann's disease or spinal osteochondrosis. J Bone Joint Surg (Br) 61: 56

Spondylolisthesis

Boxall D, Bradford DS, Winter RB, Moe JH (1979) Management of severe spondylolisthesis in children and adolescents. J Bone Joint Surg (Am) 61: 479
Fitzgerald JAW, Newman PH (1976) Degenerative spondylolisthesis. J Bone Joint Surg (Br) 58: 184
Henderson ED (1966) Results of the surgical treatment of spondylolisthesis. J Bone Joint Surg (Am) 48: 619
Newman PH (1963) The etiology of spondylolisthesis. J Bone Joint Surg (Br) 45: 39
Rombold C (1966) Treatment of spondylolisthesis by posterolateral fusion, resection of the pars interarticularis, and prompt mobilisation of the patient. J Bone Joint Surg (Am) 48: 1282

Spinale Stenose

Naylor A (1979) Factors in the development of the spinal stenosis syndrome. J Bone Joint Surg (Br) 61: 306
Postacchini F, Pezzeri G, Montanaro A, Natali G (1980) Computerised tomography in lumbar stenosis. J Bone Joint Surg (Br) 62: 78

Tumoren

Roza AC da (1964) Primary intraspinal tumours. J Bone Joint Surg (Br) 46: 8
Sissons HA (1959) Tumours of the vertebral column. In: *Modern trends in diseases of the vertebral column.* Butterworth, London

Kapitel 5

Schulterregion

Allgemeines

Moseley HF (1969) *Shoulder lesions,* 3rd edn. Livingstone, Edinburgh

Gelenkerkrankungen

Siehe Kap. 2

Luxation
Adams JC (1950) Recurrent dislocation of the shoulder. In: Maingot (ed) *Techniques in British surgery*. Saunders, Philadelphia
Reeves B (1966) Arthrography of the shoulder. J Bone Joint Surg (Br) 48: 424
Rowe CR (1962) Acute and recurrent dislocations of the shoulder. (Instructional course lecture, American Academy of Orthopaedic Surgeons.) J Bone Joint Surg (Am) 44: 998

Läsionen der Sehnenmanschette
Blomstedt B (1961) Treatment of tendinitis calcarea. Acta Chir Scand 121: 151
Debeyre J, Patte D, Elmelik E (1965) Repair of ruptures of the rotator cuff of the shoulder. J Bone Joint Surg (Br) 47: 36
Hammond G (1962) Complete acromionectomy in treatment of chronic tendinitis of shoulder. J Bone Joint Surg (Am) 44: 494
Kessel L, Watson M (1977) The painful arc syndrome. J Bone Joint Surg (Br) 59: 166
Linge B van, Mulder JD (1963) Function of the supraspinatus muscle and its relation to the supraspinatus syndrome. J Bone Joint Surg (Br) 45: 750
Macnab I (1979) Rotator cuff tendinitis. In: McKibbin B (ed) *Recent advances in orthopaedics,* vol 3. Livingstone, Edinburgh
Macnab I, Hastings D (1968) Rotator cuff tendinitis. Can Med Assoc J 99: 91
Stamm TT (1963) A new operation for chronic subacromial bursitis. Guy's Hosp Rep 112: 1
Watson M (1978) The refractory painful arc syndrome. J Bone Joint Surg (Br) 60: 544
Wolfgang GL (1978) Rupture of the musculotendinous cuff of the shoulder. Clin Orthop 134: 230

Schultersteife
Charnley J (1959) Periarthritis of the shoulder. Postgrad Med J 35: 384
Lundberg BJ (1969) The frozen shoulder. Acta Orthop Scand [Suppl] 119
Neviaser JS (1962) Arthrography of the shoulder joint: Study of the findings in adhesive capsulitis of the shoulder. J Bone Joint Surg (Am) 44: 1321

Sternoklavikular- und Akromioklavikulargelenk
American Academy of Orthopaedic Surgeons (1962) Treatment of complete acromio-clavicular dislocation. (Instructional course lecture.) J Bone Joint Surg (Am) 44: 1008
Burrows HJ (1951) Tenodesis of subclavius in the treatment of recurrent dislocation of the sterno-clavicular joint. J Bone Joint Surg (Br) 33: 240

Kapitel 6

Oberarm und Ellenbogen

Infektionen der Knochen
Siehe Kap. 2

Knochentumoren
Siehe Kap. 2

Gelenkerkrankungen
Copeland SA, Taylor JG (1979) Synovectomy of the elbow in rheumatoid arthritis. J Bone Joint Surg (Br) 61: 69
Dickson RA, Haim S, Bentley G (1976) Excision arthroplasty of the elbow in rheumatoid disease. J Bone Joint Surg (Br) 58: 227

Porter BB, Richardson C, Vainio K (1974) Rheumatoid arthritis of the elbow: The results of synovectomy. J Bone Joint Surg (Br) 56: 427
Siehe auch Kap. 2

Osteochondrosis dissecans
Roberts NW (1957) Osteochondritis dissecans. J Bone Joint Surg (Br) 39: 219
Roberts NW, Hughes R (1950) Osteochondritis dissecans of the elbow joint. J Bone Joint Surg (Br) 32: 348
Smillie IS (1960) *Osteochondritis dissecans.* Livingstone, Edinburgh

Tennisellenbogen
Bosworth DM (1955) The role of the orbicular ligament in tennis elbow. J Bone Joint Surg (Am) 37: 527
Cyriax J (1978) *Text-book of orthopaedic medicine,* vol I, 7th edn. Cassell, London
Spencer GE, Herndon CH (1953) Surgical treatment of epicondylitis. J Bone Joint Surg (Am) 35: 421

Neuritis des N. ulnaris
MacNicol MF (1979) The results of operation for ulnar neuritis. J Bone Joint Surg (Br) 61: 159
Osborne G (1959) Ulnar neuritis. Postgrad Med J 35: 392
Vanderpool DW, Chalmers J, Lamb DW, Whiston TB (1968) Peripheral compression lesions of the ulnar nerve. J Bone Joint Surg (Br) 50: 792

Kapitel 7

Unterarm, Handgelenk und Hand

Allgemeines
Boyes JH (1971) *Bunnell's surgery of the hand.* Blackwell, Oxford
Capener N (1956) The hand in surgery. J Bone Joint Surg (Br) 38: 128
Conolly WB, Kilgore ES (1979) *Hand injuries and infections.* Arnold, London
Lamb DW, Kuczynski K (1980) *The practice of hand surgery.* Blackwell, Oxford
Parry CB (1980) *Rehabilitation of the hand,* 4th edn. Butterworth, London
Pho RWH (1979) Free vascularised fibular transplant for replacement of the lower radius. J Bone Joint Surg (Br) 61: 362
Pulvertaft RG (1966) *The hand,* vol 7 of *Clinical Surgery.* Butterworth, London
Pulvertaft RG, Reid DAC (1963) Surgery of the hand in Great Britain. Br J Surg 50: 673
Rank BK, Wakefield AR, Hueston JT (1973) *Surgery of repair as applied to hand injuries,* 4th edn. Livingstone, Edinburgh
Reid DAC (1975) Silicones in hand surgery. In: McKibbin B (ed) *Recent advances in orthopaedics,* Livingstone, Edinburgh

Infektionen der Knochen
Siehe Kap. 2

Knochentumoren
Siehe Kap. 2

Volkmannsche ischämische Kontraktur
Gelberman RH, Zakaib GS, Mubarak SJ, Hargens AR, Akeson WH (1978) Decompression of forearm compartment syndromes. Clin Orthop 134: 225
Holden CEA (1979) The pathology and prevention of Volkmann's ischaemic contracture. J Bone Joint Surg (Br) 61: 286

Mubarak SJ, Carroll NC (1979) Volkmann's contracture in children. J Bone Joint Surg (Br) 61:285
Seddon HJ (1956) Volkmann's contracture: Treatment by excision of the infarct. J Bone Joint Surg (Br) 38:152

Deformitäten

Barsky AJ (1951) Congenital anomalies of the hand. J Bone Joint Surg (Am) 33:35
Entin MA (1958) Reconstruction of congenital abnormalities of the upper extremities. J Bone Joint Surg (Am) 41:681
Flatt AE (1977) *The care of congenital hand anomalies*. Mosby, St Louis
Henry A, Thorburn MJ (1967) Madelung's deformity. J Bone Joint Surg (Br) 49:66
Ranawat CS, DeFiore J, Straub LR (1975) Madelung's deformity. J Bone Joint Surg (Am) 57: 772

Arthritis und Arthrose

Calnan JS, Reis ND (1968) Artificial finger joints in rheumatoid arthritis. Ann Rheum Dis 27: 207
Flatt AE (1974) *The care of the rheumatoid hand*, 3rd edn. Mosby, St Louis
Goldner JL, Clippinger FW (1959) Excision of the greater multangular bone as an adjunct to mobilisation of the thumb. J Bone Joint Surg (Am) 41:609
Haraldsson S (1972) Extirpation of the trapezium for osteoarthritis of the first carpo-metacarpal joint. Acta Orthop Scand 43:347
Kessler I (1966) Posterior synovectomy for rheumatoid involvement of the hand and wrist. J Bone Joint Surg (Am) 48:1085
Mannerfelt L, Andersson K (1975) Silastic arthroplasty of the metacarpo-phalangeal joints in rheumatoid arthritis. J Bone Joint Surg (Am) 57:484
Mattsson HS (1969) Arthrodesis of the first carpo-metacarpal joint for osteoarthritis. Acta Orthop Scand 40:602
Nalebuff EA (1969) Metacarpo-phalangeal surgery in rheumatoid arthritis. Surg Clin North Am 49:823
Nalebuff EA (1969) Surgical treatment of tendon rupture in the rheumatoid hand. Surg Clin North Am 49:811
Nicolle FV, Dickson RA (1979) *Surgery of the rheumatoid hand*. Heinemann, London

Kienböcksche Erkrankung

Barber HM, Goodfellow J (1974) Acrylic lunate prostheses. J Bone Joint Surg (Br) 56:706
Gillespie HS (1961) Excision of the lunate bone in Kienböck's disease. J Bone Joint Surg (Br) 43:245
Lee MLH (1963) The intra-osseous arterial pattern of the carpal lunate bone and its relation to avascular necrosis. Acta Orthop Scand 33:43
Lightman DM, Mack GR, Macdonald RI, Gunther SF, Wilson JN (1978) Kienböck's disease: The role of silicone replacement arthroplasty. J Bone Joint Surg (Am) 59:899

Infektionen der Hand

Pimm LH, Waugh W (1957) Tuberculous tenosynovitis. J Bone Joint Surg (Br) 39:91
Sneddon I (1971) *The care of hand infections*. Arnold, London
Stone NH, Hursch H, Humphrey CR, Boswick JA (1969) Empiric selection of antibiotics for hand infections. J Bone Joint Surg (Am) 51:899

Tumoren

Butler ED, Hamill JP, Seipel RS, Lorimier AA de (1960) Tumours of the hand. Am J Surg 100: 293

Karpaltunnelsyndrom

Buchthal F, Rosenfalck A, Trojaborg W (1974) Electrophysiological findings in entrapment of the median nerve at the wrist and elbow. J Neurol Neurosurg Psychiatry 37: 340

Harris CM, Tanner E, Goldstein MN, Pettee DS (1979) The surgical treatment of the carpal tunnel syndrome correlated with preoperative nerve conduction studies. J Bone Joint Surg (Am) 61: 93

Nissen KI (1959) Pain in the arm and carpal tunnel syndrome. Postgrad Med J 35: 379

Phalen GS (1966) The carpal tunnel syndrome. J Bone Joint Surg (Am) 48: 211

Ganglion

McEvedy BV (1962) Simple ganglia. Br J Surg 49: 585

Dupuytrensche Kontraktur

Honner R, Lamb DW, James JIP (1971) Dupuytren's contracture. J Bone Joint Surg (Br) 53: 240

Hueston JT (1975) Dupuytren's contracture: Selection for surgery. Br J Hosp Med 13: 361

Hueston JT, Tubiana R (1974) *Dupuytren's disease,* 3rd edn. Livingstone, Edinburgh

McFarlane RM, Jamieson WG (1966) Dupuytren's contracture. J Bone Joint Surg (Am) 48: 1095

Sehnenverletzungen

Brooks DM (1970) Problems of restoration of tendon movements after repair and grafts. Proc R Soc Med 63: 67

Hallberg D, Lindholm A (1960) Subcutaneous rupture of extensor tendon of distal phalanx of finger (mallet finger). Acta Chir Scand 119: 260

Hueston JT, Wilson W, Soin K (1973) Trigger thumb. Med J Aust 2: 1044

James JIP (1970) Suture or tendon graft? J Bone Joint Surg (Br) 52: 203

Madsen E (1970) Delayed primary suture of flexor tendons cut in the digital sheath. J Bone Joint Surg (Br) 52: 264

Matthews P (1979) Biological factors in the management of flexor tendon injuries. In: McKibbin B (ed) *Recent advances in orthopaedics,* vol 3. Livingstone, Edinburgh

Matthews P, Richards H (1976) Factors in the adherence of flexor tendons after repair. J Bone Joint Surg (Br) 58: 230

Mayer L (1971) Suture or tendon graft? (editorial). J Bone Joint Surg (Br) 53: 1

McKenzie AR (1967) Function after reconstruction of severed long flexor tendons of the hand. J Bone Joint Surg (Br) 49: 424

Pulvertaft RG (1973) Twenty-five years of hand surgery. J Bone Joint Surg (Br) 55: 32

Richards HJ (1979) The role of primary suture in injuries to the flexor tendon. In: McKibbin B (ed) *Recent advances in orthopaedics,* vol 3. Livingstone, Edinburgh

Schmitz PW, Stromberg WB (1978) Two-stage flexor tendon reconstruction in the hand. Clin Orthop 131: 185

Stark HH, Wilson JN (1962) Mallet finger. J Bone Joint Surg (Am) 44: 1061

Urbaniak JR, Goldner L (1973) Laceration of the flexor pollicis longus tendon: Delayed repair by advancement, free graft or direct suture. J Bone Joint Surg (Am) 55: 1123

Verdan C (ed) 1979) *Tendon surgery in the hand.* Livingstone, Edinburgh

Kapitel 8

Hüftregion

Allgemeines

Lloyd-Roberts GC, Ratliff AHC (1978) *Hip disorders in children*. Butterworth, London

Kongenitale Hüftluxation

Barlow TG (1968) Congenital dislocation of the hip. Hosp Med 2: 571

Benson MKD, Evans DCJ (1976) The pelvic osteotomy of Chiari. J Bone Joint Surg (Br) 58: 164

Browne RS (1979) The management of late diagnosed congenital dislocation and subluxation of the hip. J Bone Joint Surg (Br) 61: 7

Carter C, Wilkinson J (1964) Persistent joint laxity and congenital dislocation of the hip. J Bone Joint Surg (Br) 46: 40

Carter CO, Wilkinson JA (1964) Genetic and environmental factors in the etiology of congenital dislocation of the hip. Clin Orthop 33: 119

Chiari K (1970) Pelvic osteotomy for hip subluxation. J Bone Joint Surg (Br) 52: 174

Christensen I (1969) Anteversion deformity and derotation osteotomy in congenital dislocation of the hip. Acta Orthop Scand 40: 62

Colton CL (1974) Chiari osteotomy for acetabular dysplasia in young subjects. J Bone Joint Surg (Br) 54: 578

Eyre-Brook AL, Jones DA, Harris FC (1978) Pemberton's acetabuloplasty for congenital dislocation or subluxation of the hip. J Bone Joint Surg (Br) 60: 18

Gage JR, Winter RB (1972) Avascular necrosis of the capital femoral epiphysis as a complication of closed reduction of congenital dislocation of the hip. J Bone Joint Surg (Am) 54: 373

Henderson RS (1970) Osteotomy for unreduced congenital dislocation of the hip in adults. J Bone Joint Surg (Br) 52: 468

Love BRT, Stevens PM, Williams PF (1980) A long-term review of shelf arthroplasty. J Bone Joint Surg (Br) 62: 321

McKibbin B (1970) Anatomical factors in the stability of the hip joint in the newborn. J Bone Joint Surg (Br) 52: 148

Pemberton PA (1958) Osteotomy of the ilium with rotation of the acetabular roof for congenital dislocation of the hip. J Bone Joint Surg (Am) 40: 724

Salter RB (1969) An operative treatment for congenital dislocation and subluxation of the hip in the older child. In: Apley AG (ed) *Recent advances in orthopaedics*. Churchill, London

Smith WS, Ponseti IV, Ryder CT, Salter RB (1966) Congenital dislocation of the hip in the older child (Symposium) (Instructional course lectures, American Academy of Orthopaedic Surgeons). J Bone Joint Surg (Am) 48: 1390

Snyder CR (1975) Legg-Perthes' disease of the young hip – Does it necessarily do well? J Bone Joint Surg (Am) 57: 751

Somerville EW (1967) The results of treatment of 100 congenitally dislocated hips. J Bone Joint Surg (Br) 49: 258

Somerville EW (1978) A long-term follow-up of congenital dislocation of the hip. J Bone Joint Surg (Br) 60: 25

Wainwright D (1976) The shelf operation for hip dysplasia in adolescence. J Bone Joint Surg (Br) 58: 159

Wynne-Davies R (1970) Acetabular dysplasia and familial joint laxity: Two etiological factors in congenital dislocation of the hip. J Bone Joint Surg (Br) 52: 704

Arthritis und Arthrose
Adams JA (1963) Transient synovitis of the hip joint in children. J Bone Joint Surg (Br) 45: 471
Charnley J (1970) Total hip replacement by low-friction arthroplasty. Clin Orthop 72: 7
Charnley J (1979) *Low friction arthroplasty of the hip*. Springer, Berlin Heidelberg New York
Dobbs HS (1980) Survivorship of total hip replacements. J Bone Joint Surg (Br) 62: 168
Eyre-Brook A (1960) Septic arthritis of the hip and osteomyelitis of the upper end of the femur in infants. J Bone Joint Surg (Br) 42: 11
Freeman MAR (1978) Total surface replacement hip arthroplasty (editorial. Clin Orthop 134: 2
Gudmundsson G (1970) Intertrochanteric displacement osteotomy for painful osteoarthritis of the hip. Acta Orthop Scand 41: 91
Hardinge K (1970) The etiology of transient synovitis of the hip in childhood. J Bone Joint Surg (Br) 52: 100
Lloyd-Roberts GC (1960) Suppurative arthritis in infancy. J Bone Joint Surg (Br) 42: 706
Lloyd-Roberts GC (1975) Some aspects of orthopaedic surgery in childhood. Ann R Coll Surg Engl 57: 25
McKee GK (1970) Development of total prosthetic replacement of the hip. Clin Orthop 72: 85
McKee GK, Watson-Farrar J (1966) Replacement of arthritic hips by the McKee-Farrar prosthesis. J Bone Joint Surg (Br) 48: 245
Nissen KI (1963) The arrest of early primary osteoarthritis of the hip by osteotomy. Proc R Soc Med 56: 1051
Ring PA (1968) Complete replacement arthroplasty of the hip by the Ring prosthesis. J Bone Joint Surg (Br) 50: 720
Scott JC (1963) Pseudarthrosis of the hip. Clin Orthop 31: 31
Solomon L (1976) Patterns of osteoarthritis of the hip. J Bone Joint Surg (Br) 58: 176
Wagner H (1978) Surface replacement arthroplasty of the hip. Clin Orthop 134: 102
Weisl H (1980) Intertrochanteric osteotomy for osteoarthritis. J Bone Joint Surg (Br) 62: 37

Perthessche Erkrankung
Catterall A (1971) The natural history of Perthes' disease. J Bone Joint Surg (Br) 53: 37
Lloyd-Roberts GC (1975) Some aspects of orthopaedic surgery in childhood. Ann R Coll Surg Engl 57: 25
Lloyd-Roberts GC, Catterall A, Salaman PB (1976) A controlled study of the indications for and the results of femoral osteotomy in Perthes' disease. J Bone Joint Surg (Br) 58: 31
McKibbin B (1975) Recent developments in Perthes' disease. In: McKibbin B (ed) *Recent advances in orthopaedics*, vol 2. Livingstone, Edinburgh
Ratliff AHC (1967) Perthes' disease: A study of thirty-four hips observed for thirty years. J Bone Joint Surg (Br) 49: 102
Specht EE (1974) Coxa plana (Legg-Perthes' disease). West J Med 120: 287
Sutherland AD, Savage JP, Paterson DC, Foster BK (1980) The nuclide bone scan in the diagnosis and management of Perthes' disease. J Bone Joint Surg (Br) 62: 300
Wynne-Davies R, Gormley J (1978) The aetiology of Perthes' disease. J Bone Joint Surg (Br) 60: 6

Epiphysiolysis capitis femoris und Coxa vara
Blockey NJ (1969) Observations on infantile coxa vara. J Bone Joint Surg (Br) 51: 106
Dunn DM, Angel JC (1978) Replacement of the femoral head by open operation in severe adolescent slipping of the upper femoral epiphysis. J Bone Joint Surg (Br) 60: 394
Fahey JJ, O'Brien ET (1965) Acute slipped capital femoral epiphysis. J Bone Joint Surg (Am) 47: 1105
Griffith MJ (1976) Slipping of the capital femoral epiphysis. Ann R Coll Surg Engl 58: 34

Ireland J, Newman PH (1978) Triplane osteotomy for severely slipped upper femoral epiphysis. J Bone Joint Surg (Br) 60: 390
Salenius P, Kivilaakso R (1968) Results of treatment of slipped upper femoral epiphysis. Acta Orthop Scand [Suppl] 114

Kapitel 9

Oberschenkel und Knie

Allgemeines

Dandy DJ, Jackson RW (1975) The impact of arthroscopy on the management of disorders of the knee. J Bone Joint Surg (Br) 57: 346
DeHaven KE, Collins HR (1975) Diagnosis of internal derangements of the knee: The role of arthroscopy. J Bone Joint Surg (Am) 57: 802
Helfet AJ (1974) *Disorders of the knee*. Blackwell, Oxford
Ireland J, Trickey EL, Stoker DJ (1980) Arthroscopy and arthrography of the knee. J Bone Joint Surg (Br) 62: 3
Jackson RW (1975) Diagnostic uses of arthroscopy. In: McKibbin B (ed) *Recent advances in orthopaedics*, vol 2. Livingstone, Edinburgh
Smillie IS (1978) *Injuries of the knee joint*, 5th edn. Livingstone, Edinburgh
Smillie IS (1980) *Diseases of the knee joint*, 2nd edn. Livingstone, Edinburgh

Infektionen der Knochen

Siehe Kap. 2

Knochentumoren

Siehe Kap. 2

Arthritis und Arthrose

Ackroyd CE, Polyzoides AJ (1978) Patellectomy for osteoarthritis. J Bone Joint Surg (Br) 60: 353
Attenborough CG (1978) The Attenborough total knee replacement. J Bone Joint Surg (Br) 60: 320
Bentley G, Goodfellow JW (1969) Disorganisation of the knees following intra-articular hydrocortisone injections. J Bone Joint Surg (Br) 51: 498
Coventry MB (1973) Osteotomy about the knee for degenerative and rheumatoid arthritis. J Bone Joint Surg (Am) 55: 23
Coventry MB (1979) Two-part total knee arthroplasty: Evolution and present status. Clin Orthop 145: 29
Cracchiolo A (1979) Newer knowledge of total knee replacement (editorial). Clin Orthop 145: 2
Graham J, Checketts RG (1973) Synovectomy of the knee joint in rheumatoid arthritis. J Bone Joint Surg (Br) 55: 786
Harris WR, Kostuik JP (1970) High tibial osteotomy for osteoarthritis of the knee. J Bone Joint Surg (Am) 52: 330
Jackson JP, Waugh W (1974) The technique and complications of upper tibial osteotomy. J Bone Joint Surg (Br) 56: 236
Lettin AWF, Deliss LJ, Blackburne JS, Scales JT (1978) The Stanmore hinged knee arthroplasty. J Bone Joint Surg (Br) 60: 353
Schweigel JF (1974) The rationale for tibial osteotomy in the treatment of osteoarthritis of the knee. Surg Gynceol Obstet 138: 533
Sheehan JM (1979) Arthroplasty of the knee. Clin Orthop 145: 101

Verdeck WN, McBeath AA (1978) Knee synovectomy for rheumatoid arthritis. Clin Orthop 134: 168
Siehe auch Kap. 2

Chondropathia patellae
Bentley G (1978) The surgical treatment of chondromalacia patellae. J Bone Joint Surg (Br) 60: 74
Crooks LM (1967) Chondromalacia patellae. J Bone Joint Surg (Br) 49: 495
Devas MB (1973) Treatment of chondromalacia patellae by transposition of the tibial tubercle. Br Med J I: 589
Goodfellow J et al (1976) Patello-femoral mechanics and pathology. J Bone Joint Surg (Br) 58: 270
Outerbridge RE (1964) Further studies on the etiology of chondromalacia patellae. J Bone Joint Surg (Br) 46: 179

Meniskusverletzungen
Goodfellow J (1980) Meniscal lesions (editorial). J Bone Joint Surg (Br) 62: 1
Johnson RJ, Kettelkamp DB, Clark W, Leaverton P (1974) Factors affecting the late results after meniscectomy. J Bone Joint Surg (Am) 56: 719
McGinty JB, Geuss LF, Marvin RA (1977) Partial or total meniscectomy? J Bone Joint Surg (Am) 59: 763
Noble J, Erat K (1980) In defence of the meniscus: A prospective study of 200 meniscectomy patients. J Bone Joint Surg (Br) 62: 7
Rix RR (1962) Accuracy of diagnosis of torn meniscus in the knee. JAMA 180: 60

Osteochondrosis dissecans; intraartikuläre freie Körper
Green JP (1966) Osteochondritis dissecans of the knee. J Bone Joint Surg (Br) 48: 82
Lipscomb PR, Lipscomb PR, Bryan RS (1978) Osteochondritis dissecans of the knee with loose fragments. J Bone Joint Surg (Am) 60: 235
Murphy FP, Dahlin DC, Sullivan CR (1962) Articular synovial chondromatosis. J Bone Joint Surg (Am) 44: 77
Smillie IS (1957) Treatment of osteochondritis dissecans. J Bone Joint Surg (Br) 39: 248
Stougaard J (1964) Familial occurrence of osteochondritis dissecans. J Bone Joint Surg (Br) 46: 542

Rezidivierende Luxation der Patella
Bowker JH, Thompson EB (1964) Surgical treatment of recurrent dislocation of the patella. J Bone Joint Surg (Am) 46: 1451
Carter C, Sweetnam R (1960) Recurrent dislocation of the patella and of the shoulder. J Bone Joint Surg (Br) 42: 721
Heywood AWB (1961) Recurrent dislocation of the patella. J Bone Joint Surg (Br) 43: 508

Kapitel 10

Unterschenkel, Sprunggelenk und Fuß

Allgemeines
Giannestras NJ (ed) (1970) Static problems of the foot (symposium). Clin Orthop 70: 2
Jones F (1949) *Structure and function as seen in the foot*. Baillière, Tindall & Cox, London
Klenerman L (ed) (1976) *The foot and its disorders*. Blackwell, Oxford
Westin GW (1965) Tendon transfers about the foot, ankle and hip in the paralyzed lower ex-

tremity. (Instructional course lecture, American Academy for Orthopaedic Surgeons.) J Bone Joint Surg (Am) 47: 1430
Williams PF (1976) Restoration of muscle balance of the foot by transfer of the tibialis posterior. J Bone Joint Surg (Br) 58: 217

Ruptur der Achillessehne

Gillies H, Chalmers J (1970) The management of fresh ruptures of the tendo achillis. J Bone Joint Surg (Am) 52: 337
Hooker CH (1963) Rupture of the tendo calcaneus. J Bone Joint Surg (Br) 45: 360
Lea RB, Smith L (1972) Non-surgical treatment of tendo achillis rupture. J Bone Joint Surg (Am) 54: 1398

Osteomyelitis

Siehe Kap. 2

Tumoren

Siehe Kap. 2

Zirkulationsstörungen

Kikuchi S, Hasue M, Watanabe M (1978) Ischemic contracture in the lower limb. Clin Orthop 134: 185
Mozes M, Ramon Y, Jahr J (1962) The anterior tibial syndrome. J Bone Joint Surg (Am) 44: 730
Seddon HJ (1966) Volkmann's ischaemia in the lower limb. J Bone Joint Surg (Br) 48: 627

Arthritis und Arthrose

Demottaz JD, Mazur JM, Thomas WH, Sledge CB, Simon SR (1979) Clinical study of total ankle replacement with gait analysis. J Bone Joint Surg (Am) 61: 976
Joplin RJ (1969) Surgery of the forefoot in the rheumatoid arthritic patient. Surg Clin North Am 49: 847
Marmor L (1964) Surgery of the rheumatoid foot. Surg Gynecol Obstet 119: 1009
Mazur JM, Schwartz E, Simon SR (1979) Ankle arthrodesis. J Bone Joint Surg (Am) 61: 964
Said E, Hunka L, Siller T (1978) Where ankle fusion stands today. J Bone Joint Surg (Br) 60: 211
Siehe auch Kap. 2

Rezidivierende Subluxation

Glasgow M, Jackson A, Jamieson AM (1980) Instability of the ankle after injury to the lateral ligament. J Bone Joint Surg (Br) 62: 196
Sefton GK, George J, Fitton JM, McMullen H (1979) Reconstruction of the anterior talofibular ligament for the treatment of the unstable ankle. J Bone Joint Surg (Br) 61: 352

Deformitäten

Beatson TR, Pearson JR (1966) A method of assessing correction in club feet. J Bone Joint Surg (Br) 48: 40
Clark JMP (1968) Surgical treatment of club foot. Proc R Soc Med 61: 779
Dwyer F (1964) The relationship of variations in the size and inclination of the calcaneum to the shape and function of the whole foot. Ann R Coll Surg Engl 34: 120
Dwyer FC, Maisels DO (1976) Lobster-claw deformities of the feet. Proc R Soc Med 69: 178
Evans D (1961) Relapsed club foot. J Bone Joint Surg (Br) 43: 722
Evans D (1975) Calcaneo-valgus deformity. J Bone Joint Surg (Br) 57: 270
Isaacs H, Handelsman JE, Badenhorst M, Pickering A (1977) The muscles in club foot: A histological, histochemical and electron microscope study. J Bone Joint Surg (Br) 59: 465

McCauley JC (1966) Clubfoot. Clin Orthop 44: 51
Main BJ, Crider RJ, Polk M, Lloyd-Roberts GC (1977) The results of early operation in talipes equino-varus. J Bone Joint Surg (Br) 59: 337
Main BJ, Crider RJ (1978) An analysis of residual deformity in club feet submitted to early operation. J Bone Joint Surg (Br) 60: 536
Singer M (1961) Tibialis posterior transfer in congenital club foot. J Bone Joint Surg (Br) 43: 717
Swann M, Lloyd-Roberts GC, Catterall A (1969) The anatomy of uncorrected club feet. J Bone Joint Surg (Br) 51: 263
Tayton K, Thompson P (1979) Relapsing club feet. J Bone Joint Surg (Br) 61: 474
Wynne-Davies R (1964) Family studies and the cause of congenital club foot. J Bone Joint Surg (Br) 46: 445

Akzessorische Knochen

O'Rahilly R (1953) A survey of carpal and tarsal anomalies. J Bone Joint Surg (Am) 35: 626

Plattfuß

Grice DS (1952) An extra-articular arthrodesis of the subastragalar joint for correction of paralytic flat feet in children. J Bone Joint Surg (Am) 34: 927
Zachariae L (1963) The Grice operation for paralytic flat feet in children. Acta Orthop Scand 33: 80

Schmerzhafte Ferse

Furey JG (1975) Plantar fasciitis. J Bone Joint Surg (Am) 57: 672
Lapidus PW, Guidotti FP (1965) Management of painful heel. Clin Orthop 39: 178

Vorfuß und Zehen

Cholmeley JA (1958) Hallux valgus in adolescents. Proc R Soc Med 51: 903
Cockin J (1968) Butler's operation for over-riding fifth toe. J Bone Joint Surg (Br) 50: 78
Dovey H (1969) The treatment of hallux valgus by distal osteotomy of the first metatarsal. Acta Orthop. Scand 40: 402
Fowler AW (1958) Excision of the germinal matrix: A unified treatment for embedded toenail and onychogryposis. Br J Surg 45: 382
Fowler AW (1959) A method of forefoot reconstruction (for claw toes). J Bone Joint Surg (Br) 41: 507
Gibson J, Piggott H (1962) Osteotomy of the neck of the first metatarsal in the treatment of hallux valgus. J Bone Joint Surg (Br) 44: 349
Helal B (1975) Metatarsal osteotomy for metatarsalgia. J Bone Joint Surg (Br) 57: 187
Helal B, Gupta SK, Gojaseni P (1974) Surgery for adolescent hallux valgus. Acta Orthop Scand 45: 271
Kessel L, Bonney G (1958) Hallux rigidus in the adolescent. J Bone Joint Surg (Br) 40: 668
Smillie IS (1960) *Osteochondritis dissecans*. Livingstone, Edinburgh
Taylor RG (1951) The treatment of claw toes by multiple transfers of flexor into extensor tendons. J Bone Joint Surg (Br) 33: 539

Schlüssel zum Gegenstandskatalog

GK 3 – Allgemeine Orthopädie und spezielle klinische Orthopädie

1. Pathomechanismen und Symptomatologie

2. Erkrankungen des Knochens

3. Erkrankungen der Gelenke

4. Erkrankungen der Muskeln, Sehnen, Sehnenscheiden und Bänder

5. Andere Erkrankungen mit Auswirkung auf den Bewegungsapparat

6. Orthopädische Gesichtspunkte in der Traumatologie des Haltungs- und Bewegungsapparates

7. Allgemeine orthopädische Therapie

8. Wirbelsäule

9. Hals- und Schulterregion

10. Arm und Hand

11. Hüft- und Oberschenkelregion

12. Kniegelenk

12.3 354 ff., 376
12.4 361 ff.
12.5 358 ff., 362 ff.
12.6 352 ff., 366
12.7 358, 363 ff.

13. Unterschenkel und oberes Sprunggelenk

13.1 388 ff.
13.2 387 ff., 395 ff.

14. Fuß und Zehen

14.1 395 ff., 401 ff.
14.2 403 ff., 411 ff., 425 ff.
14.3 406, 408 ff.
14.4 406 ff., 409, 423 ff.
14.5 408
14.6 401 ff.
14.7 412
14.8 416 ff.

Sachverzeichnis

Die *kursiv* gedruckten Seitenzahlen verweisen auf Abschnitte mit ausführlicher Besprechung des jeweiligen Stichwortes

Titel des Buches: **Heidelberger Taschenbücher Band 200**
Adams, Orthopädie
Übersetzt u. bearbeitet von Brussatis u. Blümlein

Was können wir bei der nächsten Auflage besser machen?

Zur inhaltlichen und formalen Verbesserung unserer Lehrbücher bitten wir um Ihre Mithilfe. Wir würden uns deshalb freuen, wenn Sie uns die nachstehenden Fragen beantworten könnten.

1. Finden Sie ein Kapitel besonders gut dargestellt? Wenn ja, welches und warum?____________________

2. Welches Kapitel hat Ihnen am wenigsten gefallen. Warum?__________

3. Bringen Sie bitte dort ein × an, wo Sie es für angebracht halten.

	Vorteilhaft	Angemessen	Nicht angemessen
Preis des Buches			
Umfang			
Papier			
Aufmachung			
Abbildungen			
Tabellen und Schemata			
Register			

	Sehr wenige	Wenige	Viele	Sehr viele
Druckfehler				
Sachfehler				

4. Spezielle Vorschläge zur Verbesserung dieses Textes (u. a. auch zur Vermeidung von Druck- und Sachfehlern)____________________

bitte wenden!

5. Bitte teilen Sie uns mit, auf welchen Fachgebieten Ihrer Meinung nach moderne Lehrbücher fehlen. Dazu folgende kurze Charakterisierung unserer eigenen Werke:

Fragensammlungen = Examensfragen zur Vorbereitung auf Prüfungen

Basistexte = vermitteln nach der neuen Approbationsordnung das für das Examen wichtige Stoffgebiet

Kurzlehrbücher = zur Vertiefung des Basiswissens gedacht; für den sorgfältigen Studenten

Lehrbücher = Umfassende Darstellungen eines Fachgebietes; zum Nachschlagen spezieller Informationen

Fachgebiet	Fragen-sammlungen	Basistexte	Kurz-lehrbücher	Lehrbücher

Bei Rücksendung werden Sie automatisch in unsere Adressenliste aufgenommen.

Name____________________

Adresse____________________

Fachstudium____________________

Semester____________________

Ärztliche Vorprüfung____________________

Datum/Unterschrift____________________

Wir danken Ihnen für die Beantwortung der Fragen und bitten um Einsendung des Blattes an:

Frau M. Kalow
Springer-Verlag
Tiergartenstraße 17
6900 Heidelberg 1

Unfallchirurgie

Von C. Burri, H. Beck, H. Ecke, K. H. Jungbluth, E. H. Kuner, A. Pannike, K. P. Schmit-Neuerburg, L. Schweiberer, C. H. Schweikert, W. Spier, H. Tscherne

Unter Mitarbeit von E. Diezemann, J. Kilian, L. Kinzl, H. H. Pässler, A. Rüter, D. Wolter

3., überarbeitete und erweiterte Auflage. 1982. 228 Abbildungen, 11 Tabellen. Etwa 425 Seiten
DM 36,–
ISBN 3-540-11027-5

Inhaltsübersicht: Die Wirkung des Traumas auf den Organismus. – Erste Hilfe am Unfallort und auf dem Transport. – Thermische Gewebeschäden. – Fettembolie. – Die Wunde. – Frakturenlehre. – Traumatologie der Gelenke. – Chirurgie der Hand. – Replantation von Extremitätenteilen. – Chirurgie der Sehnen. – Traumatologie der peripheren Nerven. – Untersuchung bei Verletzungen des Bewegungsapparates. – Verletzungen der Gefäße und des Herzens. – Thoraxverletzungen. – Bauchverletzungen. – Verletzungen der Urogenitalorgane. – Schädelhirnverletzungen. – Mehrfachverletzungen. – Unfallchirurgie im Kindesalter. – Unfallchirurgische Infektionen. – Traumatologie in der ärztlichen Praxis. – Verbandstechnik. – Versicherungswesen. – Literatur. – Sachverzeichnis.

Die 3., überarbeitete und erweiterte Auflage dieses beliebten Taschenbuches wurde auf den neuesten Stand gebracht und bietet Studenten und Assistenten sowie jedem unfallchirurgisch interessierten Arzt eine umfassende Übersicht über Theorie und Praxis der Diagnostik und Behandlung von Unfallverletzten. Die Grundzüge unfallchirurgischen Denkens, Entscheidens und Handelns werden in knapper und trotzdem ausreichender Form einprägsam dargestellt.
Aus den Besprechungen: „Eine ganze Reihe erfahrener Unfallchirurgen arbeiten mit, um den Studenten ein Buch zur Verfügung zu stellen, das eine rasche Orientierung über fast alle Fragen der Traumatologie ermöglicht. Man kann den Autoren gratulieren, daß sie in so knapper Form Auskunft über diese moderne und wichtige Disziplin gaben. Bei aller Knappheit liest sich der Text ausgezeichnet. Die wichtigsten Faktoren sind berücksichtigt und die schematischen Zeichnungen hervorragend und für eine rasche Orientierung bestens geeignet. Mit diesem Band ist eine große Lücke unseres Schrifttums gefüllt."

Archiv für Orthopädie und Unfallchirurgie

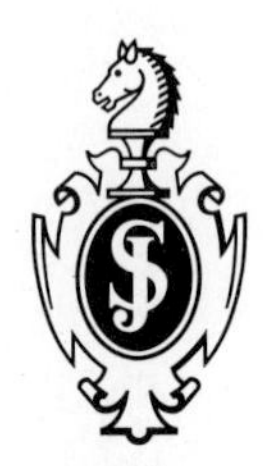

Springer-Verlag
Berlin
Heidelberg
New York